제9판

보건행정학

문상식 · 최만규 · 소재진 · 정상진 · 송영수 공저

보무각

제9판

보건행정학

제9판 발행 2024년 8월 27일
⋮
초 판 발행 2006년 3월 5일

지은이 문상식 · 최만규 · 소재진 · 정상진 · 송영수

펴낸이 이호동
발행처 **보문각**
블로그 http://bomungak.blog.me/
e-mail bomungak@naver.com
주소 서울시 서초구 바우뫼로7길 8
등록번호 302-2003-00085
전화 02)468-0457
팩스 02)468-0458

값 35,000원

ISBN 978-89-6220-471-1 93510

제9판 머리말

초판이 발간된 지 벌써 18년이라는 세월이 흘렀다. 그동안 독자 여러분들의 성원에 힘입어 과분한 사랑을 받아온 것에 대해 이 자리를 빌어 감사의 말씀을 드리고 싶다. 개정의 요구가 계속 있었음에도 불구하고 바쁘다는 핑계로 차일피일 미루다 보니 오늘에야 제9판을 내놓게 되었다. 그동안 보건의료 환경도 많이 변하여 내용의 대폭 개정이 불가피한 곳도 많을 수밖에 없었다.

큰 변화라고 하면 기존의 내용다지기 부분을 모두 삭제했다는 점이다. 처음 의도는 따분하거나 어려운 내용을 양념처럼 사용하는 것이 목적이었는데 그러다 보니 교재의 분량이 불가피하게 많아지는 점이 문제가 되었다. 제4장은 모호한 부분은 삭제하고 수치가 필요한 부분은 수정하였다. 의료기관인증 부분의 수정이 많아졌다. 제5장은 보건의료자원에 대한 내용이라 대폭적인 수정이 불가피하였다. 제7장은 법령개정이나 조직개편등의 이유로 대폭 개정하였다. 제9장은 우리나라 보건의료정책의 현황에 대한 수정이 있었다. 제12장 보건재정에 대한 부분도 많은 수정이 불가피하였다. 제13장도 우리나라 의료보장제도 부분의 많은 수정이 있었다. 제14장 보건사업평가에 대한 추가적인 보충이 이루어졌다. 제5장 보건사업의 실제는 거의 전면개정에 준하는 대폭적인 개정이 이루어졌다. 그리고 마지막 제16장 건강증진사업도 제5차 국민건강증진종합계획 반영 등 대폭적인 개편이 이루어질 수밖에 없었다. 그리고 언급되지 않은 장에서는 본문의 내용에 필요한 부분의 수정작업이 있었다.

앞으로 좀더 빠르게 반영하여 독자의 요구에 부응하고자 약속드리며 본 교재가 나오기까지 편집과 출간과정에 온신의 힘을 다해준 보문각 직원분과 이호동 사장님께 감사의 말씀을 드린다.

2024년 8월

저자 씀

제8판 머리말

제7판 본문 내용에 대한 개정의 필요성은 크지 않았지만 새로운 인쇄를 앞두고 본문의 내용을 수정하거나 도표나 그림의 최신판 수정을 위해 부득이하게 개정을 하게 되었다. 특별히 5장에서의 도표의 새로운 수치를 수정하였으며, 7장은 보건복지부 조직도와 보건소 등과 관련된 통계자료를 보완하였다. 그리고 9장은 본문의 일부 수정이 있었으며, 13장에서는 우리나라 의료보장제도에 대한 부분의 개정이 많았다. 이는 지역건강보험가입자에 대한 보험료부과기준이 대폭 수정된 데에 따른 것이다. 15장에서도 본문의 내용과 도표상의 통계수치를 최신자료로 반영하였다. 특히 2020년 1월부터 시행될 감염병 분류기준과 종류가 대폭 개편될 예정이기 때문에 내년이후의 개정자료에는 반드시 이를 보완할 것을 약속한다. 기타 다른 장에서는 본문의 내용에 필요한 부분의 수정작업이 있었다. 그리고 필요한 몇 가지 내용다지기 자료를 교체하였다.

앞으로 개정에 대한 필요성과 요구가 주어지면 발빠르게 반영하여 독자의 욕구를 충족하기 위해 노력할 것을 다짐한다. 본 교재가 나오기까지 편집과 출간과정에 온신의 힘을 다해준 보문각 직원분과 이호동 사장님께 감사의 말씀을 드린다.

2019년 8월

저자 일동

제7판 머리말

새로운 개정판에 대한 필요성과 요구가 강하였으나 개인적인 일정을 소화하느라 엄두도 내지 못하다가 큰 마음 먹고 개정 7판을 내놓게 되었다. 2017년 5월 새로운 정부가 들어서면서 예상한바 대로 보건행정분야에 대한 정책기조와 법률적 내용 등의 변화를 가져오고 있다. 하지만 본서의 내용과 틀을 바꿀만한 변화는 감지되지 않고 있다. 이번 개정 내용은 내용다지기에 대한 대폭적인 교체와 통계지표 등에 대한 수정내용(특히 5장, 7장, 12장, 13장, 15장)이 많이 이루어졌다. 그리고 부적절한 내용의 수정, 오탈자 등을 바로잡았다.

앞으로도 개정에 대한 요구와 필요성을 항상 예의 주시하고 적절한 시기에 독자들에게 제공하고자 노력할 것을 약속드린다. 본 교재가 나오기까지 편집과 출간에 수고해주신 보문각 직원분과 이호동 사장님의 노고에 감사드린다.

2018년 2월

저자 씀

제6판 머리말

초판이 나온 지가 벌써 10년의 턱밑까지 쫓아왔으니 10년이면 강산도 변한다라는 말이 요즘처럼 실감나는 게 없는 것 같다. 그만큼 우리주변의 보건의료환경도 많이 바뀌어 왔던 것 같다. 보건의료관련 학과의 지속적인 팽창과 더불어 양적, 질적인 측면의 발전도 있었던 게 사실이다. 이러한 주변환경에서의 요구와 공무원 수험생들의 격려, 일선 학생 및 교수님들의 질책에 힘입어 이번에 6판을 내놓게 되었다.

먼저 그동안 미처 보지 못했던 매끄럽지 못한 문장의 재구성과 오탈자를 바로잡았다. 그리고 내용다지기의 내용을 최신자료를 중심으로 대폭 교체하였다. 연도별 수치의 변화가 요구되는 제5장 보건의료자원, 제12장 보건재정관리, 제13장 사회보장과 의료보장, 제15장 보건사업의 실제 등에서는 모든 자료 및 수치 등을 최신 자료로 교체하였다.

개정을 거듭할 수록 부족함을 많이 느끼게 된다. 그럼에도 불구하고 최선을 다해 독자들의 요구를 충실하게 이행하고자 노력하겠다는 약속을 드린다.

본 교재가 나오기까지 편집과 출간에 수고해 주신 보문각 직원들과 이호동 사장님의 노고에 진심으로 감사드린다.

2015년 7월

저자 씀

제5판 머리말

제4판 개정 때 본문 및 그림, 표 등의 컬러도입, 내용다지기 삽입 등 완전히 새로운 형태의 교재스타일을 선보였을 때 낯선 부분도 없지 않아 있었다. 그러나 대학의 교수님과 학생뿐만 아니라 공무원시험을 준비하는 독자들의 사랑을 점점 더 많이 받다보니 교재의 내용에 대한 책임감과 부담감은 더욱더 커져가고 있다. 교재는 보면 볼수록 부족한 부분이 눈에 들어오기 마련이다. 그래서 이번 5판에서는 오탈자를 학생들의 수업시간 등을 통해서 철저히 잡아나갔고 본문 내용이 어려울 때는 좀 더 쉽게 기술하고 보충설명이 필요한 부분은 내용을 첨부하였다. 그리고 불필요한 부분은 과감하게 삭제하였다.

1장에서는 보건행정의 중요성을 추가적으로 기술하였다. 3장은 추가적인 설명과 더불어 보건의료체계유형 부분을 대폭 수정하였다. 4장에서는 우리나라보건의료서비스질 관리 부분을 대폭 수정하였으며 내용다지기 부분도 교체하였다. 5장은 표와 그림부분의 자료를 최신자료로 업데이트 하였으며 본문의 내용 및 내용다지기 부분도 상당부분 교체하였다. 7장은 박근혜정부에서의 보건복지정책을 중심으로 기술하였으며 내용이나 도표 등은 최신자료로 수정하였다. 8장은 리더십부분에서 그림을 추가적으로 보완하고 리더십이론 중 현대적 리더십을 추가하였다. 또한 11장의 '동기부여' 부분을 8장으로 옮겨와 수정 · 보완하여 기술하였다. 9장은 정책형성과정, 정책집행, 정책평가부분에서 많은 부분을 수정하였다. 11장은 공직의 분류부분을 개정된 공무원법을 적용하여 대폭 개정하였다. 12장은 어려운 본문 내용을 쉽게 개정하고 표와 그림의 자료를 최신자료로 모두 교체하였다. 13장은 개정된 사회보장법내용을 추가하였으며 의료보장제도 부분에서는 최신자료로 개정하였다. 15장에서는 개정된 '감염병의 예방 및 관리에 관한 법률(2010.12.30)'에 근거하여 큰 폭의 개정이 있었으며 본문내용 및 그림, 표의 자료를 최신자료로 모두 수정하였다. 16장의 가장 큰 수정 부분은 제3차 국민건강증진종합계획(Health plan 2020)에 관한 내용이며 보건소건강증진사업 내용과 모자보건 사업에 대한 내용을 수정하였다. 또한 그 외 모든 장에서의 본문수정 및 오탈자를 잡는 작업이 이루어졌다.

이러다보니 거의 전면개정이라고 할 정도의 내용수정이 이루어졌다. 이러한 작업은 독자에 대한 거룩한 의무감이라고 스스로 느끼고 있다. 보건행정은 역동성이 있다 보니 시대적 흐름이나 국내 · 외의 정치적, 경제적 상황 등에 많이 영향을 받는다. 따라서 앞으로 지속적인 교재의 수정은 불가피하다고 보여진다. 그럼에도 불구하고 부족한 부분은 차기개정시 보완할 것임을 약속한다.

끝으로 보건행정학 수강을 통하여 좋은 의견을 제시해준 수강생 여러분과 저자의 가족들, 본 교재의 완성을 위해 고생하신 보문각 이호동 사장님과 직원들에게 깊은 감사를 보낸다.

2013년 8월

저자 일동

제4판 머리말

5년 전 두려운 마음으로 보건행정학 초판을 만들어 내 놓을 때만 해도 이렇게 좋은 반응을 보이리라고는 감히 생각도 못했었다. 미흡한 교재임에도 불구하고 일선에서 많은 의견을 주어 조금씩 변화를 가져왔다고 생각한다. 그러던 차에 많은 분들이 보건행정학 교재가 학생들에게 좀 더 쉽고 시각적으로 눈에 들어오는 교재로 만들었으면 좋겠다는 말을 해주었다. 그래서 본문의 내용을 좀 더 쉬운 용어로 고치고 불필요한 주석을 삭제하였으며 꼭 필요한 주석은 본문의 일부로 변경하였다. 그리고 특히 7장부분에서 보건복지부의 조직 및 부서별 기능에 관한 부분은 모두 삭제하였다. 아마 가장 큰 변화가 있었다면 본문의 내용과 밀접한 관계가 있는 '내용다지기'라는 부분일 것이다. 본문의 내용을 좀 더 재미있게(?) 이해하거나 보충되는 내용이라고 보면 되겠다. 그리고 내용다지기의 내용에 걸 맞는 사진을 찾아 삽입하였다. 그러다 보니 전체적인 교재의 두께가 불가피하게 늘어날 수 밖에 없었다.

늘 그렇듯이 교재를 수정하고 나면 개운한 기분보다는 불만이 오히려 많이 남을 수 밖에 없다. 이 부분 저 부분 미흡한 부분을 찾다보면 시간적 여유나 인쇄 기일에 쫓겨 다음번에 다시 손볼 것을 다짐하고 막차를 떠나보내는 심정으로 돌아선다. 독자에게 좀 더 나은 교과서를 만들고자 하는 욕심이 과하면 일을 그르칠 수도 있다는 생각에 조심스럽다. 사실 이번 수정판은 새로운 초판이라는 기분으로 내놓는다. 그리고 여러분들이 주는 소중한 의견을 모아 다음 번에 반드시 반영하리라 약속한다.

이 책이 나오기까지 많은 분들의 도움을 받는다. 보건행정학 교재와 관련이 깊은 보건학, 경영학, 행정학 등의 교재를 저보다 먼저 선보인 교수님들과 동료 교수님, 저자의 식구들 그리고 무엇보다 교재편집과 출간에 수고해주신 보문각 이호동 사장님과 직원들에게 고개 숙여 감사를 표하고 싶다.

2011년 1월

저자 씀

제3판 머리말

2006년 초판을 낸 이후에 많은 격려와 조언에 힘입어 짧은 시간인데도 불구하고 3판을 내놓게 되었다. 보건행정의 내용이라는 것이 기본적인 이론이나 방향은 큰 변화가 없지만 보건의료자원 즉, 인력, 시설, 의료장비 및 물자 등은 해마다 변화가 있고 중앙 보건행정조직인 보건복지부의 변화도 심심찮게 있는 편이다. 머리말을 쓰는 2010년 2월 현재에도 보건복지가족부가 보건복지부로 환원하고 여성부는 보건복지가족부의 가족 및 청소년업무를 가져와 여성가족부로 확대 · 개편하는 정부조직법이 2010년 1월 1일 통과되어 2010년 3월 19일부터 시행하기로 되어있다. 따라서 2010년 3월 19일부터 시행될 보건복지부의 조직도 및 직제시행규칙은 현재 법안을 마련 중이라 이를 미처 반영할 수가 없었다. 그래서 불가피하게 2010년 2월 현재의 조직도 및 직제 시행규칙을 중심으로 기술되었다. 그리고 본문 내용에는 본문의 상황에 맞게 보건복지부 또는 보건복지가족부라는 명칭을 인용하였다. 하지만 조직도가 일부 변경되었다고 해서 본 교재를 이용하는 데는 큰 어려움은 없으리라 생각되며 차기 개정판에 이를 수정 · 보완할 것을 독자 여러분께 약속한다.

또한 보건재정관리 분야의 재정현황의 변동도 있으며 우리나라의 의료보장제도, 보건사업의 실제에 있어서도 변화가 있어 이를 개정판을 통해 보완하는데 최선을 다하였다. 그리고 각주의 번호를 각 장별로 구분하여 이해를 돕도록 하였다.

나름대로는 정성을 다한다고 생각하였지만 항상 오탈자와 문맥의 부자연스러운 부분에 대한 불만은 어쩔 수 없다. 그리고 전문적인 용어로 인한 내용상의 어려움을 최대한 쉬운 용어로 기술하고자 하였지만 이를 전달하는 과정에서 부족한 점도 솔직히 인정한다. 점점 더 독자여러분들의 채찍을 거울삼아 보다 나은 교재가 될 것을 약속한다.

본 교재 개정을 위해 지원해준 가족과 동료 여러분들, 그리고 보문각 이호동 사장님과 직원들의 노고에 감사한다.

2010년 2월

저자 씀

개정머리말

초판 보건행정학을 세상에 내놓고 두려운 마음으로 기다렸었다. 하지만 송구스럽게도 독자들의 너그러운 이해 때문에 많이 애독해 주었고 그 결과 이번에 개정판을 내놓게 되었다. 2008년 2월 이명박 정부의 출현과 함께 많은 변화가 동반되었다. 보건의료계도 예외는 아니어서 보건행정의 주무 부처라 할 수 있는 보건복지부가 국가청소년위원회, 여성가족부, 기획예산처의 일부 업무를 넘겨받아 보건복지가족부로 확대 개편되었다. 따라서 보건복지가족부의 조직도 변화가 불가피하였으며 이에 따른 조직과 업무의 내용이 변경되어 개정을 통해 보완하였다. 그리고 기존의 '팀' 제도는 폐지되고 '과' 단위의 업무로 복귀하였다.

보건재정과 관련해서는 기존의 기획예산처와 재정경제부가 통합하여 기획재정부로 통합되어 보건예산과 관련한 개편도 필요하였다. 게다가 2006년에 제정되어 2007년부터 발효된 국가재정법은 그동안 예산회계의 기본법이었던 예산회계법과 기금관리기본법을 폐지하고 제정된 법률로서, 2007년 제정되어 2009년부터 발효예정인 국가회계법과 더불어 국회의 의사일정에도 변화가 있어 이에 대한 개정도 보완하였다. 보건의료자원, 보건재정관리와 관련해서는 보건지표의 변화가 많아서 최신의 자료로 수정하였다.

그리고 보건사업과 보건사업평가를 별도의 장으로 구분하기 보다는 보건사업 및 평가라는 하나의 장으로 묶었다. 따라서 기존의 17장 체제에서 16장으로 단순화하였다. 불필요하다고 판단되는 부분은 과감히 삭제하였으며, 되도록 쉬운 용어로 설명하고자하는 욕심이 많다보니 전문용어나 내용의 부가적인 추가설명이 필요하여 각주의 설명이 다소 늘어났다. 사실 전면개정에 버금가는 작업이다 보니 내용도 다소 늘어났다. 그림이나 표의 보완 · 추가도 많이 이루어졌으며 또한 그동안 보아왔던 오탈자를 바로잡았다.

개정판을 내놓으면서 초판과 똑같은 두려운 마음으로 독자여러분의 채찍을 기다리고 있다. 많은 격려와 지적을 거울삼아 더욱더 나아가는 보건행정학 교재가 되도록 노력하겠다. 지금까지 개정작업을 위해 지원해준 가족들의 힘이 아니었으면 이렇게 빨리 나오기 힘들었을 것이다. 그리고 교정작업과 출간을 위해 힘써주신 보문각 이호동 사장님과 직원들의 노고는 두말할 필요가 없다.

2009년 1월

저자 씀

머리말

보건학이란 학문을 접한 지가 벌써 10여년이란 세월이 훌쩍 넘어버렸다. 처음 서울대학교 보건대학원 문을 두드렸을 때 생소한 학문에 대한 두려움이 앞섰다. 그나마 위안을 삼을 수 있었다면 아마 보건행정이라는 과목이었을 것이다. 행정이라는 익숙한 학문에 보건이라는 글자가 붙었으니 그래도 절반을 먹고 시작한다는 느낌이 들었기 때문이다. 하지만 이러한 나의 생각은 철저히 무너졌고, 모든 보건학 관련 과목은 거의 대부분이 접해보지 못한 생소한 학문들로 가득찼었다. 하지만 이런 것이 꼭 불리한 것만은 아니었다. 초등학생이 의문을 제기하며 공부하는 것처럼 차곡차곡 나름대로 흥미와 즐거움으로 준비할 수 있었다.

보건학 석사라는 얇은 지식을 가지고 한국보건사회연구원에 취업하면서, 실제적인 보건정책에 대한 안목을 키울 수 있었다. 7년이 넘는 연구원생활에서 새로운 것을 배우고 깨치면서 참 많은 유익함을 즐겼던 것 같다. 물론 연구원 생활을 하면서도 공부에 뜻이 있어 박사과정에 입학하였기 때문에 직장인과 학생 두 가지 일을 한꺼번에 하기란 쉬운 일이 아니었다. 그래도 돌이켜 보면 많은 학문적 동지와 폭넓은 시야를 접할 수 있었던 연구원생활이 그리울 때도 많다.

보건학 박사 취득 후 보건복지부 사무관으로 근무하면서 지금껏 이론적 제공위주의 연구에서 실무적인 기획 · 집행을 다루는 공무원은 또 다른 세상을 보는 경험이었다. 밤낮없이 일하는 공무원의 생활은 뿌듯한 자부심과 더불어 사명감으로 똘똘 뭉치게 했다. 공무원 생활을 통해 평소 보건행정학에 대한 이론적, 실천적 요소들을 잘 정리하고픈 생각이 간절하였다. 실제로 보건복지부의 정책이란 기획예산처, 국회, 법제처, 노동부, 교육부 등 타부처와 국민, 이익집단, 보건복지관련 기관 등 복잡하면서도 역동적인 총체적 투쟁의 산물이기 때문이다.

이러한 보건행정학 정리에 대한 간절한 소망은 학교에 근무하면서 드디어 이루어지게 되었다. 사실 본 저서를 내놓기가 너무 졸작이라 두렵기 그지없다. 그리고 가장 먼저 보건행정학을 어떻게 정의할 것이며, 보건행정의 범위를 어떻게 할 것인지가 가장 어려운 작업이었다. 보건행정의 범위를 너무 포괄적으로 다루거나 혹은 너무 협소하게 다루다 보면 보건행정의 본질을 벗어날 것 같아 많은 고민을 하였다. 보건행정학이라는 것이 귀에 걸면 귀걸이 코에 걸면 코걸이 식의 다양한 관련 학문을 섞어 놓은 잡학 학문이 되어서는 곤란하기 때문이다.

따라서 보건행정의 범위는 일반행정에서 보편적으로 다루어지는 분야인 행정일반, 정책 및 기획, 행정조직론, 인사행정론, 재무행정론, 행정의 평가부분을 원용하였다. 이 책은 총 4부로 구성되었으며 17장으로 세분화하였다. 즉, 보건행정의 이론적 기초 분야에는 개념, 보건행정역사, 보건의료서비스, 보건의료체계, 보건의료자원 등을 다루었다. 보건행정조직론에서는 보건행정조직일반, 중앙 및 지방보건행정조직, 국제보건행정조직, 조직인으로서의 자질이라고 볼 수 있는 리더십과 갈등관리를 다루었다. 보건행정관리론에서는 보건정책 및 보건기획, 인적자원관리, 보건재정(예산), 사회보장과 의료보장 등 관리적요소가 강한 부분을 포함시켰다.

마지막으로 보건사업 및 평가에는 보건사업과 일차보건의료, 실제 보건사업이 이루어지는 분야를 대상자 및 질환중심으로 구분하였으며, 최근 각광 받고 있는 건강증진사업과 보건사업평가 부분을 포함시켰다.

이 책은 처음 보건행정학을 공부하는 학생 또는 일반인들을 위해 되도록 쉬운 말로 쓰고자 노력하였다. 하지만 꼭 필요한 부분에는 전문용어를 쓸 수밖에 없는 한계점으로 인해 어려움을 느낄 수도 있을 것이다. 다음 개정 시에는 다방면의 의견수렴과 보다 충실한 내용으로 찾아뵐 수 있도록 노력할 것을 다짐한다.

지금까지 이 자리에 올 수 있었던 것은 수많은 사람들의 격려와 지지가 있었다. 먼저 보건학의 입문부터 박사학위까지 물심양면으로 지도해 주신 서울대학교 보건대학원 명예교수이신 이시백교수님을 비롯하여, 문옥륜 교수님 등 여러 보건대학원 교수님들께 머리 숙여 감사드린다. 그리고 한국보건사회연구원의 여러 동료들과 부족한 저에게 많은 도움을 준 보건복지부 공무원들에게 감사한다. 그리고 제가 몸담고 있는 한양여대 이진성 학장님을 비롯하여 동료교수님께도 깊은 감사를 드린다. 그리고 고려대학교 최만규 교수는 이런 저런 일로 친절하고 유익한 학문적 동지의 역할을 해주었다.

지금까지 5녀 1남을 낳아주시고 길러주신 부모님께는 무어라 형언할 수 없는 감사를 드린다. 그리고 대학부터 결혼할 때까지 물심양면으로 도와준 매형 강만석 사장, 뒤늦게 성균관대 대학원생이 된 누나 문정순, 그리고 여동생 정미, 정화, 경화, 정희와 그 가족들은 나의 든든한 버팀목 역할을 하였다. 그리고 장모님과 미국에 있는 처남 김동규, 처제 김경희, 김진희와 그 가족들의 꾸준한 전화와 편지는 많은 격려가 되었다.

결혼 후 교사생활을 하면서도 힘든 내색 않고 꿋꿋하게 참아준 아내 김외옥에게 또한 감사한다. 그리고 아빠와 엄마를 위해 매일 기도하는 세 딸 윤주, 영주, 예은이는 우리의 둘도 없는 복덩이들이다. 함께 하지 못한 시간이 많아서 미안할 따름이다.

보문각의 이호동 사장님과 편집부 가족이 아니었다면 이 책은 세상에 나오지 못했을 것이다. 열심히 뛰는 사장님과 보문각 가족들에게 심심한 감사와 번창이 함께하길 바란다.

2006년 2월 5일

서울 성동구 행당동 연구실에서

문 상 식

Contents

Part I 보건행정의 이론적 기초

제1장 보건행정의 개념 ······ 31

Ⅰ. 보건행정이란 무엇인가? ······ 32
1. 보건학 ······ 32
2. 행정학 ······ 33
3. 보건행정학 ······ 35

Ⅱ. 보건행정의 범위 ······ 38

Ⅲ. 보건행정의 성격과 가치 ······ 40
1. 보건행정의 성격은? ······ 40
2. 보건행정이 추구하는 목적은 어떤 것들이 있는가? ······ 42

Ⅳ. 보건행정의 운영원리와 원칙 ······ 46
1. 보건행정은 어떠한 과정을 따르는가? ······ 46
2. 보건행정이 필요로 하는 기초기술은? ······ 47

제2장 보건행정의 역사 ······ 49

Ⅰ. 서양의 보건행정사 ······ 50
1. 고대 보건의료 ······ 50
2. 중세 보건의료 ······ 51
3. 중상주의 시대 보건의료 ······ 53
4. 계몽주의와 혁명시대 보건의료 ······ 55
5. 보건의료의 확립기 ······ 58
6. 20세기 이후 보건의료발전기 ······ 59

Ⅱ. 우리나라 보건행정사 ······ 62
1. 삼국시대 이전 ······ 62
2. 삼국시대 및 통일신라시대 ······ 62
3. 고려시대 ······ 64
4. 조선시대 ······ 65
5. 일제강점시대 ······ 68
6. 대한민국 시대 ······ 69

제3장 보건의료체계 ········ 73

Ⅰ. 보건의료체계의 구성요소 ········ 74

1. 보건의료체계 구성요인 ········ 74
2. 보건의료자원 ········ 75
3. 보건의료조직 ········ 76
4. 보건의료서비스 제공 ········ 78
5. 보건의료재정 ········ 78
6. 보건의료관리 ········ 79

Ⅱ. 보건의료체계의 유형 ········ 81

1. 로머(M. Roemer)의 분류 ········ 81
2. 테리스(M. Terris)의 분류 ········ 83
3. 로머(M. Roemer)의 Matrix 분류 ········ 84

제4장 보건의료서비스 ········ 87

Ⅰ. 건강의 개념 ········ 88

1. 건강의 정의 ········ 88
2. 건강의 결정요인 ········ 92

Ⅱ. 보건의료서비스 종류와 조건 ········ 95

1. 의료와 보건의료 ········ 95
2. 보건의료서비스의 종류 ········ 97
3. 양질의 보건의료서비스 요건 ········ 99

Ⅲ. 보건의료서비스의 질 관리 ········ 102

1. 배경 ········ 102
2. 의료의 질에 대한 최근 개념 ········ 103
3. 보건의료서비스의 질 평가 ········ 104
4. 우리나라의 보건의료서비스 질 관리 ········ 110

Ⅳ. 보건의료서비스의 사회경제적 특징 ········ 117

1. 소비자의 무지(정보의 비대칭성) ········ 117
2. 수요의 불확실성 ········ 119
3. 치료의 불확실성 ········ 119
4. 우량재(merit goods, 가치재) ········ 120
5. 공급의 법적 독점 ········ 120
6. 외부효과 ········ 121

Contents

Ⅴ. 보건의료서비스와 정부의 역할 ······ 122
1. 정부개입의 필요성 ······ 122
2. 정부의 역할 ······ 123

제5장 보건의료자원 ······ 127

Ⅰ. 보건의료인력 ······ 128
1. 보건의료인력의 범위 ······ 128
2. 주요 보건의료인력 수급 현황 및 전망 ······ 128
3. 향후 보건의료인력 정책방향 ······ 136

Ⅱ. 보건의료시설 ······ 138
1. 보건의료시설의 범위 ······ 138
2. 우리나라 보건의료시설 현황 ······ 139

Ⅲ. 보건의료장비 및 물자 ······ 145
1. 의료장비 및 물자의 범위 ······ 145
2. 의료장비 및 물자 현황 ······ 146

Ⅳ. 보건의료지식 ······ 150

Part II 보건행정조직론

제6장 보건행정조직 개요 ······ 153

Ⅰ. 조직의 개념 ······ 154
1. 조직의 개념 ······ 154
2. 조직의 유형 ······ 159

Ⅱ. 조직의 원리 ······ 162
1. 전문화 · 분업의 원리 ······ 163
2. 조정 · 통합의 원리 ······ 164
3. 계층제의 원리 ······ 165
4. 통솔 범위의 원리 ······ 166
5. 명령통일의 원리 ······ 167

Ⅲ. 조직이론의 전개과정 ···· 168
1. 고전적 조직이론 ···· 168
2. 신고전적 조직이론 ···· 169
3. 현대조직이론 ···· 170

Ⅳ. 공식적 조직과 비공식적 조직 ···· 173
1. 개념 ···· 173
2. 공식 조직과 비공식 조직의 비교 ···· 173
3. 비공식 조직의 기능 ···· 174
4. 비공식 조직의 통제와 한계 ···· 176
5. 우리나라의 비공식 조직 ···· 177

Ⅴ. 조직구조의 구체적인 형태 ···· 177
1. 라인조직 ···· 177
2. 라인스탭 조직 ···· 179
3. 프로젝트 조직 ···· 181
4. 매트릭스 조직 ···· 183

제7장 보건행정조직 운영 실제 ···· 187

Ⅰ. 중앙보건행정조직 ···· 188
1. 보건복지부 ···· 188
2. 보건의료 주요 기관 ···· 197

Ⅱ. 지방보건행정조직 ···· 200
1. 보건소 ···· 201
2. 보건진료소와 보건진료 전담공무원 ···· 207

Ⅲ. 국제보건행정조직 ···· 210
1. 개요 ···· 210
2. 세계보건기구 ···· 210

제8장 조직관리자의 자질 ···· 215

Ⅰ. 리더십(leadership) ···· 216
1. 개요 ···· 216
2. 리더십 이론의 변천 ···· 218
3. 리더십의 유형 ···· 226

4. 리더십의 수준 ····· 228

Ⅱ. 갈등관리 능력 ····· 231

1. 개요 ····· 232
2. 갈등의 유형 ····· 233
3. 갈등의 원인과 해결 ····· 234

Ⅲ. 동기부여 ····· 239

1. 동기부여 이론 ····· 239
2. 보건행정조직에서의 동기부여 ····· 249

Part III 보건행정관리론

제9장 보건정책 ····· 255

Ⅰ. 보건정책의 기본개념 ····· 256

1. 정책의 의의 ····· 256
2. 보건정책의 개요 ····· 259

Ⅱ. 보건정책과정 ····· 262

1. 정책형성 ····· 262
2. 정책결정 ····· 266
3. 정책집행 ····· 279
4. 정책평가 ····· 281

Ⅲ. 우리나라 보건정책 현황 및 추진방향 ····· 285

1. 보건의료정책의 현황 및 여건변화 ····· 285
2. 우리나라 보건정책의 방향 ····· 288

제10장 보건기획 ····· 291

Ⅰ. 보건기획의 개요 ····· 292

1. 개요 ····· 292
2. 보건기획의 특성과 필요성 ····· 295
3. 보건기획의 대상과 범위 ····· 297
4. 보건기획의 유형 ····· 298
5. 보건기획의 원칙 ····· 302

Ⅱ. 보건기획과정 ········ 303
1. 미래예측 및 목표설정 ········ 304
2. 정보의 수집 · 분석 ········ 305
3. 대안의 작성 및 평가 ········ 305
4. 선택 ········ 305
Ⅲ. 성공적인 보건기획의 요건 ········ 306
1. 보건기획의 제약요인 ········ 306
2. 보건기획의 성공요인 ········ 309

제11장 인적자원관리 ········ 311
Ⅰ. 인적자원의 충원 방식 ········ 312
1. 엽관 · 정실주의 ········ 312
2. 실적주의 ········ 315
3. 직업공무원제 ········ 318
Ⅱ. 공직의 분류 ········ 322
1. 경력직과 특수경력직 공무원 ········ 323
2. 직위분류제와 계급제 ········ 324
Ⅲ. 인적자원관리의 과정 ········ 335
1. 모집 ········ 335
2. 선발 ········ 336
3. 임용 ········ 337
4. 교육훈련 ········ 339
5. 배치 ········ 343
6. 활용 ········ 343

제12장 보건재정관리 ········ 345
Ⅰ. 재정관리의 개념 ········ 346
1. 재정과 예산 ········ 346
2. 예산의 기능 ········ 350
3. 예산의 원칙 ········ 352
4. 예산의 종류 ········ 355

Ⅱ. 보건예산 과정 361
1. 예산편성 362
2. 예산의 심의 364
3. 예산의 집행 366
4. 결산 및 회계검사 370
Ⅲ. 우리나라 보건재정 현황 373
1. 보건복지부 373
2. 식품의약품안전처 377
3. 질병관리청 379

제13장 사회보장과 의료보장 385
Ⅰ. 사회보장 386
1. 사회보장의 개념 386
2. 사회보장의 목적과 기능 392
3. 사회보장의 원칙 394
4. 사회보장의 종류 398
Ⅱ. 의료보장 402
1. 의료보장의 개념 403
2. 의료보장제도의 유형 403
3. 급여 범위 및 제공 방법 408
4. 재원조달 방법 412
5. 진료비 지불방법 417
6. 관리운영 방법 423
Ⅲ. 우리나라의 의료보장 제도 424
1. 건강보험제도 424
2. 의료급여 434

Part IV 보건사업론

제14장 보건사업 및 평가 443
Ⅰ. 일차보건의료 444
1. 대두배경 444
2. 개념 445

3. 일차보건의료의 접근방법 448
4. 우리나라의 일차보건의료 450

Ⅱ. 보건사업 452
1. 보건사업의 개념 452
2. 지역사회 진단 454

Ⅲ. 보건사업 평가 457
1. 보건사업 평가 개요 457
2. 보건사업 평가 기준 및 유형 461
3. 보건사업 평가과정 및 개선방안 467

제15장 보건사업의 실제 473

Ⅰ. 질환중심 보건사업 474
1. 감염병관리사업 474
2. 만성병(만성퇴행성질환) 관리사업 490

Ⅱ. 대상자 중심 보건사업 498
1. 학교보건사업 498
2. 모자보건사업 502
3. 노인보건사업 506
4. 정신보건사업 510

제16장 건강증진사업 517

Ⅰ. 건강증진 의의 518
1. 성립배경 518
2. 세계보건기구의 건강증진 발전과정 518
3. 건강증진활동 영역 522

Ⅱ. 보건교육과 건강증진 523
1. 보건교육 523
2. 건강증진과 보건교육 524

Ⅲ. 건강증진 실천요인 526
1. 개요 526
2. 식생활 관리 528
3. 운동 528

4. 금연 529
5. 스트레스 관리 530
6. 체중조절 530
7. 음주 관리 531

Ⅳ. 우리나라 주요 건강증진사업 532
1. 개요 532
2. 국민건강증진종합계획 수립 및 집행 533
3. 지역사회 통합건강증진사업 539
4. 국가 금연지원서비스 확대 및 담배규제정책 강화 542
5. 음주폐해 예방관리 544
6. 국민영양관리 548
7. 모성과 영유아 건강증진 551

참고문헌 557

찾아보기 564

Contents

표 목차

표 1-1 보건행정의 정의 36
표 1-2 보건행정의 범위 39
표 3-1 국가보건의료체계의 유형 : 경제수준 및 정치적 요소에 따른 분류 85
표 4-1 보건의료인국가시험 시행근거법령 및 시험종목 96
표 4-2 양질의 의료서비스 구성요소 101
표 4-3 인증 등급 및 인증 기간 114
표 5-1 보건의료관계 인력의 양성기관 및 2023년 입학정원 129
표 5-2 연도별 주요 보건의료인력 면허등록 상황 129
표 5-3 보건의료인력 국제 비교 130
표 5-4 의과대학 졸업생 수 추이 국제비교 131
표 5-5 전문과목별 전문의 수 133
표 5-6 연도별 치과의사 전문의 현황 134
표 5-7 2022년 의료인 면허 신고 현황 137
표 5-8 2022년 의료기사 등 면허 신고 · 접수 · 현황 138
표 5-9 의료시설의 종류별 추이 139
표 5-10 총 병원병상수 140
표 5-11 급성기의료 병원병상수 142
표 5-12 의료기관 및 병상 현황 144
표 5-13 공공의료기관 현황 144
표 5-14 연도별 병상수 현황 145
표 5-15 컴퓨터 단층촬영(CT) 스캐너 보유 대수 147
표 5-16 자기공명영상(MRI) 장비 보유 대수 148
표 5-17 의료기관 종별 특수의료장비 현황 149
표 6-1 조직의 정의 154
표 6-2 에치오니의 분류(상하간의 지배복종 관계) 159
표 6-3 블라우와 스코트의 분류(수혜자의 종류) 160
표 6-4 파슨스의 분류(사회기여 종류) 160
표 6-5 민츠버그의 분류(규모와 관리의 복잡성) 161
표 6-6 공식적 조직과 비공식적 조직의 비교 174
표 7-1 주요부서별 업무(요약) 193
표 7-2 보건복지부의 직제 및 정원 194
표 7-3 보건복지부 소관법률 현황 195
표 7-4 보건복지부 산하 공공기관 196
표 7-5 지역보건의료기관 설치근거 201
표 7-6 보건소 등의 보건의료인력 현황 203
표 7-7 지역별 보건소 등 설치현황 204
표 7-8 보건소의 기능 및 업무 205
표 7-9 공중보건의 배치 현황 206

표 8-1	관리자와 리더의 차이	216
표 8-2	XY이론의 비교	242
표 9-1	보건의료관련 여건변화와 수요전망	287
표 11-1	직업공무원제와 실적주의 비교(상호접근 추세)	322
표 11-2	직위분류제의 구성요소	327
표 11-3	직무분석과 직무평가의 비교	329
표 11-4	직위분류제의 장 · 단점	330
표 11-5	우리나라 직위분류제 예시(일반직 공무원의 직급표)	331
표 11-6	계급제의 장 · 단점	333
표 11-7	직위분류제와 계급제 비교	334
표 12-1	전통적 예산원칙과 예외	354
표 12-2	예산과 기금의 비교	357
표 12-3	예산 · 결산과정 순기	373
표 12-4	보건복지부 세입예산 규모	374
표 12-5	보건복지부 세출예산 규모	374
표 12-6	보건복지부 기금운용계획	375
표 12-7	보건복지부 총수입 규모	376
표 12-8	보건복지부 총지출 규모	376
표 12-9	식품의약품안전처 세입예산 규모	377
표 12-10	식품의약품안전처 세출예산 규모	377
표 12-11	프로그램별 예산규모	378
표 12-12	중독재활센터 등록자 현황	379
표 12-13	질병관리청 세입예산 규모	380
표 12-14	질병관리청 세출예산 규모	380
표 12-15	질병관리청 기금운용계획	381
표 12-16	질병관리청 총수입 규모	381
표 12-17	질병관리청 총지출 규모	382
표 12-18	프로그램별 예산규모	383
표 13-1	사회보장의 정의	387
표 13-2	사회보험과 민간보험의 차이점	400
표 13-3	사회보험과 공공부조와의 차이점	400
표 13-4	사회보험, 공공부조, 사회서비스의 비교	402
표 13-5	사회보험방식(NHI)과 국가보건서비스(NHS)방식의 비교	407
표 13-6	통합 일원화체계와 조합 분리운영체계의 장 · 단점	423
표 13-7	우리나라 의료보장 적용현황	426
표 13-8	재원조달 체계(2024년 기준)	429
표 13-9	직장가입자 보험료 부과체계	431
표 13-10	연도별 평균보험료율 변동 추이	432

Contents

표 13-11 연도별 평균보험료 현황 433
표 13-12 지역가입자 보험료 부과체계 433
표 13-13 의료급여 종별 대상자 및 선정기준 436
표 13-14 의료급여 진료비 부담 기준 437
표 13-15 의료급여의 요양기관 가산율 438
표 13-16 의료급여기금의 국고보조금 및 지방비 출연금 440
표 14-1 전통적 기본의료와 일차보건의료의 비교 446
표 14-2 생애주기별 보건사업의 주요 내용과 범위 453
표 14-3 평가지표 선택기준 468
표 15-1 법정감염병 분류기준 및 종류 476
표 15-2 최근 10년간 법정감염병 신고 현황(2012~2022) 479
표 15-3 국가예방접종 지원사업 대상 백신(17종) 481
표 15-4 최근 3년간 12세 이하 어린이 국가예방접종 보고 실적 482
표 15-5 결핵 신고 신환자 추이 487
표 15-6 HIV 감염 내국인 보고현황 488
표 15-7 만성질환별 변화시킬 수 있는 위험요인 491
표 15-8 성별 허혈성심질환 사망률 493
표 15-9 성별 협심증 또는 신근경색증 유병률 493
표 15-10 성별 뇌혈관질환 사망률 494
표 15-11 성별 뇌졸중 유병률 494
표 15-12 성별 고혈압성 질환 사망률 494
표 15-13 성별 · 연령별 고혈압 유병률 495
표 15-14 성별 당뇨병 사망률 495
표 15-15 성별 · 연령별 당뇨병 유병률 496
표 16-1 건강증진서비스의 미션(mission)과 대상자 522
표 16-2 생활양식의 특성으로 나타나는 행동요인과 이에 관련된 질병 532
표 16-3 제5차 종합계획 분과별 중점과제 536
표 16-4 10년후 달라지는 대표지표 537
표 16-5 지역사회 통합건강증진사업 분야 540
표 16-6 15세 이상 인구의 흡연율 국제 비교 542
표 16-7 금연사업 예산 현황 543
표 16-8 성인 음주통계(2012~2020) 545
표 16-9 청소년 음주통계(2014~2021) 546
표 16-10 국민건강증진법 주요 개정 사항 ('21. 6. 30 시행) 547

그림 목차

그림 1-1 보건행정의 성격 40
그림 1-2 보건행정의 가치 43
그림 3-1 보건의료체계의 구조 및 기능적 상호관계 75
그림 3-2 국가보건의료체계 하부구조의 주요 구성요소들 80
그림 4-1 건강의 연속선 89
그림 4-2 건강모델 91
그림 4-3 건강의 결정요인 92
그림 4-4 의료 서비스의 질 104
그림 4-5 의료서비스 질 평가 109
그림 4-6 의료기관 인증 절차 112
그림 4-7 의료기관인증 조사기준 113
그림 4-8 인증마크의 도안 115
그림 4-9 보건의료서비스의 사회경제적 특징 118
그림 6-1 조직의 기본적인 운영원리 162
그림 6-2 체제이론의 기본모형 172
그림 6-3 공식 조직과 비공식 조직 175
그림 6-4 라인조직의 한 형태 179
그림 6-5 라인스탭 조직의 한 형태(기업) 180
그림 6-6 프로젝트 조직의 한 형태 182
그림 6-7 매트릭스 조직의 한 형태(기업의 경우) 184
그림 6-8 매트릭스 조직(대형병원의 경우) 185
그림 7-1 보건복지부 조직도 192
그림 8-1 리더십 이론의 발전 218
그림 8-2 미시간대학의 리더십 유형 220
그림 8-3 오하이오 주립대학교 리더십 유형 221
그림 8-4 관리격자(managerial grid) 모형 222
그림 8-5 리더십 이론의 비교 224
그림 8-6 리더십유형의 연속선 228
그림 8-7 개인간 갈등의 원인 235
그림 8-8 갈등관리 방식의 다섯 가지 유형 236
그림 8-9 마슬로우의 욕구단계 240
그림 8-10 위생요인과 동기요인 245
그림 8-11 미성숙-성숙단계의 내용 246
그림 8-12 기대이론 248
그림 9-1 정책형성 유형 265
그림 9-2 정책결정과정 267
그림 9-3 정책결정과정의 참여자 268
그림 9-4 정책결정의 여러 모형들 272

Contents

그림 9-5 정책평가 기준 ... 283
그림 10-1 기획의 유형 ... 299
그림 10-2 기획의 과정 ... 303
그림 11-1 실적주의와 엽관주의의 혼용 ... 318
그림 11-2 이상적인 일반공무원의 직위분류제 ... 328
그림 12-1 재정의 3대 기능 ... 347
그림 12-2 우리나라 재정의 분류 ... 348
그림 12-3 중앙정부 재정체계 ... 350
그림 12-4 예산의 종류 ... 356
그림 12-5 정부의 예산안 편성과정 ... 362
그림 13-1 우리나라 사회보장체계 ... 398
그림 13-2 직접제공형 진료비 지불 및 서비스 모형 ... 410
그림 13-3 제3자 지불제도 모형 ... 411
그림 13-4 상환제 모형 ... 411
그림 13-5 국민건강보험 관리운영 체계 ... 427
그림 13-6 건강보험 급여의 종류 ... 429
그림 13-7 지역가입자의 건강보험료 부과체계 ... 443
그림 13-8 의료급여 사업 ... 435
그림 13-9 의료급여 진료절차 체계도 ... 438
그림 13-10 의료급여 관리운영 체계 ... 439
그림 13-11 기금조성 및 운용체계 ... 440
그림 14-1 일차보건의료의 개념적 틀 ... 447
그림 14-2 평가의 세 측면 ... 467
그림 15-1 법정 감염병 보고 및 신고 체계 ... 477
그림 15-2 연도별 감염병 발생 추이 ... 478
그림 16-1 보건교육과 건강증진과의 관계 ... 524
그림 16-2 보건교육과 건강증진과의 차이 ... 525
그림 16-3 건강증진실천영역과 보건교육과의 관계 ... 526
그림 16-4 제5차 국민건강증진종합계획(HP'20~'30) 기본 틀 ... 535
그림 16-5 사업수행절차 ... 539
그림 16-6 국민영양관리기본계획 수립절차 ... 549
그림 16-7 제3차 국민영양관리 기본계획('22~'26) ... 549
그림 16-8 여성과 어린이 건강증진 체계 ... 551

PART I

보건행정의 이론적 기초

제1장 | 보건행정의 개념
제2장 | 보건행정의 역사
제3장 | 보건의료체계
제4장 | 보건의료서비스
제5장 | 보건의료자원

PUBLIC HEALTH ADMINISTRATION

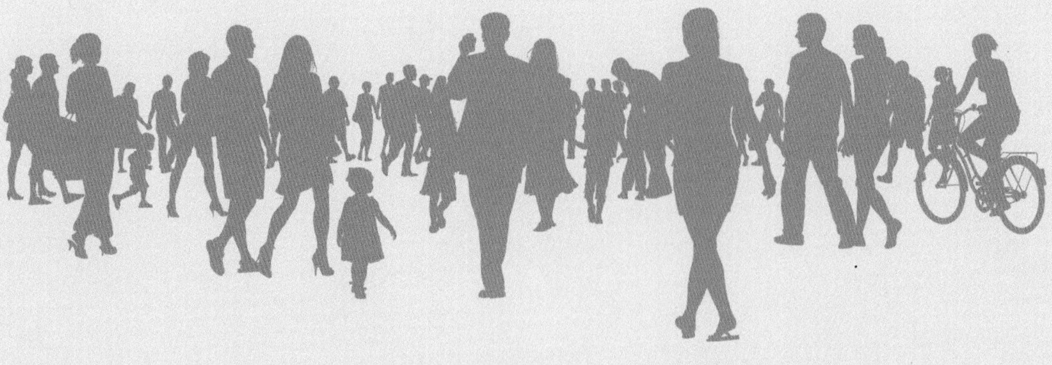

제 1 장

보건행정의 개념

보건학적 목적인 건강증진 및 삶의 질 향상을 위해 행정학적 원리를 이용하는 행정활동을 보건행정이라고 볼 때 보건학과 행정학의 개념을 이해하고 보건행정의 범위, 보건행정의 성격과 가치, 보건행정의 운영 원리를 살펴보는 것이 이 장의 목표이다.

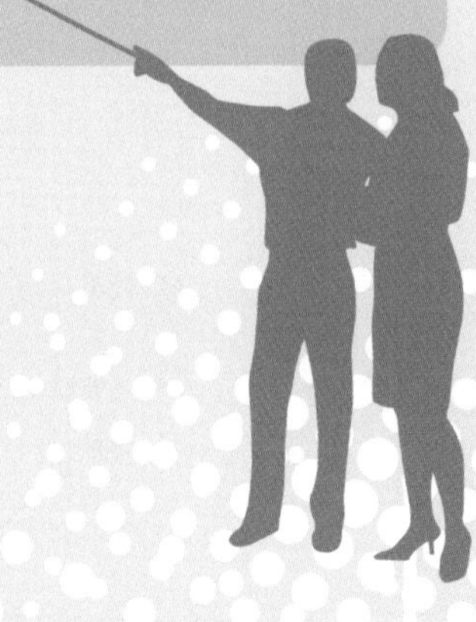

I 보건행정이란 무엇인가?

보건행정을 어떻게 정의할 수 있는가? 이 질문에 명쾌하게 대답하는 것은 누구에게나 쉽지 않을 것이다. 단순히 보건행정이라고 하면 보건과 행정의 혼합으로 생각할 수 있다. 그러면 보건(학)이란 무엇이며 행정(학)이란 무엇인가를 살펴보는 것이 보건행정의 이해를 돕는데 필요할 것이다. 따라서 보건학과 행정학의 정의와 영역 등을 살펴보고 보건행정이 무엇인지 알아보자.

1. 보건학(public health)

1) 보건학이란?

Public Health

Public Health를 '공중보건학' 또는 '보건학' 등의 표현을 혼용하여 쓰기도 하는데 본서에는 보건학이란 용어로 통일하여 사용한다. 마찬가지로 Public Administration은 '행정학', Public Health Administration은 '보건행정학'으로 통일하여 사용한다.

일반적으로 공중보건의 개념으로 가장 잘 알려지고 사용되어지고 있는 정의는 윈슬로우(C.E.A Winslow, 1877~1957, 미국 예일대 교수)의 정의가 있다. Winslow는 공중보건학이란 '환경위생, 감염병관리, 개인위생에 대한 개인교육, 질병의 조기진단과 예방적 치료를 위한 의료 및 간호사업의 조직, 건강유지에 적합한 생활수준을 누구나 확보할 수 있는 사회조직의 발전을 위해 조직화된 지역사회의 노력으로, 질병을 예방하고, 수명을 연장하며, 건강과 능률을 증진시키는 과학이자 기술'이라고 정의하였다. John J. Hanlon은 '보건학은 주어진 시간과 환경에서 가용지식과 자원으로 육체적 · 정신적 · 사회적 안녕과 장수에 도달하도록 노력하는 학문이다'라고 했고, 1948년 미국의사회는 '보건학이란 조직화된 지역사회노력을 통하여 대중의 건강을 유지 · 보호하고 증진시키는 과학인 동시에 예술'이라고 했다. W.G. Smillie의 정의는 '보건학은 본질적으로 지역사회가 책임져야 하는 질병예방과 건강증진을 위하여 실시하는 사업에 관한 학문'이라고 했다. 이와 같은 정의로 볼 때 보건학의 목적은

Winslow의 정의에서 볼 수 있듯이 질병의 예방, 수명의 연장, 육체적 · 정신적 건강과 능률의 증진이라고 할 수 있다.

따라서 보건학은 그 대상이 지역사회부터 국가와 세계에 이르는 인류, 국민집단의 건강이라고 할 수 있으며 연구의 범위도 지역사회로부터 국가나 인류에 대한 소극적인 질병예방의 단계부터 적극적인 건강과 능률의 향상에 관여하는 실천과정도 그 연구의 대상이 된다.

2) 보건학의 영역

보건학은 보건을 대상으로 연구하는 학문으로서 보건학의 영역은 의학 뿐만 아니라 행정학, 통계학, 교육학, 심리학, 인류학, 사회학, 법학, 경영학, 경제학, 생물학, 화학 등 자연과학과 사회과학의 다양한 학문분야와의 활용과 협동을 필요로 하기 때문에 보건학의 분야가 세분화되어 왔다. 보건행정학, 보건통계학, 역학 및 감염병관리학, 보건경제학, 보건사회학, 보건생태학, 보건인구학, 보건영양학, 모자보건학, 산업보건학, 노인보건학, 환경위생학, 보건정보학, 국제보건학, 건강증진 등 전문분야가 생겨났다.

2. 행정학(public administration)

행정학을 정의한다는 것이 얼마나 어려운지는 포스토프(E. Forsthoff)의 말로 충분히 납득이 간다. 즉 그는 '행정은 묘사될 수 있을 뿐 정의할 수 없는 불확정적인 개념'이라고 한데서 알 수 있다. 특히 오늘날의 행정현상은 다양하고 복잡하여 행정수요도 양적 · 질적으로 급변하고 있어 그 개념정의는 더욱 어려운 실정이다. 1887년 미국의 W. Wilson이 「행정의 연구(The study of administration)」라는 논문 발표 이후 현대적인 의미의 행정학이 발달되었다고 할 수 있는데 행정의 본질적인 측면은 변하지 않지만 시대의 변화에 따라 행정의 겉모습은 많은 변화를 거쳐 왔다.

최근의 행정개념은 공공문제의 해결과 이를 위한 정부 외의 공사조직들의 연결네트워크를 강조하는 경향이 있는데, 이러한 행정의 개념은 거버넌스(governance)로서의 행정을 의미한다. 이와 같은 개념은 이미 70년대부터 발전하기 시작하였다고 볼 수 있는데, 즉 사람들이 원하고 필요로 하는 것은 '더 많은 정부(more government)'가 아니라 공

> **거버넌스**
>
> 거버넌스(governance)는 '무수한 이해당사자들을 정부정책결정과정에 참여시키는 새로운 정부 운영방식'이라고 할 수 있으며 이는 전통적인 정부 이미지와는 대조되는 새로운 방식의 통치에 대한 다의적인 개념이다. 최근에는 정부의 위기 혹은 통치의 위기, 세계화, 지방화 등으로 인해 거버넌스의 선택은 불가피하며 이를 통치(government)로부터 거버넌스(governance)로의 패러다임 이동이라고 말한다. 이러한 거버넌스로의 변화내용을 보면 ① 사회가 직면하는 도전과 문제들이 점차 국민정부로부터 지역과 지방커뮤니티의 책임으로 바뀌고 있다. ② 이러한 심각한 사회문제들을 해결하기 위한 공적자금은 점차 줄어들면서 민간단체의 역할이 상대적으로 늘어나고 있다. ③ 권력은 국민정부로부터 지방커뮤니티로 더욱 광범위하고 더욱 엷게 분포되고 있다. ④ 커뮤니티의 인구 구성이 점차 다양화되면서, 극단화와 갈등의 가능성이 점차 높아지고 있다는 것이다(박수영 등, 2004).

공업무수행에 참여하는 정부조직, 준정부조직, 의사국가(para-state)조직, 비영리조직, 계약조직, 자발적 단체 그리고 기타 모든 조직들을 포함하는 의미의 '더많은 거버넌스(more governance)'라고 지적하고 있다. 거버넌스 개념에는 정부의 일과 민간의 일이 엄격하게 구분되는 것으로 보지 않고 공공(public)이라는 개념을 통해 양자 모두를 포함하려고 한다. 이러한 관점에서 행정의 개념을 정의하면 '행정이란 공익목적을 달성하기 위한 공공문제의 해결 및 공공서비스의 생산, 분배와 관련된 정부의 제반활동과 상호작용'이라고 정의 할 수 있다. 이러한 정의 속에는 다음과 같은 4가지 속성을 지니고 있다.

첫째, 규범적으로 행정은 공익을 지향한다. 구체적으로는 공공문제의 해결이라는 공익목적을 달성하는 것이다. 이것은 보건, 국방. 치안, 교육, 교통, 환경보호 등의 공공욕구를 충족하여 국민의 삶의 질을 증대하는 것을 말한다.

둘째, 행정은 공공서비스의 생산, 공급, 분배와 관련된 모든 활동을 의미한다. 여기에는 정책의 형성 및 집행, 행정기관의 내부관리, 참여자간 네트워크의 구축 및 관리를 포함한다.

셋째, 행정의 수행은 정치권력을 배경으로 하지만 공공서비스의 생산 및 공급은 정부가 독점하지 않는다. 준정부기관 또는 민간부문과 상호작용 및 협력적 관계를 통해 공공서비스를 생산 · 공급 · 분배한다.

넷째, 행정은 정치과정과 밀접하게 연계되어 있다. 행정은 공공문제의 해결 및 공공서비스의 생산 · 분배과정에서 국민의 의견을 존중하고 국민에 대한 책임을 진다. 이것은 민주주의 정치제도를 전제로 한 것이며 행정이 경영보다는 정치와 가깝다는 정치 · 행정일원론을 반영한다고 볼 수 있다.

2) 행정학의 영역

행정학(public administration)은 위에서 정의한 행정을 대상으로 연구하는 하나의 분과 학문을 의미한다. 행정학의 영역을 업무내용에 따른 분류, 정부수준에 따른 분류, 업무분야에 따른 분류 등으로 구분하여 행정학의 세부연구영역을 살펴보면 다음과 같다.

업무내용에 따른 분류는 행정학의 실질적이고 전통적인 세부영역으로서 전통적으로 행정학의 기본과제로 연구된 조직관리론, 인사행정론, 재무행정론을 들 수 있다. 정부수준에 따른 분류는 국제행정론, 중앙정부행정, 지방정부행정(도시정부행정은 '도시행정론', 지방정부행정은 '지방행정론') 등으로 분류할 수 있다. 중앙정부는 행정학의 중심과제이며 대부분의 행정학 교과서가 중앙정부를 묵시적으로 상정하고 있어 별도로 중앙정부행정론이라고 부르지는 않고 있다. 업무분야에 따른 분류는 정부가 제공하는 공공재의 종류, 즉 치안, 국방, 복지 등 전담분야가 생기면서 이에 대한 연구가 생겨났는데 경찰행정론, 국방행정론, 사법행정론, 의회행정론, 복지행정론, 환경행정론 등을 들 수 있다. 위에서 언급한 각론 외에도 정책학, 기획론, 발전행정론, 비교행정론, 지방자치론, 전자정부론, 행정정보체계론 등의 분과학문을 들 수 있다.

3. 보건행정학(public health administration)

1) 보건행정이란?

보건학은 Edward Suchman이 언급한 바와 같이 자연과학과 사회과학의 두 기둥위에 세워진 학문이라고 한 것처럼 자연과학과 사회과학이 혼합된 학문이다. 보건학과 행정학 모두 순수과학이라기 보다는 응용과학이라는 점에서는 일맥상통한다. 이와 같이 보건과 행정이라는 상이한 두 학문의 결합으로 인해 보건행정이라는 개념은 주장하는 학자마다 다양한 정의를 내리고 있다. 이러한 것이 오히려 보건행정이란 정의를 더욱 어렵게 하고 있어 개념상의 혼란을 가중시키고 있다. 대표적인 몇 가지 정의를 정리하면 다음과 같다.

하지만 위와 같은 정의를 바탕으로 현재 우리나라 실정에 꼭 맞는 정의를 하기란 어려울 것 같다. 다만 근래에 이르러 국민건강 및 삶의 질 향상 요구 확대, 보건의료 욕구의 증대, 보건행정에 대한 국가 및 민간기관의 역할증대 등으로 비추어 볼 때 굳이 보건행정 주체를 공적인 기관으로 한정하여 정의하는 협의의 보건행정보다는 광의의 보건행정이 보다 적절하다 하겠다.

따라서 보건행정을 「국민의 공동목표인 건강 증진 및 삶의 질 향상(보건학적 목적)을 달성하기 위하여 정부, 지방자치단체, 민간기관 등을 통하여 행해지는 일련의 행정활동(행정학적 원리적용)」으로 정의하여도 무방하다고 생각한다. 이러한 정의 속에는 다음과 같은 특성을 내포하고 있다. ① 보건행정의 목적은 지역사회주민의 건강증진에 주안점을 두어야 한다. ② 지역사회주민의 욕구와 수요를 반영하며 시대와 환경의 변화에 부응하여야 한다. ③ 국가나 지방자치단체가 주도적으로 업무를 관장한다. ④ 관리측면에서 볼 때 보건의료사업을 기획, 집행 및 통제함으로써 국민의 건강증진을 달성하는 기능을 수행한다. ⑤ 우리나라 보건행정은 공공행정으로서의 기능이 미약하여 앞으로 공공행정의 역할을 강화하고 공익성을 확대해나가야 한다는 것 등이다. 그리고 본서에서 보건행정의 활동은 공공과 민간을 포함하는 개념으로 이해하고자 한다.

표 1-1

보건행정의 정의

주장자	정의 내용
– Smillie*	• 공공기관 또는 사적기관이 사회복지를 위하여 공중보건의 원리와 기법을 응용하는 것
– 龜山孝一*	• 공중의 보건행정에 관한 행정, 즉 일반 공중의 건강을 유지 증진시키기 위하여 행하는 과정
– 橋本道夫*	• 공중보건의 기술을 행정조직을 통하여 주민의 생활 속에 도입하는 사회적 과정
– 허 정	• 공중보건학적 지식을 사업화하는 학문(행정법적, 행정학적, 보건학적 보건행정) ① 행정법적 보건행정이론에서는 보건행정을 보건, 의무, 약사업무의 기술적 내용을 가지는 관계법규를 집행하는 것, ② 행정학적 보건행정이론에서는 보건행정이란 공공행정의 일부이며 보건 분야에 대한 행정일반원리를 적용하는 것, ③ 보건학적 보건행정이론에서는 보건행정이란 전문화되고 통일된 공중보건학의 모든 내용과 사업의 개별적 지식(보건통계학, 역학 및 감염병관리학, 영양학, 모자보건학, 보건간호학, 산업보건학, 학교보건학, 구강보건학, 정신보건학, 성인보건학, 노인보건학, 환경위생학, 의료사회사업학 등)을 체계적이고도 단계적으로 사업화하는 과정(재정학, 경제학, 인류학, 사회학, 행정법학, 행정학, 법학 등의 학문을 응용하여 사업화 함)을 연구하는 학문으로 세분화하여 정의하고 있다.
– 박남영	• 보건행정이란 공적인 책임 하에 공중보건을 향상시킬 수 있는 여러 가지 조건을 정비하기 위한 행정적인 원리와 기법을 적용하는 전략적인 정책결정 과정과 전술적인 집행방향 설정과 실무기법을 아울러 포함하고 있는 분야
– 권이혁	• 공중보건의 학리와 기술을 행정조직을 통하여 일반대중의 생활속으로 도입하는 사회적 과정
– 양재모	• 인구집단의 건강유지와 향상이라는 공동의 목표를 달성하기 위하여 합리적으로 행동하는 과정
– 유승흠 등	• 공중보건의 목적을 달성하기 위하여 공중보건의 원리를 적용하여 행정조직을 통하여 행하는 일련의 과정

주 : 허정(1998), 박남영(1993), 권이혁(1985), 양재모(1992), 유승흠 등(1998)
* 문재우 · 김기훈(2008)에서 재인용.

2) 보건행정의 중요성

의학지식과 의료기술의 발달, 보건의료산업 발전과 보건의료자원의 다양화 등 보건행정분야의 성장은 전반적인 건강수준 향상 및 보건의료에의 접근성을 높였다는 긍정적인 면도 있지만 새로운 모순을 야기하게 되어 보건행정의 중요성이 높아졌다.

첫째, 건강권에 대한 인식이 증대되었다. 국민들의 건강에 대한 욕구가 더욱 고조되었으며 누구나 건강한 삶을 누려야한다는 인식이 확대되었다. 오늘날의 건강권은 의 · 식 · 주 다음으로 제4의 생존권적 기본권으로 인식되고 있으며, 국가는 이 기본권의 보장을 위하여 보건의료서비스 공급자 뿐만 아니라 소비자에 대해서도 간섭(서비스의 직접공급, 규제 및 지원 등)을 가하고 있다.

보건행정과 보건관리

보건행정을 보건관리와 혼용하여 사용하는 경우가 많다. 하지만 국내의 많은 학자들은 보건학의 큰 영역을 주로 ① 보건관리, ② 환경보건, ③ 역학 및 감염병 관리 등 세 분야로 나누고 보건관리에는 보건행정, 인구보건, 보건영양, 모자보건, 노인보건, 학교보건, 보건교육, 정신보건, 사회보장 및 의료보험, 보건통계, 사고 등 기타 등이 포함되는 것으로 보고 있다. 이는 보건행정을 보건관리의 일부로 보는 경향, 즉 보건행정은 협의의 의미로, 보건관리는 보다 넓은 뜻으로 사용한다는 것을 의미한다. 양재모(1992)는 과거 보건관리 분야는 보건행정 위주였지만 지금은 포괄적인 의미의 보건관리가 통용되고 있음을 주장하고 있다. 양재모는 보건관리를 건강유지와 향상을 위하여 보건조직의 목표달성을 성취하고자 인적, 물적 자원을 활용해서 하는 합리적인 협동과정이라고 정의하고 있다. 하지만 본서에서는 보건행정을 보건관리의 일부로 구분하지 않고 광범위한 보건행정분야 중 관리(경영)적 요소가 강한 부분을 보건행정관리라는 용어로 사용하고자 한다.

둘째, 보건의료의 효율성 제고에 대한 문제가 대두되었다. 보건의료기술 개발이나 보건의료서비스제공에 투자된 자원에 비하여 효과가 과연 얼마나 있느냐 하는 문제가 대두되었다. 양질의 보건의료서비스를 보다 효율적으로 제공하기 위한 노력이 필요하게 되었다.

셋째, 보건의료자원의 분배에 있어 불평등이 심화되었다는 점이다. 현대 보건의료분야의 성장이 국가간 · 지역간 · 계층간의 불평등을 심화시키는 방향으로 이루어져 보건분야의 불평등이 오히려 상대적으로 커졌다는 문제점을 안고 있다.

넷째, 보건의료비 지출이 급증하고 있다. 보건의료비 지출은 상대적 · 절대적으로 급격히 팽창하여 여타 분야의 지출증가를 훨씬 앞지르고 있다. 보건분야의 자원소비량이 증가한다는 것은 다른 분야의 자원소비를 제약한다는 점에서 과연 보건분야에서의 비용지출이 효과적으로 이루어지고 있는지에 대한 의문이 제기되고 있는 실정이다.

이러한 보건분야 내부의 변화 및 새로운 모순의 대두는 보건정책을 통하여 여러 모순을 극복하고 보건의료자원을 가장 효과적으로 활용함으로써 가장 많은 인구에게 가장 저렴함 가격으로 골고루 보건의료서비스를 제공할 수 있는 합리적이고 효과적인 방법이 모색되어져야 한다는 필요성을 제기하였고, 이에 따라 이러한 정책을 수립하고 구체화할 보건행정의 중요성이 더욱 높아졌다고 할 수 있다.

3) 보건행정학 영역

보건행정의 대상을 연구하는 보건행정학은 보건학의 한 분과학문으로서 발전되어 왔다. 하지만 보건행정학의 범위는 보건행정의 정의와 마찬가지로 시대적 배경이나 정치체제, 사회적, 경제적 특성 등에 따라 다양한 영역을 제시하고 있다. 물론 보건행정학의 영역이 보건학의 학문과 중첩되는 부분이 대부분이지만 보건행정을 협의의 개념으로 보느냐 광의 개념으로 보느냐에 따라 그 범위에 있어 많은 차이를 보이고 있다. 구체적인 보건행정의 범위(영역)를 다음 절에서 살펴보고자 한다.

Ⅱ 보건행정의 범위

보건행정의 범위는 각국의 역사적 배경과 정치이념 및 지리적 위치에 따라 달라진다. 전통적으로 민간의료규범 우위인 자유방임국가와 국가주도의 보건의료체계를 중시하는 전체주의 국가간에는 차이가 있을 수밖에 없다. 보건행정의 전통적 범위는 환경위생을 중심으로 한 지역사회보건서비스와 수혜자에 대한 예방의학적 서비스였으나 근래에는 치료의학적 서비스를 포함하게 되었으며 의료가 사회화됨에 따라 보건행정의 범위는 점차 확대되어 가고 있는 추세이다. 보건행정의 범위를 세계보건기구, 미국보건협회, Emerson, Hanlon, 허정 등의 정의를 중심으로 살펴보면 다음 표와 같다.

표 1-2

보건행정의 범위

주장자	정의 내용		
– WHO	• 보건관련 기록 보존	• 보건교육	• 환경위생
	• 전염병 관리	• 모자보건	• 의료
	• 보건간호		
– 미국보건협회	• 보건자료 기록과 분석	• 보건교육과 홍보	• 감독과 통제
	• 직접적 환경서비스	• 개인보건서비스 실시	• 보건시설의 운영
	• 사업과 자원간의 조정		
– Emerson	• 보건통계	• 보건교육	• 환경위생
	• 전염병관리	• 모자보건	• 만성병관리
	• 보건검사실운영		
– Hanlon	• 지역사회를 기반으로 실시되어야 하는 활동		
	• 질병, 불구, 또는 미숙아 사망의 예방		
	• 조직적 공공노력이 필요한 의학 분야		
	• 보건의료관련 기록의 수집, 보존, 분석, 활용		
	• 개인과 지역사회에 대한 보건교육		
	• 포괄적인 보건기획과 평가		
	• 연구		
– 허 정	• 현행조직을 기초로 한 분류		
	▷ 의사행정 : 의무행정, 간호행정, 치과의무행정 등		
	▷ 약사행정 : 약무행정, 마약행정 등		
	▷ 보건행정(협의) : 방역행정, 위생행정 등		
	• 보건사업 내용을 기초로 한 분류		
	▷ 보건통계사업	▷ 전염병관리사업	▷ 모자보건사업
	▷ 보건간호사업	▷ 산업보건사업	▷ 학교보건사업
	▷ 환경위생사업	▷ 의료사회사업	
	• 예방 및 치료의학적 서비스를 근거로 한 분류		
	▷ 예방의학적 서비스	▷ 치료의학적 서비스	▷ 사회적 서비스

주 : 허정(1998), 허정 옮김(1972), 문재우 · 김기훈(2008), 유승흠 등(1998)의 자료를 토대로 재작성함.

이와 같은 다양한 보건행정의 범위를 참고하여 본서에서 다루고자 하는 보건행정의 범위는 보건행정기초, 보건행정조직 분야, 보건행정관리 분야, 보건사업 및 평가 등에 초점을 두고 전개하고자 한다.

Ⅲ 보건행정의 성격과 가치

보건행정은 보건과 행정이 결합되어 만들어진 학문이다. 따라서 이러한 점에서 볼때 보건행정의 특성 또는 성격을 정리하면 공공성과 사회성, 봉사성, 조장성 및 교육성, 과학성 및 기술성 등으로 정리할 수 있다. 그리고 보건행정이 추구하는 목적을 가치라고 할 수 있는데 보건행정은 무엇을 위해 존재하는지, 최종적으로는 무엇을 추구하는지에 대해 알기를 원한다면 보건행정이 추구하는 가치가 무엇인지를 알아야 한다.

그림 1-1

보건행정의 성격

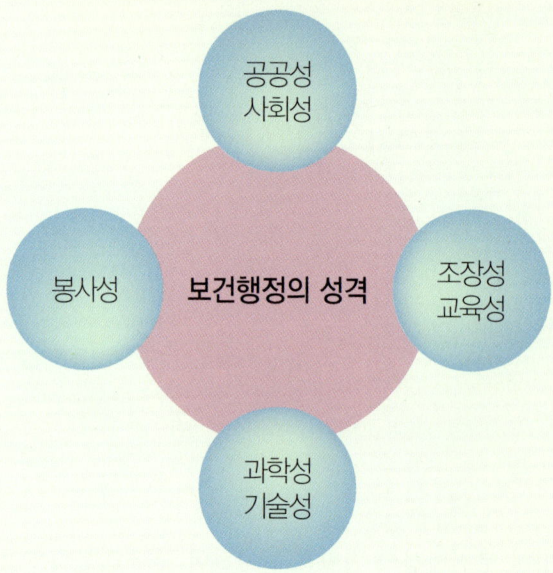

1. 보건행정의 성격은?

1) 공공성 및 사회성

보건행정은 국민건강의 유지 · 증진을 위한 조직된 지역사회 노력이다. 그러므로 보건행정은 공공복지와 집단적 건강을 추구함으로써 이윤추구에 몰두하는 사행정과는 다르며 행정행위가 사회전체 구성원을 대상으로 한 사회적 건강향상에 있으므로 사회행정적 성격을 띠고 있다.

WHO 헌장 전문에 '건강이란 신체적, 정신적으로 질환이 없는 상태뿐만 아니라 사회적, 심리적, 영적으로 안녕 해야한다' 함은 건강이 건전한 개인인 동시에 지역사회 또는 국가를 통하여 파악되어야 하는 고도의 공공성과 사회성을 의미하고 있다고 볼 수 있다.

2) 봉사성

보건행정은 서비스 행정이다. 행정국가의 개념이 과거 경찰국가(police state)로 부터 복지국가(welfare state)의 개념으로 변화됨에 따라 공공행정이 소극적인 질서유지로부터 국민의 행복과 복지를 위해 직접 개입하고 간섭하는 봉사행정으로 바뀌게 되었다. 이러한 대표적 예가 사회보장에 관한 것이며, 보건행정도 넓은 의미에서 국민에게 적극적으로 봉사하는 봉사행정이다.

3) 조장성 및 교육성

보건행정은 공중보건 향상의 근간을 이루는 것과 국민의 보건관계 요원을 위한 끊임없는 조장 및 교육에 있다. 보건행정의 특징은 지역사회 또는 집단 및 국가의 책임하에 실시하나 그 해결은 주로 교육과정을 통하여 해결하려는데 있다.

오늘날의 행정을 통제보다는 자율적이고 지방분권적인 성격을 강조하는 자치행정, 조장행정, 지방행정 시대로 부르고 있다. 따라서 모든 행정이 마찬가지이겠지만 보건행정은 지역사회 주민의 자발적인 참여 없이는 그 성과를 기대하기 어려우므로 지역사회 주민을 위한 조장 및 교육을 실시함으로써 목적을 달성한다. 즉 보건행정은 교육을 중요한 수단으로 사용하고 있다.

4) 과학성 및 기술성

보건행정은 발전된 근대과학과 기술의 확고한 기초위에 수립된 과학행정인 동시에 기술행정이라 하겠다. 즉 보건행정은 사람과 관련된 분야이기 때문에 과학과 기술의 확고한 기초 위에서만 성립될 수 있겠다. 자연과학적 지식은 물론 사회적 건강증진을 위한 사회과학적 지식이 연구방법에 이용되고 있다. 그러나 이용되는 기술은 실천가능성이 높은 현실적인 것이어야 한다. 즉 비용부담이 지나치게 높거나 시간, 인력, 예산이 많이 드는 과학지식이나 기술은 많은 사람이 이용하기에 어렵다. 따라서 보건행정은 조작이 용이하며 비교적 정확한 과학적 지식이나 기술만이 이용도(availability) 및 적용도(applicability)가 높다.

우두접종이나 B.C.G 접종은 비교적 값이 저렴하고 시설과 조작이 용이하면서 정확한 면역효과를 얻을 수 있기 때문에 보건사업에 많이 이용하고 있다. 그러나 기술은 그것이 간단하고 용이하다 하더라도 특수지식과 기술이 필요하므로 이런 과학적 지식과 기술을 이용하는 보건행정은 과학행정인 동시에 기술행정이라 할 수 있다.

2. 보건행정이 추구하는 목적은 어떤 것들이 있는가?

보건행정이 추구하는 목적을 가치라고 한다. 무엇을 위해 보건행정이 존재하며, 최종적으로는 추구하는 바가 무엇인지를 파악하기 위하여 보건행정의 가치를 논의할 필요가 있다. 보건행정이 추구하는 가치는 행정이 추구하는 가치와 대동소이하다. 행정이 추구하는 바와 같이 보건행정도 형평성과 능률성을 추구한다. 보건행정은 이러한 두 가지 가치를 어느 한쪽으로 치중할 수 없다. 이 두 가지를 조화시켜야하는 것은 물론 또 다른 가치 이념인 효과성, 접근성, 대응성, 민주성 및 참여성 등도 갖추어야 한다.

1) 형평성(equity)

형평성은 공평성(fairness)과 유사한 의미를 갖고 있다. 학자에 따라서는 사회정의를 형평성으로 주장하기도 한다. 같은 상황에 있는 사람에게 유사한 수준의 대우를 하는 것을 형평성이라고 한다. 소득수준이 비슷한 사람에게는 비슷한 수준의 사회보험료를 부담하도록 하거나 비슷한 수준의 세금을 납부하도록 하는 것도 형평성의 한 사례라고 볼 수 있다.

보건행정이 추구하는 가치도 형평성을 가져야 한다. 건강에 있어 의료서비스를 전 국민에게 거의 무료로 제공되는 나라에서도 건강에 대한 불평등, 사회계층간 건강수준의

그림 1-2

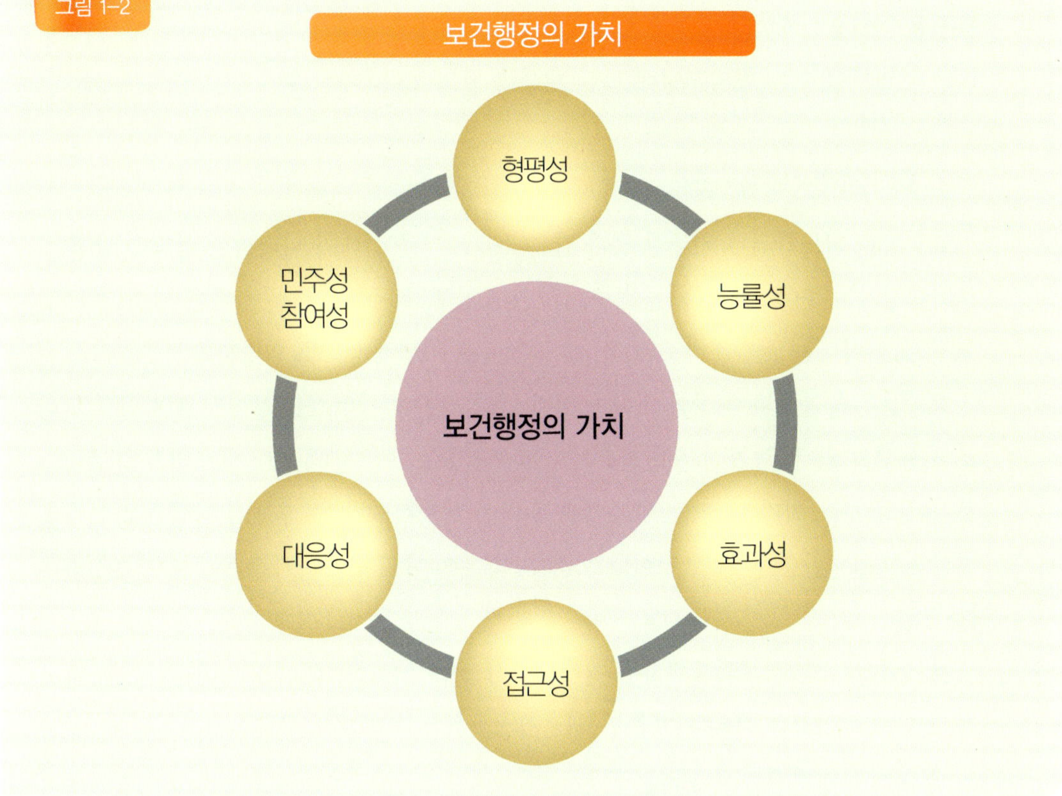

격차 등이 존재하고 있다. 더군다나 우리나라와 같이 민간우위의 의료시장, 사회적 빈부의 격차가 큰 나라에서의 건강의 불평등은 더욱 크게 존재한다. 특히 빈곤계층, 즉 사회적, 경제적으로 취약한 계층은 성별, 연령별, 집단별, 지역별 등에 따라서 그렇지 않은 계층과의 격차는 더욱 커질 수밖에 없다.

2) 능률성(efficiency)

능률이란 최소의 비용과 노력, 시간으로 최대의 성과, 산출을 얻는 비율, 즉 투입대 산출의 비율을 말하는데 보건행정에서도 적은 자원의 투입으로 산출을 극대화시키는 것이 필요하다. 한정된 자원, 즉 의료인력, 시설, 장비를 최대한의 보건의료서비스를 제공할 수 있도록 유도하는 능률성이 보건행정에 있어서도 중요하다.

보건행정에 있어 능률성의 측정은 매우 어렵다. 예를 들어, 똑같은 조건(의료인력, 시설, 장비)의 병원에서 동일한 증상의 환자를 진료했는데 그 결과는 다르게 나타날 수 있다. 환자진료건수, 환자완치건수, 환자만족도 등이 다르게 나타날 수 있는데 이러한 능률성을 가져오는 원인(예 : 병원분위기, 의료인의 높은 동기부여, 경영자의 의지 등)을 파악한다면 보건사업 또는 병원운영에 많은 도움이 될 수 있을 것이다.

3) 효과성(effectiveness)

효과성은 의도하거나 기대한 것과 같은 소망스러운 상태가 나타나는 성향을 말한다. 보건행정가는 주어진 행정활동을 수행하면서 집행 후 소망스러운 상태를 기대한다. 집행 후에 나타나는 소망스러운 상태, 즉 정책목표의 달성정도를 의미한다.

효과성은 능률성과 약간의 차이가 있다. 효과성은 일반적으로 능률성보다 넓은 의미로 사용되고 있다. 능률성은 빈곤층의 건강증진활동사업 등에 들어가는 비용을 중심으로 측정할 수 있지만(단기적), 효과성은 주어진 행정을 집행한 후에 실질적으로 건강증진활동을 실천한 사람이 몇 명이나 되며 그 비율은 어느 정도인가를 중심으로 측정한다(장기적).

보건행정은 효과성의 전제하에 집행되어야 한다. 주어진 예산을 가이드라인에 따라 필요로 하는 사람을 위해 집행하였다는 사실보다는 주어진 보건행정서비스를 받고 어느 정도가 보건행정이 추구하는 근본적인 목적에 도달할 것인지를 고려하여 집행하여야 한다. 효과성은 정책의 성공여부를 판단하는 중요한 기준이 되므로 효과성이 높으면 정책이 성공한 것으로 받아들여지고 있다.

4) 접근성(accessibility)

보건행정을 통하여 제공할 수 있는 서비스가 아무리 많다고 하여도 활용 가능한 서비스가 있다는 사실을 아무도 모르면 아무 소용이 없다. 접근성은 필요한 서비스가 있다는 사실 뿐만 아니라 어떤 경로를 거쳐 다가가면 그 서비스를 제공받을 수 있다는 것까지 포함된다. 보건행정은 서비스지향적인 행정으로서 특성을 갖고 있기 때문에 접근성이 매우 중요한 가치를 지니고 있다.

보건행정에서 접근가능성을 높일 때 보다 많은 사람이 서비스를 활용할 수 있고, 기대한 효과를 이끌어 낼 가능성이 높아진다. 따라서 접근성은 보건행정의 형평성과 효과성을 높일 수 있는 유용한 수단이 된다. 우리나라의 경우 보건행정의 접근도는 과거와는 비교할 수 없을 정도로 높아졌으나, 지리적 접근도 보다는 서비스를 이용할 시간적 접근성(직장인, 농번기 농부 등), 비용문제로 인한 경제적 접근성(저소득층) 등이 문제가 되고 있다.

5) 대응성(responsiveness)

대응성은 국민의 요구에 부응하는 보건행정을 수행하였는지를 묻는 보건행정의 가치이다. 즉 대응성이란 정책수혜자의 요구와 기대, 그리고 환경변화에 얼마나 융통성 있게 대처해 나가느냐 하는 능력을 의미한다. 대응성을 높이기 위해서는 먼저 국민의 요구가 무엇이며 어느 정도까지 제공해야 하는가에 대한 기준이 있어야 한다. 다음은 서비스에 대한 접근성이 보장되어야 한다. 무엇보다 서비스를 제공하기 위한 자원이 확보되어 있지 못하면 보건행정의 대응성을 높일 수 없다.

보건행정과정에서 국민의 요구에 부응하는 행정을 수행함으로써 보건행정의 책임성을 높일 수 있다. 일반적으로 정부가 제공한 보건의료서비스에 대해 수혜를 받고 있는 국민들이 얼마나 그 서비스에 대해 만족하고 있느냐의 정도에 따라 정부의 대응성을 평가해 오고 있다.

6) 민주성 및 참여성(democracy and participation)

민주성과 참여성은 현대복지국가에서 모든 정책의 가장 기본적인 정책의 성공여부를 가늠하는 기준이 되며 정책의 정당성 확보의 기초가 된다. 민주성은 일반적으로 과거의 '기계적 능률관'과 대비되는 개념으로 '사회적 능률'이란 용어로 자주 사용되고 있다.

예를 들어, 정책평가시 민주성이란 정책의 여러 과정에 국민의 참여(여론, 이익단체, 전문가, 정당원, 의원 등 비공무원)를 확대시키고 여론을 충실하게 반영하며 집행에 있어서도 국민의 의사를 충분히 고려하는 것이라고 할 수 있다. 참여성이란 정책결정과정과 정책수행과정 및 정책평가과정에 다수의 국민이 참여하여 어느 정도의 투입작용을 행하는 것을 말한다. 보건의료서비스와 같은 공공서비스의 경우에는 참여성 개념 속에 건전한 비판과 참여의식을 가지고 있는 민주성의 개념을 함께 포함하여 분석해야만 한다. 왜냐하면 보건의료서비스는 국민들의 일상생활과 밀접한 관련이 있을 뿐만 아니라 그 참여의 정도에 따라 보건의료서비스의 질이 좌우될 수도 있기 때문이다.

Ⅳ 보건행정의 운영원리와 원칙

1. 보건행정은 어떠한 과정을 따르는가?

보건행정도 일반행정과 마찬가지로 행정의 관리과정, 즉 목표설정 · 정책결정 · 기획 · 조직화 · 동기부여 · 통제 · 평가 및 환류 등의 기본적인 운영원리를 따른다. 보건행정의 운영원리를 관리과정, 의사결정과정, 기획과정, 조직화과정, 수행과정, 통제과정으로 나누어 볼 수 있다.

1) 관리과정(management process)

> **POSDCoRB**
>
> P: Planning(기획), O: Organizing(조직화), S: Staffing(인사), D: Directing(지휘), Co: Coodinating(조정), R: Reporting(보고), B: Budgeting(예산)

관리란 미리 정해진 목표를 달성하기 위하여 인적 · 물적 자원을 활용하여 공식조직체내에서 행해지는 과정의 상호작용의 집합으로 정의할 수 있다. 고전적인 관리과정으로 유명한 Gulick의 POSDCoRB가 있다. 그리고 관리과정은 사람에 따라 다양하게 구분하는데 계획 · 조직 · 충원 · 지시 · 통제 · 조정으로 나누기도 하고, 계획 및 설계 · 실행 · 통제 및 평가로 나누기도 하며, 의사결정 · 기획 · 조직 · 수행 및 통제로 나누기도 한다.

관리의 특성을 살펴보면, ① 연속되는 과정이다. ② 각 과정은 상호 연관 작용을 한다. 즉 각 과정은 서로 별개가 아니라 상호영향을 주고 받는다. ③ 관리는 동적이다. 즉 관리는 계속적, 유동적이며 적응하는 속성을 가지고 있다.

2) 의사결정과정(decision making process)

의사결정은 여러 대안들 중에 선택하는 것이다. 의사결정은 일반적이고 동적이며 끊임없이 계속되는 중요한 과정이다. 의사결정의 과정은 ① 의사결정을 해야 함을 인식한다. ② 문제를 정의한다. ③ 관련정보를 수집한다. ④ 대안의 해결책을 개발한다. ⑤ 각 대안을 평가한다. ⑥ 가장 수용 가능한 대안을 선택하는 과정을 거치게 된다.

3) 기획과정(planning process)

기획이란 행동하기 전에 무엇을 어떻게 해야 하는지를 결정하는 것이며, 미래를 예측하는 것이라고 정의할 수 있다. 기획과정에는 전제를 세우며, 예측을 하며, 목표를 설정 또는 재설정하고, 구체적인 행동계획을 전개하는 과정을 거치게 된다.

4) 조직화과정(organizing process)

조직이란 일정한 환경하에서 특정한 목표를 달성하기 위한 분업체계(박동서, 2002)라고 정의할 수 있으며, 조직과정이란 공동의 목표를 달성하기 위하여 업무를 분담하는 과정이라고 말할 수 있다. 조직과정에는 고전적 의미의 조직원리(분업화 · 전문화, 조정, 명령통일, 통솔범위, 권한과 책임의 원칙 등), 현대적 의미의 조직(프로젝트조직, 매트릭스조직 등) 등에 대한 이해가 중요하다.

5) 수행과정(executing process)

수행과정은 주로 조직내에서 행동을 실제 추진하는 과정이다. 이 과정은 인간지향적이며 조직의 인적자원을 다루는데 필요한 활동을 포함한다. 피고용자들의 동기유발 및 지휘, 감독과 의사소통을 하여 공식적인 조직내에서 계획된 활동이 시작되어 성취될 수 있도록 해야 한다.

6) 통제과정(controlling process)

통제과정은 조직활동을 감시하는데 초점을 두고 있다. 통제과정중에는 조직의 활동결과를 측정하는 기준을 결정하며, 이러한 평가기법과 변화가 필요할 때 수정 · 보완하는 활동을 포함한다. 미국 공중보건협회는 평가를 설정된 목표를 달성함에 있어서 그 성공의 가치나 정도를 파악하는 수단이라고 하였다.

2. 보건행정이 필요로 하는 기초기술은?

보건행정의 기본이 되는 것은 공중보건의 목적인 질병예방, 수명연장, 신체적 · 정신적 · 사회적 건강의 유지 · 증진이 달성될 수 있도록 행정활동이 이루어져야 하므로 공중보건학에 기초한 과학적인 기술이 필연적인 것으로 다음과 같은 기술적 접근방법이 중요하다.

1) 생태학적 고찰

보건사업에 있어서 가장 근본이 되는 것은 인구의 파악 및 장래 인구추계 등 인구의 숫적 파악과 인구집단에 대한 생태학적인 특성을 조사하여 그 사항을 정확하게 파악하여야 한다. 즉 인구집단의 성별, 연령별 구성 및 사회문화적 특성 등을 고려하여 보건행정이나 사업수행에 활용할 수 있는 기초자료가 마련되어야 한다. 그 외에도 정치, 문화, 경제, 사회 및 역사적인 여건들을 생태학적으로 분석하여 보건문제의 해결방안에 대한 접근을 수립하여야 한다.

2) 역학적 기초

역학이나 인간집단을 대상으로 질병의 양상 등을 파악하는 것으로 보건행정에 있어서 역학적 기초자료의 확보는 기본적인 사항으로 매우 중요한 자료이다. 따라서 질병발생의 숙주적, 환경적 및 병인적인 상호관계를 규명하여 보건행정활동에 적용할 수 있는 기초자료가 마련되어야 한다.

3) 의학적 기초

의학은 질병에 대한 자연과학적인 규명과 치료를 기본으로 하는 것으로 보건사업수행에 의학적 접근은 필수불가결하다. 보건행정에 있어서 의학적 기초는 예방의학적 입장, 종합적 보건봉사 및 의료봉사라는 입장에서 주로 적용되며, 의학적 연구 결과의 발전은 보건행정의 수행에 커다란 영향을 미친다.

4) 환경보건학적인 기초

질병이나 건강관리에 있어서 인간을 중심으로 대책을 강구하는 것이 의학이라면, 발생요인을 외적 또는 환경요소를 중심으로 연구하는 학문이 환경보건학이라 할 수 있다. 환경보건의 내용은 위생공학, 생물학, 화학, 물리학, 위생곤충학, 수의학 등의 원리나 방법이 서로 연결되어 있다. 인접학문에 대한 원리와 기술원리의 구체화에 대한 기초가 보건행정에 필요하다.

제 2 장

보건행정의 역사

역사상 인류가 직면한 중요한 보건문제는 인간의 공동생활과 관련된 것이었다. 우리 인류의 공통관심사인 주요 보건문제는 전염병관리, 자연환경, 식품 및 위생, 적절한 의료서비스제공, 병에 걸린 사람과 가난한 사람들에 대한 구제 등이라고 할 수 있다. 이러한 대상을 극복하기 위한 보건행정의 역사는 동양과 서양을 막론하고 중요하게 다루어져 왔다. 이러한 일련의 과정을 서양을 중심으로 먼저 살펴보고 우리나라의 보건행정의 역사를 살펴보고자 한다.

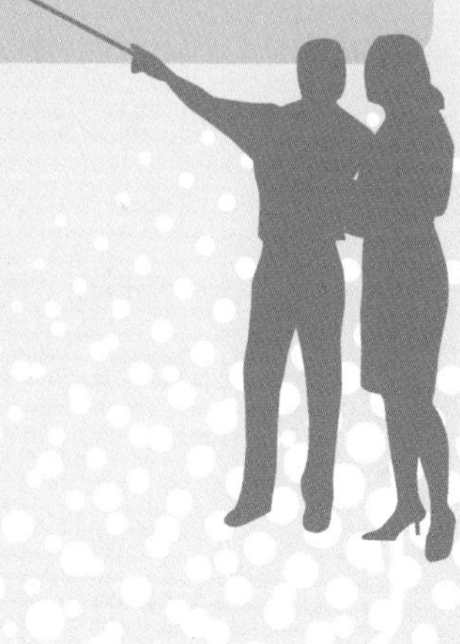

I 서양의 보건행정사

역사상 우리인류가 직면했던 중요한 보건문제는 인간의 공동생활과 관계를 갖는 것이었다. 즉 전염병관리, 자연환경 규제와 개선, 충분한 음료수와 양질의 식품공급, 적절한 의료제공 및 불구 폐질자와 가난한 사람들의 구호 같은 문제였다. 이러한 문제들은 넓게는 공중보건의 대상이 되는 것이며 보건행정의 개념도 이러한 문제들과 필수불가결한 관계에 있다. 특히 공중보건 분야가 분화되지 않은 전근대적인 사회일수록 보건행정의 개념은 공중보건의 개념과 더욱 비슷하며 본 장에서도 개별적인 보건행정이 아닌 오늘날의 보건행정에 역점을 두면서 공중보건활동과 연관된 의미를 살펴보는 것이 타당하다

공중보건의 발달 측면에서 보건행정의 역사적 단계를 고대기, 중세기, 중상주의 시대, 계몽주의와 혁명시대, 확립기, 20세기 이후의 발전기 등으로 나누어 살펴보고자 한다.

1. 고대 보건의료(기원전~서기 500년)

고대의 보건의료는 이집트시대, 그리스시대, 로마시대 등으로 대표된다.

B.C 1,000년전에 이집트인은 청결관념에 따라 빗물을 보아 급수와 하수처리를 했으며, 헤로도투스(Herodotus)는 이집트인들의 청결과 목욕 및 의복 착용 등의 개인위생에 대해서 기술하고 있다.

그리스 시대에는 주로 개인의 신체적 건강에 역점을 두었으며 개인의 청결과 영양섭취 등이 강조되었다. 의성이라 불리어진 히포크라테스(Hippocrates : BC460?~377?)는 병의 원인에 대해 장기설(miasma)을 주장하여 오염된 공기를 장기라 하고 이 장기가 체내로 들어가면 질병이 발생한다고 했다. 히포크라테스의 전집에는 감기, 폐렴, 말라리아에 관한 질병이 기록되어 있고, 특히 그의 전집(Corpus Hippocratium)에 기록되어 있는 보건과 위생에 관한 내용은 보건에 관한 학문의 효시라고 할 수 있다. 그리스인들은

질병이 인간과 자연의 균형상실에서 초래된다고 인식하였기 때문에 섭생법에 큰 관심을 가졌다. 그래서 음식물의 섭취와 배설, 그리고 운동과 휴식의 조화 등 생활양식을 중요하게 여기고 각 개인의 연령, 성별, 체질까지도 고려하였는데 이는 먹고 살기 위해 열심히 일해야 하는 서민보다는 귀족위주의 생활방식이라고 할 수 있다.

로마시대는 그리스 시대의 보건의료를 계승하였다. 당시의 강력한 군사력을 바탕으로 한 행정력과 공학적 기술은 보건의료에 많은 영향을 끼쳤다. 로마에서는 노예등록법에 따라 정기적으로 인구조사를 실시하였으며 건축법과 공해방지법을 제정하여 악취방지와 오물처리, 위생시설의 개선, 공중목욕탕 시설, 거리의 쓰레기 처리, 위생적인 상수도 공급, 도시의 하수 및 배수시설 건설 등 많은 발전이 있었다.

로마시대는 의학의 이론보다는 직접 의료사업을 조직화하고 서비스를 제공하였으며 병원이 설립된 점이 특징이다. 로마의 초기 의료는 상류층의 독점물이었으나 2세기경부터 의료제도가 생겨나 주로 빈자들에게도 의료를 서비스하였다. 대도시 및 중소도시에는 의사를 배치하여 정부가 보수를 지불하였으며 극빈자는 무료였다. 이 시기에는 임산부가 사망할시 개복수술을 하여 생존한 아이를 구하는 오늘날의 제왕절개술이 시술되었다.

각 지방마다 정부가 보조하는 병원이 생겼고 군용병원과 기독교계의 자선병원 등도 생겼는데 이는 중세기 빈민구호병원의 기원이 되었다. 로마시대에는 작업장의 건강문제도 중요시하였는데 광부의 직업상 위험에 대한 갈렌(Galen) 등의 문헌기록에서도 알 수 있다.

2. 중세 보건의료(500~1500년)

역사가들이 중세기라 부르는 시기는 대개 500년부터 1500년까지 약 1,000년 동안을 말한다. 흔히 암흑기라 불리는 중세기 초, 특히 서유럽에서는 대부분의 위생문제나 보건사업은 종교활동의 일환으로 취급되었다. 질병과 죄는 본질적으로 관계가 깊다고 보았으며 질병이란 자신이 저지른 죄에 대한 벌이며 악마나 마법에 걸렸을 때에도 생긴다고 보았다. 따라서 그 해결은 신에게 기도하고 참회하며 천사의 구원을 받는 것으로 가능하다고 생각했다. 또한 영적인 것을 중요시하여 목욕을 하지 않고 더러운 옷을 입고 다녔으며 그 냄새를 없애기 위해 향수를 사용했다. 이러한 태도나 입장에서 위생문제나 보건사업을 다루기에 가장 적합한 조직으로 교회가 필요하였고, 이 시기의 각종 보건활동은 교회의 보호를 받거나 수도원의 명령을 통해 수행되었다.

중세도시의 거리는 먼지와 쓰레기, 그리고 가축의 분뇨가 쌓여서 공중보건문제가 심각했는데, 정부당국은 이를 해결하기 위해 도로포장의 실시, 규칙의 제정 등 일련의 조치를 취하였다. 또한 6~7세기 경에는 모하메드가 죽은 뒤 그의 출생지인 메카로 순례하는 많은 사람들이 각 지역에 콜레라의 대유행을 여러 차례 발생시켰다.

중세기에 가장 두려움을 주었던 한센병(나병)은 2세기경에 이태리에 전파되었고 6세기경에는 전 유럽에 퍼졌는데 그 때 교회에서는 나환자의 출입을 금지하였고 나환자를 쉽게 식별할 수 있도록 특수한 의복을 입히고 방울을 달아 다른 사람과의 접촉을 차단하여 전파를 방지했다. 이와 같은 격리방법은 큰 효과가 있어서 유럽에서는 16세기에 이르러 한센병이 거의 사라졌다. 나환자 관리의 대책으로 6~7세기 이후에 격리병원이 생겨났으며 10세기 이후에는 급격히 증가하여 13세기 초에는 유럽 전체에 19,000여개나 되었다.

또한, 14세기 전 유럽을 휩쓸었던 페스트로 인한 사망이 심하여 '흑사병'이라고 칭하였다. 페스트로 전 유럽 인구의 약 30%인 2,500만명의 사망자를 발생시켰다. 이 페스트는 사람이 많이 모이고, 위생상태가 나쁘며, 유행지에 왕래하기 때문에 전염된다는 사실을 알고 페스트 유행지에서 돌아오는 사람들에게 항구 밖의 일정한 장소에서 40일간 격리하여 검역하였다. 모든 여행자와 선박에 대해 40일간 격리한다고 해서 검역을 quarantine이라고 한다. 40일이란 숫자는 성경의 노아의 홍수(40일간), 예수의 40일 황야생활, 모세가 40일간 시나이산에서 머물렀던 기간 등과 같이 특별한 종교적 의미도 띠는 것이었다. 1386년 프랑스 마르세이유(Marseilles)에서는 검역법에 의해 최초로 검역소를 설치하였는데 이러한 검역제도는 르네상스 이후 더욱 발전하여 중요한 보건의료 활동이 되었다.

중세기에는 오늘날과 같은 공중보건조직은 없었다. 그러나 각종 전염병의 예방과 환경위생감시 등을 위한 행정기구는 설치되어 있었다. 또한 길드는 중세도시의 행정상 빼놓을 수 없는 중요한 요소였으며 많은 도시에서 이러한 위생관계 업무는 길드에서 맡겨져 운영되었고, 의사는 가난한 사람들이나 죄인의 의료와 한센병(나병) 환자의 검진, 그리고 전염병 유행시 전문적 진료에 응하는 경우가 많았다.

1000년 동안 인류를 괴롭힌 10대 전염병

1. 12세기의 한센병
2. 14세기 '흑사병(黑死病)'
3. 16세기 매독(梅毒)
4. 발진티푸스
5. 아메리카를 초토화한 역병 천연두
6. '백색 페스트' 결핵
7. 스페인독감
8. 콜레라
9. 말라리아
10. 밀레니엄 최후의 역병 에이즈

이 시기에 아랍문명권에서도 병원설립의 움직임은 무척 두드러졌다. 9~10세기에 병원들이 계속 설립되었고 이들은 의학발전에 크게 공헌했다. 한편, 서유럽의 병원들은 교회에 의해 설립되었는데 그곳의 진료시설은 오늘날의 병원개념과는 거리가 먼 요양소에 불과했다. 중세 후기에 이르러서는 길드에서 병원과 각종 복지시설을 적극적으로 건설하기 시작하였으며 병원의 관리도 성직자에서 지방자치단체로 넘어가게 되었다. 15세기 말의 이런 병원발달에 힘입어 유럽 전역에는 병원망이 널리 형성되었다.

3. 중상주의 시대 보건의료(1500~1760년)

르네상스 시대(1453~1600)는 근대 과학기술이 태동하여 각 분야에 걸쳐 과학이 급속하게 발달하고 보급되었으나 공중보건사업은 실천적 측면에서 볼 때 과학기술의 혜택을 크게 받지 못하고 부진한 상태였다. 그러나 이 시대의 각종 과학적 지식은 근대 공중보건학의 기초가 되었다.

각종 전염병이 이 시기에 분별되기 시작하였으며, 이탈리아 의사인 프라카스트로(Fracastro; 1478~1553)는 「전염과 전염병 및 그 치료」라는 책에서 최초로 전염병을 이론화하였다. 베살리우스(Vesalius; 1514~1564)는 「인체의 구조에 대하여」라는 저서를 통해 해부학을, 영국의 하비(Harvey; 1578~1657)는 「동물에서의 심장과 혈액의 운동에 관한 해부학적 연구」에서 혈액순환을 발견하였다.

이 시대에는 유럽에 있어서 질병양상의 현저한 변화가 있었다. 한센병(나병) 등이 점차 사라지고 16~17세기에 걸친 발진티푸스, 괴혈병, 수두, 성홍렬, 매독, 두창, 페스트가 유행하였다. 이 시기에 가장 무서운 질병은 매독이었는데 매독이 성교에 의하여 전염된다는 사실을 밝혀내고 이 병의 감염원을 없애기 위해 창녀들에 대한 규제와 환자 및 용의자의 격리 등의 조치가 시행되었다.

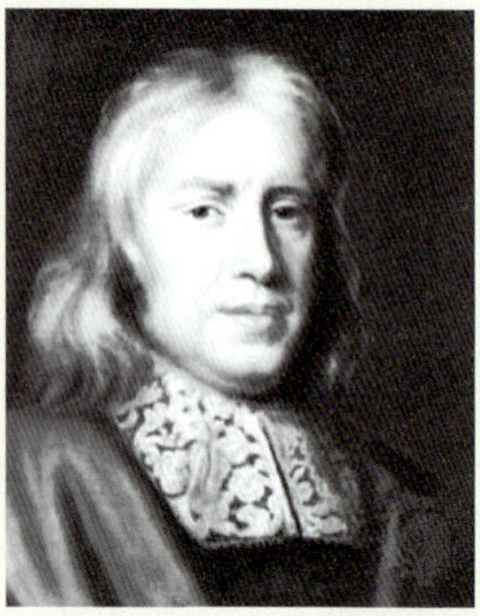

▲ 영국의 히포크라테스로 불리는 시드넘(Thomas Sydenham)

영국의 시드넘(Thomas Sydenham; 1624~1689)은 유행병 발생의 자연사를 기록하였고 유행병의 원인이 히포크라테스로부터 계속된 대기의 장기설이라 믿었는데, 프라카스트로는 '모든 전염병을 전파력과 증식력을 가진 작은 전염성 물질에 기인한다'라는 전염설을 주장하였다. 종(種)의 존재는 네덜란드의 류벤후크(Leeuwen Hook; 1632~1703)가 배율 200배의 확대현미경을 발견 한 후 미생물의 존재가 밝혀져 확인되었다.

17세기초 어린이들에게 새로운 질병이 나타나기 시작했다. 어린이의 질병인 구루병에 관한 것이 보고되었다. 이 병은 먼 옛날부터 있어 왔지만 17세기 중반에 이르러 중요한 보건문제로 많은 사람들의 관심을 끌었다. 심한 불황과 기근에 시달렸던 17세기초 특히 남부 잉글랜드 주민들에게 많이 발생했다고 알려져 있다. 그리고 지리상의 발견이 이루어진 15~17세기경에는 장기간 항해하는 선원들에게 무서운 괴혈병이 발생했다. 이는 비타민 C의 부족이 그 원인이었는데 신선한 야채와 과일이 그 예방에 효과가 있었다. 이태리의 라마찌니(Ramazzini; 1633~1717)는 1700년에 산업보건학의 교과서 역할을 한 「직업인의 질병」이라는 책에서 도금공, 인쇄공, 광산노동자, 제분공 등 54종의 근로자에 관련된 산업재해에 대해 기술하고 있다. 이 책은 19세기까지 산업보건학의 기본 교과서 역할을 하였다.

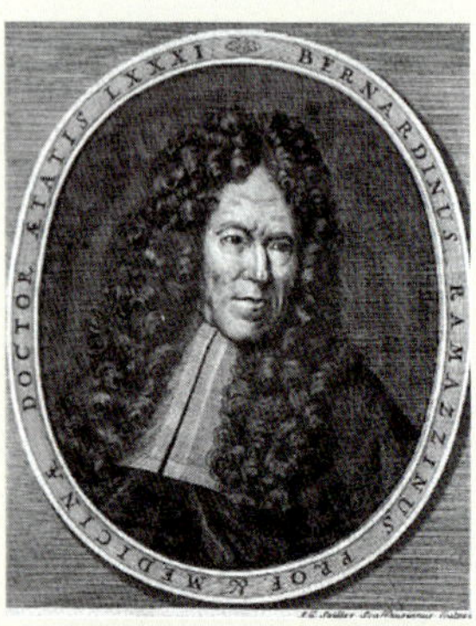

▲ 산업의학의 아버지 Ramazzini, 그는 자연환경과 함께 노동을 건강의 중요한 구성요소로 승격시켰으며 '히포크라테스 3세'라는 별칭도 얻었다.

1700~1800년에 유럽 여러 공업국가에서는 각 산업장의 근로자들의 사망률이 높아져 큰 인력손실을 초래했다. 로셔(Roscher)는 잉글랜드의 인구 중 50%가 20세 이전에 사망하는데 그 중 상당수가 직업병에 그 원인이 있다고 주장했다. 이러한 노동자의 건강장애 예방과 안전대책을 강구하기 위해 산업보건학이 시작되었다.

중상주의 시대의 국민의 복지와 보건문제에 대한 의의는 이를 국가적 관심사로 받아들여졌다는 점이다. 따라서 인구, 질병, 교육 등의 통계작업은 국가행정의 필수 요소가 되었다. 이 시기에 영국의 그랜트(John Graunt; 1620~1674)는 「사망표에 관한 자연적, 정치적 제 관찰」이라는 사망통계에 관한 책을 저술했다. 그 당시 산업발전을 위한 건강한 노동력의 확보가 중요했고, 질병이나 사망에 의한 노동력의 손실은 국가적 및 경제적 차원에서 중대한 문제였기 때문에 모든 국가들이 국민의 효율적인 건강관리를 위한 보건문제에 큰 관심을 갖게 되었다.

4. 계몽주의와 혁명시대 보건의료(여명기, 1760~1850년)

이 시기는 19세기의 환경위생운동과 근대 공중보건운동을 만들어낸 태동기라는 점에서 그 의의가 크다. 이 시기는 동란과 변화, 혁명과 반동의 시대로서 변화의 폭이 큰 혼란한 시기였다. 그러나 이러한 급격한 변화와 복잡한 과정속에서도 유럽의 최소한의 일관된 경향은 변화란 불가피하다라는 사상이 뿌리박혀 있었는데, 이는 계몽주의와 산업혁명으로 유명했던 18세기의 문화 및 경제활동과 깊은 관계를 맺고 있다. 이러한 과정을 통해 19세기에 전개된 공중보건운동을 불러 일으킨 새로운 이념의 싹이 여러곳에서 나타나기 시작했다.

이성을 최고의 사회적 가치로 믿는 계몽주의 사상은 1789년 프랑스혁명에 강력한 자극을 주었다. 1793년 프랑스 의사인 피넬(Philippe Pinel; 1745~ 1826)은 가정이나 감옥에서 쇠사슬에 수족이 묶이어 비인도적 대우를 받는 정신병원 수용환자를 해방시켰고, 정신의료에 있어 환자의 관찰기록을 처음으로 도입하였다. 그러한 치료의 결과를 토대로 '정신병의 의학 및 철학적 고찰'이라는 논문을 발표했다. 한편 1796년에 영국인 듀크는 새로운 정신병 치료법을 도입하였으며 이 결과 1808년 주립요양소법의 성립을 보게 되었으며 1842년에는 그 수가 16개소로 늘어났다. 이러한 시설이 늘어남에 따라 정신병자의 대우 뿐만 아니라 진료의 학문적 수준도 향상되었다.

이 시기의 가장 중요한 사실은 유럽전역에서 인구의 급속한 증가가 있었다. 이러한 증가는 높은 출산과 낮은 사망률의 결과로서 어린이들의 증가와 더불어 가난한 저소득층의 높은 영아사망률이 문제가 되었다. 1750년경 런던의 영아사망률이 거의 80~90%

존 그랜트(Jonh Graunt)

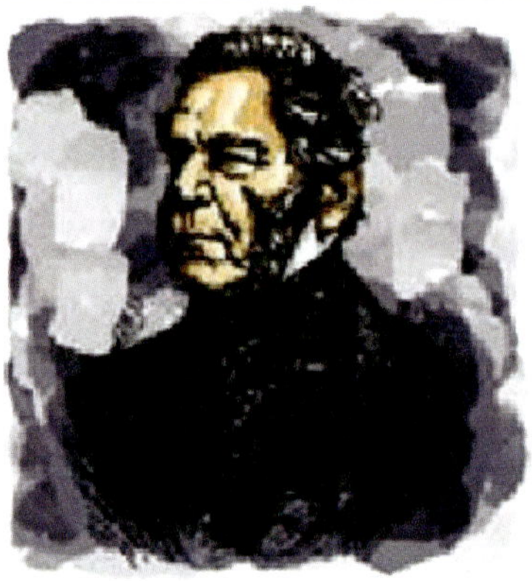

▲ 존 그랜트(Jonh Graunt)

'인구 100명 중 66세 이상은 1명, 사망자의 36%는 6세 이하 어린이…' 1662년 런던에서 발간된 '사망표에 관한 자연적 · 정치적 관찰'이라는 책자의 일부다. 저자는 존 그랜트(John Graunt)이며 통계학의 문을 연 사람이다. 집필 당시 42세였던 그랜트는 단추나 바늘을 팔던 잡화상, 방물장수의 아들로 1620년 태어나 정규교육을 받은 적은 없으나 독학으로 라틴어와 프랑스어를 익혔다. 부지런하고 장사수완도 뛰어나 30대 초반 무렵에는 가게를 런던에서 가장 큰 잡화점으로 키웠다. 그랜트의 공부시간은 새벽. 매장 문을 열기 전 틈틈이 책을 보며 쌓은 지식을 바탕으로 학자들과 친분을 맺었다. 상인 그랜트가 사망표를 연구하게 된 동기도 정치산술의 저자인 윌리엄 페티경 등 학자들의 권유 때문으로 알려지고 있다. 그랜트가 연구대상으로 삼은 것은 런던시가 1602년부터 작성해온 출생과 사망에 대한 주간 기록표로 방대한 기록에서 표본을 골라내 결론을 이끌어내는 방법을 사용했다. 오늘날 통계적 추론, 인구통계 방식과 거의 비슷하다. 선풍적 인기를 끌며 유럽 전역으로 퍼진 책자 덕에 명성을 얻은 그는 찰스 2세의 적극적인 추천으로 왕립학회 회원으로도 뽑혔다. 지역 민병대 장교로 선출되고 런던시 참사의원으로도 활동했다. 징집가능 인구를 추산하고 통계적 추론 방식으로 런던시의 인구를 38만4,000여명이라고 산출한 것도 이 무렵이다.

나 되어 커다란 사회문제가 되었다. 이에 대한 대책으로 어린이들을 위한 보건사업이 생겨났는데, 런던의 '전문고아원'(1741), 암스트롱의 '극빈자의 어린이를 위한 진료소' 개설(1769) 등이 있었고, 프랑스에서는 '아동 및 임산부의 건강을 위한 법률'이 통과되었다. 이러한 노력의 결과 모성사망률과 영아사망률의 감소가 두드러졌다.

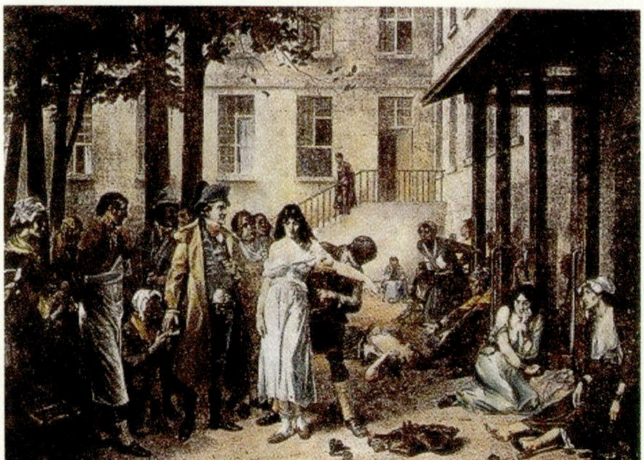

▲ 정신병자들의 족쇄를 풀어주는 피넬(Philippe Pinel)

스마일리(Smellie; 1697~1763)는 산과의료의 개선에 착수하여 산과에서의 위생적인 면을 강조하였고, 호움즈(Homes; 1809~1894)와 셈멜바이스(Semmelweis; 1818~1865)는 산욕열의 예방에 크게 이바지하였다. 그리고 영국의 군의관 프린글(Pringle; 1707~1782)은 병사, 감옥, 병원 등의 환기 및 위생상태의 개선을 주장했다.

이 시기의 가장 무서운 유행병인 두창은 제너(Edward Jenner; 1749~1823)의 우두접종법의 성공(1798)에 의해 19세기 초반에 전 유럽에서 두창예방이 가능하게 되었다. 베르누이(Bernoulli; 1700~1782)는 여러 질병에 대한 보건문제를 통계적 방법을 적용하여 분석하였다.

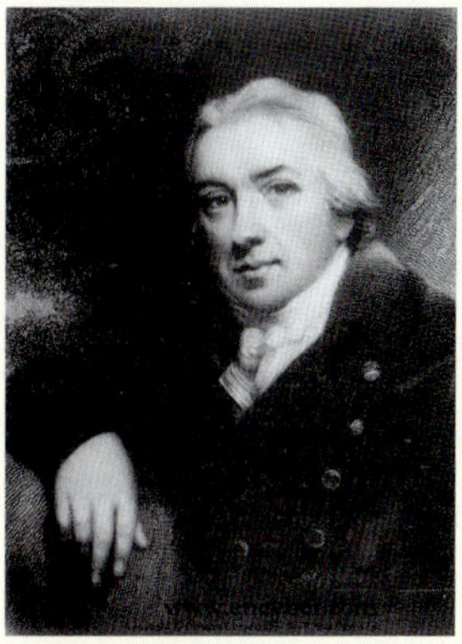

▲ 우두접종법의 발견자 에드워드 제너(Edward Jenner)

산업혁명으로 인해 근로자들의 도시집중화를 초래하여 보건문제가 사회문제로 대두되었다. 즉 인구의 도시집중화로 도시가 팽창되면서 환경위생상태 불량, 비위생적인 오물과 오수처리문제 발생, 작업환경 불량으로 인한 근로자의 건강악화, 불량주택의 문제 등이 대두되었으나 관련 과학지식의 부족으로 원하는 만큼의 성과는 거두지 못했다.

1837~1838년에 런던을 중심으로 열병이 유행하였다. 특히 노동자계층에서 그 정도가 심하였는데 1842년 영국의 채드윅(Edwin Chadwick; 1800~1890년)에 의해서 「영국노동인구의 위생상태에 관한 보고서」가 나온 이후 1843년 도시빈민지역 생활환경을 조사하기 위한 특별위원회가 구성되고, 그 후 1846년 공해방지법과 질병예방법, 1847년 도시개선법, 1848년 세계 최초로 공중보건법(public health act)이 제정되었다. 「영국노동인구의 위생상태에 관한 보고서」에서 입증된 것은 일반적으로 전염병은 불결한 환경에서 좋지 못한 급수와 배수 그리고 가옥이나 거리의 쓰레기와 밀접한 관계를 가지고 유행한다는 사실이 입증되었다.

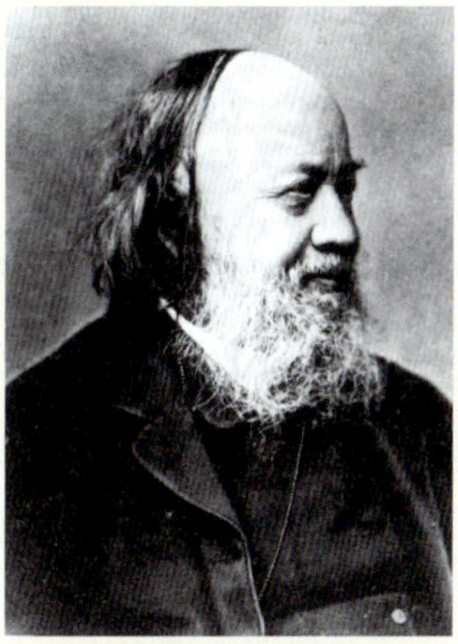

▲ 영국의 위생개혁운동을 선도한 채드윅(Edwin Chadwick). 법률가인 채드윅은 공중보건문제를 다룰 수 있는 근본적인 제도장치를 마련하기 위해 단일한 법률제정과 일관성 있는 실행을 강조했다.

미국의 경우 식민지시대 초기(1600~1776)에 이주민들이 겪어야 했던 보건문제는 위생설비, 급수, 전염병의 유행, 특히 두창으로 인한 희생자가 많았다. 즉 이 시대 대부분의 주요 보건의료활동은 환경위생과 전염병 방지였다. 이러한 활동내용에는 '보스톤항의 오염방지법', '공중보건에 유행한 상행위 규제법령' 제정과 1701년 메사추세츠주의 '두창환자의 격리와 항만검역에 관한 법률' 제정 등을 들 수 있다.

미국은 1776년 독립선언 이후 지방보건위원회의 설립

을 추진하여, 특히 황열과 기타 전염병의 예방에 주력하였으며, 18세기말 뉴욕주에서는 보건위원회가 설립되어 급수와 하수시설의 정비 및 사망자의 매장 그리고 다습한 지하실의 거주문제 등을 담당 관리하였다. 그리고 1798년에는 선원의 질병과 불구선원들의 관리를 위하여 선원병원사업법(marine hospital service act)이 제정되었다.

1800~1850년 동안에는 두창, 황열, 콜레라, 장티푸스, 발진티푸스 등의 전염병이 유행하였고 결핵과 말라리아도 빈발하였다. 1850년 메사추세츠주의 결핵으로 인한 사망률은 인구 10만명당 300명 이상이었고, 주요 사망원인은 성홍열, 장티푸스, 두창이었다. 미국의 새턱(Shattuck: 1783~1859)과 스노우(Snow) 등은 영국의 채드윅 처럼 미국의 환경위생개혁에 큰 기여를 하였다.

5. 보건의료의 확립기(1850~1900년)

1848년 영국에서 중앙보건위원회가 설립되고, 1875년 공중보건법이 제정되었으며, 이 법에 의하여 중앙보건국이 설립됨으로써 보건행정의 기초가 확립되었다.

미국에서는 1869년 처음으로 메사추세츠주에 주 보건위원회가 설립되고 미국 공중보건협회가 창설되어(1872) 질병예방, 환경위생, 수명 연장 등이 대중의 관심사로 떠오르면서 이에 대한 대책들이 강구되었다. 1879년 버크(Buck)가 편찬한 「위생과 공중보건」이라는 책에는 전염병예방, 환경위생, 식품위생, 소독과 검역, 산업보건, 개인위생, 아동보건, 주택위생, 보건통계 등의 내용이 기술되었는데 보건의료분야의 교육을 위한 지침서로 활용되었다.

이 시기는 세균학과 면역학 같은 예방의학이 발전된 시기로 파스퇴르(Pasteur)와 코흐(Koch) 같은 세균학자들이 병원균을 발견하게 되었다. 병원균의 전파제 역할을 하는 음료수, 식품, 곤충, 우유, 하수 등에 대한 병원균의 전파방지에 많은 노력이 이루어졌다. 파스퇴르는 특정 병원균에 의하여 특정 질병이 발생한다는 사실을 증명하였고 파스퇴르가 닭콜레라의 백신(1880), 돼지단독(1883), 그리고 광견병의 백신(1885)을 개발한 후 많은 연구자들이 디프테리아, 파상풍, 장티푸스, 결핵, 황열, 소아마비 등의 예방백신을 개발하였다. 코흐는 결핵균과 연쇄상구균 그리고 콜레라균을 발견하였다.

이 시대의 보건기관에는 세균학자, 위생감시원, 위생기사, 검역관 등이 배치되어 환자의 격리와 환자와의 접촉자에 대한 검역 등 극히 제한적인 보건활동을 했지만 이러한 조치로 사망률의 현저한 감소를 가져왔다. 보건의료사업에 있어 보건당국은 전염병 전파에 관련된 각종 요인을 세균학과 면역학의 지식을 응용한 과학적 방법으로 파악하여 검역이나 위생활동에 효과적으로 대처할 수 있게 되었다. 따라서 전염병의 예방은 더욱 더 합리화되고 과학화되었다.

6. 20세기 이후 보건의료발전기(1900년~현재)

1) 1960년 이전(1900~1960)

영국 보건부는 '의료 및 관련 제 서비스에 관한 자문위원회'에 의하여 1920년 발표된 다우슨(Dawson)보고서는 일반의에 의한 일차의료와 예방의 제 서비스를 조직적이고 종합적으로 제공하기 위한 1차 보건소(primary health center)를 설치하고 이를 뒷받침 할 2차 보건소(secondary health center)의 설치를 구체적으로 계획하였다. 1938년 응급환자 입원제도가 확립되었고 1940년에 영국의사협회는 의료계획위원회를 설치하여 영국의료체계의 근본원칙에 대한 중간보고를 발표하였다.

1944년 영국정부는 국가보건서비스(national health service)라는 백서를 마련하여 1946년에 국가보건서비스 법안을 의회에 제출하고 1948년부터 국가보건서비스가 실시되었다. 1948년에는 국가부조법(national assistance act)이 제정되었고 같은 해에 아동법과 주택법 등도 제정되었다. 이는 모든 국민이 태어나서 사망할 때까지 질병, 노쇠, 빈곤, 실업, 사망 등의 모든 재난에 대해 사회보장제도가 바탕이 되어 국민의 최저생활을 보장해주는데 그 목적을 두었다.

또한 1956년에 대기청정법(clean air act)을 제정하였다. 영국의 보건행정관리의 특징을 보면 지방자치적 전통의 강력한 추진력, 예방의학과 치료의학을 결합한 포괄적 서비스, 종합적인 사회보장제도의 운영, 위생공학적 기반하에서의 환경위생 등으로 요약할 수 있다.

미국에서는 1920년에 윈슬로우(Winslow)가 공중보건의 정의를 발표하였고 빅스(Bigs)는 보건소에서 예방과 치료의 서비스가 결합되어 실행해야 한다는 보고서를 발표했다. 세계대공황 후 1930년경에는 각 지방에 보건소와 보건행정 기관의 설치로 보건

파스퇴르의 진정한 라이벌, 코흐

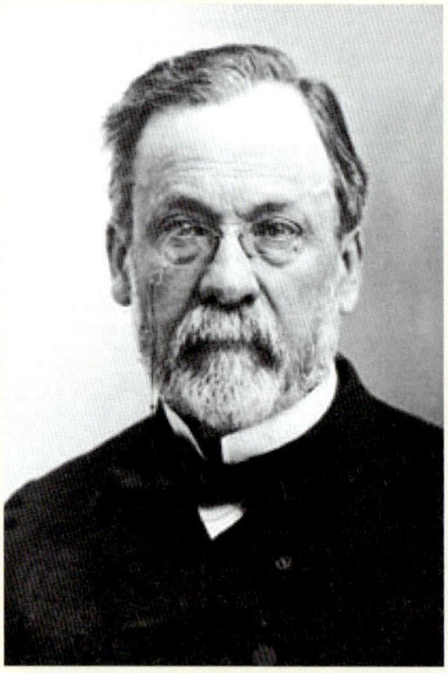

▲ 파스퇴르

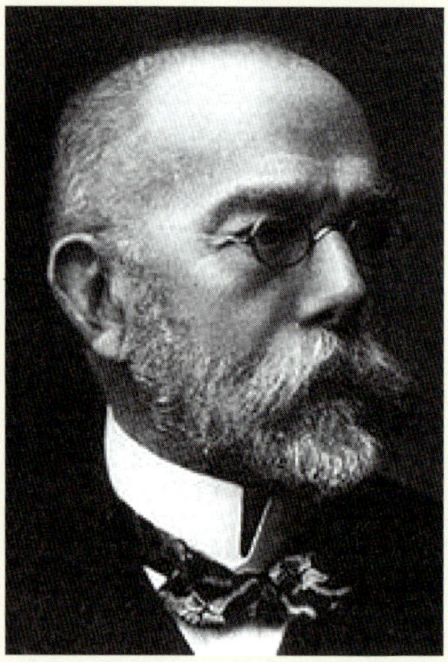

▲ 코흐

파스퇴르에게는 열광적인 지지뿐 아니라 라이벌도 많았다. 당대 최고의 실험의학자인 베르나르를 비롯해 대표적인 의사와 과학자들은 파스퇴르의 업적을 인정하려 들지 않았다. 하지만 파스퇴르의 진정한 라이벌은 독일인 의사 코흐를 들 수 있다. 각기 프랑스와 독일의 '국보급 과학자'인 두 사람은 서로를 의식하면서 연구에 매진했고, 그 덕에 세균학과 '세균병인설'이 빠른 시일 내에 정립된 것인지도 모른다. 떠버리이자 '스타 체질'인 파스퇴르와 과묵하고 팀워크를 중시하는 코흐가 직접 맞부딪친 유명한 사례가 있는데, 바로 콜레라의 마지막 팬데믹(pandemic: 대유행)이 있었던 1883년, 파스퇴르와 코흐는 초기 유행지인 이집트에 연구진을 파견했다. 피를 말리는 이 과학 경쟁에서 승리한 것은 코흐팀이었다. 코흐와 제자들은 19세기 사람들에게 가장 큰 공포의 대상이었던 콜레라의 원인균을 발견하는데 성공했다. 코흐는 많은 연구 업적가운데서도 특히 결핵연구와 결핵균을 발견한 공적으로 1905년도에 노벨 생리 · 의학상을 받았다. 하지만 파 스퇴르의 선구적인 연구가 없었더라면 코흐의 위업은 쉽게 달성되지 못했을지도 모른다. 또한 파스퇴르의 성과는 코흐가 있었음에 더욱 빛났을 터이다.

행정분야의 큰 발전이 있었다.

1930년대에는 또한 도시와 농촌지역에 대한 국민건강조사를 실시하였다. 비영리 임의건강보험인 Blue Cross Plan(1932)과 Blue Shield Plan(1938)의 법적 조치가 주 수준에서 시행되었다. 1937년 암연구소 설립, 1939년 연방보장청 설치, 1946년 병원조사 및 건설법 제정, 1946년 정신보건법제정, 1948년 국립보건원(national institute of health, NIH)이 설립되었다.

국제적으로는 1920년 창설된 국제연맹의 보건기관은 제네바에 본부를 두었다. 그리고 파리에 위생사무국을 워싱톤에 범미주위생국을 두었다. 1948년 세계보건기구(WHO)가 창립되면서 범미주위생국은 세계보건기구의 미주 지역사무소로 합병되었고 그 이전의 다른 기관들은 폐지 되었다. 또한 세계보건기구외에 보건관련 기능을 보면 영양은 식량농업기관(FAO), 노동환경보건은 국제노동기구(ILO), 모자보건은 유엔 국제아동기금(UNICEF)이 담당하여 관리하고 있다.

2) 1960년 이후(1960~현재)

이 시기는 향상된 보건의료서비스의 혜택을 모든 사람들이 골고루 누릴 수 있도록 하는데 중점을 두고 있다. 특히 경제적으로 빈곤계층에도 이러한 보건의료서비스가 경제적 능력에 제한받지 않고 제공될 수 있도록 보건의료제도의 조직개편이 이루어졌고 포괄적이고 종합적인 보건의료사업의 실시를 위해 노력하고 있다.

영국에서는 1948년 국가보건서비스제도 실시 이후 지방자치인구 15,000~20,000명당 포괄적인 보건의료서비스를 제공하는 1차 보건소를 설치하였고, 7,000여개의 소아복지센터가 생겨나 지역보건서비스의 틀을 형성하였다. 그리고 2차 보건소에 해당되는 지역종합병원(district general hospital)은 1차 보건소를 지원해주는 역할을 하였다. 국가보건서비스를 효과적으로 수행하기 위하여 지역보건위원회(area health board)가 신설되어 일반의 서비스와 병원 및 전문의 서비스 그리고 지방보건기관의 보건서비스를 통합 · 일원화하여 운영하고 있다.

미국에서는 노인의료보험인 Medicare와 저소득 계층에 대한 의료부조인 Medicaid 제도가 생겨났다. 그리고 너싱홈(nursing home)도 크게 증가하였다. 예방과 공중보건서비스는 지방보건국과 보건소가 중심역할을 담당하고 있으며 의료비의 증가로 인한 위기상황을 타개하기 위해 건강유지기구(health maintenance organization, HMO)가 운영되었다. 의료비의 급격한 증가를 방지하고 예방과 치료를 겸한 지역사회의학 등 효율적인 제도 정착을 위한 부단한 노력을 계속하고 있다.

국제적으로는 1960년대 후 개발도상국가들은 인구증가와 빈곤문제, 식량부족 그리고 감염증의 만연 등이 큰 사회적 문제였으며, 선진국들도 인구의 도시집중으로 인한 거대도시의 출현과 산업화의 발달로 인한 환경오염 문제의 대두, 그리고 인구의 노령화 등의 문제가 발생했다. 이로 인해 각국의 의료비가 크게 증가하게 되어 1960년대 중반에 국민보건의 유지와 증진의 최선책으로 포괄적 보건의료(comprehensive health care)라는 개념이 등장하였다. 이러한 일환으로 1978년에는 소련의 알마타에서 세계보건기구와 유엔국제아동기금의 공동주최하에 일차보건의료(primary health care)회의가 개최되어 2000년까지 모든 인류가 건강의 유지와 증진을 위해 일차보건의료의 혜택을 받을 수 있도록 세계 각국이 노력할 것을 결의했다.

Ⅱ 우리나라 보건행정사

1. 삼국시대 이전

우리나라의 보건에 관련된 최초의 언급은 고조선의 단군신화에서 찾을 수 있다. 단군신화 중 환웅천왕이 인명과 질병 등 인간의 360여 가지를 다스렸다는 내용으로 볼 때 비록 단군신화가 신화적 성격을 가지나 고대사회에서 질병이 매우 중요한 사실이었다는 것을 알 수 있다. 또한 마늘과 쑥 등 약초이름이 등장하는 것으로 보아 경험적인 약물요법이 존재했음을 추측할 수 있다.

삼국지위지동이전 등의 기록을 보면 우리민족이 지저분하고 더러운 것을 피하고 의복을 청결하게 입었으며 질병으로 죽은 집에서는 그 집을 버리고 새로운 곳으로 가서 다시 집을 짓는다는 등의 기록이 있다.

2. 삼국시대 및 통일신라시대

삼국시대와 통일신라시대의 역병(疫病)에 대한 유행은 B.C. 15년 백제 온조왕때의 첫 기록으로부터 A.D. 870년 통일신라 경문왕까지 총 20여회나 나타난다. 그리고 삼국에서 골고루 기록된 것으로 보아 역병은 삼국 어디에서나 발생했다는 것을 추측할 수 있다.

이러한 질병에 대한 대응은 재이론적(災異論的)사상과 무속적(巫俗的)사상으로 치료하고자 하였다. 재이란 인간의 능력으로 알 수 없는 자연의 재난 또는 이상 현상을 하늘의 예시로서 파악하는 것으로서 전염병의 유행은 잘못된 정치에 대한 경고 내지 견책으로 받아들여졌다. 따라서 질병은 단순히 의술적인 측면 뿐만 아니라 정치적인 측면까지 확대되어 일반적으로 곡식 대여, 억울한 죄수들의 사면, 조세의 감면, 역(役)의 면제 등의 조치를 취하였다.

무속적인 사상은 자연에 대한 두려움으로 인해 자연대상에 영(靈)이 있다고 믿고 그 것을 신봉하는 것으로서 병을 쫓기 위해 샤만(Shaman)에 의존하게 되고 샤머니즘의 마술방법을 이용하게 되었다.

고구려시대에는 시의(侍醫)라는 의료제도가 있었다. 시의는 고구려의 왕의(王醫)를 의미하는 것인데 단순히 왕가만을 진료했는지 아니면 신하까지 진료했는지는 확실하지 않다.

백제에는 약물의 취급과 의학에 관한 일체의 업무를 관장하는 약부(藥部)라는 관서가 있었다. 그리고 의학을 담당하는 의박사(醫博士)와 약초와 관련 업무를 담당하는 채약사(採藥師) 및 주금사(呪禁師) 등의 명칭이 있었다. 주금사는 우리나라 기록에는 그 직무가 나타나지 않으나 중국의 주금박사와 마찬가지로 금주(禁呪)로서 질병을 제거하는 것이 그 목적이었으리라 생각된다. 백제 후기에는 백제신집방(百濟新集方)을 편집하였고, 성왕때는 일본에 의박사와 채박사를 파견하기도 하였다. 이것으로 볼 때 백제는 비교적 틀이 잡힌 의료제도가 있었음을 짐작할 수 있다.

신라는 고구려와 백제에 비해 중국의학의 도입이 늦었지만 김무약방(金武藥方)을 저술한 김무와 일본의학에 큰 영향을 미친 승의(僧醫) 법탕 등과 같은 명의가 있었다.

통일신라는 비교적 잘 짜여진 의료제도를 갖추고 있었다. 약전(藥典), 공봉의사(供奉醫師), 내공봉의사(內供奉醫師), 의관(醫官), 국의(國醫), 승의(僧醫), 공봉복사(供奉卜師), 의박사(醫博士) 등의 명칭이 있었다. 먼저 의료행정을 담당하는 약전이 있었다. 이 약전에는 공봉의사가 직접 의료에 종사하는 의사로 특별히 수가 정해져 있지는 않았다. 내공봉의사는 왕실의 질병을 진료하는 시의였다. 공봉복사는 공봉의사와 마찬가지로 약전에 소속되어 백제의 주금사와 같이 금주(禁呪)로써 질병을 예방하는 무주술사(巫呪術師)였다. 국의와 승의는 어떤 의료기관에 소속된 직명이 아니고 당시의 명의를 일컫는 용어이다. 의관에 대한 명칭은 약전에 소속된 의사인지 공봉의사 전체를 총칭하는 것인지 불분명하다.

한편, 통일신라시대에는 제도화된 의학교육이 효소왕 원년(691)에 실시되었다. 교육은 본초경, 갑을경, 소문경, 침경, 맥경, 명담경, 난경 등을 2명의 박사가 실시하였다.

3. 고려시대

고려시대에도 전염병으로 인한 피해가 상당하였다. 전염병에 관한 기록이 20여회 나타나는데 실제 유행은 훨씬 많았을 것이다. 그리고 전염병은 임금의 부덕에서 비롯된다고 보았기 때문에 삼국시대나 통일신라시대처럼 의학적 측면보다는 정치적인 차원에서의 일반적 구료대책, 정부차원의 제사 등이 행해졌다. 고려시대에는 전염병 해결에 대한 과학적 인식도 없었고 보건의료기술도 없었다. 따라서 그 해결은 초자연적이고 관념적인 힘에 의존할 수밖에 없었다.

고려초에는 통일신라시대의 의료제도를 답습하였으나 성종(982~997) 이후에 보건의료제도를 개선하였다. 중앙에는 의약행정을 총괄하는 대의감(大醫監)을 설치하고 궁중에는 어약(御藥)을 담당하는 상약국(尙藥局)을 두었으며, 상식국(尙食局)에는 식의(食醫)가 배치되어 임금의 음식을 담당하였다.

또한 서경(西京)에는 의학원(醫學院)에 분사대의감(分司大醫監), 판감(判監), 지감(知鑑)을 두는 것 이외에 약점(藥店)을 두었으며, 동경(東京)과 남경유수관(南京留守官)을 비롯하여 대 · 중도호부(大 · 中都護府), 방어진(防禦鎭), 주(州), 부(府), 군(郡), 현(縣)에 약점을 두고 의사와 의생 등을 배치하였다.

의학교육은 중앙과 서경에 의학원을 두었고 12목(牧) 및 3경(京) 10도(道)에 의학박사를 두어 의학을 교육했으며, 공양왕 원년 중앙에 십학교수관(十學敎授官)을 두었는데 의학은 십학(十學) 중 하나로 전의사(典醫寺)에서 시행하였다. 의학원은 태조 13년에 서경에 학교를 설립하고 별도의 학원을 설립하여 의(醫) · 복업(卜業)을 하게함으로써 시작된 것인데, 성종 초에는 모든 주, 군, 현의 자녀를 경사에 모아 경(經) · 의(醫) 등을 학습하도록 하였고, 성종 7년에는 12목에 경학(經學)과 의학박사가 1명씩 두고 경학 및 의학을 교육했다. 그리고 의학과 관련된 과거제도로는 인종 14년에 시험방식이 의업식(醫業式), 주금식(呪禁式) 등으로 나누어 시행되었다.

서민들을 위한 구료제도(求療制度)로는 제위보(濟危寶), 동서대비원(東西大悲院), 혜민국(惠民局) 등의 사설기관이 있었다. 제위보에는 의리(醫吏)가 배치되어 있었고, 동서대비원은 의식과 의약의 제공 및 전염병 사망자의 사체 등을 맡아 처리하였다.

4. 조선시대

조선시대에도 전염병은 가장 중요한 건강문제였다. 장티푸스, 천연두, 성홍열, 콜레라 등의 전염병이 빈번하여 수많은 인명피해를 입었다. 이로 인한 인력상실, 노동력 상실, 유랑민 생성 등 사회문제로 인해 국가적으로도 위협적 요인이 되었지만 근본적인 해결책은 없었다. 따라서 기복적(祈福的)인 방법이나 전염지역에서 멀리 떨어지는 것이 예방법의 주류를 이루었다.

조선시대 중앙의료기관으로는 내의원(內醫院), 전의감(典醫監), 혜민서(惠民署, 혜민국에서 혜민서로 개칭), 제생원(濟生院), 동서대비원(東西大悲院 東西活人院 東西活人署), 종약색(種藥色), 치종청(治腫廳), 의서습독관(醫書習讀官) 등과 관공서에 배속된 의무관(醫務官) 제도가 있었다. 지방의료기관으로는 심약(審藥), 의학교유(醫學教諭; 의학교수관), 의학생도(醫學生徒) 및 지방의 부(府), 도호청(都護廳), 유수부(留守府) · 진(鎭)에 배치된 의무관 등이 있었다. 이러한 제도의 골격은 1894~95년에 실시된 관제 개편때까지 유지되었다.

내의원은 임금의 약을 맡은 정3품 관서이며, 전의감은 왕실의 내용(內用) 및 사여(賜與) 의약을 담당하였고 한편으로는 의학교육과 의과취재(醫科取才) 등의 사무를 맡아 보았다. 제생원은 향약(鄕藥)의 수납과 병자들의 구료(救療)업무를 담당하였다. 혜민서는 의약의 수납과 서민들의 구료사업을 담당했다. 그리고 활인서는 병자들을 돌보고 특히 전염병 질환업무를 맡았다. 태종(1406)때에는 의녀제도(醫女制度)를 신설하여 제생원에 배치하였다. 그리고 종약색은 종약사무(種藥事務)를 담당하다가 태종 때에 전의감으로 통합되었다. 치종청은 종기 등 외부질환의 치료를 중심으로 한 전의감에 부속된 기관이었다. 의서습독관은 세조 2년에 의학의 강습과 연찬을 목적으로 설치되었다. 지방의료기관인 심약은 각 지방에서의 향약 채취를 담당하였고, 의학교유는 지방의학교육을 담당하였다.

의과취재(醫科取才)는 조선건국 직후부터 다른 학문과 함께 법으로 규정되어 있었다. 세종 원년에는 의과(醫科)가 잡과(雜科)의 하나로서 역(譯), 음양(陰陽), 율과(律科) 등과 함께 등과(登科)의 대상이었다. 세종 12년에 무(武), 한(漢), 자(子), 역(譯), 음양, 의학, 산(算), 율(律) 등의 학문이 과거과목으로 정해졌다. 허준은 선조의 명을 받아 의약을 집대성한 동의보감(東醫寶鑑)을 저술하였다.

내의원(內醫院)

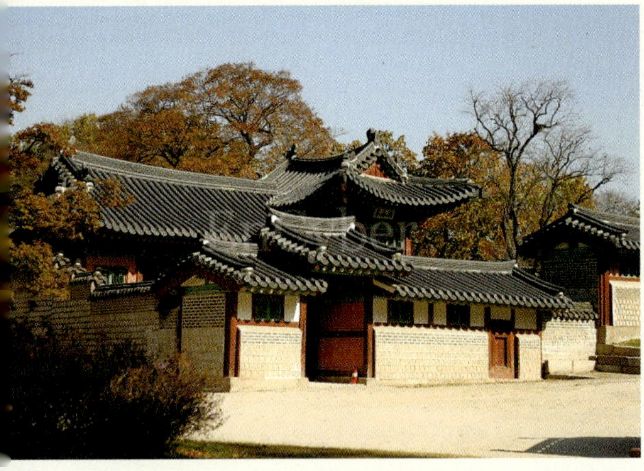

▲ 창덕궁 내의원(조선시대 궁중의 의약을 맡은 관청)

내국(內局)이라고도 한다. 1392년(태조 1)에 설치한 전의감(典醫監)을 고친 이름으로 전의원(典醫院) · 혜민서(惠民署)와 함께 삼의원(三醫院)이라 하였다. 관원은 도제조(都提調) · 제조(提調) · 부제조(副提調)를 각 1명씩 두었고, 부제조는 승지(承旨)가 겸임하였다. 정(正: 정3품) · 첨정(僉正: 종4품) · 판관(判官: 종5품) · 주부(主簿: 종6품) 각 1명씩, 직장(直長: 종7품) 3명, 봉사(奉事: 종8품) 2명, 부봉사(副奉事: 정9품) 2명, 참봉(參奉: 종9품) 1명을 두었으나, 효종 때 직장 2명을 줄이고 침의(鍼醫)와 의녀(醫女) 22명을 두었다. 여기에 딸린 아전(衙前)을 초기에는 서리(書吏)라 하여 4명을 두었는데, 중기 이후로는 서원(書員)으로 그 격(格)을 낮추고 20명을 두었다가, 후기에는 23명으로 정원을 늘였다. 1885년(고종 22) 전의사(典醫司), 95년 태의원(太醫院)으로 고쳤다.

조선 말기에 한의학이 점점 쇠퇴하고 서양의학이 도입되었으며, 갑오경장을 전후하여 서양병원이 생겨났으며 의학교육 및 보건행정 등도 서양의 제도를 따르게 되어 기존의 체계와는 다른 보건의료행정체계가 생성되기 시작했다. 이러한 서양의학의 도입배경은 실학적 관심, 개화파의 이용후생 사상, 기독교 전도의 수단, 일본 제국주의의 부산물로 요약할 수 있다.

첫째, 실학자들의 관심속에서 서양의학은 주로 중국을 통해 이루어 졌다. 박지원과 정약용 등에 의해 관심은 더욱 높아졌지만 당시 서학에 대한 배척분위기로 큰 도움이 되지는 못하였다.

둘째, 이용후생차원에서 천연두를 예방하는 종두법과 같은 서양의술이 적용되었다. 우두종법(牛痘種法)은 정약용이 도입하였으나 대원군의 쇄국정책으로 시행되지 못하였고, 지석영이 「우두신설(牛痘新說)」을 펴내 우두법 보급에 힘썼으며 1899년에 전국적으로 시행되었다. 개화파인 김옥균은 「치도약론(治道略論)」에서 전염병의 예방을 통해 부국강병을 주장하여 서양의 환경위생 사업을 우리나라 실정에 적용시켰다. 갑신정변의

혜민서(惠民署)

혜민서(惠民署)는 조선시대에 의약과 일반 서민의 치료를 맡아본 관청이다. 1392년(태조 1) 고려의 제도를 계승하여 혜민고국(惠民庫局)을 설치하였다가, 1414년(태종 14) 혜민국이라 고쳤다. 1466년(세조 12년)에 혜민서로 개칭하였으며, 1882년(고종 19년)에 폐지되었다. 관원은 타관이 겸임하는 제조(提調) 1명, 주부(主簿) · 의학교수 · 직장(直長) · 봉사(奉事) · 의학훈도 각 1명과 참봉 4명이 있었다. 그 중 채용시험의 최고 득점자와 직장 이상의 관원 중 1명은 구임원(久任員)이고, 그 외는 체아직(遞兒職)이었다. 혜민서는 활인서와 마찬가지로 서민에게 혜택을 주는 기관이었으나, 한양의 백성에게만 혜택을 주는 한계가 있었다. 혜민서와 활인서를 아울러 양의사(兩醫司)라고 불렀다.

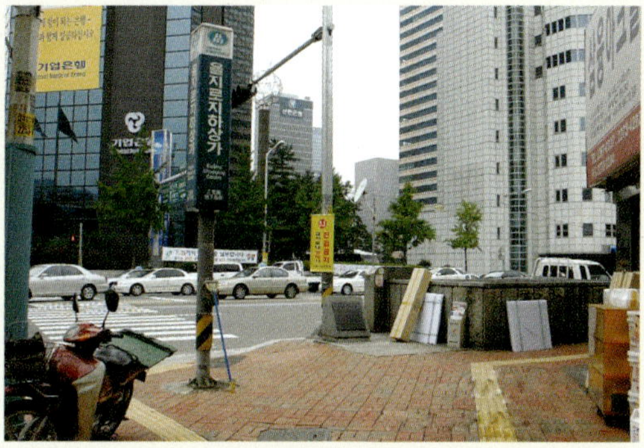

▲ 서울 중구에 있는 옛 혜민서 자리

중심인물인 박영효는 1888년 일본에서 상소문을 통해 종두법과 환경위생 사업을 시행하여 전염병의 철저한 관리를 통해 인구증가와 부국강병을 도모하도록 주장하였다.

셋째, 국내에 진출한 선교사를 통해 복음전파를 위한 의료 활동을 실시하였다. 선교사 알렌은 최초의 관립병원인 광혜원(후에 제중원으로 개칭)을 설립하였다. 선교사의 활동은 주로 복음전도사업, 교육사업, 문예활동, 의료사업 등이었는데 의료사업은 일차적으로는 건강유지를 위해 더 나아가서는 복음전파의 수단으로 활용하였다. 하지만 의료사업은 환자에게 직접적인 도움이 되는 치료중심의 의학한계를 벗어나지 못하였다.

넷째, 일본제국주의가 강화수호조약(1876)을 강제로 맺은 후 개항과 함께 전국의 몇몇 지방에 서구식 의원을 설립하였는데, 이는 일본제국주의 활동을 지원하기 위한 것으로써 나중에 일제식민지시대 보건의료의 근간이 되었다. 즉 우리나라 사람의 치료보다는 일본에서 파병된 군인 및 일본인 거주민의 건강유지와 그들의 제국유지 목표달성이 주된 이유였다.

갑오개혁 이후 비로소 근대적 의미의 보건행정기관이라고 할 수 있는 위생국을 설

조선의 제너 지석영

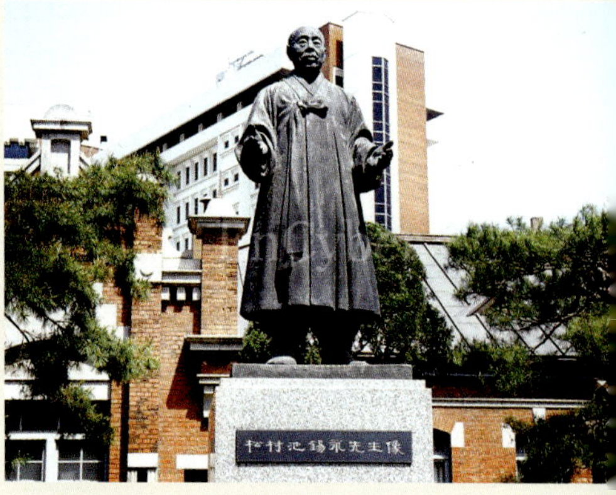

서울의 한의사 집안에서 태어나 일찍부터 의술을 접할 수 있었다. 특히 어린 조카가 두창으로 목숨을 잃은 뼈아픈 경험 때문에 종두에 관심이 많았다. 스승 박영선이 일본에서 가져온 종두귀감이란 의학서를 독학했고, 개항장인 부산에 내려가 일본 해군 군의관으로부터 종두술을 익혔다. 마침내 지석영은 1879년 12월 충청도 충주 덕산에서 두 살 난 처남에게 종두침을 놓았다. 한국 의료사에 길이 남을 장면이었다. 그는 우리나라 최초의 종두관련 서적인 우두신설(牛痘新說)을 지었다. 종두법 보급이 정부사업으로 확대되고 점차 아이들에게 종두를 해주려는 부모들이 늘어나기 시작했고 지석영은 이름이 세상에 알려지게 되었다. 이런 지석영을 가장 못마땅하게 여긴 사람들은 두창 치료를 맡았던 무당들이었다. 그들은 그에게 서양귀신이 씌었다거나, 두신(痘神)이 그에게 벌을 내리고야 말 거라고 목청을 높였다. 무당들의 말이 옳다고 맞장구치는 백성도 많았다. 급기야 1882년 임오군란 당시 군중은 지석영의 종두장에 불을 질렀다. 이때 간신히 몸을 피한 지석영은 미신 타파야말로 근대의학 보급의 전제조건이라는 걸 깨달았다. 그는 과거에 급제해 관직에 나아간 후 고종에게 상소를 올려 미신타파의 중요성을 강조했다. 특히 왕비의 총애를 받아 세도를 누리던 진령군이라는 무당을 강도 높게 비판했다. 하지만 그에게 돌아온 것은 4년 동안의 귀양살이였다. 이와 같이 우리나라에 종두가 보급되는 과정에는 지석영과 무당, 즉 의학의 영역과 귀신의 영역간의 전쟁이 자리하고 있었다.

치하여 전염병의 예방 및 일체의 공중위생 업무에 관한 사항, 검역, 의약업무를 담당하였다.

5. 일제강점시대

1910년 구축된 일제의 보건의료제도는 일제하 35년간 거의 변화가 없었고, 다른 분야와 마찬가지로 보건의료도 식민지 지배수단의 하나로서 사용되었으며, 감시와 단속 일변도의 강압적인 정책이 수행되었다. 일본은 1910년 경무총감부를 설치하여 경찰업무를 총괄하였는데, 그 산하 경찰국에 위생과를 두어 공중위생업무, 의사 등의 면허업무, 병원 및 의약품 등의 관리업무를 수행토록 하였다. 1911년 대한제국 최고의 보건의료 기구였던 내부(內部)지방국 위생과를 폐지하고 업무를 경찰국 위생과로 이관하여 경찰에 의해 보건위생 업무가 행하여 졌다. 이때 중점적으로 펼쳤던 의료사업은 각종 감염병 예방사업이었는데 특히 9종의 법정전염병을 정하고 이들의 예방, 관리, 소독 실시

제중원

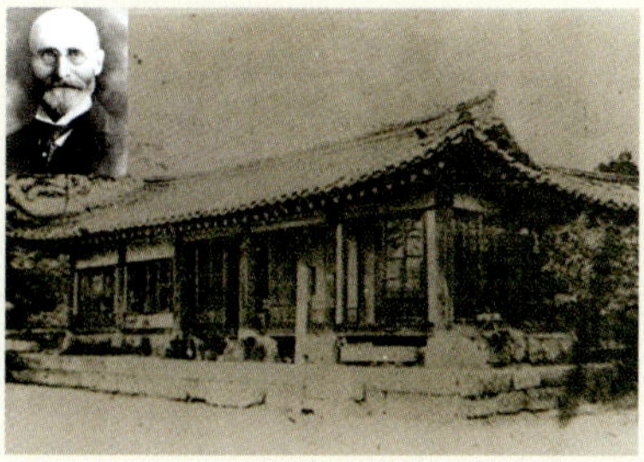

알렌이 개원한 재동 제중원 모습(지금의 서울 종로구 재동 헌법재판소 자리). 제중원은 환자에 대한 치료뿐만 아니라 조선의 젊은이들에게 서양의학과 보건학을 가르치는 의료진배출과 학술의 전당이었다. 재동제중원은 갑신정변에 실패한 홍영식의 자택이었다. 1886년도 제중원의 외래환자 주요 질병별 분포를 보면 학질(1,061), 피부질환(845), 매독(760), 안질환(629), 소화불량(582), 간질(307)이었다.

등에 대하여 강제 벌칙을 가하는 등 엄격히 수행되었다.

전염병예방에 관한 규칙으로는 1915년 전염병예방법 및 청결방법, 소독방법에 관한 규칙, 1918년 폐결핵 예방에 관한 규칙, 1919년 학교전염병 예방 및 소독방법에 관한 규칙 등이 있다(유승흠 등, 2004).

의학교육에 있어서는 몇 개의 의학전문학교와 경성제국대학 의학부를 신설하여 의료인 양성을 하였으나 실제 몇몇 의학교를 제외하고는 한국인에 대하여 입학과 수학과정에 많은 제약을 가하였다.

6. 대한민국 시대(1945~현재)

일제 시대의 경찰행정은 1945년 8월 15일 해방과 동시에 종식되고, 동년 9월 24일 미군정장관은 재조선 미국 육군사령부정청 법령 제1호 '위생국 설치에 관한 건'에 의하여 위생국을 설치하였다. 그 후 동년 10월 27일에 공포된 미군정 법령 제18호에 의하여 각 도에 보건후생국으로 개편하였다. 그리고 지방에는 동년 11월 7일에 미군정 법령 제25호에 의하여 각 도에 보건후생부가 설치되었다. 1946년 3월 19일 미군정 법령 제64호에 의하여 중앙에 11부 7처를 두었는데, 이 법령에 의하여 보건후생국을 보건후생부로 개칭하였고, 총무국, 법제재무국, 의무국, 간호사업국, 통계국, 수의국, 예방의학국, 위생국, 약무국, 치무국, 연구국, 구호국, 후생국, 조사분석국 및 부녀국의 15개국 47개과를 두었다. 이는 당시 미군정청 부서중 조직이나 인력면에서 가장 강력한 부서이었다.

내용다지기 2-13

자혜의원

1909년 청주에 우리나라 최초로 자혜의원이 들어섰다. 이는 일본국왕의 자비와 은혜를 의미하는 용어이다. 자혜의원은 일본의 무단통치에 대한 당근의 일종이라고 볼 수 있다. 나중에 전국에 있는 모든 자혜의원은 도립의원으로 명칭이 바뀌었다. 1937년에는 도립의원은 전국에 41개였다.

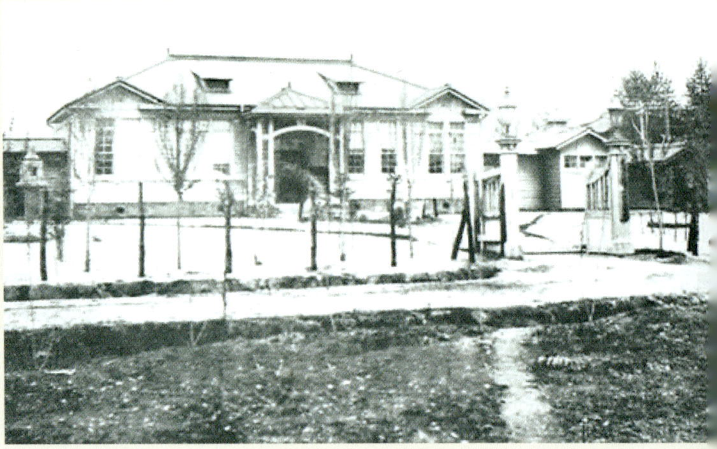

그 후 1947년 6월에 남한 과도정부가 수립되면서 보건후생부의 15개국은 의무국, 약무국, 예방의약국, 후생국, 조사분석국 및 부녀국의 6개국으로 축소되었으며 직원수도 560명에서 200여명으로 감축되었다.

헌법이 1948년 7월 17일 제정 공포되어 같은 해 8월 15일 대한민국 정부가 수립되었으며, 같은 해 11월 4일 군정청 당시의 보건후생부와 노동부는 폐지되고 사회부가 창설되었다. 사회부에는 보건국, 노동국, 후생국, 부녀국, 주택국 및 비서실로 5국 1실을 두었다. 그 후 1949년 7월 29일 사회부의 보건국이 보건부로 독립되었으며, 보건부에는 의정국, 방역국, 약정국 및 비서실의 3국 1실을 두었으며, 같은 해 8월 17일에는 세계보건기구에 65번째 회원국으로 가입하게 되었다. 보건부의 존폐에 대한 의견이 분분하던 중 1955년 2월 17일 보건사회부 직제(대통령령 제1004호)에 의하여 보건부와 사회부가 보건사회부로 통합되어 의정국, 방역국, 약정국, 원호국, 부녀국 및 노동국의 6국 22과로 개편되었다. 이 시기에 국민의료법(1951), 해공항검역 및 전염병예방법(1954), 보건소법(1956) 등이 공포되었다.

1961년을 기점으로 보건의료의 법체계가 정비되기 시작하였다. 1961년 오물청소법 등 위생관계법규 제정, 1962년 의료법 전면개정, 보건소법 전면개정, 식품위생법 개정, 1963년 사회보장에 관한 법률, 공해방지법, 산업재해보상보험법, 의료보험법 제정 등 각종 법적 정비가 이루어 졌다.

1962년 보건소법이 개정되어 도시에는 인구 10만 명당 한 개씩, 농촌은 군 당 1개의 보건소가 설치되었다. 보건소는 주로 예방보건사업에 치중하여 지역주민이 절실히 필요로 하는 진료업무는 제외되었기 때문에 지역주민의 욕구를 충족시키지 못해 외면 받아 왔으나, 1995년 지역보건법으로의 개정 후 많은 변화와 발전을 거듭하여 공공보건의료기관의 핵심으로서 자리잡아 가고 있다.

1963년 보건사회부내의 노동국이 폐지되고 보건사회부의 외청으로 노동청을 신설하였으며, 또한 환경문제에 대한 관심의 증대로 1980년 환경청을 외청으로 설치하였으며, 1981년 노동청이 노동부로 승격되었고, 1989년 환경청도 환경처로 승격되었다. 1990년 보건사회부에 사회복지정책실을 신설하여 사회국과 가정복지국을 통합하였으며, 위생국에 식품유통과를 약정국에 약품안전과를 각각 신설하였다. 그리고 1992년 차관 밑에 국제협력관을 신설하고 기획실의 국제협력담당관을 폐지하였고, 1993년에는 의정국에 한시조직으로 한방의료담당관을 신설하였다. 1994년 12월 환경처가 환경부로 승격되고, 보건사회부가 보건복지부로 명칭이 변경되면서 1국 2과가 축소되어 2실 7국 30개과로 개편되었다. 1995년에는 한시조직으로 운영하던 의정국의 한방의료담당관을 정규조직으로 변경하였으며, 1996년에는 식품국을 식품정책국으로, 의정국의 한방의료담당관을 한방정책관(2급)으로 개편하였다. 1997년에는 사회복지정책실장 밑에 장애인복지심의관을 신설하였으며, 또한 국민에 대한 구강보건사업을 확대 강화하기 위하여 보건국에 구강보건과를 신설하고 국립보건원 훈련부의 구강보건학 담당관을 폐지하였다.

1998년 2월에 조직운영에 대한 자율성과 탄력성을 위하여 보건복지부와 그 소속기관 직제를 대통령령과 부령으로 각각 정하였으며, 보건복지부 조직을 2실 5국 8관 42과에서 2실 4국 8관 39과로 개편하고 1국 3과를 감축하여 식품의약품안전청으로 이체하였다. 2003년에는 2실, 3국, 30과, 18담당관으로 개편되었으며 2005년 6월에는 보건복지부에서 담당하던 가정관련 및 모 · 부자 복지업무가 여성가족부로 이관됨에 따라 해당 업무를 조정하였다. 2005년 10월에는 변화하는 보건복지행정 환경의 변화에 탄력적으로 대응하고 행정의 효율성을 높이기 위하여 보건복지부의 조직을 현재 정원의 범위안에서 종전의 실 · 국 중심의 체제를 성과중심의 자율행정조직의 본부 중심의 체제로 전면 개편하여 1실 4본부 11관 2단 1센터 55팀으로 개편하였다.

2008년 이명박정부의 출범과 더불어 정부기능의 효율적인 재배치를 통하여 미래에 대비한 전략기획기능 및 민간과 지방의 활력을 강화하고 유연하면서도 창의적인 정부를 구축하기 위한「정부조직법」이 개정(법률 제8852호, 2008. 2. 29. 공포 · 시행)되었다. 이에 따라 국가청소년위원회, 여성가족부의 가족 및 보육업무 및 기획예산처 양극화민생대책본부의 업무를 통합 · 이관하여 '보건복지가족부'로 명칭을 변경하고 조직을 4실 4국 17관 1단 79과(담당관, 센터 포함)로 개편하였다. 그리고 2010년 3월19일 부터 정부조직법을 개정하여 청소년 및 가족관련 업무를 여성부로 이관함으로써 보건복지부로 다시 환원되었다.

해방 후 현재까지의 주요 보건의료사업 내용을 보면 공중보건위생사업의 강화를 통한 질병의 예방, 상하수도 등 확장과 정비, 보건의료인력과 시설의 배분과 공급, 의료전달체계의 연구 및 개선, 산업재해방지, 환경오염 방지 등이 이루어졌다.

대표적인 국가보건의료사업을 보면 보건소 사업 확대, 보건진료원 등을 통한 농어촌 보건의료사업 확충, 전염병예방사업, 식품위생강화, 결핵관리사업, 모자보건사업, 가족계획사업, 의료보호제도 실시, 보건의료인력 · 시설 · 장비의 확충, 전국민건강보험 실시, 의약분업실시, 노인 및 장애인정책 확대, 보건교육 및 건강증진사업추진 등을 들 수 있다.

제 3 장

보건의료체계

현대사회는 건강권의 제공이 매우 중요하고 모든 국민에게 형평성과 질 높은 의료서비스 제공이 강조되고 있다. 따라서 한 국가의 보건의료체계 또는 보건의료제도는 모든 국민의 건강권을 보장하기 위한 가장 기본적인 역할을 수행하는 국가체계라고 할 수 있다. 보건의료체계는 보건의료제도, 보건의료전달체계 등과 동의어로 혼용하여 사용하고 있다. 한 국가를 구성하는 보건의료체계의 구성요소로는 세계보건기구 모델에 의하면 보건의료자원, 보건의료조직, 보건의료서비스, 보건의료재정동원, 보건의료관리 기능 등으로 구분할 수 있다. 이러한 요소는 원활한 보건행정을 위한 필수적인 요인이다. 따라서 본 장에서는 국가보건의료체계의 기본적인 구성요소를 제시하고 각각의 구성 요소는 별도의 장에서 기술하고자 한다. 예를 들어 보건의료서비스 제공은 4장, 보건의료자원은 5장, 보건의료조직은 6장과 7장, 보건의료재정은 12장, 보건의료관리는 4장, 8장, 9장, 10장 등에서 언급될 것이다. 기본적인 내용은 본 장에서 서술하고 각각의 하위 요소에 대한 세부적인 기술은 별도의 장에 언급하였다. 이는 비슷한 성격 또는 기능에 맞게 재구성하기 위하여 본인의 의도에 따라 적절하게 배치한 것이다.

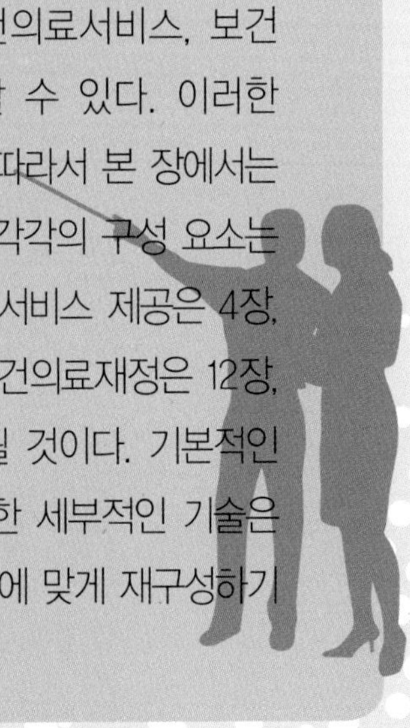

I 보건의료체계의 구성요소

1. 보건의료체계 구성요인

보건의료체계를 분석하는데 가장 널리 알려진 모델로는 그림 3-1과 같은 세계보건기구의 모델이 있다. 이러한 5가지 하위구조로 구성된 보건의료체계의 기본적인 목표는 이들 하부구조들의 종합적인 활동을 통해 국민을 위한 건강증진을 추구하는데 있다. 즉 보건의료서비스가 필요한 국민들에게 일련의 활동을 전개하고 영향을 미침으로서 국민의 건강증진 및 건강수명을 높이는데 있다. 보건의료체계에 대한 다섯 가지 주요 구성요소는 보건의료자원, 보건의료조직, 보건의료서비스 제공으로 구성되는 3개의 주축분야와, 이 3개 분야를 지원하는 보건의료재정과 보건의료관리의 2개 분야를 말한다.

그림 3-1의 상단부분의 물리적, 사회적 환경은 인구집단, 가족 또는 개인과 같은 대상자들의 건강에 영향을 주며, 이로 인한 대상 인구집단의 건강관련 요구를 보여주고 있다.

그리고 중간의 건강증진, 질병예방, 보건교육, 질병진단, 치료, 재활, 심한불구 및 불치병자의 보건의료 등은 보건의료체계의 활동으로 대상 인구집단에게 직접 제공되는 서비스이다. 그러나 일부활동은 사람들이 몸담고 생활하는 환경을 대상으로 하기도 한다. 이러한 제반활동들은 보건의료체계 하부구조에 의하여 그 기능을 발휘하게 된다.

점선부분의 보건의료체계 하부구조를 보면 보건의료자원을 개발하고 자원의 조직화를 통하여 보건의료서비스를 필요로 하는 인구 대상집단에게 보건의료서비스를 제공하게 된다. 그런데 이는 경제적지원(보건의료재정)에 의하여 영향을 받게 된다. 즉 총자원은 새로운 투자와 현재의 경비지출에 대한 예산의 한계 때문에 보건의료체계가 성취하고자 하는 목표를 달성하기 위해 우선순위가 결정되어야 한다. 그리고 보건활동의 결과인 보건의료서비스 생산의 양, 분배, 질 및 주민들에 대한 효과는 평가된 후 그 정보가 관리에 환류되어야 한다. 이러한 환류기전을 통하여 관리는 조절기능을 수행하게 된다. 이러한 하부구조 5가지 주요 구성요소를 좀 더 상세하게 살펴보면 다음과 같다.

그림 3-1 보건의료체계의 구조 및 기능적 상호관계

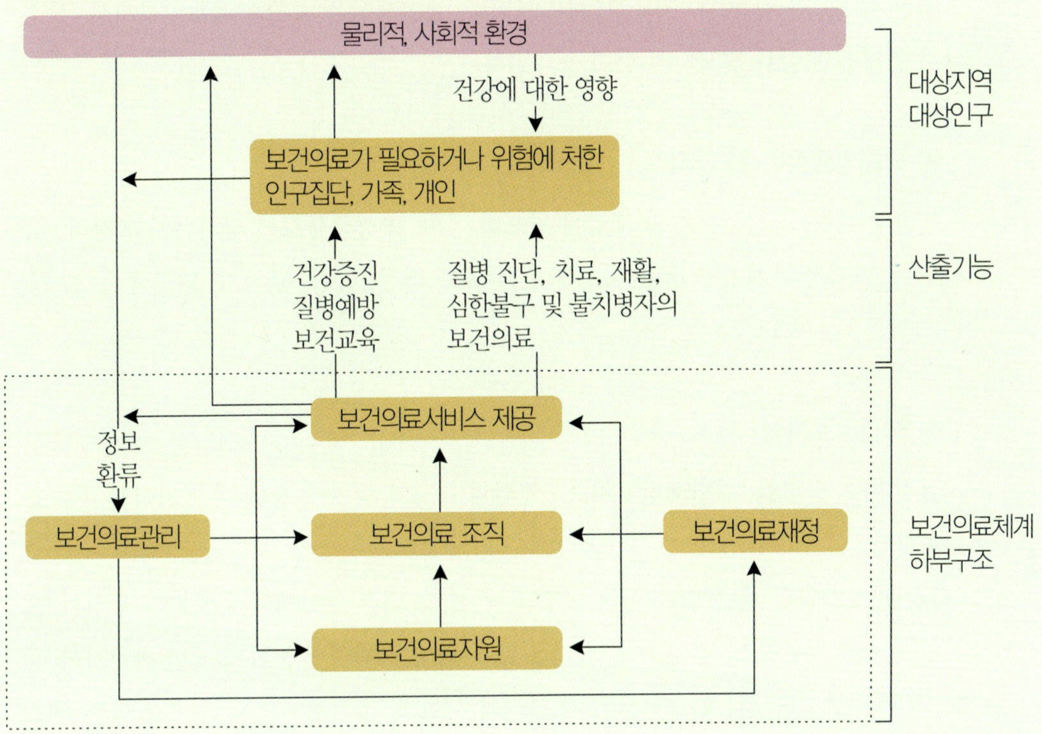

자료 : Kleczkowski BM, at al. National health system and their reorientation towards health for all, WHO, 1984

2. 보건의료자원

보건의료자원은 보건의료의 공급에 필수불가결한 기본 요소로서 보건의료인력, 보건의료시설, 보건의료장비 및 물자, 보건의료지식을 의미한다.

1) 보건의료인력

보건의료인력으로는 의사, 치과의사, 한의사, 조산사, 간호사, 약사, 재활치료사, 영양사, 위생사, 보건행정요원 및 기타 인력 등이 있다.

2) 보건의료시설

병원, 의원, 약국, 치과의원, 한의원, 보건소, 실험시설을 비롯한 폐수처리시설, 상수처리 공정을 포함한 위생시설 등이 포함된다.

3) 보건의료장비 및 물자

질병의 예방, 진단, 치료 및 재활에 필요한 장비 및 공급물로서 방사선의학 장비, 심전도, 생화학적 분석기구 등을 비롯하여 의약품, 백신, 안경, 보청기, 의수족 등 그 종류가 매우 다양하다.

4) 보건의료지식

보건의료 및 질환, 질환예방 · 치료 · 재활의 다양한 방법에 관한 제반 지식과 기술을 의미한다.

보건의료자원의 개발에는 교육, 제조업, 건설 등 다른 분야에서의 자원의 투입이 필요하며, 의료자원의 양적, 질적인 측면은 그 나라의 경제적 수준과 밀접한 관련성이 있다. 또한 의료인력이나 의료시설은 각 나라의 사회 및 정치체제에 따라 서로 다른 구조를 가질 수 있는데 우리나라에는 고유한 의료인력으로 한의사가 있고, 고령화가 진행된 나라에서는 장기요양시설 등 다양한 시설이 있다.

3. 보건의료조직

보건의료체계의 다양한 자원들을 보건의료 활동으로 옮겨 그 자원들로 하여금 적절히 기능하기 위해서는 일정형태의 조직이 필요하다. 또한 지역사회주민들이 보건의료자원에 대해 접근도를 높이기 위해서는 자원의 조직적인 배치도 필요하다.

1) 중앙정부

한 나라의 보건의료자원을 조직하고 배치하기 위해서는 중앙정부가 담당하는 경우가 많은데 보통 보건부의 형태를 띠고 있다. 우리나라의 경우는 보건복지부이다. 나라마다 보건부의 역할과 책임이 차이가 있는데, 우리나라와 같이 중앙정부가 주도적으로 의사결정을 하고 재원을 조달하는 형태가 있는가 하면, 호주와 같이 중앙정부는 의료법 제정이나 국비지출 및 배분에만 관여하고 대부분의 세부사업은 지방보건과나 주의 보건당국이 담당하는 경우가 있다. 미국의 경우는 연방보건부의 권한과 주정부 보건부의 권한이 분리되어 있다.

2) 의료보험조직

선진국을 비롯한 많은 나라에서는 공적인 의료보험조직을 운영하고 있다. 이러한 의료보험조직은 중앙정부와는 독립된 정부기구에 의해 운영되고 있다. 물론 의료보험의 적용을 받는 국민의 비율은 제도의 내용에 따라 상당히 많은 차이가 있다.

3) 기타 정부기관

우리나라의 경우 보건복지부 외에도 정부의 보건의료담당 조직은 많다. 예를 들어 노동자의 건강관리는 고용노동부에서, 학교보건업무는 교육부에서, 군인의 건강관리는 국방부에서 담당하고 있다. 또한 보건소는 대부분 보건복지부의 업무를 수행하지만 보건소 조직의 재정, 인사는 행정안전부에서 수행하고 있다.

4) 자발적 민간단체(non-government organization, NGO)

정부 외곽에도 보건의료체계내에서 일부역할을 담당하고 있는 많은 단체 또는 기관들이 있다. 에이즈나 한센병(나병), 결핵 등 특정 질병을 예방하고 퇴치하기 위한 자발적인 집단이나 백혈병환자 등 특정인에 대한 의료서비스를 제공하기 위한 자발적인 단체 등이 많이 있다. 이러한 단체는 주로 선진국에서 많이 존재하는데 후진국이나 개발도상국은 선진국의 재정도움으로 운영되는 경우가 많다.

5) 민간부문

민간부문은 공공부문 보건의료서비스의 보조적 성격을 가진다. 우리나라와 같이 공공부문이 취약한 나라에서는 상대적으로 민간보건의료 부문의 서비스가 강해지게 된다. 전통적으로 영국이나 캐나다, 유럽에서는 민간의료가 공공의료의 보조적 기능을 수행하지만 우리나라에 영향을 많이 준 미국이나 일본에서는 민간의료가 주도하고 있다. 현재 세계적으로 공공의료가 강화되는 경향이 나타나고 있으며 이러한 추세를 반영하듯 우리나라에서는 참여정부 이후 공공부문의 확대를 의료제도개혁의 주요 내용으로 추진하고 있지만 관련기관, 단체, 예산 등 복잡한 역학관계로 인해 추진이 미흡한 실정이다.

4. 보건의료서비스 제공

각종 보건의료서비스가 공급자에 의해 생산되어 최종소비자인 국민에게 소비되는 과정을 의료전달체계라고 하는데 실제로는 보건의료서비스를 목적과 복잡성의 정도에 따라 분류하는 것을 의미한다.

가장 흔한 것은 보건의료서비스의 목적에 따른 분류로서 건강증진, 예방, 치료, 재활, 심한불구나 치료 불가능한 환자에 대한 사회의학적 치료 등으로 나누는 것이다. 건강증진과 예방은 1차 예방의 구성요소이고, 치료는 2차 예방, 재활은 3차 예방에 속한다. 사회의학적 치료는 특별한 처치나 재활로도 아무런 향상을 기대할 수 없는 결정적인 중증장애나 진행성 질환을 의미한다(서울대학교 의과대학 의료관리학교실 옮김, 1993).

그리고 의료서비스의 복잡성의 정도나 인구집단의 의료 필요의 순차성에 따른 분류는 1차, 2차, 3차 의료로 나누는 것이다. 우리나라의 경우는 보건의료전달체계가 개념적으로 1, 2, 3차로 나누어져 있으나, 실제로는 3차 의료와 1차 · 2차 의료의 두 단계로 나누어져 있다. 1차의료에서 3차의료, 혹은 2차의료에서 3차의료로 의뢰되는 2단계로 이루어져 있다.

5. 보건의료재정

보건의료재정과 보건의료서비스 제공이 가능하기 위해서는 경제적인 지원이 뒤따라야 한다. 이와 같은 재원을 분류하는 데는 여러 가지 방식이 있을 수 있으며 보건의료서비스 재원조달에 대한 WHO의 분류를 참고로 구분하면 다음과 같다.

① **공공재원 :** 중앙정부, 지방자치단체, 의료보험기구

② **민간기업 :** 기업주의 일부 부담 및 근로자에 대한 서비스 제공

③ **조직화된 민간기관 :** 자선단체, 민간보험

④ **지역사회에 의한 지원 :** 기부나 자원봉사활동

⑤ **외국의 원조 :** 정부나 자선단체 차원의 원조(종교단체)

⑥ **개인지출 :** 의료이용시 국민에 의한 직접부담

⑦ **기타재원 :** 복권판매 수익금, 기부금

6. 보건의료관리

보건의료관리는 각 국가의 정부형태에 따라 매우 다양한 방식으로 전개된다. 한 나라의 보건의료체계는 국가의 역사, 문화, 사회체계 등에 의해 영향을 받는다. 보건의료관리는 조직의 궁극적 결과에 맞게 기회를 선택하고, 문제를 해결하며, 변화를 도모하고, 실행을 수립하는 과정이라고 할 수 있다. 따라서 보건의료관리에서 가장 중요한 요인은 지도력, 의사결정, 규제의 세 차원으로 설명할 수 있다.

1) 리더십(leadership)

보건의료체계내에 포함되어 있는 사람이나 기관은 나름대로 역사, 전통, 목적, 권력구조를 갖고 있는데, 이러한 것이 변화에 대한 저항으로 작용할 수 있다. 이러한 사항을 극복하기 위해서는 사람에 대한 지휘, 동기부여, 동원을 바람직한 변화 쪽으로 이끌고 갈 수 있는 관리지도 기능에 대한 요구가 증대하고 있다. 전통적인 관리방식인 독재적인 지도방식과 더불어 민주적인 리더십, 참여적인 리더십 등 새로운 지도방식들이 개발되어 오고 있다.

2) 의사결정

보건의료체계 내에서의 의사결정은 자원을 배치하는 방법, 의사결정 과정, 의사결정에 대한 책임과 한계 등에 따라 다양하게 나타난다. 이러한 점을 고려할 때 의사결정구조의 네 가지 측면을 고려해 볼 수 있는데 기획(planning), 실행 및 실현(implementation and realization), 감사 및 평가(auditing and evaluation), 정보지원(information support)이 그것이다.

3) 규제

보건의료는 시장원리에 맡겨놓으면 시장 실패로 인하여 형평성과 효율성에 어긋나는 여러 가지 문제점이 발생한다. 이러한 문제를 해결하기 위해 필요한 규제를 실시하게 된다. 예를 들어 의료인력에 대한 면허부여, 보건의료기관 인가, 의약품 통제, 의료서비스 접근에 대한 접근권의 제약 등이 있다. 규제는 어떤 보건의료서비스 남용에 대한 대응책으로서 또는 문제발생을 미리 방지하기 위해서 주로 규제가 뒤따르게 된다. 결국 규제는 완벽하지는 않더라도 가능한 한도 내에서 형평성, 효율성, 유효성을 달성할 수 있도록 해야 한다.

이상과 같은 보건의료체계를 구성하고 있는 하부구조의 5가지 구성요인을 좀 더 구

그림 3-2

국가보건의료체계 하부구조의 주요 구성요소들

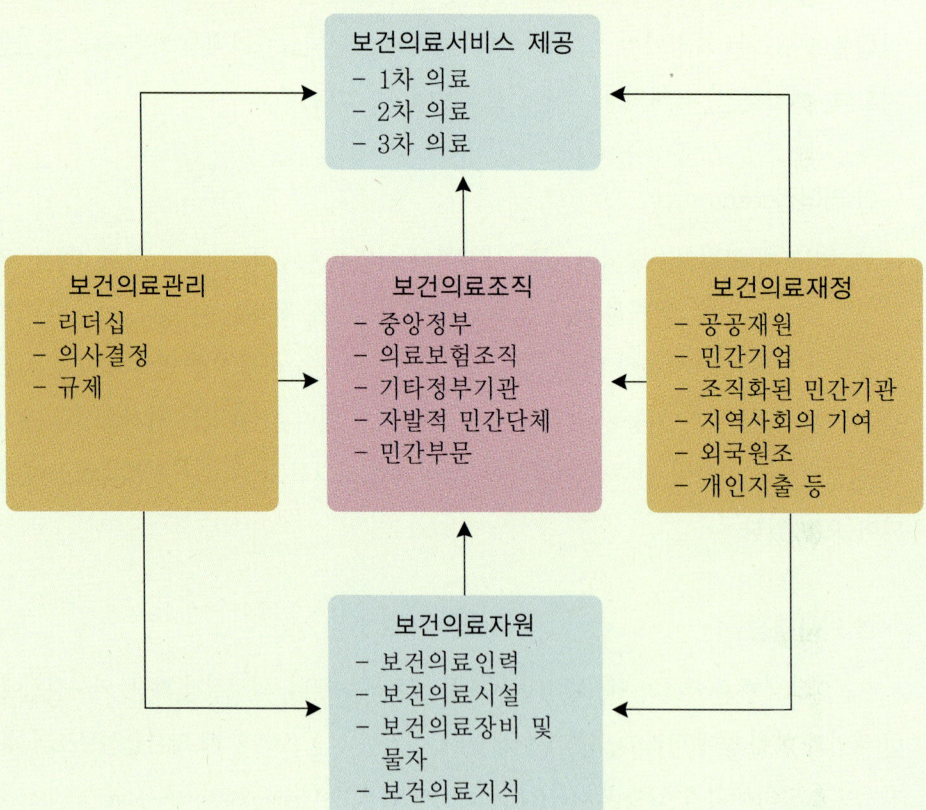

체적으로 재정리하면 다음과 같다. 이러한 보건의료체계의 하위 구조들은 보건행정이 원활하게 움직이게 하는 톱니바퀴 같은 역할을 담당하고 있다. 따라서 이러한 요소에 대한 과잉, 과소 또는 지나친 확대, 축소는 제대로 된 보건행정이 될 수 없을 것이다.

Ⅱ 보건의료체계의 유형

한 나라의 보건의료체계는 그 나라의 정치, 경제, 사회체계와 별도로 논의한다는 것은 불가능하다. 즉 보건의료체계는 그 나라의 전체적인 사회제도의 범주안에 속하는 하나의 하위시스템(sub-system)이라고 할 수 있다. 따라서 보건의료체계는 그 나라의 정치, 경제, 사회적 성격에 의해 달라지기 마련이다. 한 나라의 보건의료체계의 궁극적인 목적은 국민 모두에게 건강을 유지하도록 하는 것이다.

보건의료체계는 사회주의와 자본주의, 부유한 나라와 가난한 나라, 문화수준, 종교, 전통, 언어, 가족구조 등에 따라 다양한 유형을 나타내고 있다. 로머(M. Roemer)는 보건의료체계가 나라마다 다른 이유는 세 가지 결정요인, 즉 경제적 요인, 정치적 요인, 문화적 요인 때문이라고 했다. 여기서는 국가보건의료체계 구분을 시도한 M. Roemer (1976, 1991)와 M. Terris의 분류를 중심으로 살펴보고자 한다.

1. 로머(M. Roemer)의 분류(1976)

1) 자유기업형

비교적 역사가 짧은 자본주의 국가이지만 고도로 산업화되어 있는 나라에서 주로 볼 수 있는 유형으로 의료비는 개인이 책임을 지며 정부의 개입은 최소화된다. 따라서 국민들은 질병이나 사고에 대한 대비책으로서 민간보험에 가입하게 된다. 자유기업형은 시장을 통한 이윤동기가 효율성의 유인이 되기도 하지만 지나친 이윤 추구가 소비자현혹, 불필요한 진료남용 등 많은 부작용을 야기시키기도 한다. 미국의 경우 민간의료보험이 잘 발달되어 있다. 보건의료전문직에 대한 면허나 자격도 정부보다는 전문직 단체에서 관장하는 것이 일반적인 현상이다. 우리나라도 전국민 의료보험이 실시되기 전에는 이 유형에 속하였다.

2) 복지국가형

보건의료서비스의 보편적 수혜를 기본요건으로 하며 보건의료서비스의 배분은 사회보험이나 조세를 통하여 이루어진다. 보건의료서비스 제공의 많은 부분이 민간에 의하지만 질과 비용의 통제에 관해서는 정부가 개입한다. 병원은 주로 지방정부의 통제를 받는 경우가 많으며, 병원의사는 주로 전문의로서 월급제이고, 개업의는 일반의가 담당한다.

복지국가형은 보건의료서비스의 형평적인 배분을 유지할 수 있다는 장점이 있는 반면, 서비스 남용에 따라 보건의료비가 상승하는 문제가 있다. 이 유형은 프랑스, 독일, 스칸디나비아 3국, 영국 등의 유럽국가 이외에도 일본, 이스라엘이 이 유형에 포함된다. 이러한 유형의 가장 큰 특징은 정부세출에서 보건의료비가 차지하는 비중이 크게 증가하고 있다는 점이다.

3) 저개발국형

경제적 낙후로 인해 인구의 대부분이 보건의료비 지출능력이 없는 아시아 및 아프리카 저개발국가가 여기에 속한다. 이런 나라는 전문보건의료인 부족으로 보조인력의 역할이 크며 보건의료시설의 부족 및 지역적 편중이 크다. 국민들의 소득수준이 낮아서 전통의료나 민간의료에 의존하는 경향이 크다. 보건의료는 공적부조차원에서 다루어지고 있지만 공공보건의료기관에 접근이 가능한 일부 국민들만 서비스를 이용할 수 있고, 많은 사람들이 소외되는 문제가 있다. 이러한 국가들은 개별의사의 독립적인 개원을 허락하고 있으며, 부유한 계층은 주로 개원의사의 서비스를 이용한다.

4) 개발도상국형

경제개발이 성공적으로 이루어져 국민의 소득증가와 더불어 의료에 대한 관심이 높아지고 있는 국가이다. 이 유형은 국가의 정치체계에 따라서 자본주의 형태의 변이형 보건의료제도인 자유기업형과 복지국가형의 혼합형을 갖든지 아니면 사회주의 국가형태의 보건의료제도를 가지게 된다. 보건의료에 대한 우선순위는 경제개발 논리에 밀려

낮지만 경제개발이 진행되면서 보건의료자원에 대한 개발이 활발하고 투자도 증가한다. 이런 나라는 대부분 근로자 중심의 사회보험제도를 도입하며, 보험조직이 보건의료자원의 개발을 담당하고 있다. 아시아와 남미의 개발도상국가들이 여기에 해당한다.

5) 사회주의국형

다른 사회복지서비스와 마찬가지로 보건의료서비스도 국가가 모든 책임을 지고 제공하는 사회주의 국가, 즉 구소련 등 동구권, 쿠바, 북한 등이 여기 속한다. 사유재산을 인정하지 않는 체제이므로 사회전체 구성원에게 일정한 원칙에 따라 분배한다. 또한 모든 보건의료인은 국가에 고용되어 있으며 보건의료시설은 국유화되어 있다. 보건의료의 형평성 측면에서는 장점이 있으나 보건의료서비스의 수준이 낮고 국유화로 인해 보건의료 생산의 효율성이 낮다는 문제점이 단점으로 지적되고 있다. 넓은 의미에서 보면 뉴질랜드나 영국도 이 유형으로 분류할 수 있다.

2. 테리스(M. Terris)의 분류(1980)

1) 공적부조형

아시아, 아프리카, 남미 제국에서 볼 수 있는데, 낮고 열악한 경제에서 완전한 자본주의 경제로 전환되기 이전의 상태에 있는 국가들이다. 이 분류 당시(1980년) 전세계인구의 약 50%에 가까운 인구가 이 유형의 보건의료체계에 속해 있었다. 국민들이 보건의료비를 조달할 능력이 없기 때문에 보건의료서비스를 위한 재원은 정부의 조세에 의존한다. 그렇지만 재원이 넉넉하지 못하기 때문에 정부가 제공하는 서비스는 1차보건의료 중심의 서비스이다. 그리고 모든 국민이 정부가 제공하는 서비스의 혜택을 받는 것이 아니라, 공공보건

Medicare와 Medicaid

미국의 공적의료보험은 1965년에 제정된 메디케어(Medicare) 및 메디케이드(Medicaid)로 구분 운영되고 있다. 메디케어는 연방정부에서 운영하며 65세 이상의 고령자와 중증 장애인을 대상으로 하며 메디케이드는 빈곤층을 위한 보험이다. 미국에서는 메디케어와 메디케이드에 가입이 가능한 사람들을 제외한 모든 이들은 민영의료보험으로 의료보험 문제를 해결해야 한다. 미국의 민영의료보험은 기업·단체가 보험회사와 법인계약을 체결하는 단체보험이 대부분이다. 단체보험계약이 전체의 약 60%를 차지하는데 반해 개인보험은 10%에도 미치지 않고 있다. 공적의료보험(Medicare, Medicaid)의 대상이 되는 자격은 한정적인 반면, 민영의료보험의 보험료는 높아져만 가고 있기 때문에 무보험자 수가 늘어나고 있어 전체인구의 15.6%, 약 4500만 명이 무보험 상태이다.

의료기관에 접근이 가능한 사람에 대해서만 공적부조의 일환으로 보건의료서비스를 제공하고 있다.

2) 의료보험형

서구선진국들은 고도의 경제적 번영으로 보건의료제도가 나라마다 약간의 차이는 있지만 국민들의 소득수준이 높기 때문에 스스로 의료비를 조달할 수 있는 제도, 즉 의료보험(건강보험)을 통해 이루어진다. 전국민의료보험을 실시하고 있는 독일, 프랑스, 일본, 한국 등이 있다. 미국은 전국민의료보험 대신 민간의료보험 위주이나 공적인 서비스인 Medicare, Medicaid가 있어 노인 및 빈자들의 보건의료를 담당하고 있다.

3) 국민보건서비스형

건강권을 국민의 생존권적 기본권 중의 하나로 생각하고 건강권의 개념이 보편화되어 있는 국가에서 채택하고 있는 유형이다. 대표적인 경우로 1937년 구소련의 의료제도개혁, 1948년의 영국의 국민보건서비스(NHS), 구동구권, 쿠바 등이 이 유형에 속한다. 이 유형에서 보건의료서비스 수혜자는 전체국민이며, 원칙적으로 모든 보건의료서비스는 무료이고, 재원은 조세에서 조달된다. 그리고 보건의료자원을 국유화하고 있는 것이 일반적인 현상이다. 이 유형에 속하는 나라는 영국, 뉴질랜드, 이탈리아와 같이 중앙정부의 재정으로 국민들의 보건의료를 보장하는 국가도 있고, 스웨덴, 덴마크, 노르웨이 등과 같이 지방정부의 재정으로 국민들의 보건의료를 보장하는 국가도 있다.

3. 로머(M. Roemer)의 Matrix 분류(1991)

로머는 1991년에 보건의료체계를 구성하는 두 개의 차원, 즉 경제적 요소와 정치적 요소를 기준으로 격자(matrix)모형의 분류를 시도하였다. 경제적 차원은 연간 국민1인당 GNP를 기준으로 선진국, 개발도상국, 극빈국, 자원이 풍부한 나라로 구분하였다. 그리고 정치적 차원은 정부 또는 공권력이 보건의료시장에 개입하는 정도를 기준으로 보건의료시장에 거의 개입하지 않는 자유기업형, 전면적으로 개입 및 통제하는 사회주의 계획형, 정부나 제3자 지불자들이 다양한 방법으로 민간보건의료시장에 개입하는 복지지향형, 복지지향형보다 시장개입의 정도가 심하고 전국민에게 완전한 보건의료서비스를 무상으로 받게 하는 포괄적 보장형 등의 4가지 유형을 열거하였다. 이러한 정치적 요소와 경제적 요소를 2차원의 체계분류표를 매트릭스로 도식하고 매트릭스의 각 칸(cell)에 해당하는 국가들을 메우고 있다.

표 3-1

국가보건의료체계의 유형 : 경제수준 및 정치적 요소에 따른 분류

경제수준* (국민1인당GNP)	정치적 요소(보건의료체계 정책, 즉 시장개입정도)			
	시장지향적 (entrepreneurial & permissive)	복지지향적 (welfare oriented)	전국민 포괄적 (comprehensive)	중앙계획형 (socialist & centrally planned)
선진국(부유하고 산업화된 나라)	미국	서독, 캐나다, 일본, 노르웨이	영국, 뉴질랜드	구소련, 구동구권
개발도상국	태국, 필리핀, 남아프리카공화국	브라질, 이집트, 말레이시아	이스라엘, 니카라과	쿠바, 북한
극빈국 (빈곤한 나라)	가나, 방글라데시, 네팔	인도, 미얀마	스리랑카, 탄자니아	중국(개혁 · 개방 이전), 베트남
자원이 풍부한 나라		리비아, 가봉	쿠웨이트, 사우디아라비아	

자료 : M. Roemer, National Health Systems of the World, 1991, 이시백 등(1998) 재인용

* : 1980년대 중반을 기준으로 선진국은 5,000달러이상, 개발도상국은 500~5,000달러, 극빈국은 500달러 이하, 자원이 풍부한 나라는 5,000달러 또는 10,000달러 이상인 나라들로 매우 부유하나 선진국처럼 산업화되어 있지 않고, 단지 석유 등의 천연자원 때문에 부자가 된 나라들로 빈부격차가 심하고 보건의료는 기본적으로 국가가 포괄적으로 보장해주는 국가이다.

PUBLIC HEALTH ADMINISTRATION

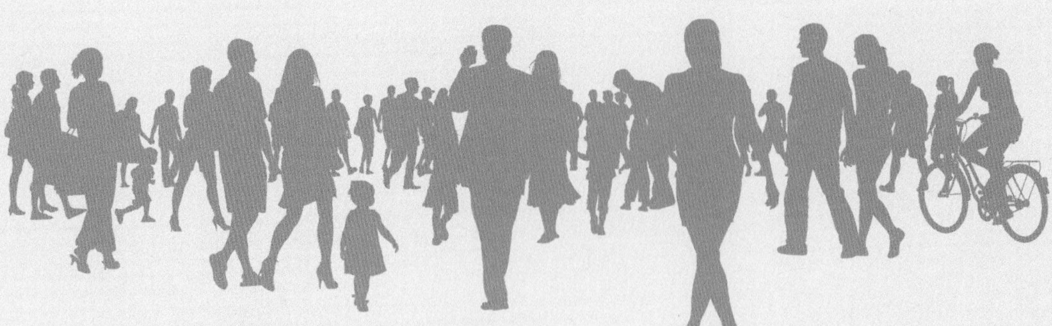

제 4 장

보건의료서비스

보건의료서비스는 국민의 건강을 보호 · 증진하기 위하여 보건의료인 등이 행하는 모든 서비스 활동이라고 정의할 수 있겠다. 모든 국민에게 있어 최선의 건강을 제공하는 것이 가장 중요하고 근본적인 보건의료서비스의 목표일 것이다. 따라서 본 장에서는 건강에 대한 개념을 알아보고, 보건의료서비스가 갖추어야 할 조건, 보건의료서비스의 질 관리, 보건의료서비스의 사회경제적 특징, 보건의료와 정부의 역할에 대해 살펴보고자 한다.

I 건강의 개념

1. 건강의 정의

1) 건강이란

오늘날 건강을 의 · 식 · 주에 이은 제4의 수요로 널리 알려져 있다. 그만큼 건강이라는 것이 우리의 삶에 중요한 필수품이란 뜻이다. 따라서 건강이라는 개념도 단순히 질병이 없거나 손상이나 불구, 장애가 없는 상태의 소극적인 건강(negative health) 개념에서 몸, 마음, 정신적 안녕상태를 누리고 자신의 잠재력을 최대한 발휘하여 건강을 유지 실천해가는 적극적인 건강(positive health)개념으로 바뀌어가고 있다.

이전에는 건강을 주로 신체적인 완전함과 결부하여 이해하였으며 이는 건강의 부정적(협의적)인 정의인 건강은 질병이나 상병이 없는 상태로 이해하는 경향이 많았다. 즉 질병이 없는 사람은 건강한 사람들이라는 가정을 만들었다. 이는 우리가 피하고자 하는 병에 초점을 맞추다 보니 실제 우리가 바라고자 하는 건강에 대해서는 소홀할 수밖에 없었다.

몇십 년 전부터 이러한 건강에 대한 부정적인 정의를 거부하고 건강에 대한 좀 더 광범위한 현대적 의미의 건강 정의가 나타나게 되었다. 즉 건강의 현대적 정의로 널리 알려진 WHO의 정의를 살펴보면, '건강은 완전한 육체적, 정신적 그리고 사회적 안녕상태이며, 단순히 질병이 없는 것만을 뜻하지는 않는다(Health is a state of complete physical, mental, and social well-being and not merely the absence of disease or infirmity. WHO, 1946)' 라고 매우 광의적인 의미로 정의하고 있다.

이것은 건강의 긍정적인 질과 다차원적 접근법을 강조하고 있는데 병이나 증상이 없으면 모두 건강하다는 이분법적인 부정적인 측면으로 건강을 정의하지 않는다. 건강의 완전부재인 죽음으로부터 최고의 완전한 안녕의 상태까지 이르는 연속선상에서 건강을 보는 긍정적인 견해이다.

보다 자세히 살펴보면 건강은 항상 역동적으로 연속선상에서 변하는 상황임을 의미한다. 이는 어제와 오늘의 건강상태가 똑같다고 할 수 없음을 말한다. 모든 인간은 잠재력을 가지고 있으며 끊임없이 성장을 하고 변화하고 있다는 견해에서 병의 부재를 넘어선 긍정적 범위의 건강의 가치를 보고 있다. 건강을 향상시킨다는 것은 이 연속선상에서 우리의 건강상태를 오른쪽 방향으로 이동시키는 것이며 완전히 안녕상태에 도달한다는 것은 이상적인 건강목표의 하나가 된다고 할 수 있다.

또한 신체적, 정신적, 사회적 안녕이라는 건강의 다차원적 관점을 제시한다. 신체와 생리적 기능을 하는 육체적 부분과 자신에 대한 주관적인 만족감과 관련된 정신적 차원, 사회적 역할수행과 적응을 끊임없이 추구하는 사회적 차원으로 구성된 총체적인 인간을 전제로 건강을 파악하는 것이다. 이들 각각의 차원은 전체의 부분으로 보여 질 때 한 사람의 결핍이나 건강을 결정할 수 있다고 본다. 결론적으로 이 정의는 건강의 복합성을 보여주고 있지만 성취될 수 있는 목표라기 보다는 이상적인 목표를 제시하고 있다고 볼 수 있다.

로이진 박사가 제안한 건강법

- 튀기지 않은 생선을 1주일에 3회 이상 먹어라.
  최고 3년 젊어짐
- 1주일에 3500kcal 이상 운동으로 소비하라
  3.4년 젊어짐
- 매일 아침식사를 하라.
  1.1년 젊어짐
- 많이 웃어라.
  1.7~8년 젊어짐
- 식사량을 줄이기 위해 작은 접시를 사용하라.
  1.3년 젊어짐
- 매일 친구와 전화 통화를 하라.
  8년 젊어짐
- 한 파트너와 섹스를 즐겨라.
  1.6~8년 젊어짐
- 커피가 몸에 맞으면 즐기되 탈지우유나 설탕을 넣지 말라.
  0.3년 젊어짐
- 토마토 소스와 차를 즐겨라.
  남성은 1.9년, 여성은 0.8년 젊어짐
- 담배를 끊어라. 하루 1갑 흡연하면 8년 늙어짐.
  흡연으로 늙어진 나이는 2개월 금연하면 1년, 5년 금연하면 7년 젊어짐

그림 4-1 건강의 연속선

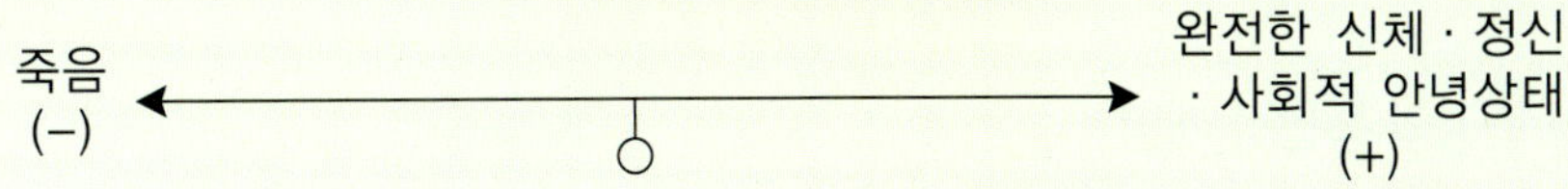

2) 건강의 세차원

일부 학자들은 건강을 구성하는 3차원에다가 영적인 차원을 포함시켜 논의하기도 (Aggleton & Homans, 1987; Ewles & Simnett, 1999, 제니 나이두 제인윌스, 2001) 하나 여기서는 의견의 일치를 보고 있는 건강의 3차원 육체적, 정신적, 사회적 차원에 대해서만 논의하고자 한다(김영란, 1997).

육체적 건강은 신체의 크기와 모양, 감각의 예민성, 질병과 불구에 대한 감수성, 신체의 기능정도, 회복능력 등과 같은 특성이 포함된다. 즉 신체발달이나 일상업무수행능력 등 개인의 신체와 관련된 것이다. 육체적 충만감은 목표를 향해 가는데 필요한 육체적 힘과 강인함을 가지는 것을 의미한다.

정신적 건강은 성장하면서 어려운 문제에 부딪힐 때 문제해결을 위한 능력개발을 통해 자신을 만족시키는 것이다. 사람들은 절망, 두려움, 실패 등 자신의 약점에 지배되지 않고 항상 낙관적이고 신뢰감과 자기존중, 자기수용, 자기 확신, 자기 통제력을 통해 보다 나은 즐거운 생활을 영위할 수 있다. 자신의 생각과 감정을 관찰하고 또한 정신적 충만감을 방해하는 것을 규명하고 문제를 해결하는 방법을 찾는 것이 정신적 충만감 유지를 위해 더욱 필요하다.

사회적 건강은 우리주위에 있는 친숙한 사람들과 문화적 혹은 정치적 활동을 통해 만나는 지역사회사람들과의 상호작용 속에서 만족스러운 관계를 형성 또는 개발하는 사회적 능력과 관련된다. 사회적 충만감을 갖기 위해서는 자신을 명백하게 표현하고 다른 사람이 말할 때 잘 경청하는 것이 요구된다. 또한 적절한 방식으로 감정을 표현하고 또 다른 사람의 감정을 적절하게 수용할 줄 아는 것이 요구된다.

요약하면 건강은 다양한 차원이 상호작용하는 전체적인 것으로 개인과 개인의 삶을 둘러싸고 있는 가족, 지역사회, 문화, 사회 물리적 환경과의 끊임없는 상호작용의 산물이다. 즉 건강은 개인의 삶의 모든 부분과 관련되어 있어 경험하는 삶의 질은 곧 건강의 질이라는 것을 알 수 있다.

3) 건강의 통합적 개념

사람이 건강을 유지하기 위해서는 복잡하게 상호 연관되어 있는 많은 요소에 대한 통합적인 접근이 필요하다. 건강의 개념은 절대적인 개념으로 보기보다는 상대적인 개념

그림 4-2

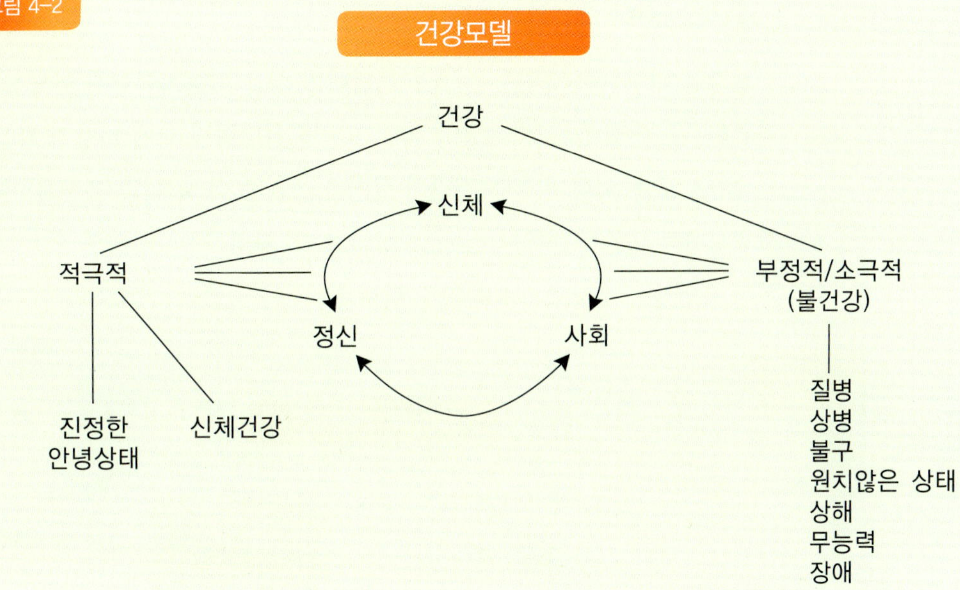

으로 살펴보아야 한다. 건강증진은 반드시 구체적인 건강수준을 달성하기 위한 탐색보다는 오히려 사람들로 하여금 좀 더 나은 건강(better health)을 가지도록 도와주는 것이어야 한다. 이러한 관점에서 건강의 요소와 요소들 간의 상호관련성을 통합한 건강모델을 제시하면 다음과 같다.

적극적인 건강(positive health)과 부정적 혹은 소극적인 건강(negative health)은 육체적, 정신적, 사회적 요인들과 상호 연결되어 있다. 이는 앞에서 살펴본 바와 같이 세계보건기구에서 이미 정의한 바 있다. 적극적 건강은 안녕의 구성요소들이 포함된 것이며 부정적인 건강은 질병, 장애, 원치 않는 상태, 상해, 무능함 등이 된다. 즉 신체의 질병은 낮은 안녕상태를 의미한다. 그러나 여기서 안녕, 즉 긍정적인 건강은 항상 불건강과 반대되는 개념이 아니다. 예를 들면, 어떤 사람이 신체적으로는 암을 가지고 있다고 해도 정신적으로는 건강하다고 할 수도 있다.

따라서 건강은 모든 구성요인의 총합으로 볼 수 있으며 이러한 관점에서 건강에 대한 통합적 접근을 시도할 수 있는데 궁극적으로는 건강을 증진하기 위해 중재전략을 사용함으로써 적극적 건강을 강화하여야 총체적 건강의 양을 증가하게 만든다.

2. 건강의 결정요인

건강을 결정하는 요인들은 매우 복잡하고 상호 의존적이어서 어느 것을 단정적으로 언급하기는 어렵다. 그러나 건강결정 요인을 설명하면 크게 다음과 같은 4가지 요인들을 들 수 있다. 어떤 학자는 건강의 결정요인을 좀 더 확대 및 세분화하여 유전적 요인, 사회경제적 요인, 생활양식 및 건강행태 요인, 환경 요인, 성관련 요인, 문화적 요인, 정치적 요인 등 7가지로 구분하기도 한다.

그림 4-3

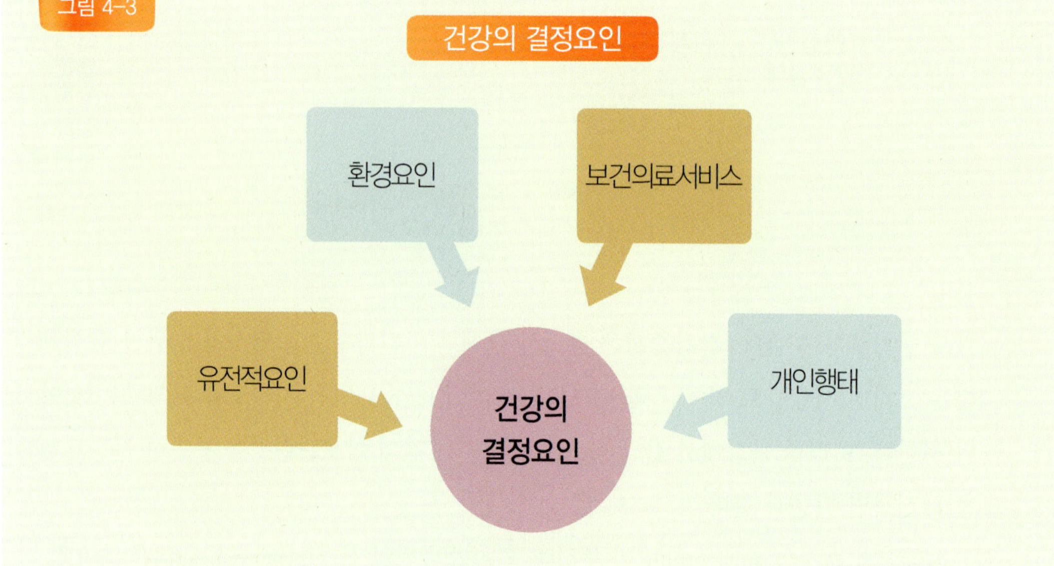

1) 유전적 요인

신체크기, 외형, 특별한 능력, 질병 저항력, 강한 체력 등은 유전적 요인들이 많이 작용하고 있다. 당뇨병(diabetes), 겸상빈혈증(sicklemia), 몇 가지 정신지체 등은 유전적 소인과 밀접한 관계가 있는 것으로 알려져 있다.

2) 환경요인

환경요인에는 물리적 환경요인과 사회적 환경요인을 들 수 있다. 물리적 환경요인은 온도, 습도, 위도, 소음정도, 다양한 형태의 오염 유무 등이며 인간의 건강에 많은 영향을 준다. 또한 사회적 환경요인으로는 가난, 스트레스 등을 들 수 있다. 가난은 저소득, 실업, 무지, 무적응 등과 관계가 있고 주택문제, 위생문제 등 여러 가지 빈곤의 원인이 된다. 더욱 심각한 것은 가난한 사람들이 극심한 질병문제와 결부되어 있다는 것이다. 미국 인구의 10~12%가 빈곤인구인데, 이들은 정상 인구에 비해서 매우 높은 영아사망률을 기록하고 있으며 기대수명(life expectancy)도 7년이나 낮고, 고혈압, 심장질환, 결핵, 영양실조, 위암 등도 더 많이 발생한다고 한다. 인종적으로 볼 때 주로 빈곤층인 흑인과 아메리카 인디언은 주산기비정상(perinatal abnormality), 기생충질환, 정신장애 등의 질병에서 백인들에 비해 5배나 높은 유병률을 보였다.

스트레스는 현대사회에서 가장 빈번하게 등장하는 건강위해 요인 중의 하나이다. 스트레스의 원인으로는 ① 인구밀집(만성질환, 결핵, 불안, 자살 등의 원인), ② 복잡한 인간관계(고혈압, 심장질환 등의 원인), ③ 생활변화로부터 오는 정신적 스트레스(정서장애, 신체질환의 원인), ④ 과소영양섭취, 수면부족, 담배, 술, 마약 중독, 비만, 운동부족, 과다업무 중복, 과다경쟁, 만성근심 등 생활양식이 주는 스트레스(광범위한 만성질환의 원인으로써 삶의 질 악화 및 생명단축의 원인)가 있다.

3) 보건의료서비스

적절한 보건의료서비스가 제공되지 않고는 사람들의 건강요구를 충족시킬 수 없다. 하지만 이러한 서비스가 지속적인 위기상황에 놓여있다. 미국의 경우 세계 최고수준의 보건의료부문의 지출이 있음에도 불구하고 미국사람들에게 적절한 보건의료서비스를 제공하고 있다고 보지는 않는다. 전문 의료인의 도시집중현상, 농어촌의료서비스의 낙후, 보건의료전달체계의 미흡, 의료의 비인간화 및 상품화 등으로 인해 적절한 보건의료서비스가 점점 기대하기 어려워져가고 있는데 이는 우리나라의 경우도 마찬가지이다. 가용 보건의료자원의 90% 이상이 투입되는 보건의료서비스는 국민건강의 불과 10% 정도만 영향력을 행사하는 것으로 알려져 있는데, 이는 캐나다에서 이루어진 장기간의 추적조사 결과 밝혀졌다.

4) 개인행태

사람들이 일상생활을 함에 있어 개인의 생활방식이 건강에 강력한 영향을 미치는 것으로 알려져 있다. 래런드(Lalonde)와 디버(Dever), 블럼 등은 캐나다의 보건정책연구를 통해서 건강수준에 영향을 미치는 요인 중 개인행태가 가장 크게 영향을 끼친다는 사실을 밝혀냈다. 우선 개인의 행태를 보면 흡연, 음주, 영양과잉섭취, 운동부족, 자세, 약물 오남용, 폭력 등을 들 수 있으며 집단 또는 사회적 행동을 보면 결혼상태, 친구 및 친척들과의 친숙 정도, 사회적 집단에의 개입정도에 따라 건강에 관련되는 실천이 달라지고 그로 인해 영향을 받는다.

어떤 건강결정요인이 어느 정도 사망과 질병발생에 기여하는가? 디버(Dever)는 1973년 미국 조지아주 사망원인 자료를 이용하여 전체 사망에 미치는 기여도가 생활양식 43%, 생물학적 요인 27%, 환경 19%, 보건의료조직 11%로 분석했다. 동일한 방식으로 1977년 미국 전체사망자료를 이용하여 미국 질병관리본부는 75세 미만 조기사망 손실연수(years of life lost)에 대한 기여도를 보건의료체계 10.0%, 생활양식 51.5%, 환경 20.1%, 생물학적 요인 19.8%로 제시하였다.

전문가적 판단을 이용하여 건강결정요인의 기여도를 활용하고 있는 미국 사례로는 미국의 'America's Health Ranking'과 'County Health Ranking'를 들수 있다. 1990년부터 미국 주별 건강 수준과 건강결정요인을 모니터링해온 'America's Health Ranking'

건강수명을 늘리려면?

건강수명을 늘리려면

1. 하루에 7~8시간 수면
2. 매일 아침식사를 함
3. 간식은 먹지 않음
4. 적절한 체중유지
5. 규칙적인 운동(일주일에 3번 이상)
6. 술은 적당히 마시거나 안 마심
7. 담배를 피우지 않음

미국 캘리포니아 주 Alameda 지역에서는 1960년대 중반부터 수십 년간 흥미로운 추적실험이 진행 중이다. 이 지역 45세 이상 백인 남성 6,928명을 대상으로 수명과 7개 건강행위 간의 상관관계 조사다. 이를 소위 Alameda 7계명이라고도 한다. 45세 남자를 기준으로 이 중 6개 이상을 실천한 사람은 평균 33년을, 5개는 28년을 더 살았다. 그러나 3개 이하는 22년을 더 사는 데 불과했다. 당시 45세였다면 67세에 사망할 확률이 높다는 얘기다.

에서는 개인행태(personal behaviors) 20%, 지역사회와 환경(community and environment) 27.5%, 공공정책 및 보건정책(public and health policies) 12.5%, 의료(medical care) 15%로 건강결정요인의 기여도를 책정하고 있다. 한편 미국 카운티 수준에서 건강 모니터링을 수행하는 'County Health Ranking'에서는 건강행태 30%, 임상의료 20%, 사회적 및 경제적 요인 40%, 물리적 환경 10%로 설정하고 있다.

Ⅱ 보건의료서비스 종류와 조건

1. 의료와 보건의료

우리는 흔히 의료와 보건의료를 혼용하여 사용하는 경우가 많다. 우리나라는 의료에 대한 명시적인 규정을 두고 있지 않으며 일반적으로 '의료란 의학적인 지식과 수단방법, 즉 의술로써 질병을 진단하고 치료하는 것'으로 정의하고 있다. 보건의료란 현행 보건의료기본법에서는 '국민의 건강을 보호·증진하기 위하여 국가·지방자치단체·보건의료기관 또는 보건의료인 등이 행하는 모든 활동'으로 정의하고 있다. 보건의료는 매우 포괄적인 개념으로써 기초 및 임상의 의학적 지식 뿐만 아니라 주변의 사회적 조직, 국민들의 의식과 행태 등을 함께 고려하지 않으면 안된다.

따라서 의료인과 보건의료인의 경우와 마찬 가지로 의료와 보건의료는 부분적으로 구분되어야 한다고 생각한다. 의료인은 의료법에서 보건복지부 장관의 면허를 받은 의사, 치과의사, 한의사, 조산사 및 간호사만을 의료인으로 규정하고 있으며, 보건의료인이란 '보건의료관계 법령이 정하는 바에 의하여 자격·면허 등을 취득하거나 보건의료서비스에 종사하는 것이 허용된 자'라고 정의하고 있다. 이 법에 의하면 보건의료인이란 의료법에 의한 의료인 뿐만 아니라 약사법에 의한 약사와 한약사, 의료기사 등에 관

> **보건의료**
>
> 보건의료를 보건과 의료의 합한 개념이 아니라 질병의 자연사 스펙트럼 전체에 걸쳐서 하는 활동을 일컫는 것으로 이해하여야. 즉 보건의료는 치료, 예방, 재활 및 건강증진을 포함하는 포괄적 보건의료(comprehensive health care)를 의미한다.

표 4-1

보건의료인 국가시험 시행근거법령 및 시험종목

근거 법령	시험 종목
「의료법」(시행령 및 시행 규칙) (간호조무사 및 의료유사업자에 관한 규칙)	의사, 치과의사, 한의사, 간호사, 조산사, 간호조무사
「의료기사 등에 관한 법률」(시행령 및 시행규칙)	임상병리사, 방사선사, 물리치료사, 작업치료사, 치과기공사, 치과위생사, 보건의료정보관리사, 안경사
「약사법」(시행령 및 시행 규칙)	약사, 한약사, 한약조제자격
「국민영양관리법」(시행령 및 시행 규칙)	영양사
「공중위생관리법」(시행령 및 시행 규칙)	위생사
「응급의료에 관한 법률」(시행령 및 시행 규칙)	1급 · 2급 응급구조사
「장애인복지법」(시행령 및 시행 규칙)	의지 · 보조기기사, 1급 · 2급 언어재활사, 1급 · 2급 장애인재활상담사
「국민건강증진법」(시행령 및 시행 규칙)	보건교육사 1급 · 2급
「노인복지법」(시행령 및 시행 규칙)	요양보호사
「장애인 · 노인 등을 위한 보조기기 지원 및 활용 촉진에 관한 법률」(시행령 및 시행 규칙)	보조공학사

한 법률에 의한 임상병리사, 방사선사, 물리치료사, 작업치료사, 치과기공사, 치과위생사, 보건의료정보관리사, 안경사, 국민영양관리법에 의한 영양사, 응급의료에 관한 법률에 의한 응급구조사, 장애인복지법에 의한 의지 · 보조기기사, 의료법에 근거한 간호조무사 및 의료유사업자에 관한 규칙에 의한 접골사, 침사, 구사뿐만 아니라 의지 · 보조기기사, 언어재활사, 장애인 재활상담사, 보건교육사, 요양보호사, 보조공학사 등을 보건의료인력으로 본다(표 4-1 참고). 따라서 의료는 주로 의료인에 의한 의료서비스(medical service, 개인의 질병 및 치료 중심)가 주된 행위이고, 보건의료는 보건의료 인력에 의해 행해지는 보건의료서비스(health service, 집단의 건강문제 중심)가 주된 행위라고 볼 수 있다. 따라서 본서에서는 보건행정의 특성상 집단(지역사회) 중심일 수밖에 없으며, 따라서 '의료(medical care)'라는 용어를 별도로 사용

의료유사업자

의료유사업자는 접골사, 침사, 구사를 의미한다. 접골사는 뼈가 부러지거나(골절) 관절이 삐거나 겹질린 환자의 환부를 조정하고 회복시키는 응급처치 등 접골 시술행위를 하는 것을 업무로 하며, 침사는 환자의 경혈에 침 시술행위를 하는 것을 업무로 한다. 또한, 구사는 환자의 경혈에 구(뜸질) 시술행위를 하는 것을 업무로 한다.

하기 보다는 의료를 포괄하는 '보건의료(health care)'라는 용어를 주로 사용하고자 한다.

2. 보건의료서비스의 종류

보건의료서비스의 종류는 여러 가지 기준에 따라 설명 할 수 있으나 여기서는 질병예방적 관점에서의 분류와 의료기술의 복잡성에 따른 분류 2가지로 나누어 살펴보고자 한다.

1) 질병예방적 관점에서의 분류

질병의 자연사 가운데 어떤 시점에서, 어떤 목적으로 보건의료서비스가 이루어지는가에 따라 크게 세가지 예방적 서비스로 구별해 볼 수 있다.

(1) 1차 예방 서비스

질병이 발생하는 것을 미리 예방하기 위하여 제공될 수 있는 모든 서비스이다. 질병 발생 이전에 주로 일반적 건강상태의 향상을 위하여 제공되는 건강증진서비스를 비롯하여 특정 질병발생을 예방할 수 있는 예방서비스 모두를 포함한다.

금연프로그램서비스, 비만관리서비스, 영양관리서비스, 운동처방서비스, 스트레스관리서비스, 환경위생관리서비스, 산업재해예방서비스, 예방접종서비스 등 수많은 1차 예방서비스들이 현재 제공되고 있으며 앞으로 더욱더 많이 제공될 것으로 보인다.

(2) 2차 예방 서비스

질병이 발생한 후 질병의 진행을 막고 질병으로 인한 심각한 장애가 남지 않도록 하기 위해 제공되는 보건의료서비스를 2차 예방서비스라 한다. 질병에 대한 조기진단 및 조기치료를 비롯하여 질병에 대한 진단과 치료를 모두 포함하는 서비스이다. 통상적으로 가장 많은 보건의료서비스가 제공되고 있는 분야로서 우리나라의 경우 2차 예방 서비스의 비중이 매우 높은 편이다.

(3) 3차 예방 서비스

일단 질병이 치료된 후에도 보건의료서비스의 역할은 남는다. 질병으로 인해 신체적, 정신적 장애가 남아 정상적인 신체적, 정신적, 사회적 기능을 발휘하기 어려운 경우에 이를 정상적으로 되돌리기 위해 제공되는 모든 서비스를 3차 예방 서비스라 한다. 대부분의 재활서비스는 3차 예방 서비스에 포함된다. 하지만 2차 예방서비스와 3차 예방서비스와의 경계를 분리하여 생각하기에는 다소 무리한 점도 있는 것이 사실이다.

2) 의료기술의 복잡성에 따른 분류

질병의 종류, 질병이 얼마나 진행되었는가에 따라서 질병의 진단, 치료에 필요한 의료기술의 복잡성에는 차이가 있기 마련이다. 이때 진단과 치료에 투입되는 인력의 종류와 양, 전문화의 정도, 의료시설과 의료기기 등을 기준으로 보건의료서비스의 복잡성을 기준으로 분류해 볼 수 있다.

(1) 1차 (보건)의료 서비스

대부분의 건강문제는 비교적 간단한 의료조치에 의해서 해결 될 수 있다. 이러한 조치를 서비스의 주 내용으로 하는 보건의료를 1차 보건의료서비스라 한다. 1차 보건의료서비스는 오랜 기간동안 전문훈련을 거치지 않은 일반적 숙련의사들이 제공할 수 있는 영역으로 간주되며, 질병 치료에 필요한 시설이나 장비도 간단하며 적은 수의 진료보조 인력을 요구하는 영역으로 볼 수 있다.

이 영역에서 다루는 질병의 발생빈도는 매우 높으며, 1차 보건의료서비스의 공급으로 90%의 의료요구를 해결 할 수 있다는 보고도 있다. 예방접종, 보건교육, 건강증진 서비스, 감기, 설사, 단순한 외상치료, 정상분만 등이 여기 포함된다.

우리나라에서는 대부분의 의원급 개원의들이 1차 보건의료서비스를 담당하고 있다.

(2) 2차 (보건)의료 서비스

1차 보건의료서비스의 수준에서 해결하기 어려운 환자중에서 지역사회단위에 설립될 수 있는 수준의 의료기관, 즉 우리나라의 경우 전문화된 단과전문 의원과 병원급 의료기관에서 감당 할 수 있는 서비스를 말한다. 1차 보건의료서비스에 비해 전문적인 인력과 보조인력이 필요하며 입원시설이나 복잡한 장비가 필요하다. 예를 들면, 급성충수돌기염의 수술, 제왕절개 분만술 등이 이에 해당된다.

(3) 3차 (보건)의료 서비스

2차 보건의료서비스로도 해결할 수 없는 질병들은 3차 보건의료서비스의 대상이 된다. 이 서비스는 특정 의료영역에 대해 보다 전문적인 훈련을 받은 분과전문의를 중심으로 여러 전문인력이 팀을 이루어 제공되며 특수한 시설과 장비가 필요하다. 3차 보건의료서비스를 필요로 하는 대상자는 적지만 서비스를 생산하기 위한 인적자원과 물적자원에 투자비용이 많이 들어가고, 단위서비스의 생산에 역시 많은 비용이 들어가기 때문에 보건의료서비스에서 차지하는 비중은 크다. 우리나라의 경우 의과대학 부속병원들이 대부분 이 서비스를 생산 · 제공하고 있다.

양질의 보건의료서비스 요건

Vouri(1982)는 효과, 효율성, 적합성, 기술적 수준으로 제시하였고 세계보건기구(1967)는 적합성, 효율, 과학적-기술적 질이라는 세 가지 요소로 구분하였다. 여기서 과학적-기술적 질이란 현재 이용가능한 의학지식과 기술을 진료에 적용되는 정도로서 이것은 질 보장(Quality Assurance: QA) 프로그램의 가장 일반적인 목표가 된다. 질이라는 용어가 어떤 제한조건 없이 사용되면 이 요소를 의미하는 경우가 대부분이다.

3. 양질의 보건의료서비스 요건

국민이 필요로 할 때 언제든지, 어디에서나 양질의 보건의료서비스를 받는 것은 보건의료정책의 가장 중요한 목표중의 하나이다. 양질의 의료에 대해서는 그동안 많은 학자들이 조금씩 다른 측면에서 정의한 바 있지만 전체적인 큰 맥락은 거의 유사하다 하겠다. 의료의 질에 대해서는 고전적인 접근으로 Lee & Jones의 정의를 먼저 들게 된다. 이들은 '양질의 의료란 지역사회나 인구집단에 사회, 문화, 그리고 전문분야의 발전에 즈음하여 의료계의 지도자들에 의해서 서비스되고 가르쳐지는 것이다'라고 정의하였다. 이외에도 Esselstyn, Payne, Donabedian 등이 양질의 의료에 대한 개념을 정의하였다. 하지만 고전적이지만 가장 많이 언급되는 양질의 보건의료서비스 요건은 Myers(1978)가 정의한 4가지 요소, 즉 접근성의 용이성(accessibility), 질적 적정성(quality), 지속성(continuity), 효율성(efficiency)이다. 이 4가지를 중심으로 살펴보면 다음과 같다.

1) 접근용이성(accessibility)

접근성이란 환자가 보건의료를 필요로 할 때 쉽사리 서비스를 이용 할 수 있어야 함을 말한다. 개인은 건강과 질병에 대한 개념이 다를 뿐더러 어떻게 치료를 받아야 할지 잘 모르며, 반면 의료가 전문화되어 있어 어느 의사에게 가야할지 결정하기 어렵다. 그러므로 단골의사가 있어 돌봐주고 필요에 따라 해당 전문의나 병원에 의뢰하면 좋다. 그리고 일단 의료기관을 찾았으면 질병의 예방을 포함한 총괄적인 의료서비스를 받아야 할 것이다.

이러한 접근성에도 지리적 접근성, 경제적 접근성, 시간적 접근성 등이 고려되어야 한다. 지리적 접근성은 지역 주민들이 거주하는 지역내에 의료기관이나 의료인이 없다면 의료이용에 애로점이 많이 발생할 것이다. 우리나라의 경우 이러한 해결방안으로 공중보건의 제도나 보건진료원 제도 등을 통해 많은 부분을 해결한 바 있다. 경제적 접근성은 보건의료서비스를 필요로 하는데 돈이 없어서 이용하지 못하는 경우가 적어야 한다는 것이다. 우리나라의 건강보험제도는 경제적 접근성을 높이는데 일조하고 있다. 또한 시간적 접근성은 질병을 가진 환자가 바빠서 의료이용에 장애가 있어서는 안된다는 것이다. 현대인들의 바쁜 직장생활로 인한 노동자들이나 농번기의 농민들의 경우는 시간적인 제약이 따를 수밖에 없기 때문이다.

2) 질적 적정성(quality)

보건의료의 질은 우선 전문적인 능력이 문제된다. 의사는 지식과 기술을 충분히 지니고 있어야 하며 윤리도덕적인 면에 입각해야 한다. 뿐만 아니라 각종 연수교육, 학술잡지, 각종 학술모임 등을 통해 나날이 발전하는 의학을 계속 공부하여야 하며 의사 자신의 능력을 개발시켜 적정 보건의료서비스를 제공할 수 있도록 최선을 다하여야 한다.

우리나라의 경우 건강보험심사평가원의 임무에는 제공된 의료서비스의 '적정성평가'가 포함되어 있다. 현재 질과 관련된 평가가 충실하게 이루어지고 있지는 않지만 다양한 노력을 통해 의료기관의 질적 적정성을 위한 노력에 자극을 주기 위한 활동이 계획되고 있다. 또한 의료기관별로는 다른 의료기관과 차별성을 보이기 위해 다양한 차원에서 질을 높이기 위한 노력을 하고 있다.

3) 지속성(연속성, 계속성, continuity)

의료이용자에게 공급되는 보건의료서비스의 제공이 예방, 진단 및 치료, 재활에 이르기까지 포괄적으로 이루어지는 것을 말한다. 개인적 차원에서는 건강문제를 종합적으로 다룸으로써 육체적인 치료와 더불어 정신적인 안도감을 갖게 하는 전인적 의료(person-centered care)가 지속적으로 이루어지는 것을 말하며, 지역사회수준에서는 의료기관들이 유기적인 관계를 가지고 협동하여 보건의료서비스 기능을 수행하는 것을 말한다.

환자의 입장에서 보건의료서비스의 지속성은 의사나 의료기관간에 긴밀한 협조를 하여 일관된 서비스를 환자에게 제공하는 것이다. 예를 들어, 한 병원에서 진료를 받다가 다른 상급병원으로 이송될 경우 중복된 서비스를 배제하고 신속히 다음 단계의 서비스가 진행될 수 있도록 되어야 한다.

4) 효율성(경제적 합리성, efficiency)

효율성은 경제적 합리성이라고도 하며 한정된 자원을 얼마나 효율적으로 활용할 수 있는가 하는 것은 오늘날 보건의료분야의 매우 중요한 문제이다. 외래에서 치료 가능한 것을 입원시킨다든지 쉽게 조기진료나 예방이 가능한 것을 소홀히 한다면 비효율적이 된다. 아울러 의사에게 적절히 보상하는 문제도 있다. 적절한 보상은 의사로 하여금 계속해서 연구할 수 있는 자극이 될 수 있고, 보상방법에 따라 예방이 강조되기도 하며, 사회적 지위나 명성 또는 신분에 대한 보상은 의사라는 직업에 대한 만족도를 올릴 수도 있다.

표 4-2

양질의 의료서비스 구성요소

구성요소	주요내용
– 접근 용이성	• 개인적 접근성, 포괄적 서비스, 양적인 적합성
– 질적 적정성	• 전문적인 자격, 개인적 수용성, 질적인 적합성
– 지속성	• 개인중심의 진료, 중점적인 의료제공, 서비스의 조정
– 효율성	• 평등한 재정, 적정한 보상, 효율적인 관리

자료 : 서울대학교 의과대학 의료관리학교실 옮김(1996)을 참조하여 재작성

더불어 효율적인 관리운영이 요망된다. 기존 자원을 최대한 효율적으로 활용하여 관리하는 일, 진료시간 약속을 통해 의사와 환자의 시간절약, 적정 인력활용을 통한 업무효율, 의료전달체계의 확립으로 국민의 의료문제를 효율적으로 해결하는 것 등이 포함된다.

의료체계의 궁극적인 목표는 모든 주민들이 이용할 수 있는 좋은 의료를 만드는 것이라는 전제하에서, 미국공중보건학회는 '양질의 의료(good medical care)'의 의미를 분명히 밝히려고 노력하였다. 미국공중보건학회에서 밝히는 양질의 의료의 구성요소들을 정리하면 표4-2와 같다.

이상에서 살펴 본 바와 같이 여러 가지 요소들은 상호연관된 것이며 동시에 상호보완적이라고 할 수 있다. 양질의 의료는 이러한 요소들이 복합적으로 관련되어 모든 국민이 필요할 때 필요한 보건의료서비스를 받을 때 성취되는 것이다.

Ⅲ 보건의료서비스의 질 관리

1. 배경

오늘날 국가마다 시기적인 차이는 있지만 의료정책의 기본과제는 국민의 의료욕구를 충족시켜 주기 위한 이용접근도의 향상, 시설 및 인력 등 의료자원의 양적 확보가 주된 관심사가 되어 왔다. 그러나 의료보험의 도입과 경제수준의 향상으로 이러한 문제들이 일정 수준 해결되었다. 하지만 지속적으로 증가하고 있는 정부 보건의료비의 급속한 증가, 의료기술의 발전, 질적 수준의 문제 사례 발생, 소비자 기대수준의 향상, 의료기관간 경쟁심화 등으로 인해 국가의료체계의 효율성 제고와 의료서비스의 질 향상 문제가 각 국가의 당면과제로 부상하고 있다. 특히 의료서비스의 질에 대한 문제는 의료자원이 합리적으로 사용되지 못함으로써 결과적으로 국가재원의 비효율을 초래한다는 점에서 정책적으로 매우 중요하다 하겠다.

의료의 질은 크게 기술적인 면과 의사와 환자의 관계측면, 그리고 환자의 만족도 등

세가지 요소로 구분할 수 있다. 기술적(技術的)인 면은 의학지식과 기술을 적용하여 위험의 증대없이 편익을 극대화하는 것이다. 대인(對人) 측면은 사회적 가치관 및 규범에 따른 의사와 환자의 관계를 말한다. 만족도는 각종 진료환경이나 편의시설, 각종 서비스, 대기시간 등에 대한 것을 말한다. 의료가 과거의 시혜적 개념에서 권리개념으로, 그리고 공급자에서 수요자시장 개념으로 전환됨에 따라 만족도는 보다 강하게 요망되고 있다. 양질의 보건의료서비스에 대한 요건은 앞의 제2절에서 이미 밝힌 바와 같다.

2. 의료의 질에 대한 최근 개념

1930년대 초 이미 Lee와 Jones가 양질의 의료를 정의하면서 여덟 가지 개념을 말하였다. 양질의 의료란 ① 의과학에 기초를 둔다, ② 예방을 강조한다, ③ 의사와 환자의 긴밀한 협조를 요한다, ④ 전인적인 진료를 한다, ⑤ 의사와 환자 간에 지속적이며 가까운 인간 관계를 유지한다, ⑥ 사회복지사업과 활동을 한다, ⑦ 모든 종류의 의료서비스와 협동을 한다, ⑧ 인간의 필요에 따라 모든 과학적인 현대의료서비스를 제공함을 뜻한다. 이러한 정의는 지금까지도 고전적인 정의로 인식되고 있고 다만 시대적 변천에 따라 의료비, 의료접근도, 효율성 등이 추가되고 있다.

보건의료서비스에 대한 질 관리(quality management)개념이 본격적으로 도입된 것은 1980년대라고 할 수 있으며 전통적인 질 관리 개념에 대한 비판들이 대두되면서 일반기업에서 적용되고 있는 질 관리 방법의 영향을 받아 새로운 접근들이 시도되고 있다. 새로운 개념이 대두되게 된 배경을 보면 다음과 같다.

첫째, 비용과 질은 별도의 과제가 아니라 통합할 때 보다 효율적으로 목표를 달성할 수 있으며, 두 과제를 총괄적으로 관리할 필요성이 있다.

둘째, 종래의 질 관리는 주로 시술을 잘못한 의료제공자 개인에게 초점을 맞추고 행위에 대한 비난으로 이어지는 경우가 많으므로 의료제공자들은 행위를 은폐하는 경향이 있고 질 관리에 효율적이지 못하다.

셋째, 진료가 이루어진 이후에 평가가 이루어지므로 잘못된 진료행위를 예방 할 수 없다.

넷째, 보건의료서비스의 질은 궁극적으로 과정 뿐만 아니라 전체 의료조직의 업무가 서로 원활하게 지원될 때 획득되기 때문에 진료행위자에게만 초점을 맞추는 것은 효과가 적다.

다섯째, 질 관리 활동은 특정 부서의 책임과 활동이라기보다는 의료조직의 성패를 의미하므로 전체조직 차원에서 혁신이 동반되어야 한다.

이상의 개념들에 대한 예로서 진료행위에 대한 통제의 느낌이 강한 '질 보장(quality assurance)'이라는 용어보다는 '질 관리(quality management)'를, 조직이 계속적으로 노력해야 할 과정으로 파악하는 의미에서 '지속적인 질 향상(continuous quality improvement)'이라는 용어들이 제시되고 있으며, '전체적인 조직적 차원에서의 질 관리(total quality management)' 또는 '종합적 질 관리체계(comprehensive quality assurance system)' 등의 개념이 제시되고 있다.

3. 보건의료서비스의 질 평가

보건의료서비스의 생산을 세 가지 요소, 즉 구조, 과정, 결과로 나누는 것은 원래 도나베디안(Donabedian)이 제안한 것으로 일반적인 의료의 질 관리 프로그램 분류법이다.

그림 4-4

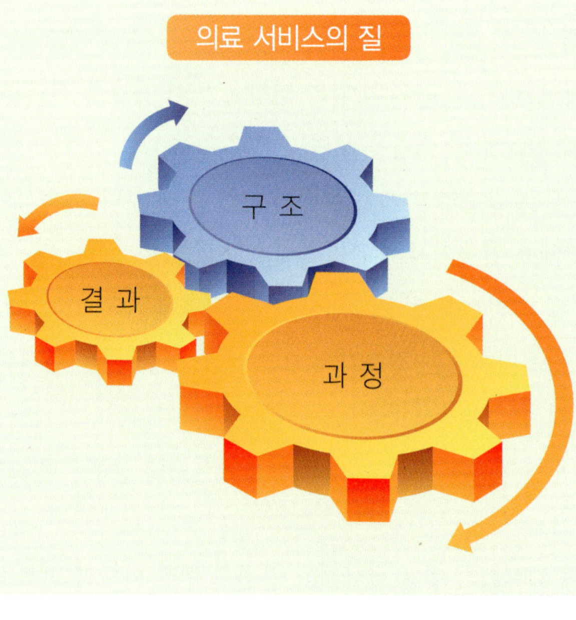

이는 의료시설 및 장비 등이 우수하고 고도의 경험을 가진 우수한 의료인력 등이 갖추어진 의료기관이라면 그 기관의 보건의료서비스 과정이 우수할 것이고 그러한 우수한 서비스 제공과정을 통하여 결과적으로는 양질의 보건의료서비스 결과(치료결과 등)를 가져온다고 보는 것이다. 이러한 3가지 구성요소를 중심으로 살펴보면 다음과 같다.

1) 구조적 접근

구조적 접근의 이론적 근거는 선행조건이 좋으면 나쁠 때 보다 좋은 진료와 좋은 결과를 가져올 가능성이 크다는 것이다. 따라서 구조적 접근은 사전(事前)적인 방법이며 이 방법에는 보건의료과정에 들어오는 투입물, 즉 보건의료인력, 시설 및 장비와 같은 자원이 표준을 만족시키는지 평가하는 것이다.

질 평가에 있어 비교적 측정 및 계량화가 용이하고, 질 향상 사업의 목표를 구체화할 수 있다는 장점이 있다. 구조는 양질의 의료서비스 제공을 위한 전제 조건의 하나이지만 구조적 측면이 잘 갖추어져 있다고 해서 반드시 질적으로 우수한 서비스가 제공되는 것은 아니다.

구조적 접근에 기초한 질 관리 프로그램은 기관과 인력의 신임과 교육이다. 보통 신

JCAHO의 JCI 인증

JCI(Joint Commission International)는 미국 내 의료수준을 평가하는 비영리법인 JCAHO(Joint Commission on Accreditation of Healthcare Organization)가 설립한 국제의료기관 인증기구이다. 이는 해외 의료기관의 의료의 질 관리와 환자의 안전보장을 위해 실시하는 인증제도이다. JCAHO는 매년 미국내 의료기관에 대한 평가결과를 발표함으로써 소비자들이 신뢰할 수 있는 병원에 대해 객관적 판단의 기준을 가질 수 있도록 하고 있다. JCAHO 인증은 법적 규정이나, 의무, 강요에 의해 받는 것이 아니라 의료기관이 자발적으로 받는 것이다. 그럼에도 미국 의료기관의 95%가 JCAHO의 자문과 인증을 받아오고 있는데 이는 환자에게 표준화되고 안전한 의료서비스를 지속적으로 향상시켜 제공하여 의료사고를 방지하고 환자입장에서는 의료기관을 신뢰할 수 있는 근거가 되어왔기 때문이다. 환자들이 의료기관 선택시 가장 기본적으로 확인하는 것이 JCI 인증을 받았는지 여부이다. 이러한 JCAHO의 인증 및 품질개선에 대한 관심이 세계적으로 증대됨에 따라, 1994년 JCAHO는 국제적인 의료평가 프로그램을 만들기 위해 국제적 조직인 JCI를 출범시켰다. 한국에서는 2007년에 세브란스 병원이 최초로 JCI 인증을 획득하였다.

PSRO

1970년대 미국의 질 관리 사업은 두 가지 형태로 진행되었는데 하나는 병원들이 의료공급자로 인증받기 위해서는 JCAH(Joint Commission on Accreditation of Hospitals, JCAHO의 전신)에 의한 신임평가가 거의 강제적인 법적 의무사항이 되어 병원내부의 질 감사를 시행하도록 한 것이고, 또 하나는 PSRO를 설립하도록 한 연방 법률이었다. PSRO는 Medicare, Medicaid, 모자보건사업 등과 관련하여 의료서비스가 꼭 필요한 것이었는지, 의학적인 수준과 기준에 맞는지, 장기치료나 고가치료가 필요했는지, 입원의 타당성이 있는지 등을 검토하였다. PSRO의 병원 내 · 외부 질 감시활동은 의료인들의 자율성에 대한 인권침해라는 저항과 의료비 절감에 대한 회의적인 평가로 인해 1982년 폐지되고 PRO(Peer Review Organization)라는 주 단위의 기구로 대체되어 동료의사에 의한 의료수준을 검토하게 되었다. PRO는 병원, 의사, 간호사에 대한 제재를 가할 수 있는 더 강력한 수단으로 진행되었다.

임에 사용되는 기준은 기본교육이다. 신임에는 3가지 활동이 있다.

(1) 신임제도(accreditation, 인증)

정부기관이나 민간조직이 평가항목을 미리 제시하고 의료기관이 이를 충족하고 있는지를 평가하고 인정하는 과정이다. 이의 효시는 1919년 미국외과학회에서 병원표준화사업을 시작한 것에서 비롯되었다. 현재는 병원신임위원회(joint commission on accreditation of healthcare organization, JCAHO)라는 민간기구에서 정기적인 의료기관 평가를 수행하고 있다.

미국의 경우 의료기관이 자체적으로 신임위원회(credentials committee)를 설치하여 동료심사 결과 등의 자료를 이용하여 정기적으로 의료진의 진료능력을 심사하고 그 결과에 따라 임용 또는 계약, 환자에 대한 진료권한(clinical privilege)의 부여 및 제한 등을 결정하기도 한다.

우리나라에서는 전공의 수련기관을 대상으로 병원신임평가 사업을 시행하고 있는데, 이는 병원의 교육수련 기능에 대한 인증에 속하는 것으로 볼 수 있다. 본격적인 의료기관의 진료기능 인증사업은 2004년부터 정부가 일정 규모 이상의 병원을 대상으로 시작한 의료기관평가로 볼 수 있다.

(2) 면허제도(licensure)

면허 또는 자격인정 제도는 정부 또는 전문가 단체가 사전에 설정한 일정한 능력을 개인이 갖추었음을 증명하면 특정한 직업 또는 업무에 종사할 수 있도록 허가 또는 인정을 해주는 것이다. 면허제도의 경우 의료이용자를 보호할 목적으로 마련된 제도이기 때문에 흔히 최소한의 표준을 설정하여 운영하는 경우가 많다. 국가에 따라서 면허의 유지를 위해 의료인들에게 일정한 시간의 보수교육을 의무화하기도 하며, 면허 취득 후 일정 기간이 경과하거나 심각한 문제가 발생한 경우에 면허의 유지 여부를 재심사하는 경우도 있다.

(3) 자격증이나 회원증제도(certification and/or registration)

민간기관이나 협회가 개인에게 일정한 수준의 자격을 갖추었음을 인정해 주는 과정이다. 이런 자격에는 신임 또는 승인을 받은 프로그램을 마쳤거나, 자격부여 시험에 통과했거나, 일정한 경험을 쌓았거나, 협회회원으로 가입하는 것 등이 있다.

2) 과정적 접근

과정적 접근의 가정은 진료의 모든 단계에서 현재 이용가능한 의학지식과 기술을 충분히 적용한다면, 의학지식과 기술의 적용에 결함이 있을 때보다는 결과가 더 나아질 것이라는 가정이다.

과정은 의료제공자와 이용자 간 또는 이들 내부에서 일어나는 행위에 관한 것으로 의료의 질 평가에 있어 주된 관심 영역이다. 과정에는 질병의 예방, 진단, 치료, 재활 등과 같은 기술적인 측면에서부터 환자들과의 친밀한 관계 형성 등 인간관계의 문제까지도 포함될 수 있다. 의료의 내용과 직접적인 관련이 있으며, 평가 결과를 질 개선 활동에 바로 적용할 수 있고, 결과평가에 비하여 비용과 시간이 상대적으로 적게 소요된다는 장점이 있다. 그러나 평가의 기준을 명확히 설정하기가 어렵고, 과정과 결과가 반드시 일치하지 않을 수 있다는 한계를 가지고 있다.

(1) 내부 및 외부평가

내부평가는 의료기관이 자발적으로 관리하는 활동이며 외부평가는 전문가협회, 교육기관, 법적기구, 연구 집단 또는 상업화된 기업과 같은 기관외부에 있는 단체들이 평가자가 된다. 외부평가는 내부평가보다 눈속임이나 은닉을 한다는 비난은 덜 받는 부분이 있지만 보건의료전문인은 내부 평가결과를 더 잘 받아들인다. 또한 내부평가는 보다 유연하며, 조직적 수단이나 교육적 방법으로 해결할 수 있는 문제를 밝혀내는데 효과적이다.

(2) 의료이용도 조사(utilization review)

의료이용도 조사는 보험자에게 제출하는 진료비청구명세서나 의무기록 등을 통해 제공된 의료서비스가 진료에 필수적인지, 적정한 수준과 강도, 비용으로 서비스가 제공되었는지를 조사하는 방법이다. 이는 의료서비스가 제공되기 전(입원전), 제공 중(입원환자), 제공 후(퇴원환자)서비스로 나누어 조사한다.

의료이용도 조사의 가장 대표적인 예로는 미국의 '동료심사위원회(peer review organization, PRO)'로서 Medicaid, Medicare 가입자들에 대한 의료서비스 적정성, 의학적 타당성, 의학적 필요성 등을 조사하는 것을 들 수 있다.

의료이용도 조사(심사)는 심사의 주체에 따라 외부심사(예: 보험자)와 내부심사(예: 병원내 심사부서)로 나눌 수 있는데, 우리나라의 경우에는 건강보험심사평가원의 진료비 심사가 외부심사 형태의 의료이용 심사기능을 하고 있다.

(3) 임상진료지침

질병별 또는 의료서비스별로 시행기준과 과정에 대한 원칙을 표준화하여 지침을 개발하고 진료행위가 설정된 지침에 따라 수행되었는지를 검토하는 과정이다. 일단 개발된 지침을 적용하여 의료의 질을 평가하는 과정은 비교적 용이하기 때문에 외국에서는 다양한 임상진료지침이 개발되어 활용하고 있다.

(4) 보수교육

보수교육은 보건의료전문인들이 신의료기술이나 신지식 등 시대에 뒤떨어지지 않게 하기 위해서 필요하다. 또한 진료시 발견된 문제점을 고치기 위해서도 보수교육이 필요하다.

3) 결과 측면의 접근

결과는 선행한 의료행위로 인한 의료이용자의 현재 또는 미래의 지식, 태도, 건강상태, 만족도 등의 변화를 의미한다. 결과는 신체적인 것뿐 아니라 심리적, 사회적인 요소까지 포함한다. 결과측면의 접근법은 의료행위의 궁극적인 목적과 직접 관련이 있다는 장점을 가지고 있으나, 의료행위 외에도 다른 요소들(예: 질병의 중증도, 환자의 심리적 특성, 개인의 행태, 사회경제적인 상태 등)이 결과에 영향을 미칠 수 있기 때문에 의료서비스 이용으로 인한 효과를 판단하기 어렵다는 단점이 있다. 이 때문에 결과를 비교하는 경우에는 결과에 영향을 미칠 수 있는 교란요인에 대한 적절한 통제가 필요하다.

일반적으로 결과측면을 측정하기 위하여 사용되는 주요 변수들로는 사망률, 이환율, 퇴원시의 상태 등이 있다.

(1) 고객만족도 조사, 의료서비스 평가

각 의료기관이 제공한 의료서비스의 질적 수준 평가자료나 환자만족도 조사 등을 공개 배포함으로써 의료기관이 자체적으로 서비스 질을 높이도록 유도하는 방법이다. 이러한 경쟁을 유도하면 효과적인 면도 있을 수 있으나 의료계의 반발이나 과열경쟁을 부추길 수도 있다.

(2) 진료결과 평가

이러한 방법에는 이환율, 사망률, 합병증, 재입원률, 재수술률 등의 지표를 공표하는 것이다. 이러한 공표를 통해 의료기관 선택시 국민의 선택권을 높인다는 측면이 있으나 환자의 질병중증도 보정문제, 환자의 여러 기관 진료시 어느 의료기관에서 악화 또는 완화되었는지 알기란 어렵기 때문에 신중을 기해야 한다.

그림 4-5

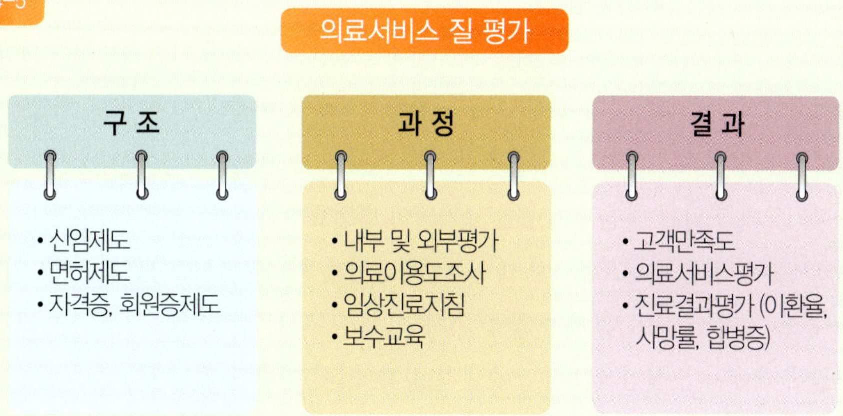

4. 우리나라의 보건의료서비스 질 관리

국내 병원에서 의료의 질에 대한 체계적인 논의가 시작된 것은 1981년 대한병원협회에 의해 병원표준화심사가 시작될 당시로 거슬러 올라갈 수 있다. 이후 병원계에서 질 관리라는 개념이 본격적으로 논의되기 시작한 것은 한국의료QA학회가 설립되면서 부터이며, 1999년부터는 표준화심사 내용에 적정진료관리와 의료이용 평가(utilization review) 부분이 강화되면서 관심이 더욱더 높아져 가고 있다. 특히, 1990년대 중반 이후 의료환경이 급격히 변하면서 병원들은 보다 효율적인 의료서비스 제공방식을 모색하는 한편, 환자들에게 보다 양질의 의료서비스를 제공함으로써 경쟁력을 제고하기 위해 병원 차원에서 질 향상 사업을 추진하게 되었다. 또한 정부에서도 질 관리 사업에 대한 관심을 기울이면서 의료의 질에 대한 요구가 거세졌으며 이러한 지원을 위해 제도적 마련과 의료기관평가 및 의료기관인증 등을 실시해오고 있다.

1) 병원신임평가(수련환경평가)

병원신임평가사업은 '병원의 진료윤리, 건물 및 기능의 안전도, 의사업무의 조직화, 진료수준, 시설장비 및 경영관리 면에서 일정한 기준을 설정하여 모든 병원이 여기에 도달 할 수 있도록 동기를 부여함으로써 병원의 수준을 향상 발전시켜 환자에게 최선의 진료를 제공하는 것으로써 국민의 신뢰와 존경을 받는 병원상을 정립하고자 하는 병원계의 자율적인 질 관리활동'이라고 할 수 있다.

국내의 병원신임제도의 효시는 1963년에 도입된 수련병원 인정제도이다. 1967년 대학의학협회가 담당하다가 1967년에 대한병원협회로 이관되었다. 또한 병원계에서 병원의 윤리성을 제고하고 환자에 대한 적정진료를 보장하기 위한 대책방안으로 병원표준화제도의 도입에 대한 필요성이 제기되어 병원표준화추진위원회를 발족시켜 1981년에 118개 병원을 대상으로 1차 병원표준화심사를 실시하였다. 병원표준화사업의 교육과 홍보, 문제점 검토 및 개정 등을 거쳐 1991년부터는 심사결과 일정수준에 도달하는 병원에 대해서는 신임기간을 2~3년 인정하여, 이 기간 중에는 현지 심사를 생략하고 서류심사로 대체토록 하였으며 국민들의 의료서비스에 대한 욕구에 부응하기 위하여 1995년도에는 서비스평가 부문을 실시하였다.

1996년도에는 응급의학과, 핵의학과, 산업의학과가 신설됨에 따라 표준화심사대상과목에 포함되게 되었다. 수련병원실태조사는 병원표준화사업이 도입된 후 표준화심사와 함께 실시되며 2003년도부터 '병원신임평가'사업으로 그 명칭을 변경하여 실시하여 오다가 현재는 법령개정으로 '수련환경평가'라는 명칭을 사용하고 있다.

2) 의료기관 인증제도

(1) 추진 배경

국내 의료기관평가제도는 우리나라 보건의료 전반의 문제점을 검토하고 개혁과제를 도출하기 위해 운영된 의료보장개혁위원회의 제안으로 2004년부터 본격 도입되었다. 주로 종합병원 이상을 대상으로 강제평가방식으로 운영된 의료기관평가제도는 의료서비스에 대한 의료기관의 관심 제고, 서비스 수준 향상, 임상 질 지표 도입 등 일부 긍정적인 성과를 달성하였다.

그러나 언론, 소비자단체, 의료기관 등을 통해 평가서열화에 따른 병원 간 과잉경쟁 유발, 전담조직이나 전담 전문인력 부재에 따른 평가의 전문성 및 객관성 미흡, 구조적 측면 평가로 인한 불필요한 비용 부담 발생, 강제평가로 인한 의료기관의 자발적 질 향상 동기 부재 등 문제점이 지속적으로 제기되었다. 정부는 의료기관평가의 문제점을 개선하고 의료기관의 자발적이고 지속적인 질 향상을 유도하기 위해 2008년 '의료기관인증제'를 국정과제로 선정하였으며, 운영 실태 점검, 정부업무평가위원회의 심의를 거쳐 개선방안을 마련하고 다양한 이해관계자가 참여하는 '의료기관평가 인증추진위원회'를 운영하여 의료기관 인증제로 전환을 추진하였다.

또한, 2010년 7월, 의료법 개정을 통하여 의료기관 인증제 시행의 법적 근거를 마련하고, 2010년 10월에 인증전담기관인 의료기관평가인증원을 설립하였고 2011년 1월 24일부터 의료기관의 자율신청에 의한 의료기관 인증제도를 시행하고 있다. 또한, 2020년 3월 의료법 개정을 통하여 인증 취소 조건을 강화하고, 사후관리의 법적 근거를 마련하였다.

(2) 주요내용

의료법 제58조(의료기관 인증)에 의하면 보건복지부장관은 의료의 질과 환자 안전의 수준을 높이기 위하여 병원급 의료기관에 대한 인증을 할 수 있도록 정하고 있다. 이와 같이 병원급 의료기관의 자율신청을 원칙으로 하고 있으나, 요양병원은 보건복지부령으로 정하는 바에 따라 보건복지부장관에게 인증을 신청하여야 한다.

또한 인증 받은 의료기관에 인증서를 교부하고 인증마크를 사용할 수 있도록 하고 있으며, 의료기관의 인증등급, 인증 유효기간 및 평가결과 등은 인터넷 홈페이지를 통해 공표하여 국민들이 의료기관 질 관련 정보를 쉽게 열람할 수 있게 하였다.

(3) 의료기관 인증제도의 시행

의료기관 인증제는 보건복지부가 주관한다. 보건복지부 장관은 의료기관 인증에 관한 주요 정책을 심의하기 위하여 보건복지부 장관 소속으로 의료기관인증위원회를 두어 의료기관단체, 노동계 · 시민단체 · 소비자단체, 보건의료 전문가, 정부 등의 참여하에 의료기관인증에 관한 주요 정책을 결정하고 있다. 또한, 의료기관 인증을 목적으로

그림 4-6

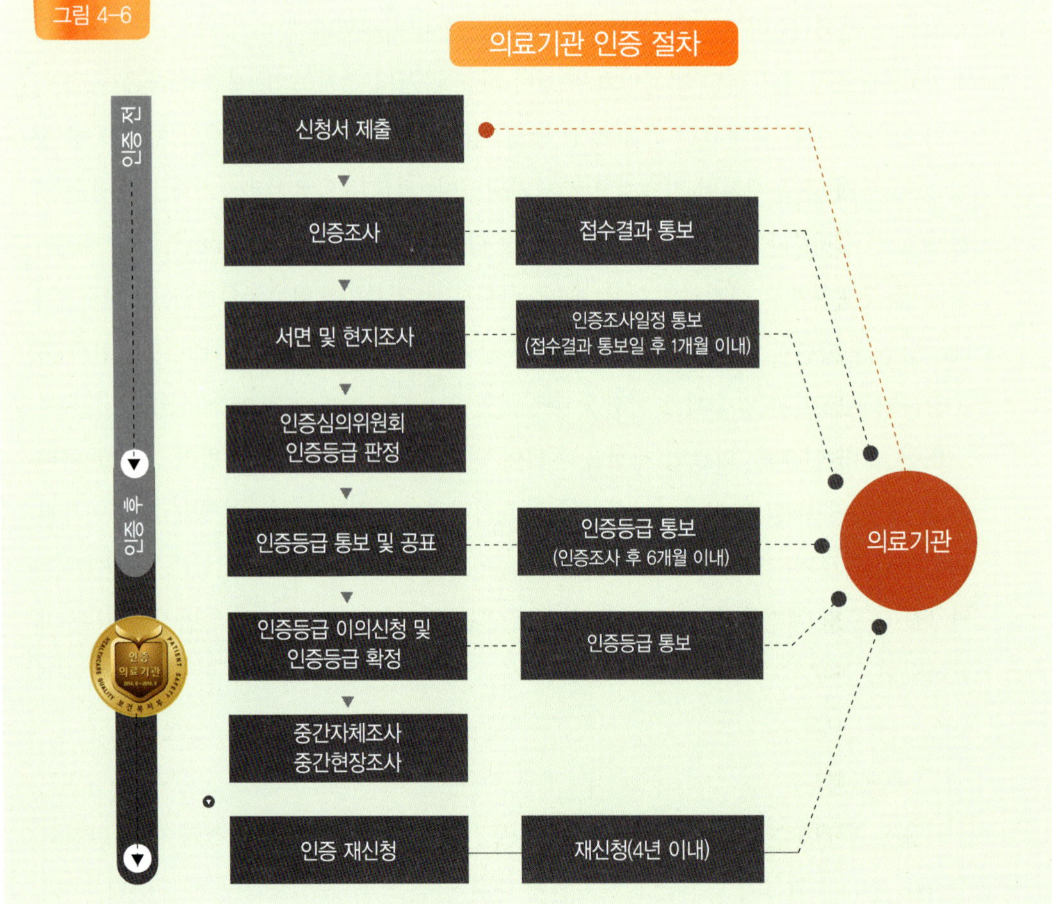

보건복지부 장관의 허가를 받아 설립된 비영리법인 인증전담기관(의료기관평가인증원)에 인증제 개발 및 시행, 조사위원 교육, 결과 분석 · 종합 및 평가결과 공표 등의 업무를 위탁함으로써 의료기관 인증제의 전문성과 공정성을 기하고 있다.

의료기관 인증제는 의료기관의 자율신청에 의해 조사일정을 수립하여 서면 및 현지 조사를 실시한 후, 조사결과 및 인증등급에 관한 이의신청 절차를 거쳐 최종적으로 인증등급을 공표하고 인증서를 교부한다. 현지조사는 개별 환자 추적조사와 시스템 추적 조사를 통해 환자의 진료과정 중심으로 조사하게 되며, 조사위원은 의료기관이 자율적으로 제정한 규정에 따른 수행정도를 조사함으로써 의료기관이 업무의 표준화를 통해 환자안전을 강화할 수 있도록 지원하고 있다.

또한, 인증 의료기관이 인증 후에도 지속적으로 기준을 준수하도록 유도하고 있다. 인증 의료기관은 유효기간 내에 인증기준에 따라 자체점검하거나 조사위원에 의한 현장조사를 받게 되고, 인증 획득 시 제출한 개선 계획에 대한 개선 활동 결과 보고서를 제출하는 등의 '중간자체조사, 중간현장조사, 수시조사 등'의 '사후관리'를 강화하여 시행하고 있다.

그림 4-7

의료기관 인증 조사 기준

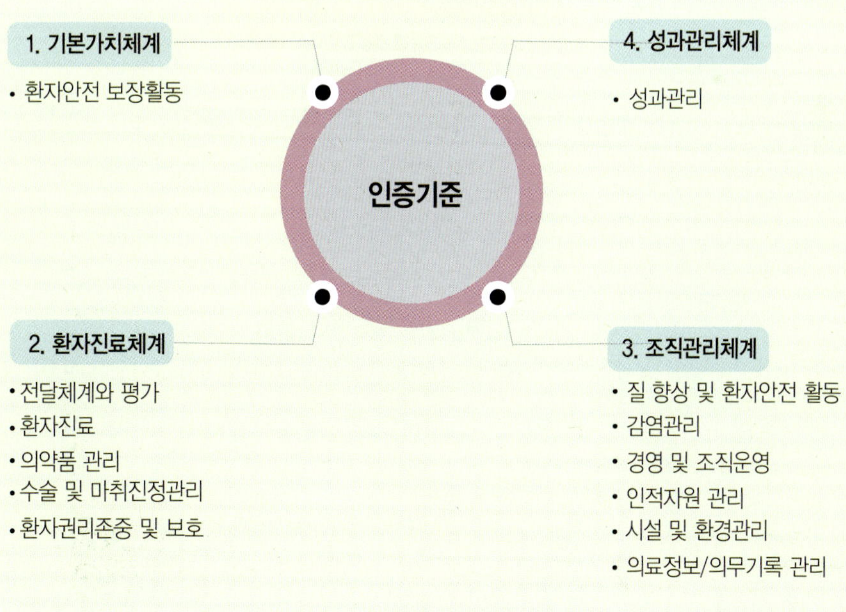

의료기관 인증기준은 국제 수준에 부합하는 의료의 질 향상 및 환자 안전의 수준 제고를 목표로 개발하였고, 국제인증을 획득(IEEA, 2018년 개정 공표된 3주기 급성기병원 인증기준)하였다. 그리고 메르스 이후 의료기관 내 감염 예방 및 관리 활동 내용을 지속 강화하여, 현재 4주기 급성기병원 인증기준은 4개영역, 13개 장, 92개 기준, 512개 조사 항목(일반병원 · 종합병원 · 상급종합병원)으로 구성되어 있다.

의료기관의 인증등급은 인증, 조건부인증, 불인증의 3개 등급으로 구분되며, 정부는 인증을 받은 의료기관의 인증등급과 평가결과 등을 인터넷 홈페이지를 통해 상시 제공함으로써 국민의 알권리와 의료기관 선택권을 보장하고 있다. 또한, 인증결과를 상급종합병원, 연구중심병원 · 수련병원 · 전문병원 지정 요건으로 활용함으로써 우수한 의료기관이 진입할 수 있도록 정책적 연계를 강화하고 있다.

(4) 의료기관 인증제의 기대효과

의료기관 인증제를 통해 의료기관의 자발적 질 향상 노력을 유도하여 환자안전 수준 제고와 의료의 질 향상을 도모할 수 있게 되며, 인터넷을 통해 인증결과를 공표함으로써 소비자의 알권리가 강화된다. 이를 통해 국민들(소비자)은 의료기관 이용시 인증 받

표 4-3

인증 등급 및 인증 기간(4주기 급성기병원)

등급	인증 기간	종별	1. 필수 항목	조사항목 평균 점수			비고
				2. 전체	3. 기준별	4. 장별	
인증	4년	병원	'하' 없음	8점 이상	모든 기준 5점 이상	모든 장 7점 이상	1-4 모든 조건 충족해야 함
		종합병원					
		상급종합병원		9점 이상		모든 장 8점 이상	
불인증	-	병원	'하' 1개 이상	7점 미만	5점 미만 3개 이상	7점 미만 1개 이상	1-4 중에서 한 개라도 해당되면 불인증
		종합병원			5점 미만 2개 이상		
		상급종합병원		8점 미만	5점 미만 1개 이상	8점 미만 1개 이상	
조건부 인증	1년	필수 항목에서 '하'가 없으면서, 조사항목 평균점수(전체, 기준별, 장별)가 인증과 불인증에 해당되지 않는 모든 경우					

그림 4-8

인증마크의 도안

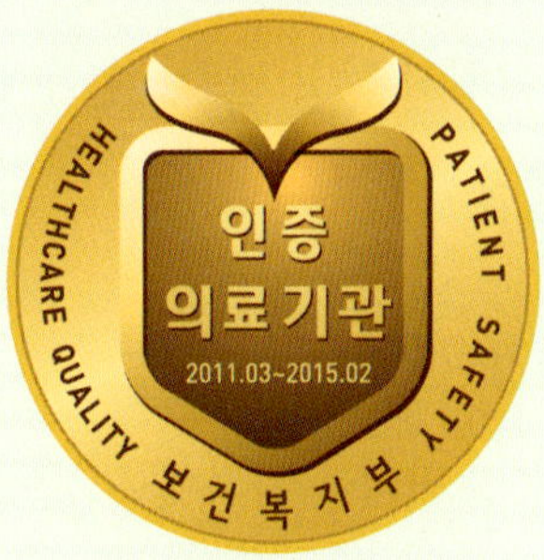

은 의료기관을 선택할 수 있게 되며, 환자안전이 보장되는 양질의 의료 서비스를 제공받을 수 있게 되어 의료기관 이용에 따른 만족도가 향상될 것으로 기대된다. 또한, 인증을 받은 의료기관은 매년 자체적인 질 관리를 수행하여 보고하게 함으로써 전반적인 의료 질 향상을 도모할 수 있으며, 인증마크를 활용한 홍보 등을 통해 경쟁력을 확보할 수 있게 되며, 궁극적으로는 우리나라 의료서비스의 질적 수준 향상에 기여함으로써 국민의 건강 증진을 도모할 수 있게 될 것이다.

3) 건강보험심사평가원의 심사평가제도

의료기관에서 진료를 받았을 때 의료기관은 총 진료비 중 일부를 환자에게 받고, 나머지는 건강보험심사평가원에 청구를 하게 되는데, 건강보험심사평가원은 청구된 진료비에 대한 심사를 통하여 진료가 적정하게 이루어졌는지에 대한 평가를 하게 된다. 즉 병 · 의원, 약국 등에서 환자를 진료하고 그 진료비를 건강보험법에 인정하는 기준으로 올바르게 청구하였는지를 확인(심사)하여 의료 보장 취지에 합당한 적정진료 보장과 부적절한 진료비용의 발생 방지를 도모하고 있다. 그리고 의 · 약학적면과 비용효과적인 면에서 진료가 적정하게 이루어 졌는지를 평가하여 의료기관에 그 결과를 알려줌으로써 의료서비스의 질을 향상(부적절한 진료의 최소화, 진료의 오 · 남용 예방, 효과대비 경제적인 진료 권장)시킬 수 있도록 돕고 있다.

적정성평가는 평가대상으로 선정된 의료서비스를 제공하는 모든 의료기관을 대상으로 수행된다. 그리고 평가항목의 특성에 따라 기관별, 지역별, 수술별 또는 상병별 등의 단위로 수행될 수 있으며, 많은 평가가 의료기관(의원, 병원)을 단위로 수행되고 있다. 적정성평가 기능은 평가결과를 이용하여 평가결과가 낮은 의료기관에 벌을 주는 것이 목적이 아니며, 의료기관으로 하여금 의료서비스의 수준을 향상시키도록 유도하는데 있다. 적정성평가는 평가로 그치지 않고 건강보험심사평가원 홈페이지를 통하여 일반 국민에게 평가결과의 일부를 제공하고 있다.

4) 병원자체의 질 관리 사업

최근 들어 병원단위에서의 질 관리 사업의 중요성이 대두됨에 따라 현재 종합병원급 규모에서는 대부분 질 관리 전담부서를 설치하여 서비스 개선 및 의료의 질 향상을 위한 노력이 이루어지고 있다. 질 관리 활동이 성공적으로 정착되는 병원들을 분석한 결과에 따르면 병원경영자의 적극적 의지와 지원, 의사들의 적극적 참여, 경영활동과 질 관리 활동의 긴밀한 연계, 효과적인 질 관리 팀단위의 활동 등이 중요한 성공요소로 제시되고 있어 이에 대한 체계적인 노력이 요구되고 있다. 특히 향후 의료시장의 경쟁 심화, 의료소비자의 높은 서비스 요구, 의료기관 평가 등 외부환경에 의해 의료의 질 관리 사업은 의료기관의 가장 중요한 사업 중의 하나로 이루어질 것이다.

향후 우리나라에서 의료의 질 관리 정책을 수립함에 있어 고려되어야 할 과제들을 살펴보면 다음과 같다.

첫째, 의료의 질에 대해서는 의료전문가나 의료소비자, 그리고 정책담당자들이 국내 실정에 맞는 의료의 질 개선 목표와 접근방안을 모색하고 합의해 나가는 노력이 선행되어야 한다.

둘째, 질 관리와 관련된 기존의 사업과 정책들을 질 향상 목표에 부응할 수 있도록 개선하는 노력이 뒤따라야 한다. 구체적인 예로서 의료기관 인증제나 진료비 심사제도를 이용하여 질 향상 목표를 효과적으로 달성할 수 있는 방향으로 개선시켜 나가야 한다.

셋째, 의료의 질에 있어 의료전문가의 인식과 관심이 중요한 만큼 각 전문학회 단위에서 질 관리에 대한 보수교육을 활성화시키는 것이 필요하며, 참여를 유도하기 위한 다양한 유인들이 모색되어야 한다.

넷째, 질 관리 사업은 실제로 많은 비용과 시간이 소요되기 때문에 병원단위의 다양한 시범사업이 시도될 필요가 있으며, 전문가 단체가 중심이 되어 실제로 적용할 수 있는 진료지침의 개발이 필요하다.

다섯째, 질 관리 활동은 의료인의 자발적인 참여가 필수적이므로 의료제공자가 질을 향상시킬 수 있도록 긍정적 유인을 제도적으로 지원할 필요가 있으며 각종 법적, 제도적 지원방안이 함께 모색되어야 한다.

Ⅳ 보건의료서비스의 사회경제적 특징

보건의료서비스는 보통의 재화와는 구별되는 몇 가지 특성이 있다. 이러한 특성들로 인해 완전 자유경쟁에 맡기기 보다는 국가의 일정부분 개입이 정당화되고 있다. 보건의료서비스가 가지는 이러한 몇 가지 특성들을 살펴보면 다음과 같다.

1. 소비자의 무지(정보의 비대칭성)

보건의료서비스에는 소비자의 무지가 존재한다. 병이 났을 때 어떤 종류의 병이며 어떤 치료를 받아야 하는지에 대한 지식이 보건의료서비스 공급자에게 편중되어 있다. 때문에 제공되는 서비스의 종류나 범위의 선택에서 소비자는 공급자인 의료인에게 크게 의존할 수밖에 없다.

로머의 법칙

로머(M. Roemer)는 '공급된 병상은 채워지기 마련이다(Beds supplied are beds filled)'라는 표현을 통하여 보건의료 부문에서 발생하는 공급에 의한 수요 창출을 묘사하고 있다. 혹자는 이러한 표현을 '로머의 법칙(Roemer's Law)'이라고 칭하기도 한다.

소비자의 무지는 의사가 환자의 의료수요를 유발하는 의사유인수요(physician induced demand)의 직접적 원인이 되기도 하며, 따라서 보건의료부문에 '공급이 수요를 창출'한다는 고전경제학에서의 세이의 법칙(Say's Law)이 적용되는 기틀이 되기도 한다. 만일에 공급자에 의하여 창출된 수요가 필요 이상의 서비스라면 우리는 이러한 부분을 수요자에 의하여 발생하는 도덕적 해이(moral hazard)에 대비되는 공급자에 의한 도덕적 해이라고 한다. 보건의료는 도덕적 해이가 수요자 뿐만 아니라 공급자에 의해서도 발생하는 특이한 분야이다.

예를 들어, 감기로 머리가 며칠간 매우 아픈 사람이 의사를 찾았을 때, 의사가 뇌출

그림 4-9 보건의료서비스의 사회경제적 특징

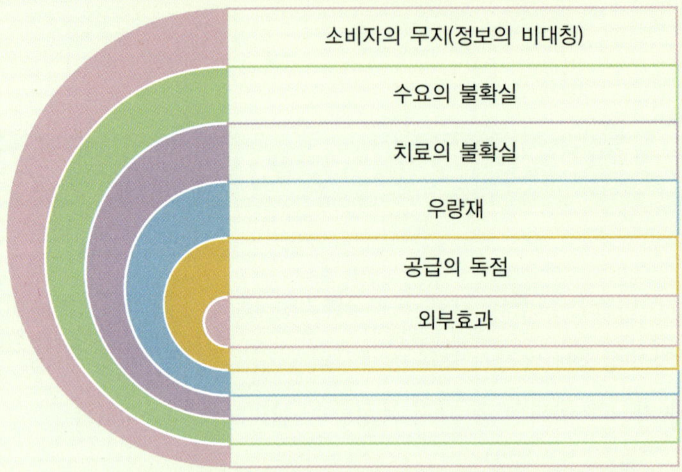

도덕적 해이

의료보험에서의 도덕적 해이(moral hazard)는 의료보험 급여와 함께 발생하는 소비자의 행태변화를 말한다. 예를 들어, 의료보험적용 대상자의 경우 필요 이상으로 의사 방문횟수를 늘리거나 비싼 서비스를 요구할 수 있으며, 건강증진을 위한 노력을 게을리 할 가능성이 있다. 이러한 도덕적 해이는 의료서비스의 가격 중 본인부담분을 높임으로써 어느 정도 줄일 수 있다.

혈이나 뇌암이 의심된다며 고가의 의료검사를 권유하는 경우 이를 거부하기란 쉽지 않다. 또한 고가의 검사 이후에도 뇌출혈이 발견되지 않았다는 의사의 설명에 안도하게 되지 왜 과잉검사를 하였냐고 항의하는 경우란 드물다. 즉 다른 상품이나 서비스는 소비자가 그 구입여부를 주로 결정짓는 반면, 보건의료서비스는 보건의료인이 구입여부에 미치는 영향이 매우 크다.

최근 의학지식의 보급 및 정보기술의 발달로 정보의 비대칭성이 과거보다 완화되고 있지만, 여전히 시장을 통하여 적절하게 자원이 배분되기를 기대하기는 어렵다. 이러한 이유로 의료제공자에게 충분한 설명에 근거한 동의(informed consent)를 법적으로 의무화하거나, 제3자가 의료공급자에 대한 가격 및 품질 정보를 소비자에게 제공하기도 하는 등 의료의 질 관리를 위한 다양한 보건의료규제 제도가 운영된다.

2. 수요의 불확실성

보건의료는 수요가 불확실하고 불규칙적이다. 대부분의 다른 재화는 소비자가 미래에 필요하게 될 수요량은 어느 정도 예측할 수 있다. 그러나 보건의료는 보건의료서비스의 특성상 언제, 어떤 종류의 질병이 발생할지 미래의 수요를 예측하기란 극히 어렵다. 이는 의료수요 발생의 전제조건이 되는 질병이나 사고의 발생자체를 예측한다는 것은 거의 불가능하기 때문이다. 또한 일단 질병이 발생하더라도 개인 또는 가계경제에 막대한 영향을 미칠 비용도 미리 예측할 수도 없다.

이러한 수요의 불확실성과 불규칙성에 집단적으로 대응하기 위한 경제적 수단으로 의료보험을 갖게 되며 보험을 통하여 미래의 불확실한 큰 손실을 현재의 확실한 적은 손실로 대체하는 것이다. 따라서 수요의 불확실성에 대한 경제적 대응책인 의료보험은 예기치 못한 재산상의 손실로부터 보험가입자를 보호하는 것이 최우선 목적이다.

3. 치료의 불확실성

질병이 발생한 이후 치료절차와 치료결과를 예측하는 것도 명확하지 않다. 이러한 치료결과의 불확실성 때문에 환자들은 의료서비스의 질적, 양적 향상에 대한 욕구가 존재하게 된다.

양질의 불확실성에 대한 소비자들의 개선욕구는 치료의 불확실성에서 비롯되는 것으로 정부나 민간의료기관으로 하여금 규제 혹은 의료기관간의 경쟁을 통하여 질적인 측면에서 적절한 대응을 유도해야 한다. 예를 들어, 면허소지자인 의료인들로 하여금 일정기간 동안 직무와 관련된 재교육을 받도록 법적으로 강제하는 것도 치료의 불확실성을 낮추는 방법이다.

치료의 불확실성과 관련하여 공급자인 의료제공자가 명심해야 할 사항은 의료인은 환자에게 치료결과의 불확실성에 대하여 정확히 인지시켜야 할 의무가 있다는 것이다. 이것은 치료의 불확실성에 관하여 공급자인 의사가 할 수 있는 최소한의 의무이다.

4. 우량재(merit goods, 가치재)

보건의료서비스는 우량재(merit goods)에 해당한다. 즉 우량재는 교육, 주택, 의료 등 소득수준과는 상관없이 모든 사람들이 필요로 하는 재화나 서비스를 말한다. 국민누구나 생존에 필요한 최소한의 보건의료서비스를 향유할 권리가 있으며 헌법에 명시된 건강권이 이를 뒷받침하고 있다. 교육이 그러하듯이 보건의료서비스 역시 소비를 통해 국민 개인 뿐만 아니라 국가 전체에도 장기적 편익을 가져다 주기 때문에 국가의 책임하에 기본적인 서비스의 제공이 이루어 져야 한다.

개인의 건강상실은 자신은 물론 가족과 사회에 경제적 혹은 비경제적 손해를 초래한다. 다시 말해, 적절한 보건의료서비스를 통하여 건강을 보호한다는 것은 질병의 파급효과를 줄이게 되며 그 혜택은 당사자 뿐만 아니라 그 가족 혹은 사회전체에 돌아가기 때문에 우량재적 성격을 지닌다.

5. 공급의 법적 독점

다른 상품이나 서비스와는 달리 보건의료서비스는 국가면허를 가진 한정된 사람에게만 독점적으로 주어짐으로써 생산부문의 독점이 형성되어 있다. 사람의 생명을 다루는 서비스의 특성상 일정수준 이상의 자격과 훈련기간을 습득한 사람들만이 서비스를 제공하게끔 하는 것은 어찌 보면 당연한 것이다. 이러한 이유 때문에 의과대학 신설이나 의과대학 정원 등에 대해 시장기능에 맡길 수가 없으며 국가에 의한 공급자 자격을 정하여 관리하고 있다.

하지만 근래에 오히려 이러한 의사인력에 대한 법적 독점으로 인해 의료인들이 이익단체를 결성하고 막대한 자금을 갹출하여 막강한 정치 로비력을 과시할 뿐만 아니라 정책당국의 보건의료정책에 대해 본인들의 의도와 다를 때에는 정치권, 학계 또는 언론계를 대상으로 반대 로비는 물론 진료거부나 투약거부 등 불법행위를 함으로써 어떤 면에서는 국민건강을 위협하는 독소적인 역할을 하고 있음도 사실이다.

6. 외부효과(external effect)

보건의료서비스는 외부효과(external effect)를 유발한다. 예를 들어, 한 공장에서 공해가 나오는 물질로 상품을 싸게 만들면 상품은 싸게 공급되지만 그 공해로 인해 다른 사람들이 피해를 보는 경우가 해당될 수 있다. 이런 경우 정부는 시장기능이 아닌 공해규제 정책을 통해 각 공장에 공해방지 장치를 갖추게 하거나 공해유발부담금을 거두어 공해정화에 사용한다. 보건의료서비스의 경우, 감염성 질환에 대한 예방 및 치료는 감염병 감염의 경로를 차단하므로 예방접종을 받지 않은 다른 사람들에게도 큰 영향을 미친다. 총인구 중 상당비율의 사람들이 특정질환에 대한 면역력을 획득하게 되면 다른 사람들도 감염을 받을 위험이 적기 때문이다. 전통적으로 공중보건사업은 대부분 외부효과를 가지는 것으로 알려져 있다.

외부효과

생산자(공급자)의 이익이나 손해와는 관계없이 타인(소비자나 여타 사회적 구성원)에게 이익(사회적 후생)을 주거나 손해(사회적 비용)를 주는 것을 말한다. 여기에는 외부경제효과와 외부불경제효과가 있는데 외부경제효과는 특정한 재화를 생산하는 과정에서 생산자가 얻는 이익보다 사회전체가 얻는 이익이 큰 경우, 또는 생산자가 부담하는 비용이 사회전체 구성원들이 부담하는 비용보다 큰 경우이다. 예를 들어 학교설립을 통한 교육서비스의 생산 · 공급 때문에 많은 사회구성원들이 교육서비스를 수혜할 수 있게 한다거나, 개발계획으로 인접 지역의 고용이 증대되는 현상 등이다. 외부불경제효과는 특정한 재화를 생산하는 생산자의 이익이 사회전체 구성원들이 얻게 되는 이익보다 큰 경우, 반대로 생산자가 부담하는 비용이 사회전체가 부담하는 비용보다 작은 경우를 말한다. 예를 들면, 공해배출로 인한 지역 환경의 파괴나 주민 생존 위협 등이다.

외부효과 때문에 보건의료서비스의 생산 및 소비는 순수하게 시장기능에만 맡겨 놓을 수 없다. 예방서비스를 예를 들면, 만일 보건의료서비스가 민간시장에 의해 전담되는 경우 서비스 공급자들은 수익성이 큰 2, 3차 서비스의 제공에 치중하는 반면, 수익성이 약한 1차 서비스나 예방서비스를 등한시 함으로써 질병으로 인한 고통 증대 뿐만 아니라 건강유지에 필요한 의료비의 증대까지 초래한다.

이러한 현상은 소비자들에게도 마찬가지이다. 정부가 적극적으로 개입하여 예방접종이나 기타 예방 보건의료서비스를 제공하지 않을 때에는 당장 병에 걸리지 않은 소비자들은 예방접종 등을 선호하지 않는다. 이는 예방접종이 필요하기는 하나 요구되지는 않는다는 것을 의미한다. 따라서 예방서비스를 민간시장에 맡겨 놓으면 사회적 편익을 최대로 하는 적정량의 예방서비스는 제공되지 않는다. 이 경우 정부는 시장에 개입하여 직접 예방서비스를 제공하거나 가격보조를 통해 적정량의 서비스를 제공하게 된다.

V 보건의료서비스와 정부의 역할

사회주의 국가는 물론이고 대다수의 자본주의 국가에서도 보건의료서비스에 대해 많은 규제정책이 시행되고 있으며 영국과 같은 나라에서는 국가가 직접 모든 국민의 보건의료서비스를 책임지고 공급하는 국가보건서비스(NHS)를 시행하고 있다. 이와 같이 다른 재화나 서비스와는 달리 보건의료서비스의 생산과 제공에 국가가 직접 관여하는 이유는 4절에서 살펴본 바와 같은 보건의료의 사회경제적 특성을 지니고 있기 때문이다. 보건의료서비스가 시장의 기능에 의해 자동 조절되지 않은 이러한 시장실패(market failure) 때문에 국가의 개입 또는 규제가 불가피하다.

시장실패

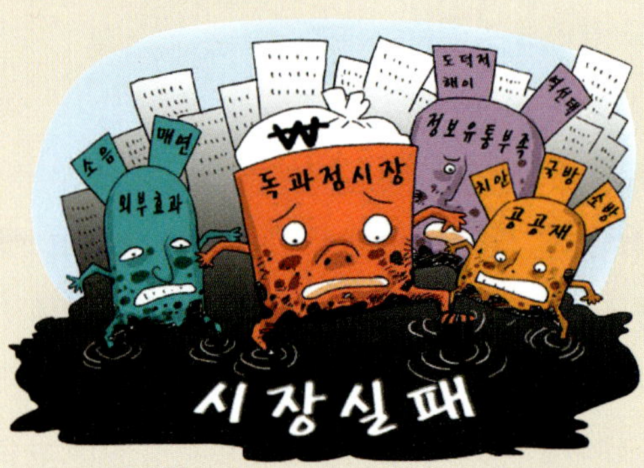

시장실패란 경제활동을 자유시장 기구에 맡길 경우에 효율적인 자원배분 및 균등한 소득분배가 실현되지 못하는 상황을 말한다. 이의 원인으로는 재화의 외부효과의 발생, 공공재의 존재, 정보의 불확실성(비대칭성), 자연독점, 소득분배의 불공평성 심화 등을 들고 있다. 시장실패를 교정하기 위해 정부의 개입이 필요하게 되는데 정부의 역할로는 공적공급, 정부의 직접공급, 보조금 등 금전적 수단을 통해 유인 구조를 바꾸는 공적유도, 그리고 법적 권위에 기초한 정부규제 등을 들고 있다.

1. 정부개입의 필요성

앞 절에서 살펴본 바와 같이 보건의료서비스는 다른 재화나 서비스와는 다른 사회경제적 특징이 있음을 살펴보았다. 이러한 사회경제적 특징으로 인해 국가는 불가피하게 보건의료서비스에 개입할 수밖에 없다.

전 국민 누구나 할 것 없이 보건의료서비스를 이용하지 않을 수 없으며 건강한 사람도 잠재적인 수요자이다. 보건의료서비스 공급자 측면을 보면 정부가 부여한 법적 독점으로 인해 소비자에 대해 우월적인 지위를 확보하고 있다. 이러한 공급자 독점은 정부 정책이나 소비자단체들이 보건의료서비스에 개입하여 소비자의 권익을 보호하고자 하는 근거가 된다.

이러한 보건의료의 정부개입이 필요하게 된 이유는 보건의료서비스 시장에서의 시장기능의 실패, 과도한 의료비 지출 및 재정난 가중, 인력 · 시설 · 장비 등의 비효율적인 자원배분으로 인한 보건의료체계 개편 필요, 인간의 생존권적 기본권으로서의 적극적인 의미의 건강권 대두 등이 보건의료서비스에 대한 정부의 적극적인 개입 또는 역할을 시도하게끔 만들었다. 자유시장경제 질서를 소중히 여기는 국가(미국 등)는 최소의 정부개입이 필요할 것이고 보건의료문제는 주로 민간에 의해 해결될 것이다. 반면, 계획경제를 지향하는 국가(러시아, 중국, 쿠바 등)는 정부가 보건의료 생산 및 소비 문제에 깊숙이 개입하는 것은 당연한 것이다.

2. 정부의 역할

1) 보건의료공급자에 대한 규제자로서의 역할(regulator)

보건의료문제 전반에 대하여 적극적으로 개입하는 경우이다. 능력과 전문성이 떨어지는 수요자는 공급자에 의해 피해를 볼 수 있기 때문에 국가는 의료공급자에 대하여 일정한 규제자로서의 역할을 한다. 정부는 엄격한 기준에 의해 공급자인 생산자에 대해 면허제도를 실시하고 이에 대해 법적 독점권을 부여하고 있다. 또한 의과대학 및 의료기관의 자격 제한, 광고 및 과도한 가격경쟁에 대한 규제 등 정부의 규제에 의해 질 관리가 진행되고 있다. 최근 실시되고 있는 의료기관 인증제도를 통한 대국민 의료서비스 개선, 병원표준화사업, 건강보험심사평가원에 의한 심사평가 등 정부의 규제자로서의 역할 분야는 많이 존재하고 있다. 또한 낭비요소를 제거하기 위해 고가의료장비의 중복투자나 병상 과잉공급을 규제하기도 하고 보건의료서비스 수가를 통제하고 있다.

2) 국민에 대한 정보제공자로서의 역할(source of information)

소비자는 의료에 대한 전문적인 지식과 정보가 없어 의료공급자를 합리적으로 평가하지 못한다. 따라서 정부는 보건의료에 대한 지식과 정보를 소비자에게 제공함으로써 소비자의 무지를 보완하고 있다.

보건의료서비스에 대한 정보와 지식은 매우 복잡하고 전문적이기 때문에 시장기구에만 의존하면 소비자들은 합리적인 선택을 하지 못한다. 보건의료 서비스의 공급자와 소비자간에는 정보의 차이가 존재하기 때문에 정보를 독점하고 있는 공급자에 대하여 정부가 주도적으로 개입하여 보건의료서비스의 공급자와 소비자사이의 불균형을 해결하기 위한 정책들이 나타나게 된다. 미국의 경우 매년 병원의 등급을 매겨 공개하고 있기도 한다.

우리나라는 의료법(제58조)에서 의료기관 인증제도를 시행하고 있으며 이는 환자의 알 권리 보장 및 의료기관 선택권 신장, 의료기관의 서비스 질 향상 촉진에 기여할 것으로 보인다.

3) 보건의료서비스 제공자로서의 역할(provider of health service)

정부는 보건의료서비스의 직접제공자 역할을 담당한다. 경찰병원, 보훈병원 등의 건립을 통해 대상자나 가족에 대해 보건의료서비스를 무료 또는 저렴한 가격에 제공하기도 한다. 또한 의료취약지에 공공병원을 직접 건립하거나 무의촌의 공중보건의 파견, 보건기관 확충을 통해 지역주민들의 건강문제를 해결하고 있다(문재우 · 김기훈, 1998). 즉 지역보건법에 의해 설치된 보건소, 보건지소 및 농어촌 등 보건의료를 위한 특별조치법에 의해 설치된 보건진료소는 취약지역 주민들의 건강증진, 보건사업수행 등을 통해 민간의료기관의 역할을 대신하고 있다.

4) 재정지원자로서의 역할(financing)

국가가 어떤 형태로든 국민의 건강을 책임지고 보건의료부문에 깊이 개입하고 있는 경우 개입의 형태를 가늠하는 척도는 의료비의 재원조달이다. 영국이나 스웨덴, 캐나다 등은 의료비조달을 조세의 형태를 취하고 있고, 독일과 같은 사회보험방식을 취하는 국가는 가입자와 고용주가 부담주체가 된다. 우리나라와 일본의 경우는 국가가 의료보장을 위해서 일부재원은 보험료로 나머지 재원은 정부예산으로 조달하고 있는 형태이다. 지역의료보험에 대해서는 그 재원의 일부를 정부가 부담하고 있기 때문에 혼합형이라고 할 수 있다. 미국의 경우도 노인들을 대상으로 한 Medicare와 영세민을 대상으로 한 Medicaid에 대하여 정부예산을 투입하면서도 일반인에 대해서는 민간의료보험방식에 의존하고 있어 혼합형이라 할 수 있다(문창진, 1997).

5) 보험자로서의 역할(organizer or provider of insurance mechanism)

국가보건서비스를 운영하는 국가들은 정부(중앙정부, 지방정부), 사회보험 또는 민간보험방식을 운영하는 국가들은 보험자가 보험관리운영의 주체이다. 하지만 국가보건서비스, 사회보험, 민간보험 방식 모두 국가의 책임과 개입을 인정하고 있으며 다만 정도의 차이일 뿐이다.

위험(질병 등)이 발생할 가능성이 높은 사람들이 보험에 가입하거나 보험자 측에서는 위험발생도가 낮은 사람만 선택적으로 가입시키는 역선택(adverse selection)이 발생하면 보험은 성립하지 못한다. 보험가입집단의 크기가 클수록 역선택의 문제는 자연적으로 해결된다. 결국 국가가 전 국민을 상대로 강제적 보험을 실시하게 되면 역선택의 문제는 가장 효율적으로 대처할 수 있다. 1977년부터 시작된 우리나라 의료보험은 의료공급자, 의료통제자로서의 종래 역할에다가 의료구매자의 역할을 추가함으로써 정부의 역할을 획기적으로 증가시켰다.

PUBLIC HEALTH ADMINISTRATION

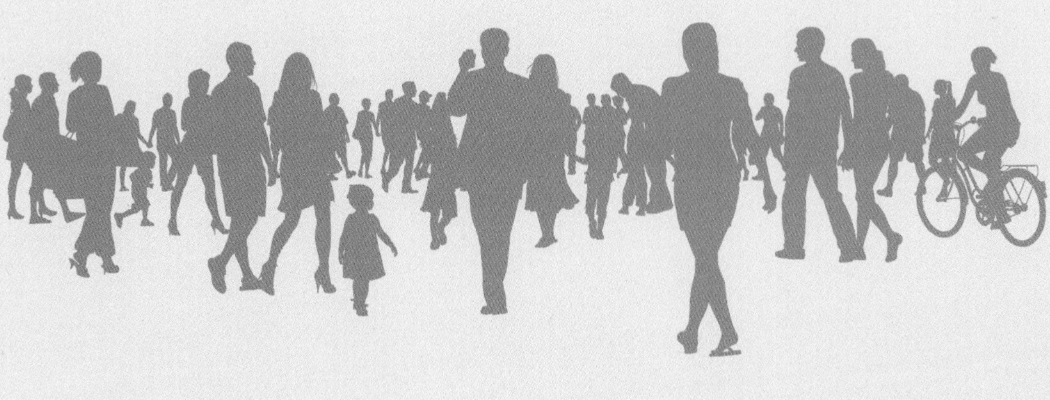

제 5 장

보건의료자원

보건의료자원은 인적자원과 물적자원으로 대별할 수 있는데 이를 4개 분류로 세분화 할 수 있다. 즉 로머(Milton I. Roemer)가 분류한 바와 같이 보건의료서비스를 제공하는 보건의료인력, 보건의료인력이 업무를 수행하는데 필요한 보건의료시설, 환자를 진료 · 치료하는데 필요한 보건의료장비 및 물자, 다양한 치료 또는 예방을 위해 적용되는 보건의료지식 등이 그것이다. 이러한 보건의료자원을 우리나라의 현실과 접목하여 기술하고자 한다.

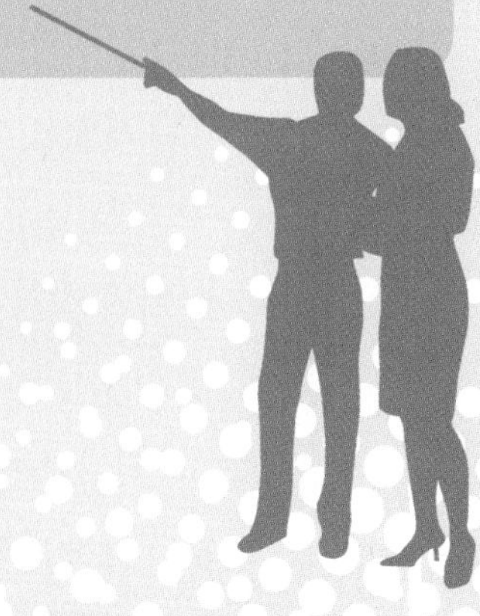

I 보건의료인력

1. 보건의료인력의 범위

현재 우리나라에서 법으로 정하고 있는 보건의료 인력은 의료법에 의하여 의료인으로 규정된 의사, 치과의사, 한의사, 조산사 및 간호사를 비롯하여 약사법에서 규정하고 있는 약사 및 한약사, 의료기사 등에 관한 법률에서 규정하고 있는 의료기사(임상병리사, 방사선사, 물리치료사, 작업치료사, 치과기공사, 치과위생사)와 보건의료정보관리사 및 안경사, 응급의료에 관한 법률의 응급구조사가 있으며, 그 밖에 의료법 제80조의 간호조무사 등이 이에 포함된다.

보건의료 인력은 국민의 건강과 생명에 직결되는 일을 하는 전문적 직업인들이므로 국가가 법으로 그 자격을 엄격하게 규정하고 면허 또는 자격 소지자가 아니면 보건의료 관계 행위를 할 수 없도록 규제하고 있다. 의사를 비롯한 보건의료관계 인력의 양성에는 장기간의 준비 기간과 많은 투자를 필요로 하기 때문에 그 수급 대책은 장기적인 목표 아래 수립되어야 하며, 또한 전체적인 보건의료계획내에서 이루어져야 한다.

2. 주요 보건의료인력 수급 현황 및 전망

1) 개요

보건의료인력은 국민의 건강과 생명을 다루는 특수한 직업인이므로 국가가 법으로 그 자격을 엄격하게 규정하고 면허 또는 자격 소지자가 아니면 보건의료 관계 행위를 할 수 없도록 규제하고 있다.

우리나라는 그 동안의 경제성장과 더불어 국민소득과 교육수준 및 생활수준이 향상됨에 따라 국민의 건강에 대한 관심 고조, 인구의 지속적인 증가와 평균수명 연장으로 인한 고령인구의 증가, 1989. 7. 1부터 시행한 전국민의료보험 실시 등으로 인해 의료수요가 계속 증가하고 있다. 그 동안 정부의 보건의료인력 정책은 수요에 대응하는 적정인력을 양성하는 양적 관리에 치중해 왔으나, 앞으로는 의료인력의 질적 수준 제고 및 효율적인 활용방안에 중점을 두고 추진되어야 한다. 보건의료관계인력에 대한 양성기관 및 입학정원은 표 5-1과 같다.

표 5-1

보건의료관계 인력의 양성기관 및 2023년 입학정원

(단위 : 개, 명)

대학	학교수(개)	정원(명)
의과대학	40	3,058*
치과대학	11	750
한의과대학	12	750
약학대학	35	1,700
간호대학(전문대학포함)	203	23,183

자료 : 보건복지부(2023). 보건복지백서

* 2025년 의과대학 입학정원은 4,567명

표 5-2

연도별 주요 보건의료인력 면허등록 상황

(단위 : 명)

구분	의사	한의사	치과 의사	약사	조산사	간호사	간호 조무사	의료 기사	보건의료 정보관리사	안경사	응급 1급	응급 2급
2005	85,284	15,200	21,566	54,845	8,657	213,647	340,375	134,373	10,825	26,001	5,528	4,935
2006	88,776	16,016	22,367	56,234	8,685	224,142	362,020	144,052	11,429	27,417	6,043	5,372
2007	91,393	16,661	23,114	57,285	8,587	235,682	382,722	154,172	12,448	28,712	6,589	5,815
2008	95,013	17,473	23,912	58,363	8,565	246,838	406,366	164,913	13,630	30,237	7,312	6,413
2009	98,360	18,333	24,627	59,717	8,603	258,568	438,176	176,003	13,630	30,237	7,980	7,144
2010	101,569	19,097	25,425	61,114	8,614	270,393	470,954	187,417	15,390	33,334	8,720	7,690
2011	104,332	19,846	26,087	62,245	8,562	282,656	493,359	199,538	16,453	34,791	9,616	8,239
2012	107,221	20,600	26,791	63,647	8,528	295,254	539,962	212,069	17,689	35,934	10,577	8,789
2013	109,500	21,287	27,398	63,292	8,422	307,797	571,736	225,912	18,821	37,225	11,594	9,831
2014	112,407	22,007	28,123	63,150	8,382	323,041	601,941	240,496	20,662	38,482	12,742	11,182
2015	115,976	23,178	28,942	65,510	8,387	338,629	637,513	255,364	21,679	39,914	13,955	12,747
2016	118,696	23,845	29,632	66,991	8,328	355,772	660,125	270,400	22,754	41,060	15,251	13,835
2017	121,571	24,560	30,333	68,616	8,297	374,990	681,276	285,075	23,907	42,297	16,638	15,681
2018	123,106	24,861	30,910	69,366	8,266	394,662	729,264	301,151	24,608	43,376	18,168	17,696
2019	126,724	25,524	31,629	70,905	8,247	414,983	752,920	316,602	25,590	44,736	19,731	19,029
2020	129,242	26,096	32,335	72,530	8,220	436,340	888,247	333,053	27,637	45,846	21,223	20,158
2021	123,013	26,788	33,031	73,978	8,194	457,849	823,392	348,602	29,034	47,001	22,738	21,076
2022	134,900	27,469	33,702	75,461	8,162	480,925	857,735	443,919	30,221	48,159	24,095	21,639

자료 : 보건복지부 면허관리시스템 등록 현황(사망자/기타말소 제외)

표 5-3

보건의료인력 국제 비교

지표	연도별	인구 1,000명 당 활동 의료인 수	
		의사	간호사
한국[1]	2002	1.5	3.4
	2003	1.6	3.5
	2004	1.6	3.8
	2005	1.6	3.9
	2006	1.7	4.0
	2007	1.7	4.2
	2008	1.8	4.3
	2009	1.9	4.4
	2010	2.0	4.6
	2011	2.0	4.7
	2012	2.1	4.8
	2013	2.2	5.2
	2014	2.2	5.6
	2015	2.2	5.9
	2016	2.3	6.8
	2017	2.3	6.9
	2018	2.4	7.2
	2019	2.5	7.9
	2020	2.5	8.4
	2021	2.6	8.8
주요 선진국	일본	2.6('21)	12.1('21)
	독일	4.5('21)	12.0('21)
	프랑스	3.2('21)	8.6('21)
	호주	4.0('121)	12.8('21)
	스웨덴	4.3('21)	10.7('21)
	덴마크	4.4('21)	10.2('21)
OECD 평균		3.7('21.)	9.8('21.)

주 : 1) 한국은 의사의 경우 한의사 포함, 간호사의 경우 간호조무사 포함
자료 : 「건강보험심사평가원 월별 요양기관 현황」, 「OECD Health Data 2022」

우리나라의 보건의료 인력은 지난 20여 년간 양적으로 많이 증가되었을 뿐 아니라 기술적 수준도 많이 향상되었다. 그러나 선진국에 비하면 양적으로 미흡한 수준으로 평가되는데 대표적으로 인구 천명당 의사 수의 경우 전체 2.6명(한의사 포함)으로 OECD 평균(3.7명)에 비하면 70%에 불과해 여전히 그 격차가 크다.

국가에 따라 의료인 종별에 대한 정의와 자격 인정 방법 및 업무 내용이 서로 조금씩 다르기 때문에 그 비교가 정확한 것이라고는 할 수 없으나 보건의료 인력의 국제 비교는 일반적인 경향의 파악에 많은 도움이 된다. 이하 보건의료인력에 대한 현황 및 수습 전망은 보건복지부의 자료를 토대로 기술하였다.

2) 의사

우리나라의 의과대학 입학정원은 6개 의과대학, 정원 800명으로 시작(~'80년대)하여 지역 균형발전 등을 위해 41개 의대, 입학정원 3,253명까지 증가하였다(~'90년대). 이후 2000년 의약분업에 따른 의정 협의 과정에서 입학정원을 10% 감축하기로 결정, 2006년에 3,058명으로 감원하였고 2024년까지 입학정원을 3,058명 유지하였다.

한편 미국, 일본, 프랑스, 이탈리아, 캐나다, 호주 등 OECD 국가들의 경우 의사의 고령화 등에 따른 공급 부족과 높은 삶의 질 요구 및 고령화에 따른 의료수요 증가에 대응하기 위해 의과대학 입학정원을 증원하는 추세이다. 이에 따라, 2019년 의과대학 졸업생 수가 2010년 대비 호주 51%, 프랑스 71%, 미국 30%, 일본 18% 등으로 크게 증가하였다.

표 5-4

의과대학 졸업생 수 추이 국제 비교

(단위 : 명, %)

	한국*	호주	프랑스	미국	일본	이탈리아	캐나다
2010년	4,027	2,662	3,740	20,469	7,619	6,732	2,447
2019년	3,827	4,022	6,387	26,641	9,003	10,488	2,856
증가수 (증감율)	△200 (△5%)	1,360 (51%)	2,647 (71%)	6,172 (30%)	1,384 (18%)	3,756 (56%)	409 (17%)

* 한국은 한의대 정원(750명) 포함

정부는 2020년 7월 지역의료의 격차와 공공 및 필수의료 인력의 불균형을 해소하고 인구 고령화 등 미래환경 변화에 필요한 의사 인력을 확충하기 위하여 의과대학 입학정원 증원을 발표하였다. 지역에서 일정기간 복무하는 지역의사 정원 연 300명, 감염병 등 특수전문 분야와 의사과학자 양성을 위한 정원 연 100명 등 총 400명을 10년간 한시적으로 증원하여 총 4,000명의 의사를 추가로 확보하고자 하였으나 대한의사협회, 대한전공의협의회 등 의료계 집단휴진으로 이행되지 못하였고 코로나 19 안정화 이후에 의정협의체를 통해 다시 논의하기로 하였다. 그러던 중 2024년 대통령선거를 앞두고 전국 의과대학 2,000명을 증원하는 방안을 정부가 발표하였다. 우여곡절 끝에 교육부는 2025년 의과대학 입학정원 1,509명 증원을 확정하였으며, 정부는 2026년도에는 다시 2,000명 증원할 예정이라고 밝히고 있다.

한편, 2021년 한국보건사회연구원 보건의료인력 중장기 수급추계에 따르면 우리나라 의사 수는 2035년에는 9,654명이 부족할 것으로 추계되어 적절한 인력 확보 방안이 요구되고 있다. 향후 중장기 수급 추계 및 실태조사 결과를 바탕으로 정책환경 변화, 관련 단체 의견 수렴 등 다양한 의견을 폭넓게 청취하고 검토하여 적정 수준의 의사 인력이 양성될 수 있도록 보건의료인력 종합계획을 수립하여야 한다.

3) 전문의

전문의는 의사면허를 가진 자로서 「의료법」 제77조 및 「전문의의 수련 및 자격인정 등에 관한 규정」에 의거하여 보건복지부장관이 지정하는 수련병원(기관)에서 인턴 1년(가정의학과 제외)과 레지던트 4년(가정의학과, 결핵과, 예방의학과, 내과, 외과, 소아청소년과 3년)의 수련과정을 이수한 자로서 대한의학회에서 시행하는 해당 전문의 자격시험에 합격한 후 보건복지부장관으로부터 전문의 자격을 인정받은 자이다.

이와 같이 전문의가 전체 의사에서 차지하는 비율이 점차 높아지고 전문의의 개업이 보편화됨에 따라 의료자원의 낭비 및 국민의료비의 급증 등 의료자원의 효율적인 활용이라는 측면에서 많은 문제점이 제기되고 있다.

전문의 수요가 증가하는 데 반해 흉부외과, 외과, 산부인과, 소아청소년과 등 필수 과목의 전문 인력 충원률이 저하되는 문제가 발생하고 있다. 이를 해결하기 위하여 정부는 전공의 적정 수급을 위한 과목별 정원 적정화를 추진하고, 전공의 총 정원을 신규 의

사면허자 수와 일치하여 충원률을 높이는 한편, 권역외상센터의 확대를 위한 적정한 흉부외과 전문의 양성 등 적절한 전문 인력 수급을 위해 노력해야 할 것이다.

표 5-5

전문과목별 전문의 수

('21. 12월말 기준, 단위 : 명, %)

과목명	인원	과목명	인원
계	91,053 (100)	피부과	2,343 (2.6)
내과	17,376 (19.1)	비뇨의학과	2,614 (2.9)
신경과	2,023 (2.2)	영상의학과	4,040 (4.4)
정신건강의학과	3,904 (4.3)	방사선종양학과	320 (0.4)
외과	6,361 (7.0)	병리과	905 (1.0)
정형외과	6,738 (7.4)	진단검사의학과	944 (1.0)
신경외과	2,958 (3.2)	결핵과	56 (0.1)
흉부외과	1,147 (1.3)	재활의학과	2,324 (2.6)
성형외과	2,220 (2.4)	핵의학과	257 (0.3)
마취통증의학과	5,003 (5.5)	가정의학과	7,115 (7.8)
산부인과	5,958 (6.5)	응급의학과	2,027 (2.2)
소아청소년과	6,000 (6.6)	직업환경의학과	599 (0.7)
안과	3,586 (3.9)	예방의학과	190 (0.2)
이비인후과	4,045 (4.4)		

4) 치과의사

2022년도 말 현재 치과의사 수는 33,702명이다. 인구 대비 치과의사 수는 선진국 수준(주요 선진국의 인구 천 명당 활동 치과의사 수는 0.69명 정도이나, 우리나라는 0.51명임)에는 못 미치는 것으로 나타난다. 뿐만 아니라, 의사 직종과 마찬가지로 지역적인 불균형의 문제가 발생하고 있어 중 · 장기적인 인력 추계 및 수급 계획이 필요한 시점이다.

다만, 향후 치과의사의 공급은 국민 소득 증가 등으로 인한 치과의료 수요증가 요인, 치과의사전문의 등 인력 수급 변동 요인, 실제 치과 의료 시장의 상황 등을 전반적으로 감안하여 적정 수준의 인력이 공급될 수 있도록 신축성 있게 대처해야 한다.

한편, 2004년에는 치과의사전문의제도를 도입하여, 인턴1년 및 레지던트 3년의 수련 과정 이수 후 2008년 첫 치과의사전문의가 배출되었다. 2022년에는 749명이 배출되어 2022년까지 배출된 치과의사 전문의 수는 총 15,861명이다.

표 5-6

연도별 치과의사 전문의 현황

(단위 : 명)

구 분	'09	'10	'11	'12	'13	'14	'15	'16	'17	'18	'19	'20	'21	'22	총계
치과의사 전문의 수	258	275	272	271	274	271	285	268	964	2,533	2,851	3,796	2,574	749	15,861

자료 : 보건복지부(2023), 보건복지백서

5) 한의사

우리나라의 한의사 수는 2022년도 말 현재 27,469명(전문의 3,585명)으로, 의사 · 치과의사와 마찬가지로 대학교육을 통해서 배출되고 있는 우리나라의 고유 의사 인력이다. 한의과대학은 1979년도에 3개 대학에서 2022년 말 기준 11개 대학 및 1개 한의학 전문대학원에 입학 정원 750명으로 증가되었다. 또한, 2007년 당시 대통령 공약 사항으로 한 · 양방 협진과 한의학의 과학화 · 세계화를 위해 국립부산대학에 한의학전문대학원을 설립하였다.

한의사 인력은 의사 인력과의 관계 등 그 특성상 적정 인력 수준을 정하기가 어려울 뿐 아니라 건강보험 적용 범위가 제한되어 있어 수급 추계를 위한 기초 자료가 극히 미흡하여 의료 이용량의 변화를 예측하기가 매우 어렵다.

한의사 인력의 수급은 앞으로 한약사의 증가, 한방의약분업 등 관련 정책의 변화로 인한 수급 변동 요인을 고려하고, 한방의료 수요에 대한 기초 자료의 확보가 가능한 시점에서 전반적으로 재검토 되어야 한다.

6) 간호관계 인력

간호 관계 인력은 조산사, 간호사, 간호조무사로 나눌 수 있다. 조산사가 되고자 하는 자는 간호사 면허를 가지고 보건복지부장관이 인정하는 의료기관에서 1년간 조산의 수습 과정을 마친 자 또는 보건복지부장관이 인정하는 외국 조산사의 면허를 받은 자로서 조산사 국가 시험에 합격한 후 보건복지부장관의 면허를 받아야 한다. 2022년 말 현재 조산사는 9,336명이 등록되어 있다.

간호사는 환자의 간호 요구에 대한 관찰, 자료 수집, 간호 판단 및 요양을 위한 간호, 또는 진료의 보조 및 대통령령이 정하는 보건 활동에 종사하고 있으며, 2022년도 말 현재 우리나라 간호사는 480,925명이다. 인구 천 명당 활동 간호사(간호조무사 포함)는 8.4명으로 OECD 국가 평균 9.7명에 비하면 부족한 실정이다('20년 기준, OECD Health statistics 2022). 간호사는 의료기관의 수요에 따라 활동자 수가 결정되며, 현재 의료기관의 활동자 수는 254,400명(2022년 12월 말 건강보험심사평가원 신고 기준)이나, 실제 간호사 취업자 수는 이보다 높을 것으로 판단하고 있다. 하지만 의료기관 간호사 부족 현상 등을 고려할 때, 경력단절 유휴 간호 인력을 활용하는 방안을 모색할 필요가 있다. 이를 위해 보건복지부는 2015년부터 '간호인력 취업지원 사업'을 실시하고 있다. 간호사 중 특정 분야에 교육과 훈련을 받고 실무 경력을 쌓은 자에 대해서 2000년부터 전문간호사자격제도를 운영하고 있다. 전문간호사제도는 국민의 의료서비스 기대 수준의 상승에 부응하면서, 해당 분야에 보다 효과적이고 전문적인 간호서비스를 제공하는 것을 목적으로 한다. 보건 · 마취 · 정신 · 가정 · 감염관리 · 산업 · 응급 · 노인 · 중환자 · 호스피스 · 종양 · 임상 및 아동의 13개 분야로 자격이 구분되며, 2022년 기준 전체 자격 취득자는 16,695명이다.

간호조무사는 특성화고등학교, 간호조무사양성소(국 · 공립병원 내 설치), 간호학원, 평생 교육시설에서 양성이 가능한 간호보조인력으로, 간호사를 보조하여 간호 및 진료 보조에 관한 업무를 수행하는 것을 그 임무로 하고 있다. 의료기관, 특히 의원급 의료기관 및 만성기 병상(요양병원, 정신병원)에서도 간호사 대신 간호조무사를 충당할 수 있어 향후 의료 현장에서의 간호조무사 인력 수요는 증가할 것으로 보인다.

의료법 개정으로('15. 12. 29.) 간호 인력의 체계적 업무 수행을 위해 간호사와 간호조무사의 업무를 구체화하였다. 또한, 간호조무사의 엄격한 질 관리를 위해 자격 인정을 시 · 도지사에서 보건복지부장관으로 변경하고, 간호조무사 훈련교육기관에 대한 지정평가제도, 보수 교육, 자격신고제 등 제도 개선의 근거를 마련하여, 전 국민에게 양질의 보편적인 보건의료서비스를 제공할 수 있도록 하였다('17. 1. 1. 시행).

7) 의료기사 등

의료기사 등에 관한 법률에서는 의사 · 치과의사의 지도 하에 진료나 의화학적 검사에 종사하는 인력을 의료기사로, 의료 및 보건지도 등에 관한 기록을 주된 업무로 하는 자를 보건의료정보관리사로, 시력 보정용 안경의 조제 및 판매를 주된 업무로 하는 자를 안경사로 각각 규정하고 있으며, 의료기사의 종류에는 임상병리사, 방사선사, 물리치료사, 작업치료사, 치과기공사 및 치과위생사가 있다. 노인인구 및 요양병원 증가로 인해 물리치료사, 작업치료사 등에 대한 현장에서의 수요가 끊임없이 늘어날 전망이다. 또한, 수도권 중심으로 치과 병 · 의원 보조인력 구인난이 심각하여 당분간 치과위생사에 대한 수요도 늘어날 것으로 예상된다.

3. 향후 보건의료인력 정책 방향

우리나라는 그동안 경제 성장과 더불어 국민 소득과 교육 수준 및 생활 수준이 향상되면서 국민의 건강에 대한 관심이 커지고 있다. 또한 인구의 지속적인 증가와 평균 수명 연장으로 인한 노령인구의 증가, 그리고 1989년 7월 1일부터 시행한 전 국민 의료보험 실시 이후 건강보험의 보장성이 강화되면서 의료 수요가 계속 늘어나고 있다. 날로 증가하는 보건 의료 수요에 대응하는 적정 서비스 공급과 이를 위한 의료 인력의 확충은 국민 복지 차원의 필수 불가결한 요소이다. 그러나 면허를 받은 의료 인력의 현재 취업 상황에 대한 정보가 부재하고, 자질 향상을 위한 보수교육의 이수율이 낮아 보건의료인의 면허 관리 체계가 부실한 상황이었다. 이에 2009년 7월부터 면허자의 사후 관리 체계 마련을 위해 정부, 의료계, 학계 등에서 참여하는 협의체를 구성 · 운영하였다.

그 결과 의료법령 개정을 통해 의료인이 2012년 4월부터 3년을 주기로 보수교육 이수 후의 실태와 취업 상황 등을 신고하는 면허신고제도가 시행되었다. 동 제도 시행 후 1년간 일괄신고('12. 4. 29. ~ '13. 4. 28.)를 실시하였으며, 향후 신규면허취득자는 면허발급일로부터, 면허신고자는 면허신고일로부터 매 3년마다 신고하는 정기신고체계로 전환하였다. 의료기사 직종 등은 2014년 11월부터 시행되어 일괄신고('15. 1. 6.~'15. 11. 22.)를 실시하고, 간호조무사 자격신고제도는 2017년부터 시행하였으며, 면허신고제를 통해 보건의료인의 실태를 파악하고 보수교육을 강화할 계획이다.

그동안 정부의 보건의료인력정책은 수요에 대응하는 적정 인력을 양성하는 양적 관리에 치중해 왔으나, 앞으로는 의료 인력의 질적 수준 제고 및 효율적인 활용 방안에도 역점을 두어야 한다. 그간 보건의료인력의 근무환경 개선, 전문성 제고, 인력 수급 등 종합적이고 효율적인 정책 수립에 어려움을 겪었던 것이 사실이다. 이에 보건복지부는 보건의료인력의 원활한 수급 및 근무환경 개선, 우수 보건의료인력 양성 등에 필요한 사항을 규정한 보건의료인력지원법을 시행하였다('19. 10. 24.). 이를 통해 보건의료인력정책심의위원회, 보건의료인력지원전문기관('20.12월 지정), 보건의료인력인권침해상담센터('21.7월 개소) 등 보건의료인력정책에 적합한 기반시설과 제도적 틀을 마련하여, 보다 근본적이고 체계적인 정책 추진이 가능할 것으로 기대된다. 보건의료인력의 실태조사와 미래 수급전망 등을 바탕으로 보건의료인력의 원활한 수급과 근무환경을 개선하기 위한 중장기종합계획을 수립하고 보다 나은 보건의료서비스를 제공하고 있다.

표 5-7

2022년 의료인 면허 신고 현황

(단위 : 명, %)

구분	면허등록자	면허신고대상자	면허신고자	미신고자	면허신고율
계	685,158	370,452	141,590	221,714	38.2%
의사	134,900	66,072	51,221	14,851	77.5%
치과의사	33,702	16,266	10,974	5,292	67.5%
한의사	27,469	11,877	9,257	2,620	77.9%
간호사	480,925	268,305	69,998	198,307	26.1%
조산사	8,162	7,932	140	644	1.8%

자료 : 보건복지부(2023), 보건복지백서

표 5-8

2022년 의료기사 등 면허 신고 · 접수 · 현황

(단위 : 명, %)

구분	면허등록자	면허신고자	미신고자	면허 신고율
계	443,919	25,655	282,171	8.3
임상병리사	68,357	4,747	39,028	10.8
방사선사	52,709	6,632	25,741	20.5
물리치료사	84,586	5,310	40,408	11.6
작업치료사	24,094	2,909	9,181	24.1
치과기공사	38,244	619	33,018	1.8
치과위생사	97,549	2,017	74,583	2.6
보건의료정보관리사	30,221	1,159	21,877	5.0
안경사	48,159	2,262	38,335	5.6

자료 : 보건복지부(2023), 보건복지백서

II 보건의료시설

1. 보건의료시설의 범위

보건의료시설이란 보건의료서비스가 제공되는 장소를 말하는 것으로서, 근거법으로는 의료법, 약사법, 지역보건법, 농어촌 등 보건의료를 위한 특별조치법 등이 있다.

① 병원: 종합병원, 병원, 치과병원, 한방병원, 요양병원, 정신병원(의료법)
② 의원: 의원, 치과의원, 한의원(의료법)

③ 보건소(지역보건법), 보건지소(지역보건법) 및 보건진료소(농어촌 등 보건의료를 위한 특별조치법)

④ 조산원(의료법)

⑤ 약국(약사법)

2. 우리나라 보건의료시설 현황

1) 보건의료시설의 양적 성장

표 5-9에서 보는 바와 같이 의료기관의 수가 지속적으로 증가하고 있다. 2000년에 38,665개소인 것과 비교해보면 20여년 동안 약 2배 가까운 성장을 보이고 있다. 2022년 말 기준으로 의료기관수는 72,790개소이며, 종합병원 373, 요양병원 1,437, 일반병원 1,398, 의원 34,838개소로 나타났다. 정신병원은 258개소, 치과병원 236, 치과의원 18,843, 한방병원 547, 한의원 14,577개소를 보이고 있다.

표 5-9

의료시설의 종류별 추이

(단위 : 개소)

연도	계	병의원				특수병원			치과병의원		한방병의원		부속의원	조산원
		종합병원	요양병원	일반병원	의원	결핵병원	한센병원	정신병원	치과병원	치과의원	한방병원	한의원		
2019	69,118	356	1,468	1,487	32,441	2	1	114	239	17,955	353	14,442	241	19
2020	70,151	361	1,471	1,513	33,032	2	1	112	235	18,253	411	14,487	255	18
2021	71,422	365	1,467	1,394	33,818	2	1	250	234	18,582	479	14,557	257	16
2022	72,790	373	1,437	1,398	34,838	2	1	258	236	18,843	547	14,577	266	14

자료 : 보건복지부(2023), 보건복지통계연보

표 5—10에서 보는 바와 같이 우리나라 총 병원 병상수(병원의 전체 병상 수)는 인구 1,000명당 12.7개로 OECD 평균(4.3개)의 2.9배로 나타났다. 공공병원 병상 수는 인구

1,000명 당 1.2개로 OECD 평균(2.8개) 보다 적었다. 총 병원 병상 수는 2015년 11.6개 2020년 12.7개로 1.1개 증가하였다(OECD 평균 0.2개 감소). 공공병원 병상 수는 2015년과 2020년모두 1.2개로 변화가 없었으며, OECD 평균 0.1개 감소하였다. OECD 회원국 중에서 총 병원 병상 수가 가장 적은 국가는 멕시코(1.0개)이고, 가장 많은 국가는 한국(12.7개)으로 나타났다.

표 5-10

총 병원병상수

(단위: 병상수/인구 1,000명)

	2015		2020	
	총 병원 병상 수	공공병원 병상 수	총 병원 병상 수	공공병원 병상 수
호주	3.8	2.6	–	–
오스트리아	7.5	5.2	7.1	4.8
벨기에	5.8	1.5	5.5	1.5
캐나다	2.6	2.6	2.6	2.5
칠레	2.1	1.6	2.0	1.5
콜롬비아	1.6	0.6	1.7	0.5
코스타리카	1.2	1.2	1.2	1.1
체코	6.7	5.7	6.5	5.5
덴마크	2.5	2.4	2.6	2.4
에스토니아	4.8	4.5	4.5	4.2
핀란드	4.3	4.1	2.8	2.7
프랑스	6.1	3.8	5.7	3.5
독일	8.1	3.3	7.8	3.1
그리스	4.3	2.8	4.2	2.8
헝가리	7.0	–	6.8	–
아이슬란드	3.1	3.1	2.8	2.8
아일랜드	29.	–	2.9	2.6
이스라엘	3.0	2.1	2.9	2.0
이탈리아	3.2	2.2	3.2	2.0
일본	13.2	3.6	12.6	3.5
한국	**11.6**	**1.2**	**12.7**	**1.2**

	2015		2020	
	총 병원 병상 수	공공병원 병상 수	총 병원 병상 수	공공병원 병상 수
리트비아	5.7	5.1	5.3	4.8
리투아니아	7.0	6.9	6.0	5.9
룩셈부르크	5.0	–	4.2	–
멕시코	1.0	0.7	1.0	0.7
네덜란드	3.5	–	2.9	–
뉴질랜드	2.7	2.3	2.5	2.1
노르웨이	3.8	2.9	3.4	2.6
폴란드	6.6	–	6.2	4.9
포르투갈	3.4	2.3	3.5	2.4
슬로바키아	5.8	–	5.7	–
슬로베니아	4.5	4.5	4.3	4.2
스페인	3.0	2.1	3.0	2.0
스웨덴	2.4	–	2.1	–
스위스	4.7	–	4.5	–
튀르키예	2.7	2.1	3.0	2.3
영국	2.6	2.6	2.4	2.4
미국	2.8	0.6	2.8	0.6
평균[1)]	**4.5**	**2.9**	**4.3**	**2.8**

주 : 1) 2015년과 2020년(혹은 인접 과거 연도) 통계가 있는 회원국(2015년 총 병원 38개국, 공공병원 30개국, 2020년 총 병원 37개국, 공공병원 31개국)의 평균임

2) 2020년의 경우 그리스, 미국은 2019년 수치임

자료 : 보건복지부 · KIHASA(2023), OECD Health Statistics 2022

우리나라 급성기 병원 병상 수(급성기 진료를 제공하기 위한 병원 병상 수)는 인구 1,000명당 7.2개로 OECD 평균(3.5개)의 약 2.1배이며, 이는 2015년 7.0개에서 2020년 7.2개로 0.2개 증가(OECD 평균 0.4개 감소)한 수치이다. 급성기 병원 병상 수가 가장 적은 국가는 콜롬비아(1.5개)이고, 가장 많은 국가는 한국(7.2개)으로 나타났다. OECD 회원국 중에서 2015년에 비해 급성기 병원 병상 수가 늘어난 국가는 이탈리아(2.6개에서 2.7개), 한국(7.0개에서 7.2개), 포르투갈(3.2개에서 3.3개) 뿐임을 알 수 있다.

표 5-11

급성기 의료 병원 병상수

(단위: 병상수/인구 1,000명)

	2015	2020
호주	–	–
오스트리아	5.7	5.1
벨기에	5.2	5.0
캐나다	2.0	2.0
칠레	–	1.9
콜롬비아	1.5	1.5
코스타리카	–	–
체코	4.2	4.0
덴마크	–	–
에스토니아	–	–
핀란드	3.0	2.4
프랑스	–	–
독일	6.1	5.9
그리스	3.6	3.6
헝가리	4.3	4.2
아이슬란드	2.6	2.3
아일랜드	2.8	2.7
이스라엘	2.2	2.1
이탈리아	2.6	2.7
일본	–	–
한국	**7.0**	**7.2**
리트비아	–	–
리투아니아	5.9	5.0
룩셈부르크	4.0	3.2
멕시코	–	–
네덜란드	3.0	2.5
뉴질랜드	–	–
노르웨이	–	–
폴란드	4.9	4.4
포르투갈	3.2	3.3
슬로바키아	4.9	4.8
슬로베니아	–	–
스페인	2.5	2.5
스웨덴	–	–
스위스	3.7	3.5
튀르키예	–	–
영국	–	–
미국	–	2.5
평균[1)]	**3.9**	**3.5**

주 1) 2015년과 2020년(혹은 인접 과거 연도) 통계가 있는 회원국(2015년 22개국, 2020년 24개국)의 평균임

2) 2020년의 경우 그리스, 미국은 2019년 수치임

자료 : 보건복지부 · KIHASA(2023), OECD Health Statistics 2022

2) 보건의료시설 분포

의료기관 및 병상수 현황을 표 5-12를 통해 보면, 의료기관수는 2023년 6월 현재 73,145개소이며 병상수는 714,818병상이다. 이 중 의원 이 35,3657개소로 가장 많은 의료기관수를 나타내고 있으며 병상은 요양병원이 267,725병상으로 가장 많은 비중을 차지하고 있다.

표 5-13을 보면 2021년 12월말 현재 우리나라 병원급 이상 의료기관수는 4,188개소이며, 병상 수는 660,606개이다. 이 중 공공의료기관은 221개소로 전체 병원급이상 의료기관의 5.3%에 불과하다. 또한 공공의료기관 병상수는 63,547병상으로 9.6%에 불과하여 대부분의 의료시설을 민간부문이 차지하고 있다. 이와 같이 의료를 민간부문에 의존함에 따라 의료자원이 도시에 편중되어 도시지역은 의료자원이 남는 반면 농촌지역은 아직 병상부족 지역이 일부 남아있다.

공공의료기관의 소관 부처

공공의료기관의 소관부처가 달라 효율적인 공공의료체계의 확립에 걸림돌이 되고 있다. 즉 보건복지부(국립중앙의료원, 국립 및 도립재활원, 국립정신병원, 국립결핵병원, 국립소록도병원, 지방의료원, 국민건강보험공단 일산병원, 국립암센터, 적십자병원 등), 교육부(서울대병원 및 서울대 치과병원, 부산대병원 등 국립병원) 과학기술정보통신부(원자력병원), 행정안전부(시 · 도립병원, 국립경찰병원, 보건소, 보건의료원, 보건지소, 보건진료소 등), 고용노동부(산재병원), 국가보훈처(보훈병원), 국방부(수도통합병원 등 군병원), 법무부(국립법무병원), 국토교통부(국립교통재활병원) 등 부처별로 의료기관에 대한 관리주체가 분리되어 있다.

그동안 정부에서는 전국민건강보험 실시와 더불어 의료시설의 확충을 위한 공공차관 자금지원, 재정융자알선 등을 통하여 의료취약지의 부족한 의료시설을 크게 늘리었으나 아직도 일부지역은 병상이 부족한 실정이고 의료서비스의 수준도 도시지역에 비해 상대적으로 낮은 실정이다.

물론 각 나라의 보건의료제도에 따른 특성이 달라 일반적인 해석에 주의를 요할 필요는 있지만 우리나라가 공공병상이 적은 것은 두 말할 필요가 없다. 민간위주의 공급행태가 이루어지면 소비가 있는 도시지역에 개원하게 되고 예방보다 값비싼 치료위주의 의료서비스 공급, 비급여 진료 증가 등 궁극적으로는 의료소비자의 부담증가 및 국민의료비 증가를 가져올 가능성이 높아진다. 또한 공공의료기관이라 하더라도 의료기관의 소관부처가 다른 경우가 많아 효율적인 공공보건의료체계를 추진하기가 어려운 실정이다.

표 5-12

의료기관 및 병상 현황

(2023. 6월, 단위 : 개소, 개)

기관종별	의료기관수[1]	병상수
총 계	73,145	714,818
상급종합병원	45	48,018
종합병원	330	110,610
병원	1,408	131,848
요양병원	1,413	267,725
정신병원	255	60,604
의원	35,367	52,506
치과병원	237	230
치과의원	18,947	77
한방병원	554	34,920
한의원	14,574	7,623
조산원	15	27

자료 : 건강보험심사평가원 자료(2023)

표 5-13

공공의료기관 현황('21. 12)

(단위 : 개소, 병상)

구분	전체 의료기관[1]	공공 의료기관[12]	공공 의료기관 비중
기관 수	4,188	221	5.3%
병상 수	660,606	63,547	9.6%

주 : 1) 전체 의료기관 : 2021년 기준 건강보험심사펴가원에 신고된 병원급 이상 의료기관 4,188개소 대상 (상급종합병원, 종합병원, 병원, 보건의료원, 치과병원, 한방병원, 요양병원)
2) 공공의료기관 : 2021년 기준 전체 공공의료기관 229개소 중 병원급 이상 의료기관 221개소 대상 (상급종합병원, 종합병원, 병원, 보건의료원, 치과병원, 한방병원, 요양병원)
자료 : 보건복지부(2023), 보건복지백서

표 5-14

연도별 병상수 현황

(단위 : 개)

구 분	'06	'08	'10	'12	'14	'16	'18	'20	'22
전체 병상수	410,581	478,645	523,357	598,844	668,470	692,345	708,372	716,752	724,511

자료 : 보건복지부, 보건복지통계연보 각 연도

우리나라의 보건의료체계는 민간위주의 의료공급체계와 국가주도의 재정관리체계를 특징으로 한다. 의료기관의 공급 측면에서 2021년 12월 기준 공공의료기관은 221개소로, 전체 의료기관의 5.3% 병상 수는 전체의 9.6%에 불과하여, 민간이 의료시설의 절대 다수를 차지하고 있다.

Ⅲ 보건의료장비 및 물자

1. 의료장비 및 물자의 범위

질병의 예방, 진단, 치료 및 재활에 필요한 장비 및 공급물이다. 이는 전 세계적으로 사용되는 수많은 의약품, 질병의 치료와 진단에 사용되는 붕대, 시약, 방사선필름과 같은 의료 물자, 그리고 다양한 병을 진단하고 치료하기 위하여 개발되고 있고 점점 정밀해져 가는 의료장비들이 그것이다. 또한 의료장비 뿐만 아니라 수송 · 냉장 · 화학분석 등에 필요한 장비와 안경 · 보청기 · 의수족 등 보철기구도 포함된다. 예방 · 진단 · 치료 · 재활에 사용되는 의료장비 및 물자는 매우 다양하다.

2. 의료장비 및 물자 현황

우리나라에서 중요시 되고 있는 의료장비와 물자는 최근 국민의료수요의 증가 및 고급화된 의료수요로 인한 고가의료장비의 무분별한 도입과 의약분업 이후 더욱 관심의 대상이 되고 있는 의약품에 대한 수입, 유통, 가격, 품질 관리 등의 문제라고 할 수 있겠다. 본서에서는 고가의료장비 중 CT와 MRI에 대해서만 기술하고자 한다.

최근 들어 진단방사선장비의 설치가 확대되고 있는데, 특히 고가의료장비(CT, MRI 등) 등에 대한 수입이 빠른 속도로 확대 보급되고 있다. 최근의 의료환경 변화에 따라 무분별하게 수입되어 운영중인 방사선 검사장비는 외국과 비교해 볼 때 매우 높은 실정이다.

1) CT

우선 CT(Computerized tomography, 컴퓨터단층촬영) 스캐너 보유 대수는 인구 100만 명당 40.6대로 6대로 OECD 평균(29.1대)보다 많은 수준이다. CT 스캐너는 2015년 인구 100만 명당 37.0대에서 2020년 40.6대로 3.6대 증가하였다(OECD 평균 3.7대 증가)

CT 스캐너 보유 현황은 OECD 회원국 간에 큰 차이를 보이고 있는데, OECD 회원국 중에서 CT 스캐너가 가장 많은 국가는 일본으로 인구 100만명당 115.7대에 이르고, 우리나라는 호주(67.7대), 아이슬란드(46.4대), 그리스(43.7대), 미국(42.6대), 덴마크(40.6대)에 이어 OECD 국가 중에서 일곱 번째로 CT 스캐너를 많이 보유하고 국가이다. 반면 콜롬비아(5.9대), 멕시코(6.7대), 헝가리(9.6대), 이스라엘(9.9대)은 인구 100만명당 10대 미만에 그치고 있는 국가이다.

2) MRI

우리나라의 MRI(Magnetic Resonance Imaging, 자기공명영상) 장비 보유 대수는 인구 100만 명당 34.2대로 OECD 평균(18.3대)보다 많다. MRI 장비는 2015년 인구 100만 명당 26.3대에서 2020년 34.2대로 7.9대 증가하였다(OECD평균 2.8대증가). MRI 장비보유 현황은 OECD 회원국 간에 큰 차이를 보이고 있는데, 일본은 OECD 회원국 중에서 MRI 장비가 가장 많은 국가로 인구 100만명당 57.4대에 이르고, 우리나라는 미

표 5-15

컴퓨터 단층촬영(CT) 스캐너 보유 대수

(단위: 대/인구 1,000,000명)

	2015	2020
호주	59.5	67.7
오스트리아	28.9	28.5
벨기에	23.6	24.0
캐나다	15.1	14.6
칠레	14.8	–
콜롬비아	7.1	5.9
코스타리카	–	–
체코	16.1	16.3
덴마크	37.7	40.6
에스토니아	17.5	20.3
핀란드	21.5	17.0
프랑스	16.6	18.9
독일	35.1	35.3
그리스	36.1	43.7
헝가리	8.4	9.6
아이슬란드	39.3	46.4
아일랜드	17.7	20.3
이스라엘	9.4	9.9
이탈리아	33.3	37.5
일본	107.2	115.7
한국	**37.0**	**40.4**
리트비아	36.9	37.4
리투아니아	21.0	31.1
룩셈부르크	17.6	22.2
멕시코	5.5	6.7
네덜란드	13.8	14.7
뉴질랜드	17.88	28.9
노르웨이	–	31.0
폴란드	17.2	20.1
포르투갈	–	–
슬로바키아	17.9	19.1
슬로베니아	13.1	19.0
스페인	18.0	20.0
스웨덴	–	–
스위스	37.7	39.6
튀르키예	14.3	15.0
영국	9.5	–
미국	41.0	42.6
평균[1)]	**25.4**	**29.1**

주 : 1) 2015년과 2020년(혹은 인접 과거 연도) 통계가 회원국(2015년 34개국, 2020년 33개국)의 평균임
2) 2025년의 경우 칠레, 일본, 영국은 2014년 수치임
3) 2020년의 경우 독일은 2018년, 캐나다는 2019년 수치임
자료 : OECD Health Statistics 2022

표 5-16

자기공명영상(MRI) 장비 보유 대수

(단위: 대/인구 1,000,000명)

	2015	2020
호주	14.2	14.8
오스트리아	20.7	25.4
벨기에	11.7	11.4
캐나다	9.5	10.1
칠레	9.4	–
콜롬비아	0.2	0.2
코스타리카	–	–
체코	8.3	11.0
덴마크	–	–
에스토니아	12.2	15.0
핀란드	25.9	30.6
프랑스	12.6	16.3
독일	33.6	34.5
그리스	24.8	33.6
헝가리	3.6	4.9
아이슬란드	21.2	19.1
아일랜드	14.0	16.0
이스라엘	4.2	5.5
이탈리아	28.2	31.2
일본	51.7	57.4
한국	**26.3**	**34.2**
리트비아	12.6	15.8
리투아니아	11.0	14.3
룩셈부르크	12.3	17.5
멕시코	2.3	2.6
네덜란드	12.5	13.4
뉴질랜드	13.2	15.3
노르웨이	–	19.0
폴란드	7.6	10.5
포르투갈	–	–
슬로바키아	8.9	9.9
슬로베니아	9.2	13.3
스페인	15.9	18.2
스웨덴	–	–
스위스	–	–
튀르키예	10.2	11.3
영국	7.2	–
미국	39.0	34.7
평균[1]	**15.5**	18.3

주 : 1) 2015년과 2020년(혹은 인접 과거 연도) 통계가 회원국(2015년 32개국, 2020년 31개국)의 평균임
2) 2025년의 경우 칠레, 일본, 영국은 2014년 수치임
3) 2020년의 경우 콜롬비아, 독일, 아일랜드는 2018년, 캐나다는 2019년 수치임
자료 : OECD Health Statistics 2022

국(34.7대), 독일(34.5대, 2018년)에 이어 OECD 국가 중에서 네 번째로 MRI 장비를 많이 보유한 국가로 나타났다. 반면 콜롬비아(0.2대, 2018년), 멕시코(2.6대), 헝가리(4.9대), 이스라엘(5.5대), 슬로바키아(9 9대)는 인구 100만명당 10대 미만에 그치고 있는 것으로 나타났다.

한편 우리나라 의료기관 종별 특수의료장비의 현황을 보면 표 5-17과 같다.

표 5-17

의료기관 종별 특수의료장비 현황

('23. 6월, 단위 : 대)

구분	MRI			CT			Mammo		
	수	비율	기관당	수	비율	기관당	수	비율	기관당
계	1,953	100	–	2,321	100	–	3,783	100	–
상급종합(45개)	224	11.3%	4.98	325	14.0%	7.22	118	3.1%	2.62
종합병원(33개)	563	28.4%	1.70	658	28.3%	1.99%	437	11.6%	1.32
병원(1,412개)	814	41.0%	0.58	746	32.1%	0.53	625	16.5%	0.44
의원(35,480개)	347	17.5%	0.01	558	24.0%	0.02	2,568	67.9%	0.07
기타(39,565개)	35	1.8%	0.00	34	1.5%	0.00	35	0.9%	0.00

*기타 : 요양병원, 치과병원, 보건의료원, 보건소, 한방병원 등
자료 : 보건복지부(2023), 주요업무참고자료

Ⅳ 보건의료지식

모든 국가보건의료체계에서 한 가지 중요한 자원이 있다면 보건의료 및 질환, 질환예방 · 치료 · 재활의 다양한 방법에 관한 제반 지식이다. 많은 나라에서 전통의학을 통해 방대한 양의 이론과 지식을 축적해 왔다. 하지만 현대과학의 검증을 거친 것은 일부에 지나지 않는다. 비록 의학 및 관련 보건의료지식의 상당량이 주도면밀한 관찰과 경험의 교류에서 비롯되었지만 지식의 대부분은 신중한 과학적 연구로부터 유도되는 것이다.

생의학적 연구는 전염성 질환, 영양부족으로 인한 질병과의 투쟁에 지대한 공헌을 했다. 그러나 현재 많은 국가들은 암, 심장병, 고혈압, 당뇨병과 같은 생활습관병의 무거운 부담에 직면하고 있는데, 생의학적 연구만으로는 이들 질환을 관리하는데 어려움이 있다. 왜냐하면 이들 질환들의 대부분은 발병요인이 사회행태와 밀접하게 관련되어 있기 때문이다. 따라서 이를 해결하기 위해 역학자, 사회과학자, 기타 여러 전문가들로 이루어진 사회의학적 연구 등에 바탕을 둔 광범위한 프로그램이 진행되고 있다(유승흠 등, 2004).

보건의료체계에 대한 연구는 생의학적 지식, 사회의학적 지식, 기타 관련 지식이 일정한 조건하에 지역사회 보건의료에 영향을 미치는 수단에 대한 연구라고 할 수 있다. 즉 보건의료체계 연구는 활동중심의 연구이다. 보건의료체계 연구는 합리적인 보건의료기획, 합리적인 자원의 재배치, 지역사회보건문제 해결에 도움을 준다.

생의학적연구와 사회의학적 연구

생의학적(生醫學的) 연구는 인체를 기계적구조로 이해하는 기계론적 질병관으로서 질병(기계고장)이 없는 상태를 건강이라고 정의한다. 따라서 질병 치료는 기계를 고치는 수리공과 같이 의학(의사)이 질병을 고치는 역할을 담당하고, 의사만이 건강문제에 대한 해결능력을 가진다. 질병의 원인은 특정 세균이나 화학물질 등 단일 원인에 의해 발생하며 질병치료는 이러한 특정 병원체를 제거하는 것이다. 따라서 집단의 예방보다는 개인의 치료를 중시한다. 반면, 사회의학적(社會醫學的) 연구는 개인의학(임상의학)과 구별하여 쓰는 용어로서 질병 발생의 사회적 요인을 연구하여 사회 환경이나 생활 조건의 개선을 꾀하고, 국민의 건강 향상을 도모하려는 의학연구라고 할 수 있다. 사회의학은 다인적 병인론을 주장한다.

PART II

보건행정조직론

제6장 | 보건행정조직 개요
제7장 | 보건행정조직 운영 실제
제8장 | 조직관리자의 자질

PUBLIC HEALTH ADMINISTRATION

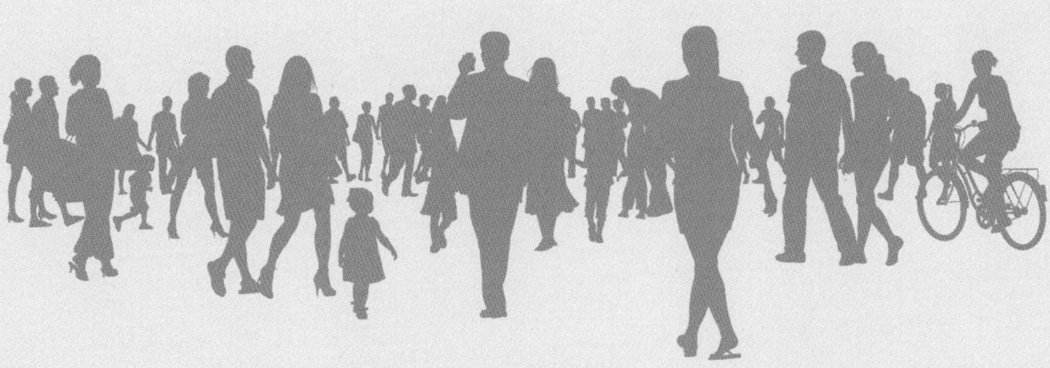

제 6 장

보건행정조직 개요

인간은 사회의 일원인 동시에 조직의 일원이다. 따라서 현대사회를 조직사회, 현대인을 조직인이라고까지 부르고 있다. 조직과 인간은 상호 작용을 하며 공존하고 있다. 보건행정과 관련된 인력도 보건행정조직과 제도에 의해 영향을 받을 수밖에 없다. 보건의료조직의 구성원이나 이용자 모두 보건의료조직에 의해 중요한 영향을 받고 있다. 즉 현대 사회에서 조직은 대부분의 사람들의 일상생활에서 가장 중추적인 역할을 수행하며 사회적, 정치적, 경제적 그리고 개인적 목적을 달성하기 위한 중요한 수단이 된다.

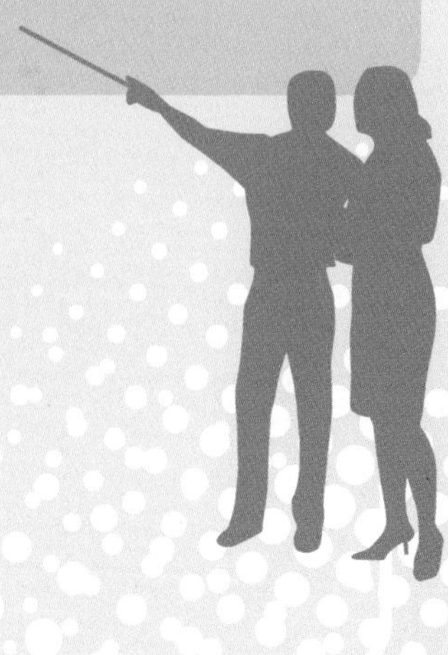

Ⅰ 조직의 개념

1. 조직의 개념

1) 조직의 정의와 특징

우리나라 대부분의 어린아이들은 병원 또는 의원이라는 의료기관 조직의 도움을 받고 태어나며 이들은 자라면서 유치원에서 대학에 이르기까지 교육기관으로부터 교육을 받으며, 또한 학교졸업 후 직장이라는 조직에 들어가 조직의 구성원으로서 역할을 수행한다. 이와 같이 현대조직은 인간의 일상생활에 중추적인 역할을 수행하며 사회적인 목적뿐만 아니라 개인적인 목적을 달성하기 위한 중요한 수단이 되고 있다. 따라서 현대사회에서 개인은 태어나서 죽을 때까지 조직의 영향을 받으며 또 조직과 상호작용하면서 살아간다. 그래서 현대사회를 조직사회라고 하고 현대인을 조직인이라 부르고 있다. 병원조직과 관련된 인력도 병원조직의 경영전략, 제도, 분위기 등에 의해 영향을 받을 수 밖에 없다.

표 6-1

조직의 정의

학 자	정 의
– 베버(Max Weber	• 특정한 목적을 가지고 그 목적을 달성하기 위하여 구성원간에 상호작용하는 인간들의 협동집단
– 바나드(C. Barnard)	• 공동의 목표를 달성하기 위해 노력을 바칠 의욕을 지닌 두 사람 이상의 인간들이 상호 의사전달하는 집합체
– 파슨즈(T. Parsons)	• 좀 더 큰 사회의 기능에 공헌하는 특정한 목적을 달성하기 위한 하나의 사회적 단위
– 에치오니(A. Etzioni)	• 특정한 목적을 달성하기 위하여 의도적으로 만들어진 사회적 단위 또는 인간들의 집합
– 마치와 사이먼 (J. March & H. Simon)	• 인간들의 상호작용의 집합체로서 하나의 사회제도
– 카츠와 칸 (D. Katz & R. Kahn)	• 사회적 체제의 한 종류
– 박동서	• 일정한 환경 하에서 특정한 목표를 달성하기 위한 분업체계

조직은 각각 다른 목적과 역할을 지니고 있으며 그러한 조직을 연구하는 학자들의 조직관, 즉 바라보는 시각도 역시 다양하기 때문에 한마디로 정의하기란 어렵다. 표 6-1에 나타난 여러 정의들을 비교해 볼 때 조직은 '공동의 목표를 달성하기 위해 여러 사람들이 상호 협력하는 집단'이라고 해도 무난할 것 같다.

위와 같은 조직의 정의를 바탕으로 조직을 살펴보면 다음과 같은 조직의 특성 또는 속성이 있음을 발견 할 수 있다.

(1) 공동의 목표

어떤 목적을 이루는데 개인의 힘으로는 불가능하기 때문에 조직을 만든다. 즉 조직을 만든 본래의 목적이 공동의 목표를 달성하기 위해서이다. 조직의 공동목표는 한 사람의 힘이 아닌 여러 사람이 모여 협력해야만 가능하다. 궁극적으로 조직은 어떤 특정한 공동목표를 이룩하기 위한 수단적인 성격을 갖고 있다고 할 수 있다. 얼마전 국내 S병원은 공동목표를 '모든 환자들이 와서 진료받고 싶어하는 세계 초일류 병원 만들기'로 정하고 추진 중에 있다.

(2) 업무의 분업

공동의 목표를 달성하기 위해서는 각자 맡아서 해야 할 업무를 가지고 있어야 한다. 목표의 최종 완성은 이들 각자의 활동결과가 합해져서 이루어진다. 병원이라는 조직도 크게는 진료부서, 간호부서, 진료지원부서, 행정부서 등으로 역할을 분담하고 해당 각 부서는 좀 더 세분화된 과나 팀, 계 단위의 업무로 분업화하여 해당업무를 수행하고 있다.

(3) 구성원

예를 들어 병원이라는 조직은 건물도 있고 장비도 있고 의료서비스 절차와 규칙도 있지만 사람이 빠지면 조직이라고 할 수 없다. 건물이나 장비, 규칙 등은 목표달성을 위한 도구일 뿐이지 조직 자체라고는 볼 수 없다. 따라서 조직의 업무를 완수하는 사람이 진정한 주체라고 할 수 있다. 반면 동호회나 학회는 건물이나 장비가 없어도 어떤 목적을 가진 사람들의 모임이므로 조직이다. 즉 조직은 사람이 없으면 구성될 수 없는 것이다.

조직특성

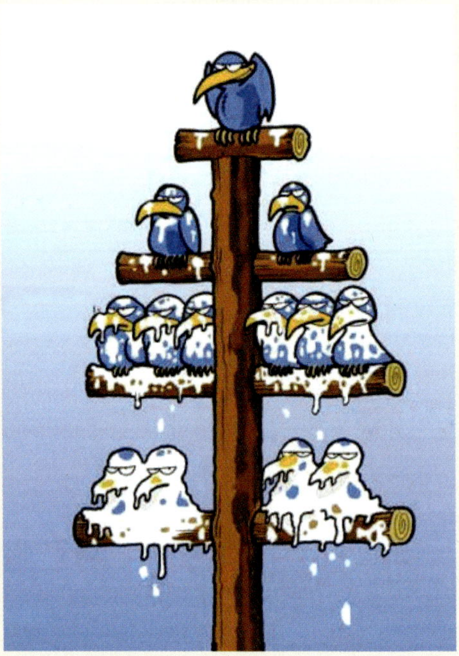

– 조직의 특성을 풍자한 그림 –

"When top level guys look down, they see only shit;
When bottom level guys look up, they see only assholes..."

(4) 권한체계

조직 안에서는 사람들에게 일을 부여하고 지시하고 조정하고 통제하는 권한과 지휘체계가 존재한다. 한 예로 병원에는 병원장, 부원장이 있고 실장, 부장, 과장, 계장 등이 조직체계를 구성한다. 분권화된 조직이든 집권화된 조직이든 일정한 권한체계가 존재하기 마련이다.

(5) 환경적응

보건행정조직은 생물체와 마찬가지로 사회라는 환경속의 존재이다. 이러한 조직은 하나의 체제로서 그가 놓여있는 환경과 언제나 영향을 주고받는 상호작용을 한다. 예를 들면 병원조직은 환경적응을 위해 환자, 정부, 소비자, 경쟁병원 등과 계속 교류하면서 정보와 의료기술, 의료서비스 등을 공유하기도 하며 그들과 긴밀한 유대관계를 가지면서 생존하고 번영한다. 따라서 조직을 흔히 정태적인 것으로 착각하기 쉬우나 끊임없이 동태적으로 변하고 있다.

2) 보건행정조직의 특성

보건행정조직은 국민건강 향상이라는 목적 달성을 위해 보건의료인력을 비롯한 여러 구성인력들이 일정한 구조와 관리체계하에서 서로 협동하여 대국민의료서비스 제공, 환자진료, 의학교육, 보건교육 및 건강증진사업, 의학연구, 공중보건활동 등 수많은 사업을 수행하는 사회단위의 하나이다. 따라서 보건행정조직이 가지는 독특한 특성을 살펴보면 다음과 같다.

(1) 인간이 주된 서비스 대상

보건행정조직도 다른 조직과 유사한 특성을 많이 갖고 있으나, 가장 독특한 차이는 보건행정조직(특히 병원조직)의 취급대상이 주로 인간이라는 점이다. 이러한 특성은 여러 가지 윤리적 이유 때문에 의료기술의 개발과 적용에 제약요인으로 작용할 뿐만 아니라 보건의료서비스의 전달 과정이 소비자들의 사회적 및 개인적 특성에 의해 영향을 받을 수 있다. 즉 서비스의 내용이 사람에 따라 각기 다를 뿐만 아니라 객관적인 평가가 어렵기 때문에 생산된 의료서비스의 적정관리가 어려운 점이 있다.

(2) 다양한 목표

보건행정조직은 일반 사업조직의 이윤추구 등과 같은 영리조직이 아닌 비영리조직이 대부분이다. 이러한 보건행정조직은 조직의 목표가 다양하다는 특성이 있다. 한 예로 병원은 사회적 역할을 다하기 위한 ① 환자의 진단과 치료, ② 의학 · 의료기술의 연구, ③ 의료인력의 교육과 훈련, ④ 공중보건기능이라는 목표를 수행해야 하는 책임이 있다. 그리고 병원의 이해관계집단의 요구를 수용하기 위해서 ① 환자에게는 양질의 의료를 제공하고, ② 병원직원에게는 직업생활의 질을 보장하며, ③ 경영자에게는 설립목적 달성과 투입자본의 안정성을 보장하면서, ④ 지역사회 또는 국가에 대해서는 의학발전, 의료인공급, 의료제도 개선 등의 임무를 수행해야하는 다양한 목적달성에 이바지해야 한다.

(3) 다양한 직종

의료조직은 의사, 간호사, 약사, 의료기사, 일반관리직, 단순노무직 등 다양한 직종이 근무하고 있고, 구성원들의 전문성도 매우 다양하다. 교육 배경, 사회적 지위, 경제적 수준의 차이가 많아 협동적인 분위기 보다는 자기지향적인 성격이 강하다.

특히, 병원조직은 전문직의 권한이 일반 관리직보다 우세한 특성이 있다. 전문직은 자율성을 추구하고 지배적인 태도, 개인주의 성향, 창의성, 자기개발 욕구 등이 강한 반면, 관리직은 절차와 책임소재 등을 중시하는 경향으로 인해 두 집단 간에는 항상 갈등의 소지가 있고 이의 해소가 용이하지 않다.

(4) 보건의료서비스 제공자와 소비자의 갈등

보건의료서비스 제공자와 소비자 간에는 대립적, 갈등적 요소가 많이 존재한다. 의료서비스가 응급을 요하고 지체할 수 없는 긴급성 등의 특징이 많으며, 소비자의 무지가 존재하고, 대규모 조직으로 인해 나타나는 관료적 특성 등 여러 가지 구조적 요인에 기인하는 경우가 많다.

(5) 상호의존성

보건의료조직의 각 집단들은 상호의존성이 다른 어떤 조직보다 강하다. 환자진료에 있어 의사와 간호사의 협력 및 의존, 간호사와 약사, 의료기사, 원무과, 행정직간의 상호의존성은 업무수행상 필수적이다. 즉 병원의 의료서비스는 착오나 실수에 대한 허용이 용납되기 어렵고 의료서비스 작업들이 상호의존적이며 다양한 전문가집단간의 조화를 필요로 하며 고도의 전문성이 요구되어 진다.

(6) 통제와 조정의 어려움

의료조직은 응급성, 위기관리의 특성 등으로 인해 군대조직과 같은 일사분란한 수직체계가 오래전부터 존재하고 있다. 또한 병원은 공식적 명령계통 외에 수평적 협력관계가 동시에 존재하는 매트릭스 조직이기 때문에 병원조직의 구성원들은 전문인들의 특성인 고도의 자율성을 추구하고 민주지향적이다. 따라서 병원관리자는 자율적이면서 통제적이어야 하며, 독재적이면서 민주적이어야 한다는 어려움이 있다.

(7) 높은 자본비중

예를 들면 병원은 건물, 설비, 고가의료장비 등 투자비용이 높은 자본집약적 조직이므로 투자 결정에 고도의 전문성이 요구된다. 또한 막대한 시설투자를 하여야 하나 투자회수율은 대체로 낮은 편이다. 높은 자본비중으로 인해 과잉투자가 된 조직은 운영이 힘들게 되고 결국 소비자측에서도 부정적인 영향을 받게 된다. 그리고 대부분의 서비스는 전문적인 보건의료인력의 노동력에 의존하고 있다.

2. 조직의 유형

공공 및 민간조직의 구분 없이 조직일반의 유형을 여러 사람이 제각기 다른 기준에 따라 분류하고 있으나 이는 부분적이지 종합적인 것은 못된다. 하지만 보건행정조직을 이해하기 위한 몇 가지 중요한 의의가 있다고 생각되는 조직의 유형을 살펴보고자 한다.

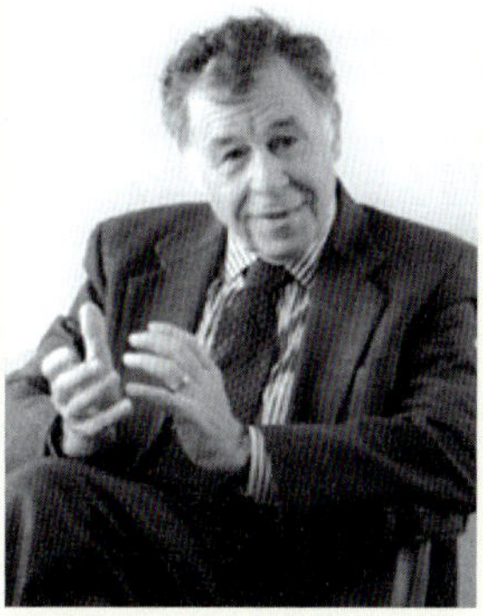

▲ 미국의 대표적 석학인 아미타이 에치오니(Amitai Etzioni) 조지 워싱턴 대 교수

1) 에치오니(Amitai Etzioni)의 분류

에치오니는 조직구성원들이 조직의 권위에 복종하는 형태를 기준으로 강제적 조직(coercive organizations), 공리적 조직(remunerative/utilitarian organizations), 규범적 조직(normative organizations)으로 분류하였다.

표 6-2 에치오니의 분류(상하간의 지배복종 관계)

유 형	정 의	조직 사례
① 강제적 조직	• 조직의 통제수단이 강제적이고 구성원들이 고도의 소외의식을 가짐	• 군대, 교도소, 감금정신병원, 강제수용소
② 공리적(功利的) 조직	• 조직이 구성원에 대하여 임금을 제공하고 구성원은 조직으로부터 지급되는 보상만큼 일한다는 입장	• 기업, 경제단체, 이익단체
③ 규범적 조직	• 통제의 원천이 규범적 권한과 도덕적 복종이 부합되어 있는 조직. 지도자의 개인적 영향력의존, 비공식적 제재가 강함	• 종교단체, 이념정당, 병원, 가족, 대학

2) 블라우와 스코트(Peter Blau & Richard Scott)의 분류

블라우와 스코트는 조직의 수혜자가 누구인가에 따라 네 가지로 유형화 하였다.

표 6-3

블라우와 스코트의 분류(수혜자의 종류)

유 형	정 의	조직 사례
① 호혜적 조직	• 조직구성원 일반을 위한 상호이익이 가장 중요한 목표인 조직	• 정당, 노동조합, 이익단체
② 기업조직	• 소유주가 조직의 수혜자인 조직, 능률성 강조	• 일반 민간기업, 은행, 보험회사
③ 서비스조직(봉사조직)	• 고객을 위한 조직으로 조직은 고객과 정기적 · 직접적으로 관계를 가짐	• 병원, 학교, 사회사업기관, 법률상담소
④ 공익조직(대중복리조직)	• 공익추구조직으로 일반대중이 수혜자가 되는 조직	• 행정기관, 소방서, 경찰서

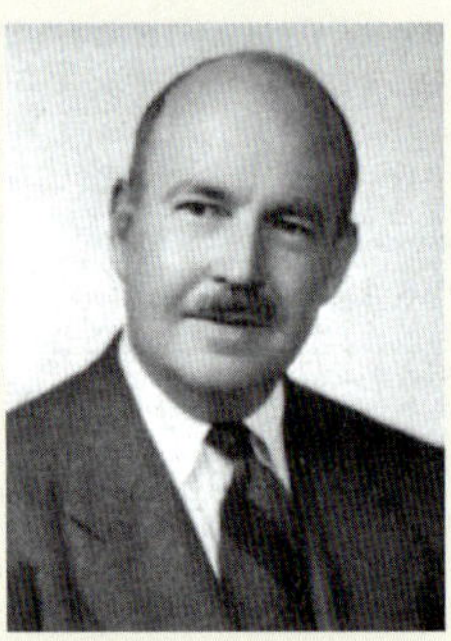

▲ 미국의 사회학자 파슨스 (Parsons, Talcott, 1902. 12.13~1979.5.8)

3) 파슨스(Talcott Parsons)의 분류

파슨스는 조직이 어떠한 사회적 필요성을 충족시키는가에 따라 ① 적응(adaptation), ② 목표달성(goal attainment), ③ 통합(integration), ④ 형상유지(pattern maintenance) 등과 같은 4가지 기능을 주장하였다.

표 6-4

파슨스의 분류(사회기여 종류)

유 형	정 의	조직 사례
① 경제조직	• 경제적 재화의 생산과 분배에 종사하는 조직(적응기능)	• 기업, 경제조직
② 정치조직	• 사회체제의 목표를 수집 · 집행하는 기능과 관련된 조직(목표달성기능)	• 정당, 정부조직, 정치조직
③ 통합조직	• 사회구성원의 갈등을 조정하고 안정을 유지하는 조직(통합기능)	• 사회복지조직, 경찰, 사법기관
④ 형상유지조직	• 교육이나 문화활동을 통해 사회의 틀이 오랫동안 유지되도록 하는 조직(형상유지기능)	• 학교, 종교집단, 문화단체, 연구소

4) 민츠버그(Henry Mintzberg)의 분류

민츠버그는 조직의 규모와 복잡성의 정도에 따라서 다섯 가지 유형으로 분류하였다.

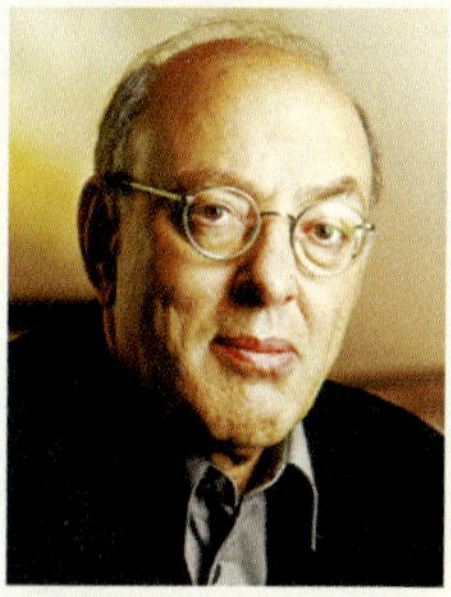

▲ 캐나다 맥길(McGill)대학의 민츠버그 교수(Henry Mintz-berg, 1939. 9. 2~)

표 6-5

민츠버그의 분류(규모와 관리의 복잡성)

유 형	정 의	조직 사례
① 단순구조조직	• 구조가 간단하고 소규모이면서 유동성이 강한 조직	• 자동차 딜러
② 기계적관료제조직	• 조직의 역사가 길며 대규모로서 표준화되어있는 안정적 조직	• 우체국, 항공사
③ 전문적관료제조직	• 전문가집단이 일하는 대규모 조직	• 대학, 종합병원, 사회복지기관
④ 대형지부조직(사업부제조직)	• 고객의 다양성에 대처하기 위해 각 사업부서가 책임을 지고 자율적인 활동을 하는 조직	• 재벌기업, 대학(여러 캠퍼스)
⑤ 임시특별조직	• 복잡한 형태이며 대체로 연구개발 조직과 같은 성향의 조직	• 광고회사, 우주센터

위와 같은 조직유형의 분류에서 우리가 주의해야 할 것은 모든 조직이 위에서 제시한 유형으로 깨끗이 분류가 된다고 하는 것 보다는 실제적으로는 어느 조직이나 위의 유형들이 혼재하고 있다는 것이다. 다만 조직에 따라 정도상의 차이가 있을 따름이라는 것이다. 그러나 바람직한 조직이 되기 위해서는 에치오니의 분류를 참고해서 논의한다면 강제적 조직에 의한 통제보다는 공리적, 규범적 방법에 의해 운영되는 조직이 보다 바람직하다고 볼 수 있다.

Ⅱ 조직의 원리

조직이론을 비판하는 대표적인 학자로 Herbert Simon을 들 수 있는데 그는 조직의 원리라는 것은 마치 격언과 같아서 과학적인 이론의 발전에 도움을 주지 못한다고 비판하였다. 하지만 조직의 원리는 과학적관리론자들에 의해 구체화된 이론으로서 오늘날까지 조직구성의 기본원리로 활용되고 있다. 조직원리란 복잡하고 거대한 조직을 합리적으로 구성하고 이것을 능률적으로 관리하여 조직의 목표를 달성하기 위하여 적용할 일반적이고 보편적인 원칙을 말한다. 이와 같은 조직의 원리는 고전적 조직이론에서 중시하던 이론이다. 일반적으로 제시되는 5가지 조직 원리는 다음과 같다.

그림 6-1

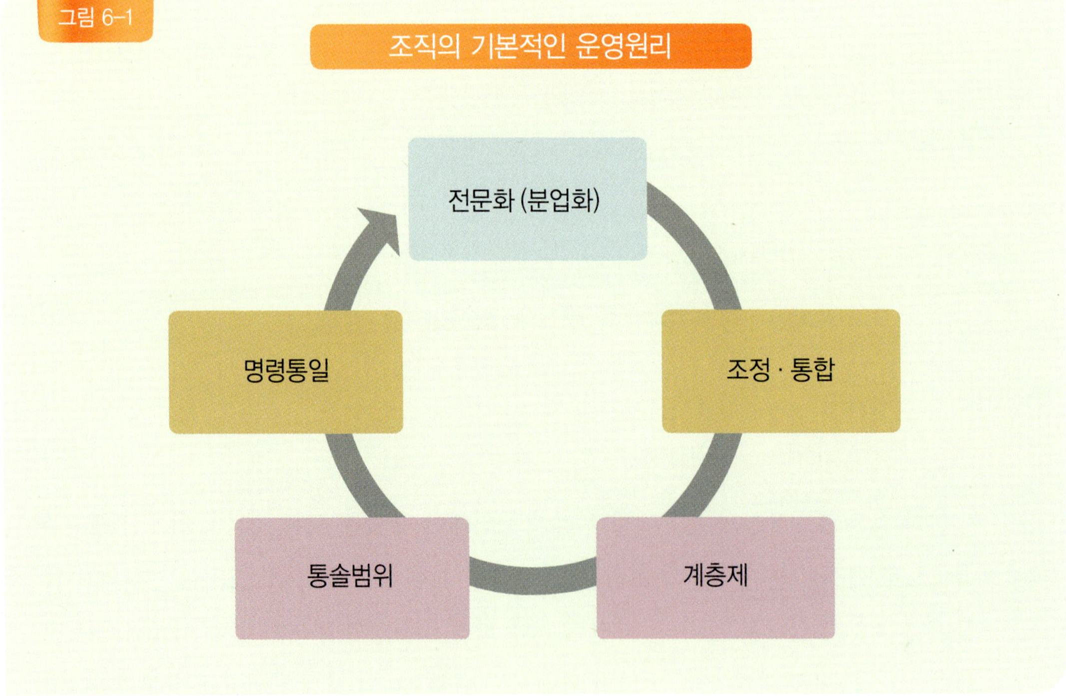

1. 전문화 · 분업의 원리

1) 개념

전문화란 업무를 성질별로 구분하여 가급적 한 사람에게 한 가지 업무를 분담시키는 것을 의미하며 분업과 같은 의미로 사용할 수 있다. 보건행정조직은 각 부문별로 전문화되고 있으며 보건행정인력의 전문적 지식과 기술이 요구되고 있다.

2) 유형

분업의 종류는 수평적 전문화와 수직적 전문화, 일의 전문화와 사람의 전문화 등으로 나눌 수 있다.

수평적 전문화는 각 부처간의 분업 또는 국별, 과별 분업을 들 수 있으며 일반적 의미의 분업화를 가리킨다. 수직적 분업화는 중앙 · 각 도 · 시 · 군, 또는 서울특별시의 경우 시본청 · 구청 · 동사무소 등을 들 수 있다.

일의 전문화는 업무를 세분하여 반복적이고 기계적인 업무로 단순화시키는 것이며, 사람의 전문화는 사람이 교육과 훈련을 통하여 업무에 대해 전문가가 되는 것이다.

3) 장 · 단점

전문화 또는 분업의 원칙은 조직전체의 성과를 올리는 가장 중요한 방법이다. 능률적인 업무수행이 가능해지고 시간과 경비가 절약된다는 장점이 있다. 반면 지나친 분업화는 직원의 업무를 너무나 동질화시켜 직원의 능력발전에 지장을 초래한다. 또한 직원을 기계화하여 일에 대한 흥미를 잃게 하며 개인간, 부서간 할거주의가 야기되어 조정 · 통합을 어렵게 한다.

2. 조정 · 통합의 원리

1) 개념

조정이란 공동의 목표를 달성하기 위하여 하위체계간의 노력의 통일을 기하기 위한 과정이라 할 수 있다. 현대 조직사회에서 조직의 규모증대는 응집력의 저하, 업무의 복잡화, 다양화, 이질성의 심화를 가져오고 이에 따라 전문화의 필요성은 증가하나 이와 동시에 할거주의가 야기된다. 이러한 할거주의를 해소하기 위한 방안이 조정 · 통합의 원리이다. 무니(J. D. Mooney)는 조정 · 통합의 원리를 중시하여 조정 · 통합의 원리는 현대조직의 최고 · 제일의 원리라고 하였다.

2) 조정의 저해요인

조정을 저해하는 요인들로는 업무의 다양화, 이질화, 복잡화와 그에 따른 전문화의 필요성이 증대되고 있고, 조직규모가 점점 대규모화되고 있다는 것이다. 자신이 소속된 기관의 이익만을 중심으로 생각하여 타 조직에 대해 배타적이며 비협조적인 할거주의 현상, 권한책임의 불명확 및 의사전달의 미흡, 정치적 영향력에 의한 파벌 형성, 관리자 혹은 조직구성원의 조정능력 부족 등이 그 원인이 된다.

3) 조정의 방법

명백한 조직의 목표를 설정하여 관리하여야 한다. 계층제에 의한 방법, 즉 상관의 명령과 중재, 계층제가 갖는 권위를 통해 조정한다. 이해관계 조정을 위해 정책결정 · 기획에 참여시키고 의사전달을 광범위하고 활발하게 할 수 있게끔 위원회 · 막료기관의 이용이 권장되어야 한다. 또한 지나친 갈등을 예방하고 방지하기 위하여 가급적 각자의 권한과 책임의 한계 및 상호관계를 분명히 규정한다.

3. 계층제의 원리

1) 개념

계층제란 권한과 책임의 정도에 따라 직무를 등급화시킨 피라미드 구조이며 상하계층간에 직무상 지휘 · 감독관계에 서게 하는 것을 말한다.

2) 성격

관료제의 전형이며 조직의 수직적 차원에 적용된다. 명령일원화의 체제이며 조직의 모든 권한과 책임은 형식상 최고관리자에게 귀속된다. 조직규모의 증대, 전문화, 업무의 다양성, 구성원수의 증가는 계층의 수를 증가시킨다. 계층의 수는 뒤에 언급되는 통솔범위의 원리와는 상반관계에 있다. 즉 통솔범위가 넓어지면 계층의 수는 적어지고 통솔범위가 좁아지면 계층의 수는 많아진다. 그리고 계층이 낮을수록 정형적 업무나 구체적인 운영에 중점을 둔다.

3) 장 · 단점

장점으로는 업무분담 및 권한위임의 통로가 되며, 지휘 · 감독을 통한 질서와 통일성을 확보할 수 있다. 조직의 통솔 · 통합 · 조정 및 갈등의 해결에 기여하며 내부통제를 확보하는 수단이 된다. 또한 의사소통의 통로, 승진의 통로가 된다.

단점으로는 상하간의 권력불균형이 오히려 근무의욕을 저하시키며 의사전달, 특히 상의하달이 늦거나 제약 또는 왜곡되어 정책결정이나 목표설정에 지장을 초래한다는 점이다. 또한 조직구성원의 의견수렴이 어려워지며 새로운 창의성 요구, 문제해결, 위험부담을 수반하는 일은 하기 어려워지며 결국 조직이 생동하지 못하고 항상 위의 최고책임자의 결정에만 의지하게 되어 합리적인 일을 하기 어려워진다. 그리고 조직의 경직화가 일어나고 계층간의 불신이 가중될 수 있다.

4. 통솔 범위의 원리

1) 개념

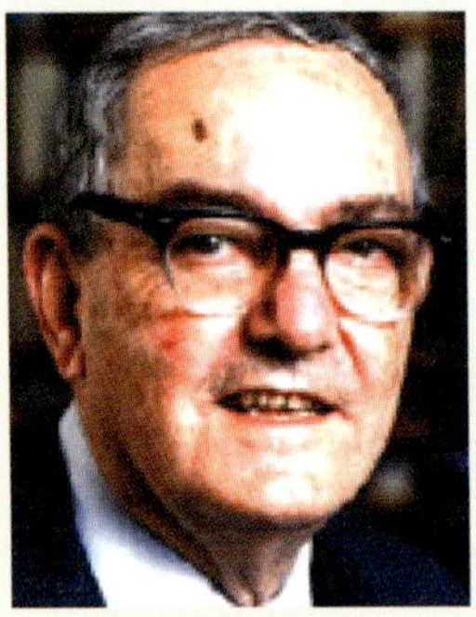
▲ 허버트 사이먼(Herbert Alexander Simon, 1916. 6. 15–2001. 2. 9)

통솔의 범위란 한 사람의 상관이 몇 사람의 부하를 직접 적절하게 감독할 수 있는가를 의미한다. 이는 한 사람의 상관이 무제한적으로 통솔 할 수 없음은 물론 그렇다고 지나치게 적게 감독할 경우 계층의 수가 많아지고 이로 인한 부작용이나 역기능이 초래되기 때문에 적정수의 통솔범위가 중요하다. 이에 관한 연구를 하고 수학적 공식까지 제시한 그레이쿠나스(V. A. Graicunas)는 6인을 적정수로 제시하였다. 이와 같이 한 이유는 책임자가 직접 밀접히 접촉할 수 있어야 감독이 잘 이루어질 수 있다고 생각한데 있다.

최근 들어 이를 약간 크게 잡아 10인을 적정수로 보는 경향이 있다. Davis는 육체활동의 통솔범위는 10~30명, 정신활동의 통솔범위는 3~6(9)명이 적합하다고 주장하였다. 하지만 Herbert Simon은 통솔범위의 원리는 기계적이며 현실과 유리되고 인간의 적응적 창조력을 무시한 이론이며 이 공식은 마술적인 수에 불과하다고 비판하였다.

2) 통솔범위의 결정요인

통솔범위의 수는 기계적, 획일적으로 어느 경우나 적용되는 것은 아니고 다음과 같은 사정에 따라 신축성 있게 고려되어야 한다.

① 직무의 성질 : 직무의 내용이 비교적 동질적이고 단순한 것은 감독하기 쉬워 많은 인원을 감독할 수 있다.

② 시간적 요인 : 조직의 창설이 오래된 기관이어서 비교적 관례적인 일을 감독하게 되면 인원수가 늘어 날 것이고 계속 새로운 연구를 많이 요하는 사업이면 사정이 달라진다.

③ 공간적 요인 : 동일 장소에 피감독자가 있지 않은 경우 아무래도 인원수의 제약을 받으나, 최근 교통 · 통신의 발달로 어느 정도 극복하고 있다.

④ 인적요인 : 감독자 자신의 능력과 성격은 물론 피감독자의 전문직업화의 정도가 고려되어야 한다.

이러한 요인에 따른 경험적 조사에 의하면 대체로 하위생산직은 1 : 20정도이고, 복잡한 사무직의 경우는 1 : 5 정도로 감소해 가고 있다.

5. 명령통일의 원리

1) 개념

명령통일의 원리란 한 사람의 업무담당자는 언제 어디서나 단일한 명령계통에 따라 바로 직속상관에게만 명령을 받아 복종하여야 한다는 것을 말한다. 가장 피라미드형의 조직을 상징하는 것이라고 할 수 있는데, 이의 이유는 혼란이 야기되지 않고 책임을 분명히 할 수 있기 때문이다. 관료제나 군대조직 등에서 엄격히 적용되는 원리이나 오늘날 조직의 분권화, 권한위임 등으로 인하여 이 원리의 중요성은 상대적으로 많이 약화되고 있는 경향이다.

2) 장 · 단점

장점으로는 조직구성원들은 누구에게 보고하고 누구로부터 보고를 받는가를 명시해줌으로써 지위상의 안정감을 제공한다. 그리고 조직의 위계질서를 확립하여 조정기능을 촉진함으로써 갈등을 해소하는데 도움을 준다. 또한 부하로 하여금 한사람의 상관의 명령에 복종하게 함으로써 통제주체의 단일성과 명확성을 확보하기 쉽고 판단이나 행동상의 잘못에 대한 책임을 명백히 함으로써 부하에 대한 통제를 가능하게 한다.

단점으로는 긴급한 상황에서 상관이 부재시 업무처리가 불가능하게 하는 등 명령통일을 지나치게 고집하면 조직의 경직화로 환경변화에 신속하고 융통성 있는 적응이 어렵게 된다. 그리고 명령권이 없는 막료(기능적 전문가)들은 명령통일의 원리를 강조하게 되면 그 중요성과 영향력이 약화된다.

Ⅲ 조직이론의 전개과정

조직이론은 고전적 조직이론, 신고전적 조직이론, 현대이론의 세 가지 경향으로 구분할 수 있다.

1. 고전적 조직이론

1) 의의

고전적 조직이론은 산업화시대에 걸맞는 1900년대 초에 등장되어 1930년대에 완성을 본 이론이다. 산업화의 기초인 과학적 관리법의 적용에 맞는 폐쇄조직을 전제로 한다.

조직의 공식적, 합리적 구조에 맞게 조직도를 작성하고, 조직의 합리적 관리를 위해 절약과 능률, 최고관리층에 의한 행정통제에 중점을 두었다. 이러한 고전적 조직이론에 속하는 학파는 테일러(Taylor)가 개척자로 되어 있는 과학적 관리학파, 최고관리자의 기능으로서 POSDCoRB와 조직의 원리를 제시한 귤릭(Gulick) 등이 주도한 행정관리학파, 합리적 · 합법적 관료제 이념형을 제시한 웨버(Weber)의 관료제이론 등이 그것이다.

2) 고전적 조직이론의 주요특징

① **분업 :** 능력을 가장 적절하게 활용할 수 있게 조직구성원에게 일정한 업무를 배분하여 전문화와 능률성을 확보한다.

② **계층적 과정 :** 계층적 과정은 조직의 수직적 관계를 말하며, 명령통일, 권한과 책임의 위임 등이 따른다.

③ **구조 :** 조직의 여러 구성 요소간에 효과적인 수직적 관계를 형성 · 유지하는 수단이다.

④ **통솔범위 :** 관리자가 효과적으로 감독 할 수 있는 부하의 수가 통솔범위이며, 감독자는 그 부하에 대한 지도상 일정한 한계를 가진다.

3) 과학적 관리론(scientific management)

최소한의 노동과 비용으로 최대의 생산효과를 확보할 수 있는 최선의 방법을 찾아내기 위한 관리이론이다. 과학적 관리론의 발전은 기업관리의 합리화를 위해 경영학자들에 의해 개발되어 기업생산성 향상에 크게 기여하였다. 구성원들을 기계의 부속품으로 취급한다고 해서 기계적 인간관 또는 합리적 경제인관에 기초하는 이론이다.

과학적 관리론의 내용을 보면 개개의 작업을 가장 간단한 요소동작으로 분해하고 각 요소동작의 형태 · 순서 · 소요시간을 시간연구와 동작연구(time and motion study)로 표준화하여 하루의 공정한 작업량, 즉 과업을 설정하고 과업을 기준으로 하는 관리의 과학화를 성취해야 한다는 것이다. 일명 테일러리즘(Taylorism)이라고도 한다.

2. 신고전적 조직이론

1) 의의

과학적 관리법이 지나치게 인간을 기계시하고, 작업을 세분화함으로써 인간소외, 흥미상실, 인간성의 무시로 인해 작업의 능률저하를 초래한다는 비판에서 제기된 이론이다. 과학적 관리론의 문제점을 파악하고 개선책을 강구하기 위해 하버드대학의 메이오(E. Mayo) 교수를 중심으로, 미국 시카고에 있는 서부전기주식회사 호오손 공장실험(Western Electronic Company, Hawthorne Plant Experiment)을 1927년부터 1932년까지 진행하였다. 이 실험결과를 중심으로 조직관리에 대한 주장이 제기된다. 신고전적 조직이론은 구성원들을 인간으로 대접해야 한다는 것이므로 인간관계론(human relations)이라고도 불린다.

조직구성원의 감정과 대인관계를 중시하고, 욕구 · 동기 · 태도를 중심으로 개인간, 집단간, 개인 · 집단과 조직간에 형성되는 사회적 · 심리적 관계를 분석하려는 이론이다.

2) 인간관계론의 주요 내용

① 사회적 능률과 규범이 생산성을 결정한다. 구성원의 능력은 육체적인 면보다 사회적인 면이 중시된다. 생산성의 수준은 생리적 능력이 아니라 사회적 규범에 의해

정해진다.

② 비경제적 요인의 우월성을 강조한다. 구성원의 동기부여와 만족도의 결정은 비경제적인 보상과 제재가 되어야 한다.

③ 비공식집단 중심의 사기 형성이 중요하다. 구성원은 개인보다 집단의 구성원으로서 행동하거나 반응을 나타내므로 사기는 이러한 소규모집단에 치중해야 한다.

④ 의사소통 · 리더십과 참여의 중요성을 강조한다. 의사소통의 원활화, 민주적 리더십의 발휘, 참여의 확대에 의한 심리적 욕구의 충족은 생산성향상의 기본이다.

3) 인간관계론 비판

인간관계론은 본질적으로 과학적인 타당성 없이 종업원의 만족이 높아지면 생산성이 증가한다고 주장하고 있어, 비공식적 조직의 중요성에 너무 치우치고 있다. 또한 인간관계론은 인간의 본성에 대한 가정에 문제를 불러일으키고 있다는 것이다. 즉 경영층이 기본적으로 해야 할 일은 갈등을 제거해서 종업원들이 행복하고 생산적이 되도록 유지하는 것이라는 주장을 함으로써 갈등에 대해 비현실적으로 이상적인 입장을 취하고 있다는 것이다. 과학적관리론이 '인간 없는 조직'이라는 비판을 받고 있는데 비해 인간관계론은 '조직 없는 인간'이라는 비판을 받기도 한다.

3. 현대조직이론

1) 의의

현대조직이론은 고전적 조직이론과 신고전적 조직이론에서 설명하지 못하는 복잡하고 다양한 동태적 현대조직이론의 필요성에서 나온 이론이다. 하지만 명확하게 어떤 조류를 지정하지 못한 채 다양한 이론이 제시되고 있을 뿐 지배적 흐름은 찾기 어려워 이들을 총칭해서 현대조직 이론이라고 부른다. 이 중 관심을 끄는 이론인 체제 또는 시스템이론과 상황이론을 살펴보면 다음과 같다.

2) 체제이론(system theory)

시스템이란 개념이 적용되는 범위는 매우 광범위하다. 은하계 · 태양계처럼 우주생태를 표현하는 경우, 시계 · 자동차 · 컴퓨터처럼 기계적 장치에도 적용되고 다양한 식물이나 동물 · 인간과 같은 유기체 또는 생물에도 시스템개념을 적용할 수 있다. 더 나아가 수많은 개인과 집단으로 구성되는 사회 및 교회 · 병원과 같은 조직에도 적용된다. 시스템은 일반적으로 4가지 속성을 가진다.

(1) 목표지향성

어떤 시스템이든 그것이 시스템으로 기능하기 위해서는 목표지향성을 가져야 한다. 생물시스템은 생존과 번식, 인간의 경우는 생존과 안전추구, 소속 및 애정, 존경, 자아실현 욕구등의 목표를 가진다. 어떤 조직이든 그들의 고유 목표를 지향하고 있다.

(2) 환경적응성

시스템은 자신을 둘러싼 환경과 부단한 상호작용을 한다. 사람은 식사나 호흡을 통해 끊임없이 환경으로부터 에너지를 흡수하면서 환경의 영향을 받기도 하며, 반대로 환경에 영향을 미치기도 한다. 조직도 환경과의 상호작용속에서 적응하지 못하면 생존의 위협에 직면하게 된다. 즉 조직은 환경과의 부단한 상호작용속에서 환경적응성을 지니는 개방시스템이어야 하며, 환경과 상호작용하면서 동태적인 균형도 유지해야 한다. 시스템이 자신이 소비하는 것보다 더 많이 영향을 받는다면 시스템이 해체되거나 소멸될 수도 있기 때문에 균형을 유지하여야 한다.

(3) 분화와 통합성

시스템은 분화와 동시에 통합적인 성격을 갖고 있다. 인간은 골격, 근육기관, 소화기관, 순환기관 등으로 구성되어 있어 여러 개의 하위부분들로 구성되어 있다. 이러한 하위 시스템은 다시 하나의 전체로서 통합되는 속성이 있다. 즉 골격, 근육기관, 소화기관, 순환기관등의 하위 시스템이 제대로 작동될 때 하나의 전체시스템(인간)으로서의 기능을 하게 된다. 하위 시스템은 자신을 포함하고 있는 전체시스템이 없을 경우에는 존재할 수 없고, 다른 하위시스템과의 밀접한 상호의존성을 토대로 전체시스템으로 통합되는 속성을 가지고 있다.

(4) 투입–전환–산출과정

시스템은 외부환경으로부터 투입물을 받아들여 내부변환과정을 거쳐 산출물을 만들어내는 일련의 과정을 거친다. 식물은 빛과 이산화탄소와 물을 투입물로 받아들여 광합성이라는 전환과정을 거쳐 필요한 에너지와 산소라는 산출물을 만들어 낸다. 마찬가지로 병원이라는 조직은 보건의료인력 · 시설 · 장비 등의 투입물을 통해 환자진료와 치료라는 전환과정을 거쳐 의료서비스라는 산출물을 만들어 낸다. 그리고 외부로 배출된 산출물은 피드백(feedback, 출력을 입력쪽으로 되돌리는 것, 즉 되먹임) 과정을 통해 시스템의 다음번 순환과정을 위한 투입물이 된다. 이를 그림으로 나타내면 그림 6-2과 같다.

그림 6-2

체제이론의 기본 모형

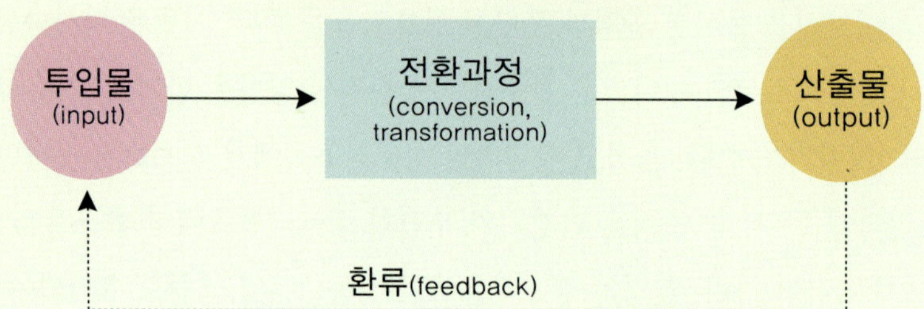

3) 상황이론(contingency theory)

모든 상황에 맞는 보편적이고 최선의 조직관리 전략은 없다는 전제에서 출발한다. 가장 훌륭한 조직화 전략은 결국 보편적 관리 원칙이 아닌 조직구조와 그것의 환경간의 적합여부에 달려있다는 이론이다. 어느 쪽도 옳지 않고, 어느 쪽도 그르지 않으며, 다만 각각의 상황에 따라 옳고 그르다는 점이다. 상황이론은 상황에 따라 다양한 이론을 적용시킬 수 있으며, 때로는 고전적 조직이론, 때로는 신고전적 조직이론을 적절히 활용해야 한다는 논리로서 독창적이라고 보기 어렵다. 그러나 상황요인을 정확히 분석해서 응용한다면 훌륭한 이론이 될 수 있다.

Ⅳ 공식적 조직과 비공식적 조직

1. 개념

공식 조직이란 법률 · 규칙이나 직제에 의하여 형성된 인위적 · 제도화된 조직을 말한다. 따라서 공식 조직은 일정한 목표를 달성하기 위하여 인위적으로 만들어진 분업체계이므로 조직의 구성원간의 역할과 권한에 관한 법령이 마련되어 있다. 이에 비해 비공식집단이란 구성원 상호간의 인간적 관계나 친근성으로 말미암아 자생적으로 형성되는 조직을 말하며 소집단의 성격을 지닌다.

비공식 조직이 발생하는 이유는 무엇인가? 이의 근본원인은 결국 공식적 조직만으로 거기서 근무하는 직원이 당면하는 문제해결 또는 욕구충족이 이루어지지 못하므로 이를 보완하고 해결하기 위한 것이라고 볼 수 있다. 즉 조직의 목표와 개개구성원의 목표간의 일치가 언제나 이루어지면 가장 바람직하겠으나 실제에 있어서는 이의 일치가 어렵다고 하는데 원인이 있다. 공식적 조직의 비정서적 측면의 강조, 신축성 결여와 업무처리 지연, 일반적 · 포괄적 성격으로 인해 비공식 조직의 발생은 자연스럽게 발생하기 마련이다.

2. 공식 조직과 비공식 조직의 비교

공식적 조직과 비공식적 조직의 특징을 보면 다음과 같다.

표 6-6

공식적 조직과 비공식적 조직의 비교

구 분	공식적 조직	비공식적 조직
조직의 생성	• 외면적, 가시적, 인위적, 제도적, 합리적 조직	• 내면적, 불가시적, 자생적, 비제도적, 감정적 조직
목적	• 공적 목적 추구	• 사적 목적 추구
원리	• 능률의 원리가 지배	• 감정의 원리가 지배
질서	• 전체적 질서를 위해 활동(관료제이론)	• 부분적 질서를 위해 활동(자생조직)
성문화 여부	• 합법적 절차에 따른 규범의 작성(성문화)	• 구성원의 상호행위에 의한 규범의 형성(불문화)
관리기법	• 과학적 관리	• 인간관계론
생성의도	• 계층적 조직, 고전적 조직, 관료제 조직	• 자생적 조직
특징	• 영속성, 경직성, 명확성	• 비영속성, 동태성, 불명료성

3. 비공식 조직의 기능

비공식적 집단의 구성원들 간의 행동의 특성은 무엇보다 상호간의 의사전달이 활발하다는 것이며, 이의 결과 그들의 귀속감과 일체감을 강하게 한다. 따라서 심리적인 안정감 · 만족감을 안겨 주는 것과 동시에 그들의 행동을 규율하는 집단규범이 탄생하고 이의 제약을 받게 된다. 비공식 조직은 순기능과 역기능을 동시에 가지고 있다. 이를 살펴보면 다음과 같다.

1) 순기능

① 공식 조직의 경직성을 완화한다. 공식 조직은 행동과 절차 및 용어에서의 융통성 결여로 구성원의 행태를 제약하게 되나, 비공식 조직에서는 그러한 제약이 없으므로 공식 조직의 경직성을 완화시켜 조직의 환경에 대한 적응성과 신축성을 확보할 수 있다.

② 공식적 리더십을 보완한다. 비공식 조직의 인간관계를 통하여 공식적 지도자의 능력과 명령 및 지시의 결함을 상당부분 보완할 수 있다.

③ 구성원의 심리적 안정감을 형성한다. 구성원의 욕구불만의 배출구가 되고 구성원이 공식 조직에서 갖는 심리적 긴장과 불안을 해소시켜 준다.

④ 공식 조직의 능률성을 제고한다. 구성원 상호간의 협조와 경험의 공유를 통하여 업무의 능률적 수행을 돕는다. 구성원의 현실적 행동규범 확립에 도움을 준다. 구성원들에게 공식 조직의 규범 외에 자발성, 현실성을 지니고 있어 실현가능성이 높은 또 다른 규범을 부과하여 공식 조직의 통합과 일체감 유지에 기여한다.

⑤ 공식적 의사소통의 결함을 보완한다. 공식적 의사전달 방식은 융통성이 없고 속도가 느린 결함을 지니고 있는 바, 이러한 공식 조직의 의사전달을 비공식적 의사전달 방식이 보완해 준다.

⑥ 쇄신적 분위기를 조성한다. 개인의 창의력과 쇄신을 고취하는 분위기를 조성하게 한다.

2) 역기능

① 부분적 불만이 전체화될 수 있다. 공식 조직에서 당한 개인적이고 부분적인 불만을 비공식 조직에서 해소하게 됨으로써 개인적 불만을 전체화시켜 공식 조직을 마

그림 6-3 공식 조직과 비공식 조직

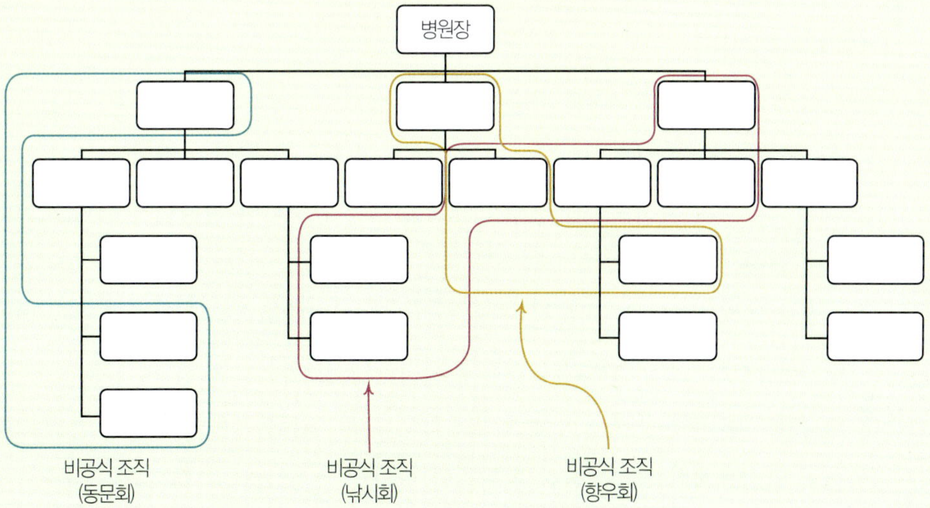

비시킬 우려가 있다.

② 공식적 의사소통을 왜곡할 수 있다. 비공식적 의사전달이 왜곡되거나 근거 없는 정보를 유포하여 공식 조직의 지시나 명령이 구성원에게 제대로 전달되지 못하게 되면 공식 조직이 마비될 수 있다.

③ 정실개입의 통로가 된다. 비공식적 인간관계의 작용으로 지연, 혈연중심의 정실행위가 발생할 우려가 많다.

④ 이익집단으로 작용할 수 있다. 비공식 조직이 공식 조직을 상대로 압력을 행사하는 이익집단, 압력단체로 작용할 경우 공식 조직은 마비가 일어날 수 있다.

4. 비공식 조직의 통제와 한계

비공식적 조직은 공식적 조직을 보완하는 순기능과 그것을 저해하는 역기능을 동시에 가진다. 그러나 이러한 역기능이 있다고 하여 비공식적 조직을 제거한다는 것은 불가능하다. 그러므로 비공식적 조직의 존재를 인정하고 공식적 조직의 목적을 보다 효율적으로 달성하는데 기여하도록 이를 지도하고 통제하도록 하여야 한다.

비공식적 집단에 대한 공식적 조직의 책임자가 이를 외면하거나 불순한 것으로 보아 억제하는 정책을 쓸 것이 아니라 이를 공식적 조직의 목표수행에 가급적 순기능적으로 움직이게끔 유도하여야 한다. 비공식적 조직의 통제방안으로 언급되고 있는 것들을 살펴보면 다음과 같다.

① 공식적 지도자는 조직내의 비공식 조직의 실태, 즉 이들의 구성기준 · 목표 · 기능을 파악하여야 한다. 일단 모든 비공식집단의 목표가 공식 조직의 목표와 일치하게끔 이들과의 의사소통을 원활히하고 참여를 유도하며 설득을 통해 상호노력하여야 한다.

② 공식적 조직 관리자는 비공식 조직의 존재를 이해해줌으로써 양 조직간의 대립과 알력을 해소하고 구성원의 불안감을 제거하여야 한다.

③ 직무에 대한 만족감과 공식적 조직에 대한 자부심을 갖도록 관리자는 민주적 리더십과 인간관계적 관리기술을 발휘해야 한다.

④ 비공식 조직이 비강제적 방법으로 통제하기 어려울 정도로 강력할 때는 감독자가 적절한 강제적 조치를 취한다. 즉 직업내용을 변경하거나 구성원에 대한 인사 조치를 취한다. 예를 들어, 파벌조성의 리더를 다른 조직이나 지역으로 인사이동을 실시하거나 승진을 억제시키는 방법이 있다.

그러나 이러한 비공식적집단의 통제에는 한계가 있다. 첫째, 그것은 조직의 전체적인 관점(공식적 조직)에서 보면 어디까지나 부차적이라는 점이다. 왜냐하면 비공식적 집단은 부분질서에 해당하기 때문이다. 둘째, 비공식적 조직에 대한 통제는 불완전성을 갖는다는 것이다. 왜냐하면 비공식적 조직은 내재적이며 눈에 잘 띄지 않는 조직이기 때문에 그 발견과 통제에 어려움이 따르기 마련이다.

5. 우리나라의 비공식 조직

우리나라는 동창관계, 지연, 혈연, 학연 등 다양한 계기를 통하여 이루어지는 비공식 조직이 실질적으로 공식 조직을 좌우하고 압도하는 경우가 빈번하다. 비공식 조직 또는 유력한 파벌에 속하지 않는 경우에 고위직에의 승진이나 요직담당이 용이하지 않다. 우리나라의 경우 비공식 조직의 순기능보다는 역기능의 비중이 너무 크며 공식 조직의 규범인 법령이나 기능이 비공식 조직의 이익을 위하여 왜곡되고 마비시키는 경우도 많다. 또한 비공식 조직이 응집력이 강하며 인사행정에서 비공식집단을 중심으로 끌어주기식 정실인사가 많다.

V 조직구조의 구체적인 형태

조직구조는 조직을 구성하는 틀을 의미하는데 어느 조직이든 대체로 조직구조는 수직적으로는 계층제를 유지하고 있고, 수평적으로는 통솔범위가 설정되어 있다. 조직구조의 수직적인 관계를 보면 명령통일이 가능하도록 구성되어 있고 수평적으로는 전문성이나 분업에 따라 나누어져 있음을 알 수 있다. 수평적으로는 분업이나 전문성을 기초로 조직구조가 분화되어 있는 만큼 공동의 목표를 추진할 수 있도록 통합조정의 기능도 조직구조에 용해되어 있다. 전통적으로 조직의 대표적인 구조는 계층제였다. 그러나 계층제 조직구조는 환경변화에 적응하는 과정을 거치면서 새로운 모습으로 나타나게 되었다. 이러한 현대적의 의미의 조직으로는 사업조직, 프로젝트 조직, 매트릭스 조직, 네트워크 조직 등 여러 조직구조 모형이 있다. 여기서는 전통적 조직구조인 라인조직, 라인스탭 조직과 현대적 조직구조인 프로젝트 조직, 매트릭스 조직 등에 대해 설명하고자 한다.

1. 라인조직(line organization)

1) 개념

라인조직은 전통적 조직구조이다. 라인조직이란 군대식 조직으로서 업무의 결정과 실행을 담당하는 부서들만 있는 조직형태이다. 라인조직은 과업의 분화라든가 부문화가 진전되지 않은 매우 초보적인 조직형태이다. 계선조직이라고도 한다. 오늘날 창업단계에 있는 기업이나 중소기업에서 많이 볼 수 있다. 라인조직에서는 조직구성원들간의 관계가 가족적이며 서로 협동하며 조직에의 사명감과 일체감을 갖고 목표를 달성하기 위해서 몰입하게 된다.

보통 라인조직의 목표는 비용절감과 같은 효율성의 제고 및 생산성 향상에 두게 된다. 라인조직은 위계질서 및 분업의 원리에 따라서 부서가 나누어지는 분화가 일어나는 동시에 동일하거나 유사한 기능을 한데 모아 통합 관리하는 부문화가 이루어져 좀 더 효율적으로 일하기 위해 기능별(예 : 생산부, 영업부 등)로 조직이 짜여진 형태로 나타난다. 라인조직은 명령통일의 원칙, 전문화의 원칙, 통솔범위의 원칙, 권한과 책임의 원칙 등 전통적인 조직원칙이 충실히 지켜지는 조직이다.

2) 장 · 단점

라인조직의 장점은 신속한 기동성을 가지고 있으며 강력한 추진력을 가지고 있다는 점, 의사결정을 빨리 내릴 수 있다는 점, 조직의 안정성을 확보할 수 있다는 점, 제반경비의 절약을 기할 수 있다는 점, 소규모의 조직에 적합하다는 점, 일사불란한 명령지휘가 가능하여 개별부서의 조정이 용이하다는 점 등을 들 수 있다. 반면, 외부환경변화를 탐지하는 능력에 한계가 있다는 점, 혁신적인 태도를 촉진하는데 한계가 있다는 점, 대규모 조직이 갖출 수 있는 시너지 효과를 기대하기 힘들다는 점, 관리자의 독선적 행위를 배제하기 어려운 점, 직무범위가 광범위한 점, 하급관리자의 의욕상실과 창의력이 결여되기 쉽다는 점 등의 단점이 나타날 수 있다.

그림 6-4

라인조직의 한 형태

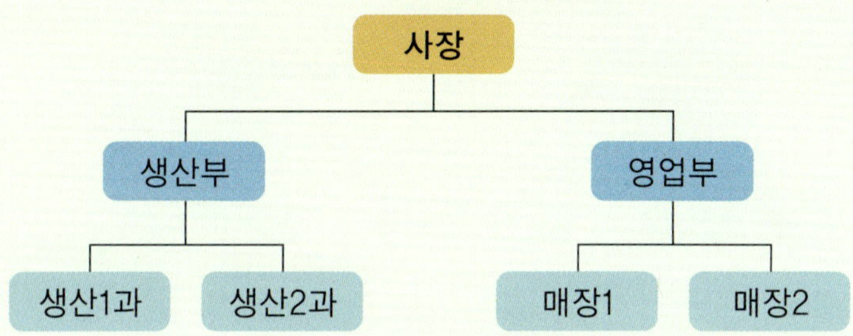

2. 라인스탭 조직(line staff organization)

1) 개념

라인(line)은 수직조직을 스탭(staff)은 수평조직을 의미한다. 조직이 성장하여 어느 정도 직원이 많아지게 되면 경영자는 혼자서 내부조직의 일들을 일일이 관여하기가 어려워진다. 즉 조직의 규모가 커질수록 기존의 라인기능만으로는 모든 업무수행이 불가능하므로 라인업무를 지원할 수 있도록 스탭기능이 분화되어 발달하게 된다. 수직조직은 상하 명령복종 관계를 가진 조직의 중심적 구조를 이룬다. 예를 들어, 병원의 병원장-부장-과장-계장-직원 등으로 연결되는 구조이다. 이 구조는 최고관리자를 중심으로 수직적인 권한의 계열이 이루어지고 있으며 앞서 언급한 명령통일, 통솔범위 등 분업구조로 이루어지고 있다.

한편, 수평조직은 수직조직이 목표달성을 위하여 원활하게 기능하도록 지원, 조성, 촉진하는 역할을 하므로 스탭들이 자문, 조정, 정보수집, 기획, 인사, 회계, 홍보, 연구 등의 기능을 수행하는 구조이다. 예를 들면, 병원의 각종위원회, 기획관리실 등을 들 수 있고, 기업에서의 종합조정실, 경영기획실, 비서실 등을 들 수 있다.

라인스탭 조직은 조직이 대규모화되는 초기상황, 경영환경이 안정적이고 확실성이 높은 상황에 효과적인 조직형태이다.

그림 6-5

라인스탭 조직의 한 형태(기업)

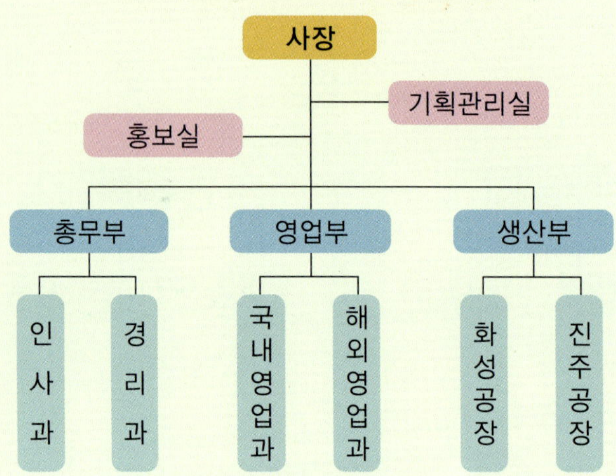

2) 장 · 단점

이와 같은 라인스탭 조직은 업무수행이 능률적으로 이루어지고 의사결정을 신속하게 하며 강력한 통솔력과 안정성을 확보할 수 있다. 또한 스탭 조직구조는 기관장의 통솔범위가 넓어지고 전문지식을 활용할 수 있으며 객관적 · 합리적 의사결정을 가능케 한다. 라인은 스탭으로부터 유익한 조언과 권고를 받을 수 있고 추진업무에 전념할 수 있다.

반면, 복잡한 조직에서는 업무량이 과중될 우려가 있고 책임자의 독단적 결정을 초래할 수 있고 유능한 인재를 잃게 되면 조직의 기능이 마비될 수 있다. 또한, 스탭 조직 내의 인사관계가 복잡해지고 권한과 책임을 둘러싼 라인과 스탭간의 갈등과 알력이 커지며 행정의 지연과 의사소통의 혼란이 초래될 수 있다. 또한 효율성과 생산성을 증대시키기 위해 많은 부문과 계층이 생겨나면서 조직이 비대해지고 이른바 관료제가 촉진된다.

3. 프로젝트 조직(project organization)

1) 개념

계층제 조직구조를 가질 경우 수평적 통합조정이 용이하지 않다는 문제는 전문가 조직에서 더욱 심각하게 나타난다. 전문가 조직에서는 상하간의 관계보다는 다양한 전문성을 가지고 있는 동료들간의 수평적 통합조정이 더욱 중요한 역할을 한다. 이 경우에는 계층제가 조직의 효율성을 떨어뜨리게 되는데 이를 해결하기 위하여 프로젝트 팀이라는 일종의 임시조직을 활용하게 된다. 특정 사안을 해결하기 위하여 부서의 경계를 두지 않고 다양한 전문성을 가진 구성원을 팀으로 조직하여 그 사안이 해결될 때까지 운영하도록 하는 조직을 의미한다. 이때 조직구성원은 수직적이라기보다는 수평적인 관계에서 운영된다.

> **태스크포스**
>
> 태스크포스는 원래 군대용어로서 기동부대를 의미하며 특수한 임무를 수행하기 위해 편성되는 임시조직인 전문가조직이다. 이는 프로젝트 팀과 유사하지만 보다 대규모의 공식 조직이며 업무내용이 변경될 수 있고, 정규부서소속을 일시 이탈하는 점 등에 차이가 있다.

프로젝트 조직은 전통적인 라인스탭 조직의 보완조직이다. 즉 관련부서 직원들이 어떤 목적달성을 위해 파견되어 구성되는 임시조직으로 프로젝트 팀(project team), 태스크포스(task force, TF)로도 불린다. 프로젝트 조직은 해산을 전제로 하여 임시로 편성된 일시적 조직이며, 신규 · 혁신적 · 비일상적인 과제의 해결을 위하여 형성되는 동태적 조직이다. 따라서 대부분의 프로젝트 조직은 당초 계획한 사업목적이 이루어지면 그 구성원들은 다시 본래 소속되어 있던 부서로 돌아가게 된다.

이러한 형태는 정부에서도 다양한 위원회 형태 또는 사업단의 형태로 운영되고 있다. 만약 청와대 또는 총리실 산하에 위원회를 구성한다면 해당 부처의 국장급이나 과장급, 학계, 연구기관, 시민단체 등으로 구성하여 운영하고 그 결과를 위원장이 대통령이나 총리한테 보고하는 형태를 취한다. 예를 들어, 그림 6-6에서와 같이 최근 보건복지부 정책의 핫 이슈라고 할 수 있는 저출산 문제에 대처하기 위해서 노무현정부 시절 대통령 산하에 '저출산고령사회위원회(기획총괄팀, 저출산대책팀, 노후생활팀, 고령친화산업팀, 인력

경제팀을 운영)'를 운영한 예를 들 수 있다. 본 위원회에 해당되는 관계부처로는 당시 재정경제부, 교육인적자원부, 법무부, 행정자치부, 문화관광부, 농림부, 산업자원부, 보건복지부, 노동부, 여성가족부, 건설교통부, 기획예산처 등이 해당되었다. 따라서 본 위원회를 운영하기 위해 각 팀에는 해당부처에서 파견된 공무원 및 민간위원들로 구성하여 운영하고 있는 형태가 일종의 프로젝트 조직이라 할 수 있다. 프로젝트 조직은 특정 환경에 효과적으로 대응하는데 유리한 조직이다.

그림 6-6

프로젝트 조직의 한 형태

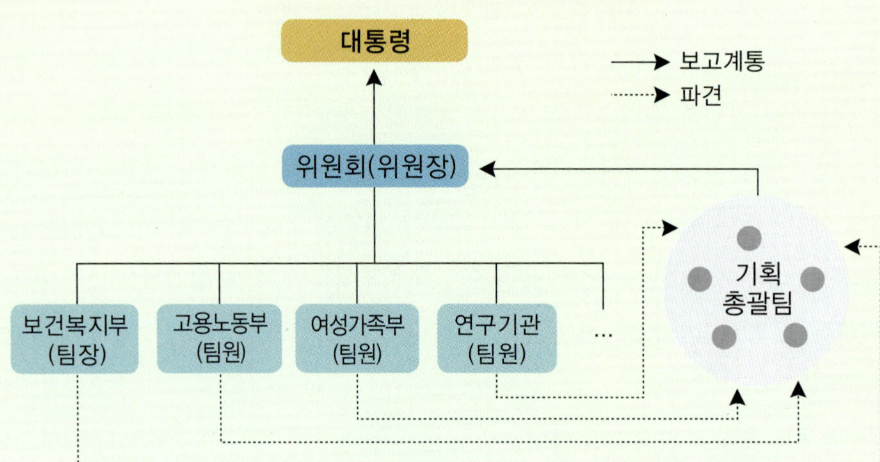

2) 장 · 단점

프로젝트 조직이 구성되어 있는 동안에는 조직의 여러 계층 또는 여러 부서에서 파견된 숙련된 전문가들이 풍부한 상호작용과 집단문제 해결 방식을 통하여 임무를 고도로 수행함으로써 일정한 사업목적과 자원을 집중할 수 있다는 장점이 있다. 그리고 특정목표의 달성이나 임무를 수행하기 위하여 수직적 명령계통, 기능적 분화, 통솔범위에 일반적으로 구애받지 않아 상당한 유연성을 가진다.

하지만 한시적이라는 성격 때문에 추진업무의 일관성이 유지되기 어렵고 다양한 기능관리자들을 통합하기가 어려워 실패하는 경우도 많다. 즉 프로젝트 조직은 임시조직으로서 일정한 역할을 수행하고 해체되는 특성을 가지고 있기 때문에 프로젝트 조직에서 제안한 정책이 집행되지 않거나 변질될 가능성이 있다.

4. 매트릭스 조직(matrix organization)

1) 개념

매트릭스 조직은 프로젝트 조직을 임시조직이 아니라 공식 조직으로 전환할 경우에 나타나는 조직이다. 태스크포스 또는 프로젝트 조직은 시간적으로 임시적이어서 임무가 완수되면 해체된다는 특성이 있는 반면, 매트릭스 조직은 시간적으로 더 영속적이라는 면에서 차이점이 있다. 즉 매트릭스 조직은 전통적인 기능조직(수직적)과 프로젝트 조직(수평적)을 합한 것이다. 매트릭스 조직은 조직의 기능에 따라 수직선으로 편성된 직능조직에 수평적 · 측면적인 프로젝트 조직의 모형을 부가시켜 조직의 효율성과 유연성을 동시에 높이고자 운영하는 조직모형이다. 매트릭스 조직은 1960년대 초 미국의 항공기제조회사인 보잉항공사에서 처음 시작했다.

매트릭스 조직은 전통적인 조직 원리를 무시하게 된다. 따라서 상당한 갈등이 발생한다고 평가되고 있으나 매트릭스 조직은 전통적인 기능적 조직의 장점과 프로젝트 조직의 장점을 모두 포용한다는데 강점이 있다. 매트릭스 조직은 행렬식 조직이라고도 한다. 계층제 조직은 모두 상하관계에 의해 구조화되어 있기 때문에 업무내용이 달라도 조직구조는 같다.

매트릭스 조직은 기업을 예를 들면, 소량주문생산기술을 이용하는 상황, 시장환경이 빨리 변화하는 상황, 조직의 규모가 지역별로 다변화된 상황에서 효과적인 조직형태이다. 보건의료분야에서 매트릭스 조직의 전형적인 형태는 대규모 병원조직을 들 수 있다.

그림 6-8에서 보는바와 같이 내과, 외과 등의 각 진료과목은 나름대로 독립성을 유지하면서 환자를 치료하게 된다. 그런데 이러한 치료행위에는 간호, 약제 등의 진료지원부의 지원활동과 총무, 경리 등의 행정부의 지원을 받게 된다. 총무, 경리 등의 기능 업무는 해당 기능의 계통상에서 제기되는 명령만 수행하는 것이 아니라 각 진료과목의 업무를 수행하도록 되어 있다. 그리고 경우에 따라서는 진료과목들 간에 중환자 수술 등

과 같이 여러 과의 상호협조가 필요하게 되는 경우도 있다. 그러나 이러한 업무가 완수되면 다시 본래의 임무를 수행하게 된다. 물론 새로운 환자가 발생하면 또 다시 협조해야 한다.

그림 6-7

매트릭스 조직의 한 형태(기업의 경우)

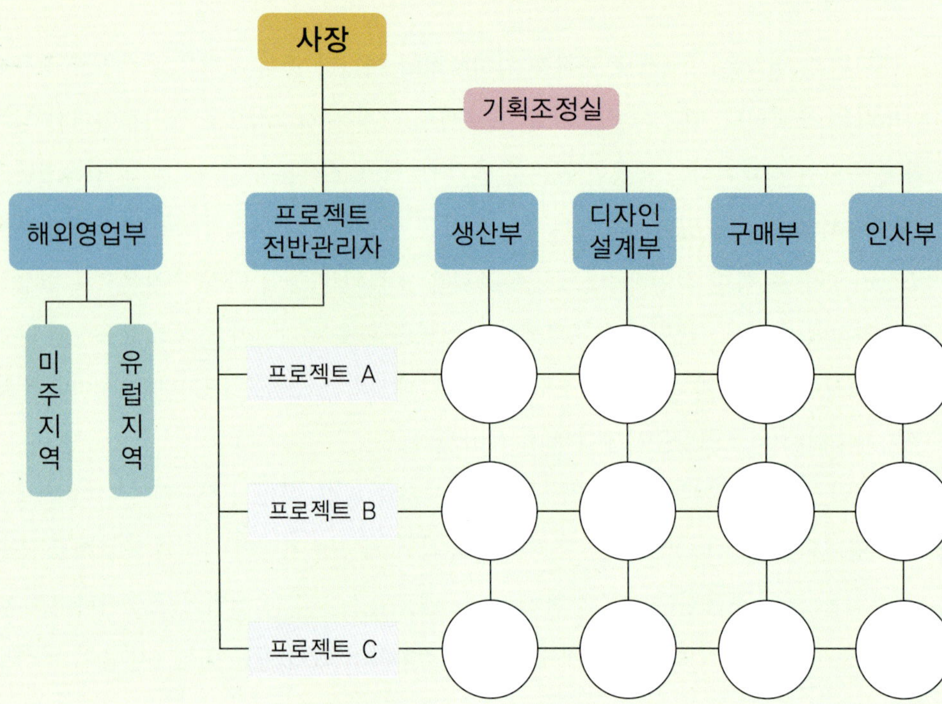

2) 장 · 단점

매트릭스 조직은 계급에 의하여 조직이 그려지지 않고 전문성을 기초로 그려진다. 전문성이 조직구조의 중요한 요인으로 역할을 하기 때문에 민주적 의사결정이 조직의 동력으로 작용한다. 권한도 당연히 전문성을 가진 조직구성원에 할당된다.

매트릭스 조직의 장점은 고객의 요구나 시장에서의 급격한 변화에 신속하게 대응하고 조직구성원의 능력과 재능을 최대한 활용할 수 있기 때문에 조직의 기능적 효율성과

그림 6-8

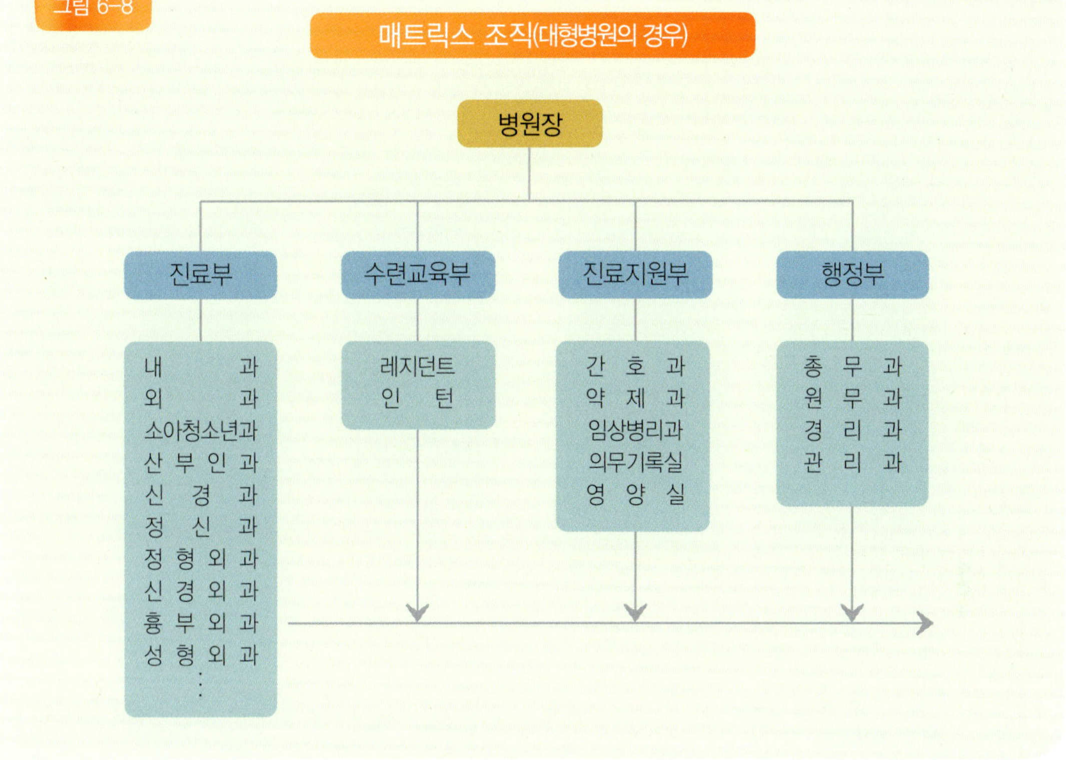

조직구성원의 만족 및 성과를 동시에 높일 수 있다는 점, 서로 충돌하는 부서 및 프로젝트의 목적을 조화시켜 조직의 유연성을 제고할 수 있다는 점 등이다.

반면, 매트릭스 조직은 이중 지휘체계에 기인한 구성원들의 역할과 관련된 갈등이나 모호성에 따라 스트레스를 유발 할 수 있으며, 구성원들 간의 시간배분의 문제와 성과평가 담당자를 결정하기가 어렵다는 점, 여기에 의사결정시 많은 이해관계를 가진 사람들이 얽혀 있기 때문에 의사결정 자체가 복잡해지고 거대해지며 이 결과 기능부서와 프로젝트 관리자들 간에 권력투쟁이 발생할 가능성도 있다는 것이 단점이다.

PUBLIC HEALTH ADMINISTRATION

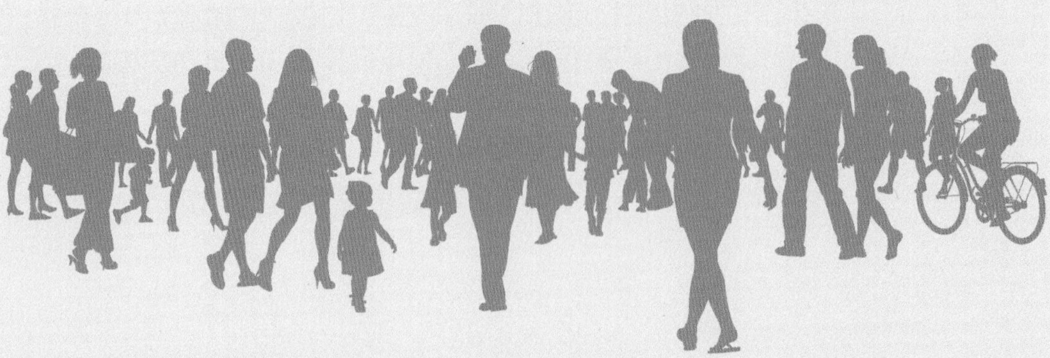

제 7 장

보건행정조직 운영 실제

우리나라의 보건사업 주체는 중앙정부, 지방자치단체가 있다. 보건사업의 기본단위는 지역사회이기 때문에 지역사회 중심의 보건사업이 활성화되어야 한다. 하지만 보건사업의 성격과 규모, 내용에 따라 중앙정부 주도의 사업, 중앙정부와 지방정부와의 긴밀한 협조체계가 필요한 사업, 지방자치단체 중심의 사업 등으로 구분할 수 있다. 중앙정부에 의한 책임이 강조되는 이유로는 전염병 등 지역단위로는 효과적인 사업이 어려운 경우, 타 부처(행정자치부, 고용노동부, 교육부 등)와의 조직 · 기술 · 인력간 협조가 필요한 경우, 보건사업의 일관성 유지 및 지방자치단체와의 업무중복방지, 정부의 예산지원이 필요한 경우 등에는 중앙정부의 주도적인 개입 및 역할이 불가피하다고 할 수 있다.

Ⅰ 중앙보건행정조직

보건복지부는 우리나라 보건행정업무의 주관부처로서 1948년 설치된 사회부와 1949년 설치된 보건부를 그 모태로 하고 있다. 보건복지부의 주된 업무는 보건위생, 방역, 의정(醫政), 약정(藥政), 생활보호, 자활지원, 사회보장, 아동, 노인 및 장애인에 관한 사무이다. 보건복지부의 연혁을 살펴보면 다음과 같다.

1. 보건복지부

1) 주요 연혁

- 1948.11. 4 사회부 신설, 보건 · 후생 · 노동 · 주택 · 부녀국 설치
- 1949. 7. 25 보건부 신설, 의정 · 방역 · 약정국 설치
- 1955. 2. 17 보건부와 사회부 통합, 보건사회부로 개편
- 1961. 7. 29 군사원호청 신설로 원호국 폐지
- 1963. 8. 31 노동청 신설로 노동국 폐지
- 1974. 1. 4 복지연금국 신설
- 1980. 1. 5 환경청 신설, 환경관리관 폐지
- 1987. 4. 29 사회보험국→의료보험국으로 개칭, 국민연금국 신설
- 1990.11. 14 사회복지정책실 신설, 사회국 → 사회복지심의관, 가정복지국 → 가정복지심의관
- 1994.12. 23 보건사회부 → 보건복지부로 개편, 의료보험국 · 국민연금국 → 연금보험국으로 통합
- 1996. 4. 6 식품의약품안전본부 및 6개 지방청 신설
- 1996.12. 23 한방정책관 신설
- 1997. 5. 22 장애인복지심의관 신설
- 1998. 2. 28 보건 · 의정 · 약정 · 식품정책국 → 보건정책 · 보건증진 · 보건자원관리국으로 개편, 식품의약품안전청 신설(식품의약품안전본부 폐지)

- 1998.12. 31　국립사회복지연수원 폐지, 국립보건원 훈련부와 통합
- 1999. 5. 24　기술협력관 및 보건자원관리국 폐지, 국립보건원내에 감염질환부 폐지
- 1999.12. 18　국립의료원 책임운영기관화
- 2000.12. 30　국립재활원 · 국립목포결핵병원 책임운영기관화
- 2002. 5. 6　가정보건복지 · 장애인보건복지심의관 → 가정복지 · 장애인복지심의관, 보건증진국 → 건강증진국으로 개칭
- 2003.12. 18　국민연금심의관 신설, 국립보건원을 질병관리본부로 확대 개편, 국립보건연구원 신설, 가정복지심의관 → 인구가정심의관, 유전체연구소 → 유전체연구부, 국립보건원 보건복지연수원 폐지
- 2004. 3. 11　보육업무 여성부 이관
- 2005. 4. 5　기획관리실 → 정책홍보관리실, 공보관 → 홍보관리관, 기획예산담당관 → 재정기획관으로 개칭
- 2005. 9. 8　저출산고령사회정책본부 및 정책총괄관 신설, 인구가정심의관 → 노인정책관 · 인구아동정책관으로 확대 개편, 생명과학단지조성사업단 · 보건복지콜센터 신설
- 2005.10. 21　사회복지정책실 → 사회복지정책본부, 장애인복지심의관 → 장애인정책관, 보건정책국 → 보건의료정책본부, 건강증진국 → 보건정책관, 연금보험국 → 보험연금정책본부, 국민연금심의관 → 국민연금정책관, 보건산업육성사업단 신설, 기초생활보장심의관 폐지
- 2006. 1. 1　국립서울병원 · 국립나주병원 · 국립부곡병원 · 국립춘천병원 · 국립공주병원 · 국립마산병원 책임운영기관화
- 2007. 5. 16　지역복지서비스정책관 신설
- 2007. 8. 10　국제협력관 신설
- 2008. 2. 29　보건복지부 · 국가청소년위원회 · 여성가족부(가족 · 보육업무) · 기획예산처(양극화민생대책본부)를 통합하여 보건복지가족부로 확대 개편
- 2010. 3. 19　보건복지가족부의 청소년 · 가족 기능을 여성부로 이관하고 보건복지정책 중심으로 사무를 관장하기 위해 보건복지가족부를 보건복지부로 개편

- 2010. 4. 2 국립의료원 법인화
- 2011. 4. 1 질병정책관 → 공공보건정책관, 질병관리본부 전염병 대응센터 → 감염병 관리센터로 개칭
- 2011.12. 30 오송생명과학단지지원센터 신설
- 2012. 5. 1 복지행정지원관 신설
- 2013. 3. 23 저출산고령사회정책실 → 인구정책실, 건강보험정책관→ 건강보험정책국, 연금정책관 → 연금정책국, 장애인서비스팀 → 장애인서비스과, 민생안정과(폐지), 사회서비스일자리과(신설)
- 2013. 9. 26 복지급여조사담당관, 사회보장제도과, 사회보장조정과, 해외의료진출지원과 신설 및 복지급여권리과 폐지
- 2013. 12.12 고령사회정책과 → 인구정책과로 개칭하고, 기능직을 폐지하고 일반직(관리운영직군)으로 편입
- 2015. 6. 30 사회보장위원회 사무국(사회보장총괄과, 사회보장조정과, 사회보장평가과) 신설
- 2016. 1. 1 질병관리본부 조직개편에 따른 본부장의 차관급 격상
  - (기구신설) 1센터 1담당관 2과 1지소 신설(긴급상황센터, 위기소통 담당관, 위기분석국제협력과, 감염병진단관리과, 무안 국제공항지소)
  - (기구변경) 총무과→기획조정과, 역학조사과→위기대응총괄과, 공중보건위기대응과→자원관리과
- 2016. 7. 29 해외의료사업지원관, 해외의료사업과, 분석평가과 신설 및 부서변경(해외의료진출지원과→해외의료 총괄과, 인구정책과→인구정책총괄과)
- 2016.12. 5 생명윤리정책과 소관 변경(보건산업정책국→보건의료정책실)
- 2017. 2. 28 복지정보운영과 신설 및 부서명칭 변경(복지정보과→복지정보기획과)
- 2017. 5. 8. (기구신설) 건강보험분쟁조정위원회 사무국(소속기관), 의료정보정책과, 질병관리본부 기획조정부 및 희귀질환과 신설(질병관리본부 조직개편) 감염병분석센터 신설, 국립보건연구원 감염병센터와

면역병리센터를 감염병연구센터로 재편

- 2017. 9.12. (기구신설) 치매정책과 신설
- 2017.10.31. 분석평가과 폐지
- 2017.12.29. 보건복지콜센터 → 보건복지상담센터
- 2018. 2. 6. (기구신설) 의료보장심의관, 예비급여과, 의료보장관리과, 자살예방정책과 신설, 의료정보정책과 소관 변경(보건의료정책관 → 보건산업정책국)
- 2019. 1.15. 아동학대대응과 신설, 질병관리본부 부서개편(위기대응총괄과 → 위기대응생물테러총괄과, 생물테러대응과 → 신종감염병대응과, 감염병관리과 → 감염병총괄과, 감염병감시과 → 인수공통감염병관리과, 검역지원과 소관을 감염병관리센터에서 긴급상황센터로 변경)
- 2019. 5. 7. 양성평등정책담당관 신설
- 2020. 2.25. 차세대사회보장정보시스템 구축 추진단 신설
- 2020. 9.12. 질병관리본부 → 질병관리청 승격 개편, 국립결핵병원(마산, 목포) 질병관리청으로 이관, 국립장기조직혈액관리원은 복지부 소속기관으로 존치, 보건복지부 제2차관 도입 관련 조직개편(1차관: 기획조정 사회복지 인구분야, 2차관: 보건분야), 정신건강정책관 의료인력정책과 혈액장기정책과 정신건강관리과 재생의료정책과 신설, 해외의료사업지원관의 기능을 국제협력관으로 이관하면서 보건산업정책국 내 1관 1과 대체 신설, 해외의료사업지원관 해외의료사업과(폐지) →첨단의료지원관 보건의료데이터진흥과(대체신설) 해외의료총괄과 → 양자협력담당관, 통상협력담당관 → 다자 통상담당관
- 2021. 4.27. 국립재활원 장애인건강검진센터 신설
- 2021. 5.11. 간호정책과 신설
- 2021. 7. 6. 정보보호팀 신설
- 2021.11.24. 다자 통상담당관 → 통상개발담당관, 양자협력담당관 → 해외의료담당관
- 2022.12.29. 정책통계담당관+정보화담당관 → 정보통계담당관, 장애인건강과 신설, 치매정책과 → 노인건강과, 해외의료담당관 → 보건산업해외진출과, 의료보장심의관 예비급여과 의료보장관리과 폐지, 필수의료지원관 필수의료총괄과 신설

그림 7-1

보건복지부 조직도(2024.7월 현재)

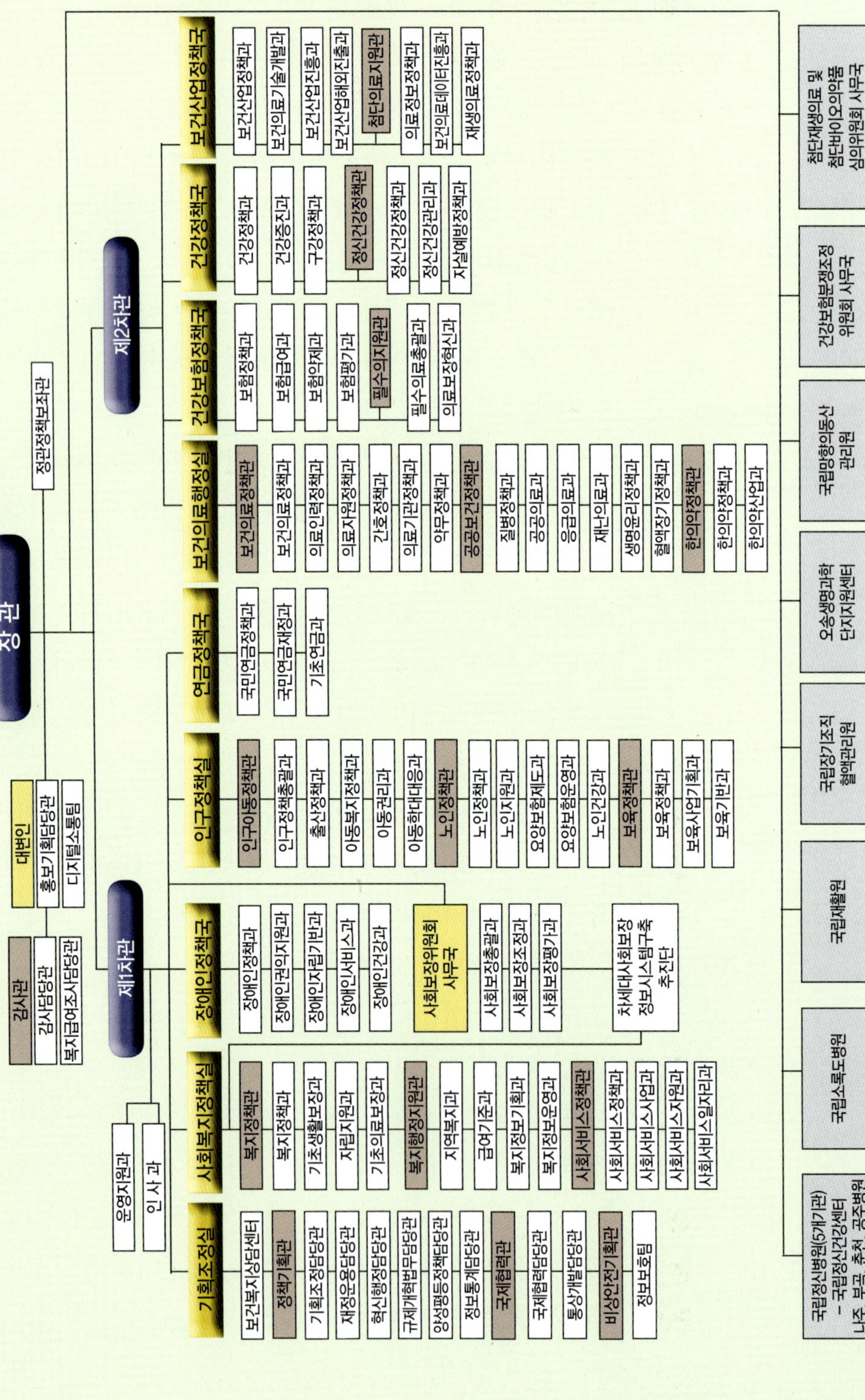

2) 조직 및 부서별 기능

표 7-1

주요부서별 업무(요약)

(2024년 현재)

부 서 명	주요 업무
대변인	보도자료 배포 및 언론관계 총괄, 홍보계획 수립, 온라인홍보 및 주요 정책 홍보기획
감사관	본부 · 소속기관 · 공공기관 및 법인 행정감사, 기강감사, 직무감찰, 공무원범죄처분, 진정 및 비리사항 조사, 비리사항 요인 분석, 장관특명사항 조사처리, 복지급여 부적정 수급 조사 등
기획조정실	정책기획, 세입 · 세출, 법률 · 규제업무, 성과 · 조직업무, 국제협력, 재난 등 비상안전, 통계업무 및 정보화업무 총괄
정책기획관	각종 정책 및 계획의 총괄 · 조정, 주요정책현안과제의 발굴, 세입 · 세출예산 기금 편성 및 배정 · 집행, 재정운용계획 수립 · 종합 및 조정, 성과 · 정원 및 조직관리, 법률 · 규제개혁, 양성평등정책 등
국제협력관	보건복지 분야 국제협력 강화 및 통상협력의 추진 등
비상안전기획관	재난안전, 안전보건관리, 국가위기관리, 정부연습, 비상대비 중점업체 지정 및 관리, 국가동원자원관리, 국가지도통신망관리 등
사회복지정책실	사회복지정책, 지역복지정책, 사회복지전달체계, 사회서비스정책 총괄
복지정책관	사회복지정책, 국민기초생활보장, 사회통합을 위한 정책 분석 · 개발, 의료급여, 자활지원 등
복지행정지원관	지역사회보장계획 수립, 사회복지전달체계, 사회보장정보시스템 구축, 사회보장급여 선정 · 지원 기준의 조정 및 표준화
사회서비스정책관	사회서비스 정책 수립 · 조정, 지역사회서비스 투자사업, 전자 바우처 시스템 구축 · 운영, 민간복지자원 육성, 나눔문화 확산 등
장애인정책국	장애인복지정책, 장애인권익보장, 장애인재활지원, 장애인연금, 장애인활동지원제도 운영 등
인구정책실	인구정책, 아동정책, 노인복지정책 및 보육정책 총괄
인구아동정책관	저출산고령사회기본계획 및 시행계획 수립 및 관리, 저출산고령사회 정책개발 및 관리, 인구 관련 정책의 총괄 조정, 아동복지정책 수립 등
노인정책관	노인보건복지정책 종합계획 수립, 노인일자리 및 사회활동 지원, 노인복지시설 운영지원, 노인학대예방, 장사제도 운영, 노인요양 보장 종합계획 수립, 노인요양보험제도 운영, 고령친화산업육성, 치매정책 등
보육정책관	중장기 및 연도별 보육계획 수립 · 조정, 어린이집 및 보육교직원 관리, 보육료 · 가정양육지원, 어린이집 확충 및 운영지원, 보육통합시스템 운영 등
연금정책국	국민연금제도 · 기금 운영, 국민연금공단 관리, 기초연금제도 운영 등
사회보장위원회 사무국	사회보장 기본법령, 사회보장제도의 신설 · 변경에 관한 협의 · 조정, 사회보장제도 평가계획 수립 · 시행 등
보건의료정책실	보건의료정책, 공공의료정책, 한의약정책 총괄

부 서 명		주요 임무
	보건의료정책관	보건의료 · 의약품정책 수립, 보건의료자원관리 등
	공공보건정책관	질병 정책수립 · 조정, 질환자 지원, 암 관련 정책수립 · 관리, 응급의료정책, 공공보건의료정책, 생명윤리 및 안전 정책 수립 등
	한의약정책관	한의약정책 수립, 한의약공공보건사업, 한의약산업 육성 등
건강보험정책국		건강보험정책, 산하단체관리(공단, 심평원), 건강보험보장, 의약품 약가 재평가, 요양기관 현지조사, 건강보험 사후관리 등
	필수의료지원관	필수의료 추진 계획의 수립 및 조정, 제도개선 총괄 등
건강정책국		건강관리정책, 금연 및 건강검진, 구강건강정책 등
	정신건강정책관	정신건강정책 및 정신건강증진시설 관리, 자살예방정책 등
보건산업정책국		보건의료산업정책 수립, 첨복단지 중장기 발전 계획 수립, 보건의료연구 개발사업 추진, 의료기기 및 화장품 산업 육성
	첨단의료지원관	보건의료정보화 추진, 보건의료빅데이터 정책, 첨단재생의료 활성화 등

2024년 3월 26일 현재 보건복지부의 부서별 주요 업무현황은 '보건복지부와 그 소속기관 직제(시행 2024.3.26 대통령령 제34336호)'를 살펴보면 상세하게 알 수 있다. 보건복지부 조직도는 그림 7-1과 같다.

보건복지부의 주요부서별 업무를 간략하게 요약하여 정리하면 표 7-1과 같다.

3) 기타

보건복지부의 조직 및 정원, 소관법률 현황, 산하 공공기관들을 차례로 살펴보면 다음과 같다.

(1) 조직 및 정원

표 7-2

보건복지부의 직제 및 정원

(2023 현재)

구분		내용
직제	본부	4실 1대변인 6국 16관 83과(11담당관 1센터 포함) 1단 2팀
	소속기관	12개 기관 : 정신병원(5), 소록도병원, 재활원, 첨단재생의료위 사무국, 장기조직혈액관리원, 오송센터, 망향의동산관리원, 건강보험 분쟁조정위 사무국
정원		총 2,551명(본부 918명, 소속기관 1,633명)

(2) 소관 법률 현황

표 7-3

보건복지부 소관법률 현황(102개)

('23. 8월 현재)

분 야	법 률 명	계
〈1차관〉		
기획조정	한국국제보건의료재단법, 한국보건복지인력개발원법	2
복지정책	사회복지사업법, 사회복지사 등의 처우 및 지위향상을 위한 법률, 농어촌주민의 보건복지증진을 위한 특별법, 국민기초생활보장법, 긴급복지지원법, 노숙인 등의 복지 및 자립지원에 관한 법률, 의료급여법	7
복지행정	사회보장급여의 이용 · 제공 및 수급권자 발굴에 관한 법률, 고독사 예방 및 관리에 관한 법률	2
사회서비스	사회서비스 이용 및 이용권 관리에 관한 법률, 의사상자 등 예우 및 지원에 관한 법률, 식품기부 활성화에 관한 법률, 사회복지공동모금회법, 사회서비스원법	5
사회보장	사회보장기본법	1
장애인	장애인복지법, 장애인활동 지원에 관한 법률, 장애인 · 노인 · 임산부 등의 편의증진보장에 관한 법률, 장애인차별금지 및 권리구제 등에 관한 법률, 중증장애인생산품 우선구매 특별법, 장애인연금법, 장애아동복지지원법, 발달장애인 권리보장 및 지원에 관한 법률, 장애인 · 노인 등을 위한 보조기기 지원 및 활용촉진에 관한 법률, 장애인 건강권 및 의료접근성 보장에 관한 법률	10
인구아동	저출산 · 고령사회기본법, 노후준비지원법, 모자보건법, 아동복지법, 아동의 빈곤예방 및 지원 등에 관한 법률, 보호시설에 있는 미성년자의 후견직무에 관한 법률, 입양특례법, 실종아동 등의 보호 및 지원에 관한 법률(경찰청 공동), 아동수당법	9
노인정책	노인복지법, 치매관리법, 대한노인회 지원에 관한 법률, 효행장려 및 지원에 관한 법률, 장사 등에 관한 법률, 고령친화산업진흥법, 노인장기요양보험법	7
보육	영유아보육법	1
연금	국민연금법, 기초연금법, 국민연금과 직역연금의 연계에 관한 법률	3
〈2차관〉		
보건의료정책	보건의료기본법, 의료법(질병청 공동), 의료사고 피해구제 및 분쟁조정 등에 관한 법률, 의료기사 등에 관한 법률, 한국보건의료인 국가시험원법, 환자안전법, 전공의의 수련환경 개선 및 지위향상에 관한 법률, 약사법(식약처 공동), 의료기기법(식약처 공동), 보건의료인력지원법	10
공공보건정책	공공보건의료에 관한 법률, 응급의료에 관한 법률, 대한적십자사조직법, 지방의료원의 설립 및 운영에 관한 법률, 국립중앙의료원의 설립 및 운영에 관한 법률, 감염병의 예방 및 관리에 관한 법률(질병청 공동), 검역법(질병청 소관), 후천성면역결핍증 예방법(질병청 소관), 결핵예방법(질병청 소관), 한센인피해사건의 진상규명 및 피해자지원 등에 관한 법률, 암관리법, 공중보건장학을 위한 특례법, 희귀질환관리법(질병청 공동), 심뇌혈관질환의 예방 및 관리에 관한 법률, 한국인 원자폭탄 피해자지원을 위한 특별법, 생명윤리 및 안전에 관한 법률, 장기등 이식에 관한 법률, 시체해부 및 보존에 관한 법률(질병청 공동), 혈액관리법, 제대혈관리 및 연구에 관한 법률, 병원체 자원의 수집 · 관리 및 활용촉진에 관한 법률(질병청 소관), 호스피스 · 완화의료 및 임종과정에 있는 환자의 연명의료결정에 관한 법률, 인체조직 안전 및 관리 등에 관한 법률(식약처 공동), 보건환경연구원법(질병청 소관)	24
한의약정책	한의약육성법	1
건강보험	국민건강보험법	1

분 야 명	법 률 명	계
필수의료	재난적의료비 지원에 관한 법률	
건강정책	국민건강증진법, 지역보건법, 농어촌 등 보건의료를 위한 특별조치법, 구강보건법, 공중위생관리법, 국민영양관리법, 건강검진기본법	7
정신건강	정신건강증진 및 정신질환자 복지서비스 지원에 관한 법률, 자살예방 및 생명존중문화 조성을 위한 법률, 마약류 관리에 관한 법률(식약처 공동)	3
보건산업	한국보건산업진흥원법, 보건의료기술진흥법, 천연물신약연구개발촉진법, 제약산업 육성 및 지원에 관한 특별법, 첨단의료복합단지 육성에 관한 특별법, 의료기기산업 육성 및 혁신의료기기 지원법(식약처 공동), 의료 해외진출 및 외국인환자 유치 지원에 관한 법률	7
첨단의료	첨단재생의료 및 첨단바이오의약품 안전 및 지원에 관한 법률(식약처 공동)	1

(3) 주요 산하 공공기관

표 7-4 보건복지부 산하 공공기관

(2022. 12월 기준)

유형	공공기관명	기관장	주소
준정부 기관(9)	국민건강보험공단	강도태	강원도 원주시 건강로 32(반곡동)
	국민연금공단	김태현	전라북도 전주시 덕진구 기지로 180(만성동)
	건강보험심사평가원	김선민	강원도 원주시 혁신로60(반곡동)
	한국사회보장정보원	노대명	서울특별시 광진구 능동로 400 보건복지행정타운
	한국보건산업진흥원	차순도	충청북도 청주시 흥덕구 오송읍 오송생명2로 187 오송보건의료행정타운
	한국노인인력개발원	김미곤	경기도 고양시 일산동구 하늘마을로 106(중산동 1701)
	한국보건복지인재원	공석	충청북도 청주시 흥덕구 오송읍 오송생명2로 187 오송보건의료행정타운
	한국보육진흥원	나성웅	서울특별시 용산구 청파로 345(서계동) 주연빌딩 3, 4, 5, 6층
	한국건강증진개발원	조현장	서울특별시 광진구 능동로 400 보건복지행정타운 8~10층

유형	공공기관명	기관장	주소
기타 공공 기관 (19)	대한적십자사	신희영	강원도 원주시 혁신로 50
	국립암센터	서홍관	경기도 고양시 일산동구 일산로 323
	국립중앙의료원	주영수	서울특별시 중구 을지로 245(을지로 6가)
	한국사회복지협의회	서상목	서울특별시 마포구 만리재로 14(공덕동) 한국사회복지회관 5층
	한국보건의료인국가시험원	이윤성	서울특별시 광진구 자양로 45(자양 2동)
	한국장애인개발원	공석	서울특별시 영등포구 의사당대로 22 이룸센터 5층
	한국국제보건의료재단	김창엽	서울특별시 광진구 능동로 400 보건복지행정타운 6-7층
	한국의료분쟁조정중재원	박은수	서울특별시 중구 후암로 110(남대문로 5가) 서울시티타워 18층
	한국보건의료연구원	한광협	서울특별시 광진구 능동로 400 보건복지행정타운 3-5층
	오송첨단의료산업진흥재단	차상훈	충청북도 청주시 흥덕구 오송읍 오송생명로123
	대구경북첨단의료산업진흥재단	양진영	대구광역시 동구 동내로88(동내동360-4)
	한국장기조직기증원	문인성	서울특별시 서대문구 충정로 36, 국민연금공단충정로사옥 5층
	한국한의약진흥원	정창현	경상북도 경산시 화랑로 94
	의료기관평가인증원	임영진	서울특별시 영등포구 국회대로 76길 10(여의도동) 10층
	국가생명윤리정책원	공석	서울특별시 광진구 능동로 400 보건복지행정타운 별관 2층
	한국공공조직은행	강청희	경기도 성남시 중원구 사기막골로62번길 37 스타타워 1208호
	한국자활복지개발원	정해식	서울특별시 서대문구 충정로 13 삼창빌딩 5층, 11층
	아동권리보장원	윤혜미	서울특별시 종로구 삼봉로기 G타워 6층
	한국보건의료정보원	임근찬	서울특별시 중구 세종대로 39 11층

2. 보건의료 주요 기관

1) 질병관리청(KDCA: Korea Disease Control and Prevention Agency)

(1) 설립목적

질병관리청의 기원은 1894년 고종의 칙령으로 설치된 위생국에서 찾을 수 있다. 그 후 1935년 설립된 보건원 양성소를 모태로 하여, 1945년 해방 후 이들 기관은 조선방역연구소, 국립화학연구소 등으로 개칭되었다. 각각 독립기관으로 설립 운영되던 국립방역연구소, 국립화학연구소, 국립보건원, 국립생약시험소가 통합되어 1963년 12월 16일, 국립보건원으로 발족되었다. 2004년 국립보건원이 질병관리본부로 확대 개편되었으며, 2020년 질병관리청으로 승격 및 개편이 이루어졌으며 소속기관으로는 국립보건연구원, 질병대응센터(5), 국립결핵병원(2), 국립감염병연구소, 국립검역소(13), 질병대응센터 제주출장소, 국립검역소 지소(11) 등이 있다.

현재의 질병관리청은 국가질병연구관리 기관으로서의 업무를 보다 효율적으로 수행하고자 몇 차례 직제가 개정된 후, 국가 감염병 연구 및 관리와 생명과학연구를 수행하는 중추기관으로 발전하였다. 우리나라 국가 주도하의 근현대적 질병관리 업무는 100여 년에 가까운 역사를 지니고 있으며 현재의 질병관리청과 그 전신 기관들은 바로 이러한 국가 질병관리 및 의과학 연구 100년사의 핵심에 있다.

(2) 질병관리청 핵심사업

① 감염병으로부터 국민보호 및 안전사회 구현
- 신종 및 해외 유입 감염병에 대한 선제적 위기 대응 체계 강화
- 역학조사관 등 감염병 대응 인력 양성 및 전문성 강화
- 감염병 위험분석 · 평가, 예측모델 개발 및 위험요인 연구
- 결핵 · 바이러스 간염 등 만성 감염병 퇴치 전략 수립 및 시행
- 호흡기 · 수인성 · 매개체 감염병 등 상시 감염병 예방관리
- 국가 감염병 진단검사 역량강화
- 국가예방접종 확대 및 예방접종 추진체계 강화
- 의료관련감염 관리체계 고도화 및 항생제 내성 관리 강화

② 효율적 만성질환 관리로 국민 질병부담 감소
- 만성질환 관리 제도 구축 및 국가 · 지역단위 건강조사 체계 운영
- 만성질환 조기인지, 지속 관리 등 만성질환 예방 관리 강화
- 의료비지원사업 다각화 및 희귀질환 전문기관 기반 책임의료 강화
- 건강위해 대응기반 구축 및 조사 · 연구
- 손상 및 급성심장정지 예방관리
- 기후 · 건강 영향평가 및 기후보건 적응대책 추진

③ 질병위험에 대비한 보건의료 연구개발 역량 확보

- 감염병 백신 · 치료제 핵심 기술 확보
- 국가 통합 바이오 빅데이터 구축 및 보건의료 연구자원 공유 · 개방
- 첨단재생의료 연구기반 구축
- 글로벌 보건의료 R&D 협력을 통한 질병 대비 대응 역량강화

2) 국립중앙의료원(NMC: National Medical Center)

국립중앙의료원(national medical center, NMC)은 한국전쟁으로 인한 부상자 치료, 민간 환자 치료, 의사와 의료인력 훈련양성을 목표로 UNKRA(유엔한국재건단)의 자금지원, 스칸디나비안 3개국(노르웨이 · 덴마크 · 스웨덴)의 의료진 및 의료장비 지원, 정부의 부지제공에 의해 1958년 설립되었다. 국립중앙의료원은 공공보건의료에 관한 임상진료지침의 개발 및 보급, 노인성질환의 예방 및 관리, 희귀난치질환 등 국가가 특별히 관리할 필요가 있다고 인정되는 질병에 대한 관리, 전염병 및 만성질환의 예방과 관리, 남북의 보건의료 협력과 국제 보건의료 관련 국내외 협력, 민간 및 공공보건의료기관에 대한 기술 지원, 진료 및 의학계(한방진료 및 한의학계 포함) 관련 연구, 전공의의 수련 및 의료인력의 훈련 등을 담당하고 있다.

국립중앙의료원은 공공의료체계의 중추로서 다음과 같은 역할을 담당하고 있다.

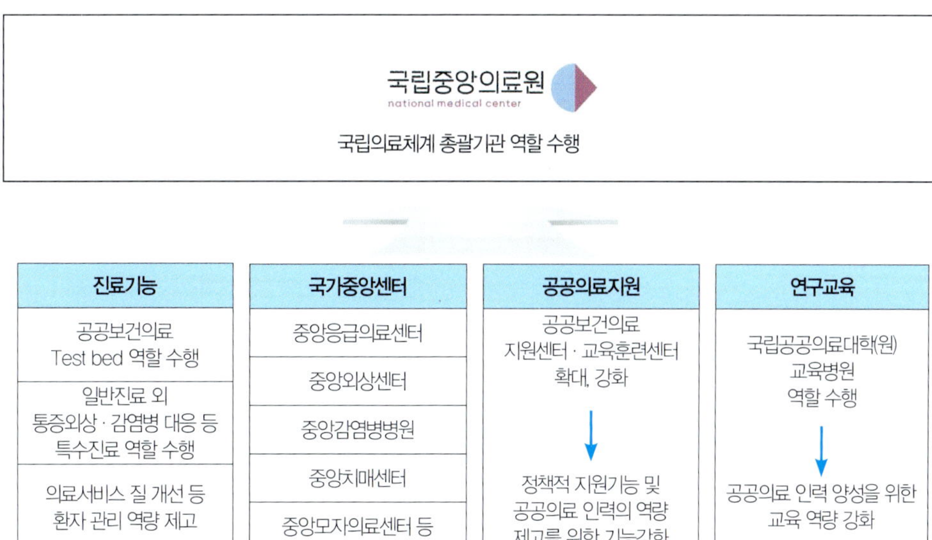
국립중앙의료원
national medical center
국립의료체계 총괄기관 역할 수행
진료기능
공공보건의료 Test bed 역할 수행
일반진료 외 통증외상 · 감염병 대응 등 특수진료 역할 수행
의료서비스 질 개선 등 환자 관리 역량 제고
국가중앙센터
중앙응급의료센터
중앙외상센터
중앙감염병병원
중앙치매센터
중앙모자의료센터 등
공공의료지원
공공보건의료 지원센터 · 교육훈련센터 확대, 강화
정책적 지원기능 및 공공의료 인력의 역량 제고를 위한 기능강화
연구교육
국립공공의료대학(원) 교육병원 역할 수행
공공의료 인력 양성을 위한 교육 역량 강화

3) 국립재활원(NRC)

국립재활원(national rehabilitation center, NRC)은 장애인의 복지증진을 위한 진료, 상담지도, 재활훈련, 재활전문요원의 훈련, 보장구의 개선, 재활조사연구사업 및 지역사회중심 재활사업에 관한 업무를 담당하고 있다.

4) 특수질환 관련 병원

이에는 정신과 환자의 진료 · 조사 · 연구와 정신과 의료요원의 훈련을 맡고 있는 정신병원(국립서울병원, 국립부곡병원, 국립공주병원, 국립춘천병원, 국립나주병원), 결핵환자의 진료 · 연구, 결핵전문가 양성 및 결핵관리요원의 교육 · 훈련을 맡고 있는 결핵병원(국립마산병원, 국립목포병원), 한센인의 진료 · 요양 · 복지 및 자활 지원과 한센병에 관한 연구를 담당하고 있는 국립소록도 병원이 있다.

5) 국립망향의 동산 관리소

해외동포의 유해안장, 유해안장을 위한 주선 및 합동위령제에 관한 사항과 망향의 동산안의 수목 및 시설물 등의 관리, 국내외 참배성묘객의 안내와 성묘객에 대한 모국소개 등에 관한 업무를 관장한다.

Ⅱ 지방보건행정조직

지방보건행정조직은 광역지방자치단체인 시 · 도와 기초자치단체인 시 · 군 · 구 보건행정조직으로 분류할 수 있다. 시 · 도에서는 인력부족, 우선순위, 조직구조 등으로 인해 중앙정부의 보건행정사업을 시 · 군 · 구에 지휘 · 감독하거나 전달하는 수준에 머무는 경우가 많아 제한적인 사업을 할 수밖에 없는 것이 현실이다. 따라서 실제적인 보건행정업무를 담당하는 곳은 지역단위의 보건소라고 볼 수 있다.

1. 보건소

1) 개요

(1) 설치근거

지역보건사업을 총괄하고 국민의 건강증진을 위한 보건의료서비스 공급체계는 시 · 군 · 구단위의 보건소, 면단위의 보건지소, 마을단위의 보건진료소이다. 보건소 및 보건지소는 지역보건법, 보건진료소는 농어촌 등 보건의료를 위한 특별조치법에 근거하여 설립되었다.

표 7-5 지역보건의료기관 설치근거

구분	근거법령	설치기준
보건소	지역보건법 제10조 (보건소의 설치)	① 지역주민의 건강을 증진하고 질병을 예방 · 관리하기 위하여 시 · 군 · 구에 1개소의 보건소(보건의료원을 포함한다)를 설치한다. 다만, 시 · 군 · 구의 인구가 30만 명을 초과하는 등 지역주민의 보건의료를 위하여 특별히 필요하다고 인정되는 경우에는 대통령령으로 정하는 기준에 따라 해당 지방자치단체의 조례로 보건소를 추가로 설치할 수 있다. ② 동일한 시 · 군 · 구에 2개 이상의 보건소가 설치되어 있는 경우 해당 지방자치단체의 조례로 정하는 바에 따라 업무를 총괄하는 보건소를 지정하여 운영할 수 있다.
	시행령 제8조 (보건소의 추가설치)	① 보건소를 추가로 설치할 수 있는 경우는 다음 어느 하나에 해당하는 경우로 한다. – 해당 시 · 군 · 구의 인구가 30만명을 초과하는 경우 – 해당 시 · 군 · 구의 「보건의료기본법」에 따른 보건의료기관 현황 등 보건의료 여건과 아동 · 여성 · 노인 · 장애인 등 보건의료 취약계층의 보건의료 수요 등을 고려하여 보건소를 추가로 설치할 필요가 있다고 인정되는 경우 ② 보건소를 추가로 설치하려는 경우에는 「지방자치법 시행령」 제73조에 따른다. 이 경우 해당 지방자치단체의 장은 보건복지부장관과 미리 협의해야 한다.
보건의료원	지역보건법 제12조	보건소 중 「의료법」 제3조제2항제3호가목에 따른 병원의 요건을 갖춘 보건소는 보건의료원이라는 명칭을 사용할 수 있다.
보건지소	지역보건법 제13조	지방자치단체는 보건소의 업무수행을 위하여 필요하다고 인정하는 경우에는 대통령령으로 정하는 기준에 따라 해당 지방자치단체의 조례로 보건소의 지소('보건지소')를 설치할 수 있다.
	시행령 제10조	보건지소는 읍 · 면(보건소가 설치된 읍 · 면은 제외)마다 1개씩 설치할 수 있다. 다만, 지역주민의 보건의료를 위하여 특별히 필요하다고 인정되는 경우에는 필요한 지역에 보건지소를 설치 · 운영하거나 여러 개의 보건지소를 통합하여 설치 · 운영할 수 있다.
건강생활 지원센터	지역보건법 제14조	지방자치단체는 보건소의 업무 중에서 특별히 지역주민의 만성질환 예방 및 건강한 생활습관 형성을 지원하는 건강생활지원센터를 대통령령으로 정하는 기준에 따라 해당 지방자치단체의 조례로 설치할 수 있다.
	시행령 제11조	건강생활지원센터는 읍 · 면 · 동(보건소가 설치된 읍 · 면 · 동은 제외)마다 1개씩 설치할 수 있다.
보건 진료소	농어촌의료법 제15조 및 동법 시행규칙 제17조	의료 취약지역을 인구 500명 이상(도서지역은 300명 이상) 5천명 미만을 기준으로 구분한 하나 또는 여러 개의 리 · 동을 관할구역으로 하여 주민이 편리하게 이용할 수 있는 장소에 설치한다. 다만, 군수는 인구 500명 미만(도서지역은 300명 미만)인 의료취약지역 중 보건진료소가 필요하다고 인정되는 지역이 있는 경우에는 보건복지부장관의 승인을 받아 그 지역에 보건진료소를 설치할 수 있다.

주 : 지역보건법에 '지역보건의료기관'이란 지역주민의 건강을 증진하고 질병을 예방 · 관리하기 위하여 이 법에 따라 설치 · 운영하는 보건소, 보건의료원, 보건지소 및 건강생활지원센터로 정의되어 있으나 여기서는 보건진료소도 포함시켰다. '농어촌 의료법'은 '농어촌 등 보건의료를 위한 특별조치법'의 약칭이다.

(2) 보건소 변천

우리나라 보건소는 해방 이후 미군정에 의해서 처음으로 도입되었다. 미군정법령 제1호(1945. 9. 24)를 공포하여 예방보건사업 중심의 보건소 사업을 추진하였다. 보건소 최초의 조직으로는 1946년 10월에 서울 및 각 도의 대도시에 모범보건소가 설립된 것이 보건소 시초를 이루게 되었다. 1949년 7월 대한민국정부가 수립되어 국립중앙보건소 직제가 공포되었다. 우리나라에서 처음으로 보건소법이 제정된 것은 1956년 12월 13일로서 도지사 또는 서울시장이 보건소를 설치할 수 있도록 하였으나 명실상부한 보건소 조직이 이루어지지 못하고 폐지되었다. 따라서 실질적인 의미의 보건소 설치는 1962년 9월 24일에 구 보건소법을 전면 개정하여 현재에 볼 수 있는 시 · 군에 보건소를 두도록 하였으며, 보건소법은 다시 1988년부터 지방자치제가 시작됨에 따라 행정적인 모든 체계의 변화와 더불어 1995년 12월29일 지역보건법으로 전면 개정되었다.

그러다가 2015년 지역보건법을 전면 개정하였다. 이유는 노령화 및 만성질환 증가 등 변화하는 보건의료 환경 및 주민의 건강에 대한 욕구에 효과적으로 대응하기 위하여 보건소의 기능을 건강 증진 및 질병 예방 · 관리에 적합하도록 재정비하고, 지역보건의료 업무에 필요한 각종 자료 및 정보의 처리와 기록 · 관리 업무의 효율화를 위하여 구축 · 운영되고 있는 지역보건의료정보시스템의 법적 근거를 명확히 하기 위해서였다. 개정의 주요내용을 보면 ① 지역사회 건강실태조사의 도입, ② 지역보건의료업무의 전자화의 근거 마련, ③ 지역보건의료심의위원회의 도입, ④ 보건소의 기능 및 업무를 명시하였는데, 종전처럼 보건소의 16개 단위 업무를 나열하는 대신 지역보건의료의 총괄기관으로써 보건소의 핵심적 기능을 법률에 명시함과 아울러 보건소의 기능 중 지역보건의료서비스 제공과 관련된 보건소의 건강증진 및 진료 등의 업무는 법률에 구체화하도록 하였다. ⑤ 그리고 건강생활지원센터의 설치인데 이는 보건소의 업무 중에서 특별히 지역주민의 만성질환 예방 및 건강한 생활습관 형성을 지원하는 건강생활지원센터의 법적 근거를 명확히 하였다고 볼 수 있다.

(3) 보건소 현황 및 업무범위

보건소의 설치기준은 시 · 군 · 구 단위로 1개소씩을 두도록 하였다. 보건소법 시행령 제정(1976. 4. 5)당시에는 20만명을 초과하는 시 · 군 · 구에 있어서는 그 초과하는 10만명 마다 1개소의 비율로 증설할 수 있는 규정이 있었으나 실제 증설된 경우가 없다가

1991년 10월 8일 개정에서 이 조항이 삭제되었다. 그러나 1995년 12월 29일 및 2015년 5월 18일 전문개정된 지역보건법시행령 등에서 보건소의 설치는 시 · 군 · 구 별로 1개소씩 설치하되 시장 · 군수 · 구청장이 지역주민의 보건의료를 위하여 특별히 필요하다고 인정되는 경우에는 필요한 지역에 보건소를 추가로 설치 운영할 수 있도록 하고 있다.

표 7-6

보건소 등의 보건의료인력 현황

('21. 12월, 단위 : 명)

구 분	계	소장	의사	치과의사	한의사	약사	간호사	영양사	보건교육사
계	27,041	258	1,903	507	930	136	11,216	581	7
보건소	20,218	258	669	297	253	132	8,377	513	7
보건지소, 진료소, 건강생활지원센터	6,823	0	1,324	210	677	4	2,839	68	0

구 분	방사선사	임상병리사	치과위생사	물리치료사	작업치료사	간호조무사	행정직	보건직	기능직 등
계	773	1,088	1,415	932	460	999	1,618	1,785	2,343
보건소	712	997	1,074	761	289	474	1,542	1,670	2,193
보건지소, 진료소, 건강생활지원센터	61	91	341	171	171	525	76	115	150

자료 : 보건복지부(2023), 주요업무참고자료

그리고 보건소 중 의료법에 의한 병원의 요건을 갖춘 경우에는 보건의료원이라는 명칭을 사용할 수 있다. 또한 보건소의 업무수행을 위하여 필요한 경우 읍 · 면마다 보건지소를 설치할 수 있도록 되어 있으며, 농어촌 등 보건의료를 위한 특별조치법에 의하여 의료취약지역에 보건진료소를 설치하고 있다.

보건소 및 보건지소에는 의무 · 치무 · 약무 · 보건 · 간호 · 의료기술 · 식품위생 · 영양 · 보건통계 · 전산 등 보건의료에 관한 업무를 전담할 전문인력 등을 두도록 하고 있다. 특히 우리나라는 1979년부터 공중보건의사를 배출하여 보건소, 보건지소 등에 배치되어 근무하고 있다.

2021년 12월 31일 현재 보건소 256개소, 보건지소는 1,337개소, 건강생활지원센터 83개소, 보건진료소는 1,904개소 등 총 3,571개소의 지역보건의료기관이 설치 운영되고 있다. 지역별 보건의료기관을 보면 표 7-7과 같다.

표 7-7

지역별 보건소 등 설치 현황

('21. 12월 기준, 단위 : 개소)

시 도 별	총 계	보건소	보건지소	건강생활지원센터	보건진료소
총계	3,571	256	1,337	83	1,904
서울특별시	53	25	28	0	0
부산광역시	37	16	10	8	5
대구광역시	28	8	9	3	8
인천광역시	69	10	26	8	25
광주광역시	24	5	0	9	10
대전광역시	19	5	6	1	8
울산광역시	25	5	8	1	11
세종특별자치시	19	1	10	1	7
경기도	334	46	121	17	162
강원도	254	18	100	7	129
충청북도	270	14	96	3	159
충청남도	408	16	151	7	235
전라북도	405	14	150	4	238
전라남도	570	22	215	6	327
경상북도	560	25	223	1	311
경상남도	419	20	173	5	221
제주특별자치도	67	6	11	2	48

자료 : 보건복지부(2023), 보건복지백서

한편, 도시 지역 저소득층, 거동불편 노인, 장애인 등 보건의료 취약계층의 접근성 제고 및 통합적 보건의료서비스 제공을 위하여 2007년부터 도시 보건지소 확충 사업을 실시하였다. 도시 보건지소에서는 건강생활실천 통합서비스 및 고혈압 · 당뇨 등 만성질환관리, 방문 건강관리, 재활보건서비스를 핵심 사업으로 수행하도록 하고, 지역 특성에 따라 구강보건, 모자보건, 정신보건서비스 등을 선택 사업으로 제공하도록 설계하였다. 2013년부터는 도시 보건지소 확충 대신, 지역주민, 지역사회 내 보건의료 관련 유관 기관과의 연계 협력을 통한 질병 예방 및 건강 생활 실천을 중점적으로 추진하는「건강생활지원센터」확충 사업을 추진하고 있다. 건강생활지원센터는 지역의 건강 문제를 발견 및 해결하는 지역사회 건강증진 거점기관으로서 진료를 하지 않는 대신, 지역 민간의료 자원과의 연계와 협력, 지역주민 참여를 통해 지역사회에서 필요로 하는 건강증진사업을 발굴하여 수행한다. 지역사회 통합건강증진사업 중 금연, 절주, 영양, 신체활동과 만성질환 예방관리 분야를 위주로 하되, 지역사회 주민이 필요로 하는 특화형 건강증진서비스를 발굴 · 수행하도록 하여 지역주민의 만족도를 향상시키고 건강 수준을 개선하고 있다.

보건소의 기능 및 업무 내용은 표 7-8과 같다.

표 7-8

보건소의 기능 및 업무

지역보건법 및 시행령 규정사항
1. 건강 친화적인 지역사회 여건의 조성 2. 지역보건의료정책의 기획, 조사 · 연구 및 평가 – 지역보건의료계획 등 보건의료 및 건강증진에 관한 중장기 계획 및 실행계획의 수립 · 시행 및 평가에 관한 사항 – 지역사회 건강실태조사 등 보건의료 및 건강증진에 관한 조사 · 연구에 관한 사항 – 보건에 관한 실험 또는 검사에 관한 사항 3. 보건의료인 및「보건의료기본법」제3조제4호에 따른 보건의료기관 등에 대한 지도 · 관리 · 육성과 국민보건 향상을 위한 지도 · 관리 – 의료인 및 의료기관에 대한 지도 등에 관한 사항 – 의료기사 · 보건의료정보관리사 및 안경사에 대한 지도 등에 관한 사항 – 응급의료에 관한 사항 –「농어촌 등 보건의료를 위한 특별조치법」에 따른 공중보건의사, 보건진료 전담공무원 및 보건진료소에 대한 지도 등에 관한 사항 – 약사에 관한 사항과 마약 · 향정신성의약품의 관리에 관한 사항 – 공중위생 및 식품위생에 관한 사항 4. 보건의료 관련기관 · 단체, 학교, 직장 등과의 협력체계 구축 5. 지역주민의 건강증진 및 질병예방 · 관리를 위한 다음 각 목의 지역보건의료서비스의 제공 가. 국민건강증진 · 구강건강 · 영양관리사업 및 보건교육 나. 감염병의 예방 및 관리 다. 모성과 영유아의 건강유지 · 증진 라. 여성 · 노인 · 장애인 등 보건의료 취약계층의 건강유지 · 증진 마. 정신건강증진 및 생명존중에 관한 사항 바. 지역주민에 대한 진료, 건강검진 및 만성질환 등의 질병관리에 관한 사항 사. 가정 및 사회복지시설 등을 방문하여 행하는 보건의료 및 건강관리사업 아. 난임의 예방 및 관리

주 : 보건소에서 수행할 수 있는 기능 및 업무의 구체적인 예시는 '지역보건법 시행규칙 별표1'에 상세하게 규정하고 있음.

(4) 공중보건의사

공중보건의사제도는 농어촌 등 보건의료 취약지역의 주민 등에게 보건의료를 제공하기 위해 1978년 12월 '국민보건의료를 위한 특별조치법'(나중에 1980년 '농어촌 보건의료를 위한 특별조치법'으로 흡수 통합됨, 그 후 1991년 '농어촌 등 보건의료를 위한 특별조치법'으로 법명 변경)의 제정으로 시행된 것으로, 공중보건의사란 병역법에 의거 공중보건의사로 편입된 의사, 치과의사, 한의사로서 보건복지부장관의 공중보건 업무 종사명령을 받은 경우 임기제공무원(2013년 12월 국가공무원법 개정으로 계약직공무원을 임기제공무원으로 변경)으로 채용된 것으로 간주되며 3년간 의무복무 기간을 마친 경우 사회복무요원으로 복무한 것으로 본다.

표 7-9

공중보건의 배치 현황

(연도 말 기준, 단위 : 명)

구분	2014	2015	2016	2017	2018	2019	2020	2021	2022
총계	3,793	3,626	3,488	3,612	3,537	3,540	3,499	3,524	3,365
보건(지)소	3,159 (83.3%)	3,048 (84.1%)	3,002 (86.1%)	3,128 (86.6%)	3,0999 (87.6%)	3,090 (87.3%)	3,036 (86.8%)	3,042 (86.3%)	2,901 (86.2%)
국공립병원	270	262	227	230	200	202	200	200	195
병원선 · 이동진료반	26	29	28	28	28	28	28	27	24
국가보건기관	87	63	59	53	42	41	45	67	61
교정시설 등	65	57	52	50	55	73	93	96	95
보건단체 · 복지시설	20	13	5	5	5	5	4	4	4
응급의료지정병원 등	166	138	115	118	108	101	93	88	85

자료 : 보건복지부(2023), 보건복지백서

공중보건의사의 의무를 보면 공중보건의사는 의무복무기간 동안 공중보건업무에 성실히 종사하여야 하며 공중보건업무 외에 종사할 수 없다. 또한 응급환자 진료 관할 구역 안에 의료기관이 없어 야간 또는 공휴일에 진료를 하는 의료기관이 없는 도서 · 벽지 · 오지지역의 주민건강보호, 전염병 및 재해 등에 따른 대량 환자발생 등에 준하는 사유가 발생하여 근무지역 이탈 금지 명을 받은 경우 근무지역을 무단이탈할 수 없으며, 해당근무기관장의 허가 없이 근무시간 중에 그 직장을 이탈하여서는 아니된다. 공중보건의사가 업무외 종사하거나 복무기간 중 7일 이내의 기간 동안 직장이탈 등을 하는 경우, 발생일수의 5배의 기간을 연장근무 처분을 받으며 통산 8일 이상 근무지역을 이탈한 때에는 공중보건의사의 신분이 박탈된다.

시장 · 군수 · 구청장 또는 배치기관의 장이 공중보건의사의 복무에 관하여 관할지역 또는 당해 기관에 근무하는 공중보건의사를 지도 · 감독하고 있으며, 복무관리에 관한 구체적인 사항을 「공중보건의사제도운영지침」에서 정하고 있다. 2022년 12월 현재 공중보건의사 배치 현황은 표 7-9와 같으며, 3,365명의 공중 보건의사 중 2,901명(86.2%)이 시 · 군 보건소 또는 읍 · 면의 보건지소에 배치되어 근무하고 있다.

2. 보건진료소와 보건진료 전담공무원

1) 사업배경

농어촌 보건의료취약지역 보건의료서비스이용의 접근성을 높이고 포괄적인 일차보건의료서비스 제공을 통한 주민의 건강수준을 향상시키기 위하여 1980년 12월 '농어촌 등 보건의료를 위한 특별조치법(농어촌의료법)'을 제정 · 공포하고 농 · 어촌 및 오 · 벽지 지역에 보건진료소를 설치하였다.

보건진료소란 의사가 배치되어 있지 아니하고 계속하여 의사를 배치하기 어려울 것으로 예상되는 의료 취약지역에서 보건진료 전담공무원으로 하여금 의료행위를 하게 하기 위하여 시장 · 군수가 설치 · 운영하는 보건의료시설을 말한다. 보건진료소에 근무하는 사람을 보건진료 전담공무원이라 한다.

2) 보건진료소 설치 및 운영

① 설치권자 : 시장(도농복합형태의 시의 시장을 말하며, 읍 · 면 지역에서 보건진료소를 설치 · 운영하는 경우만 해당) 또는 군수

- 다만, 시 · 구의 관할구역의 도서지역에는 해당 시장 · 구청장이 보건진료소를 설치 · 운영할 수 있으며, 군 지역에 있는 보건진료소의 행정구역이 행정구역의 변경 등으로 시 또는 구 지역으로 편입된 경우에는 보건복지부장관이 정하는 바에

따라 해당 시장 또는 구청장이 보건진료소를 계속 운영할 수 있다.

② 설치지역

- 의료 취약지역을 인구 500명 이상(도서지역은 300명 이상) 5천명 미만을 기준으로 구분한 하나 또는 여러 개의 리 · 동을 관할구역으로 하여 주민이 편리하게 이용할 수 있는 장소에 설치
- 다만, 군수(읍 · 면 지역에 보건진료소를 설치 · 운영하는 도농복합형태의 시의 시장 및 관할구역의 도서지역에 보건진료소를 설치 · 운영하는 시장 · 구청장 포함)는 인구 500명 미만(도서지역은 300명 미만)인 의료취약지역 중 보건진료소가 필요하다고 인정되는 지역이 있는 경우에는 보건복지부장관의 승인을 받아 그 지역에 보건진료소를 설치할 수 있다.

③ 보건진료소에 보건진료소장 1명과 필요한 직원을 두되, 보건진료소장은 보건진료 전담공무원으로 보한다.

3) 보건진료 전담공무원 자격, 교육 및 임용

① 자격

간호사 · 조산사 면허를 가진 자로서 보건복지부장관이 실시하는 24주 이상의 직무교육을 받은 자

② 직무교육

- 목적 : 보건진료소에 임용될 보건진료 전담공무원에게 임용배치 전 직무교육을 실시함으로써 공중보건업무 수행능력을 향상시켜 국민건강증진을 도모함
- 근거 : 농어촌등 보건의료를 위한 특별조치법 제16조 제2항
- 교육기간 : 24주
- 교육내용 : 이론교육과정 8주, 임상실습과정 12주, 현지실습과정 4주
- 교육기관 : 의과대학 · 의학전문대학원 · 간호대학 및 그 부속병원, 병상이 150개 이상인 수련병원, 보건의료 교육과정을 운영하는 공공기관, 지역보건의료 및 건강증진을 위한 지원사업을 전문적으로 수행하는 법인 또는 단체 등

③ 임용 및 징계

- 보건진료 전담공무원은 지방공무원으로 하며, 특별자치시장 · 특별자치도지사 · 시장 · 군수 또는 구청장이 근무지역을 지정하여 임용한다.

- 징계사유: 정당한 이유 없이 지정받은 근무지역 밖에서 의료행위를 한 경우, 보건진료전담공무원에게 부여한 의료행위의 범위를 넘어선 경우, 관할구역 이탈금지 명령을 위반하여 허가 없이 연속하여 7일 이상 관할구역을 이탈한 경우 등 징계를 할 수 있다.

4) 농어촌의료법에 의한 보건진료 전담공무원의 업무

농어촌 등 보건의료를 위한 특별조치법에 규정된 보건진료 전담공무원에 대한 업무범위는 다음과 같다.

① 보건진료 전담공무원 의료행위의 범위(보건복지부장관이 정하는 환자진료 지침에 따라 시행)
- 질병 · 부상상태를 판별하기 위한 진찰 · 검사행위
- 환자의 이송
- 외상 등 흔히 볼 수 있는 환자의 치료 및 응급을 요하는 조치가 필요한 환자에 대한 응급처치
- 질병 · 부상의 악화방지를 위한 처치
- 만성병환자의 요양지도 및 관리
- 정상분만 시의 분만도움
- 예방접종
- 상기 의료행위에 따르는 의약품의 투여

② 의료행위 외의 보건진료 전담공무원 업무 범위
- 환경위생 및 영양개선에 관한 업무
- 질병예방에 관한 업무
- 모자보건에 관한 업무
- 주민의 건강에 관한 업무를 담당하는 사람에 대한 교육 및 지도에 관한 업무
- 기타 주민의 건강 증진에 관한 업무

Ⅲ 국제보건행정조직

1. 개요

오늘날의 보건문제는 한 국가만의 노력으로 해결할 수 없고 국제적인 협력을 통해서 전 인류의 보건을 유지 · 증진시키는데 있다. 이념이나 사상을 초월하여 질병관리, 보건의료지식 및 기술을 협력하여 인류의 건강을 지켜나가야 한다. 즉 전 세계가 하나의 지구촌화됨으로 인해 전염병 등 보건문제의 국제적인 관심사가 증대되고 있고 이를 위한 국제간 공동대응이 무엇보다 중요해지고 있다.

이러한 목적을 위한 노력은 멀리 1851년까지 거슬러 올라 갈 수 있다. 파리에서 지중해 연안 12개국이 모여 제1차 국제회의를 개최하였는데 이것을 국제적인 협력의 효시라고 볼 수 있다. 그 후 1907년 제11차 회의가 로마에서 열리면서 국제공중보건사무국의 출범을 결의하였고, 파리에 본부를 두고 국제보건업무를 개시하였다. 1918년에 국제연맹(League of Nation)이 창설되었으며 1921년에 산하조직으로 보건기구(health organization)를 발족시켰다. 보건기구와 국제공중보건사무국의 업무중복으로 1923년에 국제연맹 보건기구에서 파리에 있는 국제공중보건사무국의 업무를 흡수하게 되었다.

1948년 4월 7일 세계보건기구가 국제연합(UN) 산하에 보건전문기관으로 발족하기까지 국제공중보건사무국(International Office of Public Organization), 범미보건기구(Pan-American Health Organization, PAHO) 등의 활동이 이루어졌고 이러한 국제활동으로 인해 보다 심도 있는 보건행정분야에 대한 노력이 뒤따르게 되었다.

2. 세계보건기구(WHO : World Health Organization)

가장 널리 알려져 있는 국제보건기구로는 세계보건기구가 있다. 1946년에 샌프란시스코 회의에서 국제연합헌장이 기초될 때 국제보건기구의 필요성이 인정되어 1946년 6

월 19일에서부터 7월 22일까지 뉴욕에서 61개국의 대표가 참석하여 개최된 국제보건회의 의결에 의하여 UN헌장 제57조를 근거로 세계보건기구 헌장을 기초하여 서명하였으며, 1948년 4월 7일에 그 효력을 발생하게 되어 세계보건기구가 정식으로 출범하게 되었다. 이날 세계보건기구는 UN의 경제사회 이사회 전문기관의 하나로 탄생하였으며, 우리나라는 1949년 8월 17일 65번째로 가입하였으며, 북한은 1973년 5월 19일에 138번째 회원국으로 가입하였다. 북한은 우리나라가 가입되어 있는 서태평양 지역(필리핀 마닐라)이 아닌, 동남아지역(인도 뉴델리)에 소속되어 있다. 2023년 현재 가입국은 194개국이다. 세계보건기구의 본부(headquarters)는 스위스의 제네바(Geneva)에 두고, 세계를 6개 지역으로 나누어 지역사무소를 두어 운영하고 있다. 6개 지역사무소는 다음과 같으며, 우리나라는 서태평양 지역사무소에 소속되어 있다. 특히 제6대 세계보건기구 사무총장은 우리나라 이종욱 박사가 선출(2003.1.28)되어 보건의료분야의 위상제고와 국제협력에 노력하고 있던 중인 2006년 5월 사망하였다.

① **동지중해 지역**(Eastern Mediterranean Region) : 지역본부는 이집트의 카이로(Cairo)

② **동남아시아 지역**(South-East Asia Region) : 지역본부는 인도의 뉴델리(New Delhi)

③ **서태평양 지역**(Western Pacific Region) : 지역본부는 필리핀의 마닐라(Manila)

④ **범미주지역**(Region of the Americas: PAHO/Pan American Health Organization) : 지역본부는 미국의 워싱턴(Washington) D.C.

⑤ **유럽지역**(European Region) : 지역본부는 덴마크의 코펜하겐(Copenhagen)

⑥ **아프리카 지역**(Africa Region) : 지역본부는 콩고의 브라자빌(Brazzaville)

WHO의 목표는 모든 사람에게 가능한 한 최상의 건강수준을 확보하도록 하는데 있다. 이러한 목적을 달성하기 위한 구체적인 세부요소들을 제시하고 있다.

- 국제보건사업에 대한 지휘와 조정
- UN, 전문기관, 정부보건행정기관, 전문가그룹과의 효과적인 협력 관계 유지
- 보건의료서비스 강화를 위한 정부의 요청시 지원
- 정부의 요청 시 필요한 적절한 기술지원
- UN요청에 따른 특수집단의 보건의료서비스나 시설지원
- 역학, 통계 등 필요한 행정적, 기술적 서비스 지원
- 유행병, 풍토병 등을 제거하기 위한 작업
- 우발적인 손상방지를 위한 협력 및 증진
- 건강증진을 위한 과학적이고 전문적인 집단과의 협력 강화
- 국제보건문제에 대해 회의, 합의, 규제, 권고 행사 및 WHO 목표와 부합하는 임무 부여
- 모자보건 및 복지증진
- 정신보건 영역의 활동 강화
- 보건분야 연구수행 및 촉진
- 보건, 의료, 관련 전문직종 분야의 교육훈련 기준 개선
- 보건, 의료에 영향을 주는 전문기관과의 협력연구 및 보고
- 보건분야의 정보, 상담, 원조 제공
- 보건문제를 모든 국민에게 알리고자 하는 개발도상국가 지원
- 질병, 사망원인, 공중보건사업의 전문용어 개정 및 확립
- 필요시 진단절차 표준화 마련
- 식품, 생물학, 의약품 및 유사생산물에 대한 국제표준 개발 및 확립
- WHO 조직의 목표달성을 위한 모든 필요한 조치

지난 수십년간 우리나라는 세계보건기구와의 다양한 협력 사업을 통해 국민의 건강수준을 향상시켰다. 매년 WHO의 국제회의에 적극 참여하여 보건의료정책 및 사업을 소개하고 국제보건 동향을 심도 있게 논의하고 있다. 매년 세계보건총회(5월, 스위스 제

네바) 및 지역회의(9월), 집행이사회에 참가하여 세계보건의료의 동향을 파악하고 WHO사업에 적극 참여하고 있다.

특히, 고 이종욱 박사가 2003년도에 제6대 WHO 사무총장으로 당선되어 우리나라는 최초로 최고위급 선출직 국제기구 수장을 배출하여 국제사회에서 한국의 위상을 높였다. 이종욱 WHO사무총장 배출 및 서거를 계기로 국제사회의 보건의료문제 해결에 적극적으로 기여하기 위하여 국제보건의료재단을 설립하였고, 2007년 제8차 서태평양 지역회의를 우리나라에서 개최함으로써 서태평양 회원국들과의 협력과 유대관계를 강화할 수 있는 계기를 마련하였다.

우리나라의 WHO에 대한 지원은 법정분담금 및 자발적 기여금이 있으며 법정분담금의 경우 WHO 헌장 및 재정규칙에 따라 각 회원국이 WHO에 납부하는 것으로 유엔 재정 분담률에 의거해 WHO총회에서 최종 결정되는데 우리나라는 외교통상부의 국제기구 분담금 예산에 편성되어 납부되었다가 2006년부터 보건복지부로 이관되었다. 또한, 우리나라는 WHO에 대한 자발적 기여금 지원을 통해 개발도상국의 지역보건체계 개발 등 보건산업을 지원하고 있다.

WHO는 국내보건의료 협력사업의 효율적인 추진을 위해 협력센터를 지정 운영하고 있으며, 더불어 우리나라는 WHO 본부 및 서태평양지역 사무처에 전문가를 파견하여 국제보건의료 논의 동향 파악 및 신종질병 예방관리 등의 공동예방관리 체계를 유지하고 있다.

세계보건기구 외에도 유엔아동기금(UNICEF), 식량 및 농업기구(FAO), 국제노동기구(ILO), 국제연합 교육과학문화기구(UNESCO), 유엔개발계획(UNDP), 유엔인구활동기금(UNFPA), 유엔환경계획(UNEP) 등이 유엔 총회가 설립한 기관으로서 보건문제에 대해 관여 또는 지원하고 있다.

PUBLIC HEALTH ADMINISTRATION

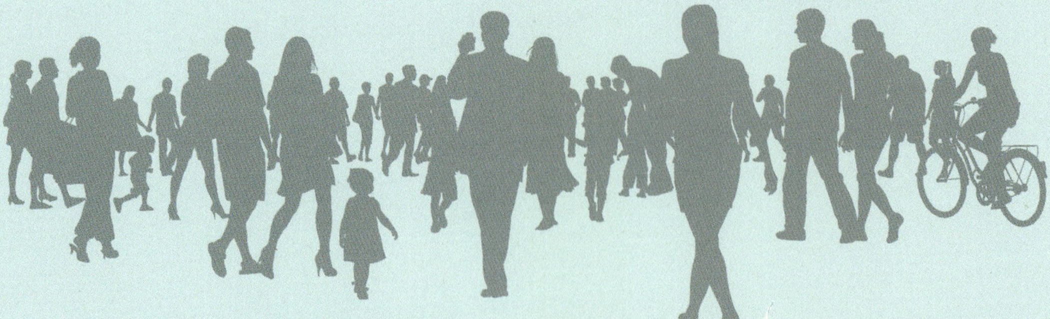

제 8 장

조직관리자의 자질

현대 보건행정조직의 역할과 책임이 증가하면서 보건행정조직의 유지 및 발전이 보다 중요하게 되었다. 보건행정조직을 유지 · 발전시키기 위해서는 중요한 몇 가지 기능들이 있다. 공공 및 민간 보건행정조직은 다른 조직과 비교할 때 다양한 구성원과 다양한 욕구, 가치 체계 등을 가지고 있어 이러한 조직을 유지 · 관리하기 위해서는 조직의 목표를 설정하고 이끌어 나가는 리더십, 다양한 구성원의 요구 및 갈등을 수용 · 조정할 수 있는 갈등관리 능력, 급속도로 변화하고 있는 보건의료환경 변화에 적극적으로 대응할 수 있는 변화대응 능력 등이 필수적으로 요구된다 하겠다.

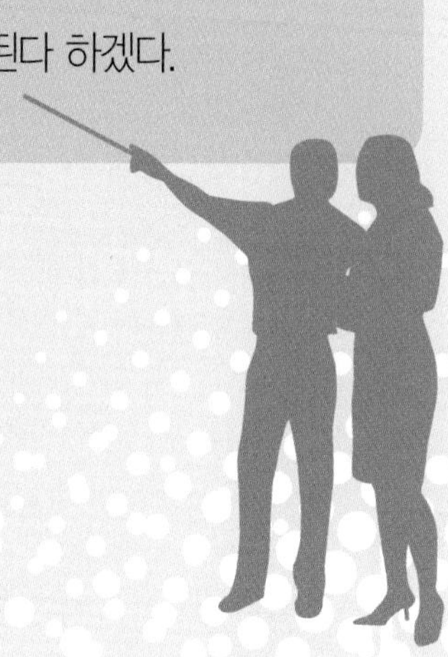

Ⅰ 리더십(leadership)

1. 개요

1) 리더십의 정의

리더십은 다양한 학문분야에서 연구되고 있으나 아직 공통된 이론과 결론에 이르지는 못했다. 리더십을 지도성이라고 표현하는 학자도 있고 지휘 또는 통솔로 표현하지만 대체로 '리더십'이란 용어를 사용하는 것이 일반적인 현상이다.

다양한 정의에도 불구하고 리더십이란 희구되는 목표를 달성하기 위하여 개인 및 집단을 조종하며 동작케 하는 기술을 뜻한다고 규정하는 것이 가장 적절하다고 볼 수 있다. 이를 좀 더 종합적으로 정의하여 리더십이란 조직구성원으로 하여금 바람직한 조직목적에 자발적으로 협조하도록 하는 일종의 기술 및 영향력으로 보며, 리더(leader)가 추종자로 하여금 소망스러운 상태로 행동시키는 과정이고, 목표설정에서 목표달성에 이르기까지 이를 위하여 노력하는 조직적 집단활동에 영향을 미치는 행위라고 본다. 또한 리더십의 대가인 스톡딜(Stogdill)은 리더십이란 집단의 구성원들로 하여금 특정목표를 지향하게 하고 그 목표달성을 위해 실제행동을 하도록 영향력을 행사하는 것이라고 했다.

표 8-1 관리자와 리더의 차이

관리자(manager)	리더(leader)
공식적, 사무적	인간적
목표지향	적극적 목표수행
기계적 의사결정	모험적 의사결정
감독 · 통제	직관적 · 영감적 결정
계획적 · 공식적 업무설계	변화와 혁신
계획에 따른 업무관리	비전제시

자료 : 임창희(2014)

여기에서 리더(leader)와 관리자(manager)차이를 보면 리더는 조직구성원들이 무슨 일을 하도록 주선만 해주며 방향제시와 충고나 인도를 잘하여 '하도록 하게끔 하는 자'이다. 관리자는 이미 주어진 일이 완성되도록 관리하는 역할만 한다면 리더는 미래지향적으로 무엇을 해야 할 것인지를 정해주고 구성원들 스스로 해 나가도록 자극하고 인도해주는 역할을 한다는 점이 다르다. 관리자는 목표달성을 위해 계획을 수립하고 조직을 짜고 이를 실천하기 위해 지휘하며 조정하고 통제하는 사람이라면 리더는 구성원들에게 비전을 제시하고 동기를 유발시키면서 이끌어가는 사람이다(임창희, 2008). 리더와 관리자의 차이점을 정리하면 표 8-1과 같다.

2) 리더십의 중요성

보건행정조직에서 리더십이 중요한 이유를 살펴보면 다음과 같다.

첫째, 공공보건행정조직이든 민간조직이든 간에 다양한 전문가가 고용되어 있어 전문가로서의 자율성과 조직의 통제욕구 사이에 부단한 긴장이 존재하고 있고, 이와 같은 긴장으로 인해 구성원들을 조직의 규칙과 과정을 준수하게끔 유도하는 리더십이 필요하다. 보건행정의 중앙부처인 보건복지부에는 일반행정 공무원 뿐만 아니라 다양한 전문가, 즉 의사, 한의사, 치과의사, 약사, 간호사, 보건행정, 의료기사인력 등의 전문가 공무원이 근무하고 있다. 또한 병원조직(대형병원)은 종종 다양한 인력구성으로 인해 인간이 만든 조직 중 가장 복잡한 구조로 구성되어 있는 조직이라고 언급되고 있다.

둘째, 보건의료서비스 분야는 끊임없이 변화하는 외부환경에 적응하기 위한 압력이 증가하고 있다. 이와 같은 외부욕구에 적절히 대응하고 생존하기 위해서는 이에 걸맞은 리더십이 필요하다.

셋째, 보건의료서비스 분야에 있어서 새로운 기술 또는 새로운 구조의 도입과 같은 중요한 내부적 변화는 이와 같은 변화가 조직에 통합될 수 있도록 리더십을 필요로 한다.

넷째, 보건행정조직에서 구성원들의 전문적 목표는 조직의 목표와 완전히 일치하지 않을 수 있다. 구성원의 조직목표와 조직의 목표사이에 가능한 많은 일치를 가져올 수 있도록 노력하는데 리더십이 요구된다.

2. 리더십 이론의 변천

이는 어떠한 사람이 리더(leader)가 될 수 있으며 또는 어떠한 경우에 리더십(leadership)이라고 하는 것이 형성되느냐에 관한 이론의 변천과정에 대한 내용이다. 이러한 이론의 발전은 개인으로서의 리더의 자질 또는 행태중심으로 설명한 것으로부터 그가 놓여 있는 상황, 즉 그의 임무, 조직의 성원들과의 관계를 중심으로 설명하는 것으로 변천해 오고 있다고 할 수 있다. 이를 주로 자질론, 행태론, 상황론 등으로 설명한다.

즉 학자들은 리더십의 원인변수를 밝히려고 애써 왔고 시대적으로 의견을 달리해 왔다. 자질론에 기초한 리더십유형은 리더의 특성이 결정한다고 본다. 리더 개인이 가진 성격이나 자질이 남다르기 때문에 성공할 수 있으며 훌륭한 리더가 되는 특성은 타고 난다는 것이다. 고대 이집트에서는 리더가 되기 위한 조건을 세 가지로 요약하고 있다. 즉 "그대의 입에는 단호한 권위가 있어야 하며, 그대의 가슴에는 모든 것을 통찰 할 수 있는 능력이 있어야 하며, 그대의 혀에는 정의의 창고가 있어야 한다". 행태론은 리더가 부하들 앞에서 보여 주는 행동이 바로 리더십 스타일이다. 따라서 어떤 자질을 가졌는지가 중요한 것이 아니라 어떤 행동이 바람직한 행동인지를 찾아내면 된다. 상황론은 조직이 어떤 상황에 처해 있는지에 따라서 한 유형의 리더십은 좋은 것일 수도 있고 나쁜 것일 수도 있다. 상황에 맞는 리더가 훌륭한 리더이고 따라서 리더는 상황이 결정한다는 것이다.

그림 8-1 리더십이론의 발전

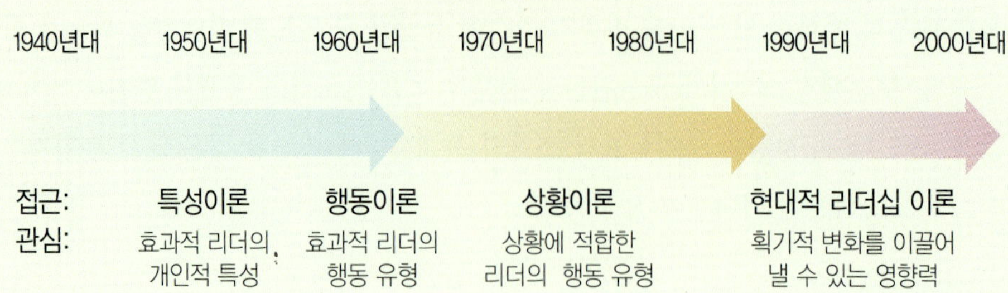

1) 자질론(trait theory, 특성이론)

자질론은 기본적으로 사람이 지닌 자질을 중심으로 설명한 것으로 어떤 일정한 자질을 리더가 갖추고 있으면 효과적인 리더가 될 수 있다는 이론이다. Barnard는 이러한 자질에는 기술적 측면(체력, 기능, 기술, 지각력, 지식, 기억력, 상상력)과 정신적 측면(결단력, 지구력, 인내력, 용기)을 제시하였다. Stogdill은 지능, 지배력, 자신감, 추진력, 업무관련지식 등 다섯 가지로 리더의 특성을 정리하였다. Tead는 육체적 · 정신적 에너지, 목표의식과 지식능력, 친근감, 탁월한 품성, 기술적 우월성, 과단성, 높은 지능, 신념 등을 제시하였다.

이와 같은 자질이론은 초기에는 누구나 일정한 특성을 가지고 있으면 어떤 상황이 일어나더라도 리더십을 발휘할 수 있다고 주장되었지만, 나중에 이와 같은 자질론은 상당한 수정이 불가피하였다. 즉 자질이 고정된 것이 아니라 사람마다 처해있는 환경과 상황에 따라 달라진다는 것이었다. 하지만 이러한 특성이론의 비판에도 불구하고 최근에 다시 리더십 연구에 있어서 리더십을 결정하는 특성들이 매우 중요하게 논의되고 있다. 즉 여러 연구 방법들을 활용하여 초기의 리더십 특성연구에서 나타난 자료들을 분석한 결과, 효과적인 리더십이 리더의 특성과 높은 상관관계가 있다는 점이 다시 밝혀지고 있다.

2) 행태론(behavioral theory)

행태론은 1950년대 들어 리더십에 대한 자질론적 접근에서 벗어나 리더십을 관찰가능한 과정이나 행동으로 보기 시작하였다. 즉 자질론에 대한 비판으로 등장한 행태론은 리더십의 중요한 측면은 리더의 자질이 아니라 다양한 상황에서 리더가 행동하는 것이며, 효과적인 리더는 그들의 특별한 리더십 행동유형에 의해 비효과적인 리더와 구별된다는 것이다. 행태론의 연구는 미국 미시간대학의 리더십연구, 오하이오 주립대학교의 리더십연구, Blake와 Mouton의 관리격자(managerial grid) 모형 등이 유명하다.

(1) 미시간(Michigan) 대학의 연구

미시간대학의 연구는 Likert의 주도하에 수행되었는데, 이 연구의 주된 목적은 집단성과를 높이는 리더의 유형을 밝히기 위해서였다.

이 연구결과 두 가지 유형의 리더십 행동유형이 발견되었는데, 첫째는 직무중심적 리더십유형(job-centered leadership style)이었고 둘째는 직원중심적 리더십유형(employee-centered leadership style)이었다. 직무중심적 리더십은 세밀한 감독과 합법적이고 강제적인 권력을 활용하며, 업무계획표에 따라 실천하고 성과를 평가하는데 중점을 둔다. 반면 직원중심적 리더십은 보다 인간지향적이며 권한과 책임의 위임과 구성원의 복지와 욕구, 승진, 개인적인 성장에 관심을 둔다. 미시간대 연구의 특징은 직무중심형과 직원중심형을 동일차원의 양극단으로 보고 있다는 점이다. 즉 어떤 리더가 직무중심 스타일을 갖고 있으면 그가 동시에 종업원중심의 스타일을 보여줄 수 없다는 관점이다. 연구결과 직원중심적 리더십이 보다 높은 생산성과 직무만족도를 보여준 반면, 직무중심적 리더십은 상대적으로 낮은 집단생산성과 낮은 직무만족도를 보여주었다.

그림 8-2 미시간대학의 리더십 유형

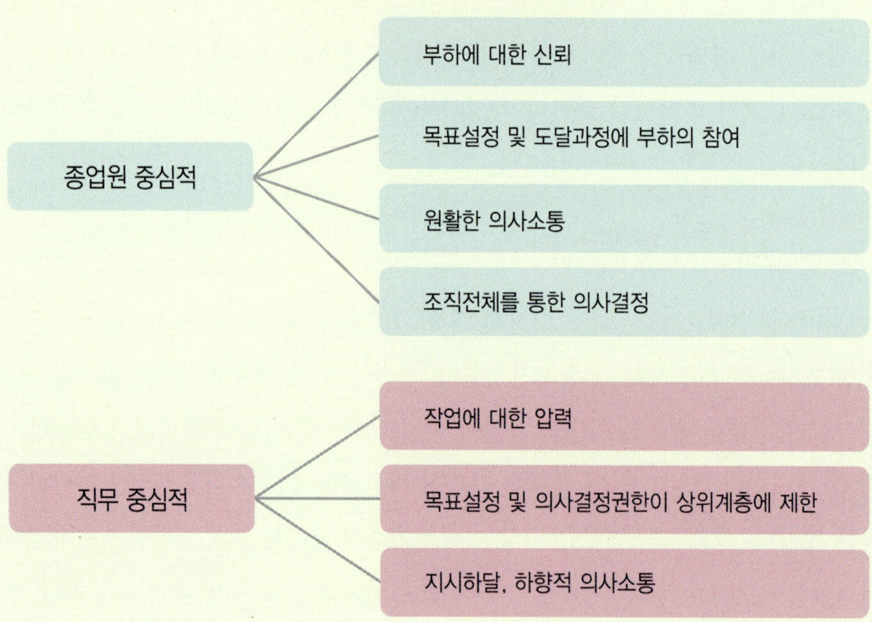

(2) 오하이오(Ohio)주립대 연구

오하이오 주립대학교 연구는 미시간대학 연구와 비슷한 1940년대 후반부터 1950년대 초반에 걸쳐 수행되었다. 리더의 행동에 대하여 부하들이 어떻게 인식하고 있는가를 파악하기 위하여 설문지를 작성하였고 군대와 산업체에서 이에 대한 답변을 수집하였다.

그림 8-3

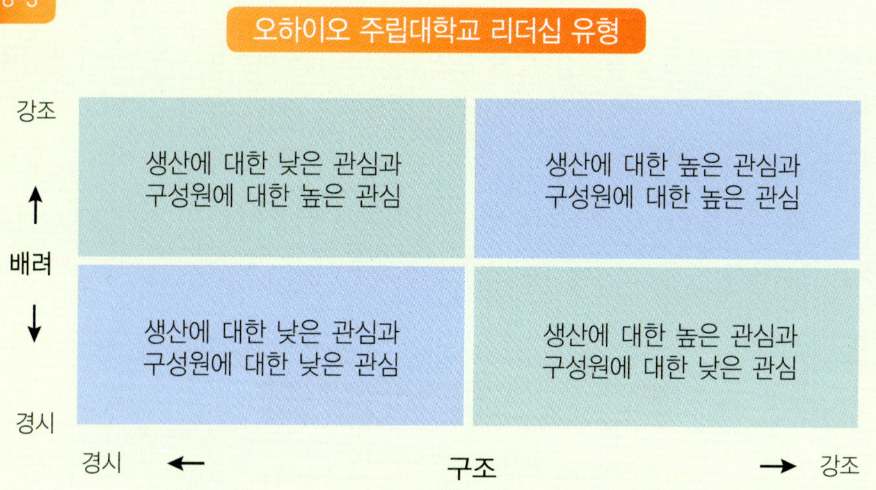

연구의 주 목적은 리더의 행동유형과 이에 따른 조직성과 및 조직구성원들의 만족감 간의 관계를 분석하는 것이었다. 연구팀은 리더의 행동을 인정중심 또는 배려 중심(consideration)과 구조중심(initiating structure)의 두 가지 독립된 차원으로 보았다. 즉 미시간대 연구에서와는 달리 리더는 구조주도와 배려행위를 동시에 보일 수 있다는 관점이다. 이때 배려란 구성원들에게 우정 · 상호신뢰 · 존경 · 온정 등을 표시하는 행위를 나타내는 정도를 말하며, 구조중심은 각 구성원들의 역할을 정하고 직무수행의 절차를 정한다거나 지시 · 보고 등을 포함한 집단내의 커뮤니케이션 경로를 설정하는 등 직무나 구성원들을 조직화하는 것을 주도하는 행동을 나타내는 정도를 말한다. 리더십의 유형을 다음 4가지 형태로 분류하였다. 즉 일(구조)과 배려를 함께 중시하는 리더십 유형, 일은 강조하지만 배려를 경시하는 리더십 유형, 일과 배려 모두 경시하는 리더십 유형, 그리고 일은 경시하지만 배려, 즉 인간관계를 강조하는 리더십 유형이 있다는 사실을 경험적으로 정리하였다. 본 연구결과 가장 바람직한 리더십 유형은 생산에 대한 높은 관심과 구성원에 대한 높은 관심을 보이는 리더인 것으로 나타났다.

(3) 관리격자(managerial grid) 모형

오하이오 주립대학 연구는 Blake와 Mouton에 의해 관리격자 이론으로 발전하였다. 이 이론에서는 오하이오 연구와 미시간 연구의 리더십 행동연구에 기초를 두고 인간과 산출(생산)에 대한 관심이 리더십과 어떻게 관련되는가를 밝혀주는 관리격자 모형을 제시하였다. 격자망은 횡축과 종축을 따라 각각 9개의 위치가 설정되고 81종류의 리더십 유형이 나오게 된다. 이 격자망은 수평축은 산출(생산)에 대한 관심을 보여주고 수직축은 인간에 대한 관심을 가리킨다. 각 축은 9점으로 나누어 1점은 최소한의 관심을 보여준다.

그림 8-4에서 관리의 격자망으로서 이 격자망에서 기본적인 5개의 리더십유형이 나타나는데 무관심형(1.1), 친목형(1.9), 과업형(9.1), 단합형(9.9), 중도 또는 타협형(5.5)으로 구분한다.

그림 8-4

관리격자(managerial grid) 모형

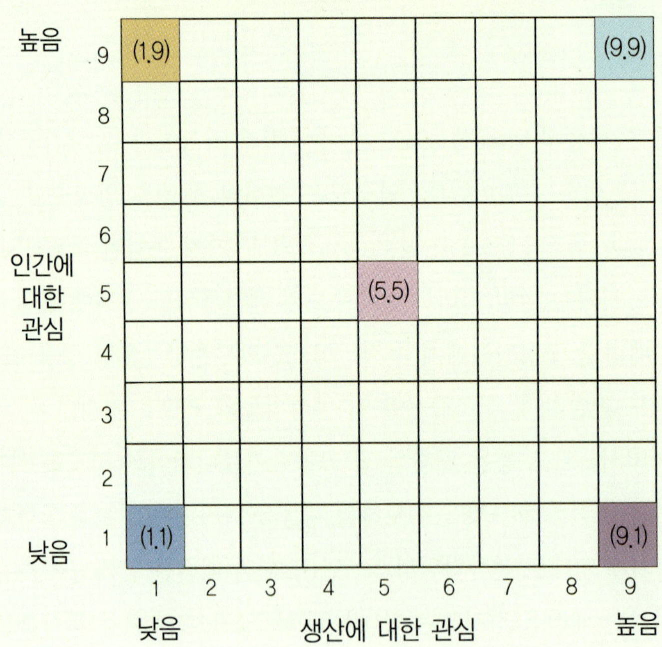

무관심형(1.1칸 : impoverished management)은 생산 및 인간에 대한 관심이 모두 낮은 유형이다. 즉 리더가 생산 및 인간에 대한 관심을 기울이는 것은 최소의 수준이며, 주로 조직 내 자신의 직분을 유지하기 위한 최소의 노력만을 하는 유형이다. 불간섭, 자유방임을 신조로 삼으며 방임형, 무능형이라고도 한다.

친목형(1.9칸 : country club management)은 인간에 대한 관심은 높고 생산에 대한 관심은 낮은 유형이다. 즉 리더는 주로 구성원의 욕구와 만족에 관심을 갖고 인간적인 분위기를 조성하는 데만 주력하는 인기형의 리더 유형이다. 부하들의 화합과 상사에 대한 신뢰, 부하칭찬 등으로 좋은 분위기만 신경 쓴다. 컨트리클럽형, 인간관계형으로도 불린다.

과업형(9.1칸 : authority-obedience management)은 생산에 대한 관심은 높고 인간에 대한 관심은 낮은 유형이다. 즉 인간적인 요소는 최소화하고 과업에 대한 능력을 중시하는 유형이다. 혼자 다 계획하고 통제하고 명령일변도이며 부하를 생산도구로 여기며 업적달성에만 관심이 있고 부하에게는 따라만 오라는 식이다. 독재형이라고도 불린다.

타협형(5.5칸 : organization man management)은 인간과 생산에 절반씩의 관심을 두는 유형이다. 즉 생산에서의 능률과 인간적 요소를 절충하여 적당한 수준의 성과를 지향하는 유형이다. 인간, 과업 양쪽에 관심을 갖되 일정양의 성과만 있으면 그것으로 만족하면서 더 재촉하지 않는 리더이다. 중간형이라고도 한다.

단합형(9.9칸 : team management)은 생산 및 인간에 대한 관심이 높은 유형이다. 즉 조직의 목표달성을 위하여 조직과 조직 구성원들의 상호의존 관계와 공동체 의식을 강조함으로써 구성원들간에 신뢰와 존경의 관계가 형성되고 조직목표달성을 위해 헌신하도록 유도하는 유형으로 이상형이라고도 한다. Blake와 Mouton은 이러한 다섯 가지 리더의 행동유형 중 단합형이 가장 이상적이라고 주장하였다.

3) 상황론(situation theory)

상황론은 1960년대 말부터 1970년대에 이르기까지 행동이론의 한계를 인식하고 새로운 리더십연구를 진행하면서 등장한 이론이다.

과업중심 리더가 좋은지, 인간중심 리더가 좋은지의 문제는 '리더십의 효율성은 리더에 달렸다'는 관점에서 본 것이다. 그러나 상황이론은 리더와 상황이 잘 맞아 떨어져야 성과가 높다는 관점에서 다룬다. 즉 이상적 리더의 유형이 독립적으로 존재하는 것이 아니라 상황에 알맞은 것이라면 독재적 리더십도, 방임형 리더십도, 과업중심 리더십도 높은 성과를 올릴 수 있다는 것이다. 예를 들어 복종에만 익숙한 아프리카 오지의 부족에게 민주적인 족장은 오히려 환영받지 못할 것이다.

그렇다면 리더십에서 상황이란 무엇인가? 상황을 구성하는 요소, 즉 ① 부하(그들의 태도, 가치관, 습성, 업무능력 등), ② 조직(조직의 분위기, 규범, 제도와 규칙, 응집성, 시간적 여유 등), ③ 과업(과업의 종류, 난이도, 복잡성 등) 등을 들 수 있다.

상황론은 전술한 자질론에 대립되는 것이며 자질론을 비판하는 이유로는 ① 자질론에서 요청하는 자질이라고 하는 것이 상황, 그의 임무, 조직의 목표에 따라 너무나 달라 최소한도의 공통점도 발견하기 힘들다고 하는 것이며, ② 어떠한 사람이 구체적인 경우에 리더가 되는가 하는 것을 보면 일정한 자질의 소유자라기보다는 그가 속한 조직, 집단의 구성원들의 가치관, 규범에 일치된 행동을 하며 그들이 바라는 것을 충족 · 구현할 수 있는 사람이라고 하는 것이다.

이러한 뜻의 상황론을 환언하면 자신의 자질은 어떠하든 마치 연예인과 같이 그때그때 그에게 맡겨진 역할을 잘 해내는 사람, 즉 폭넓게 연기를 해내는 사람이 유능한 연예

그림 8-5 리더십 이론의 비교

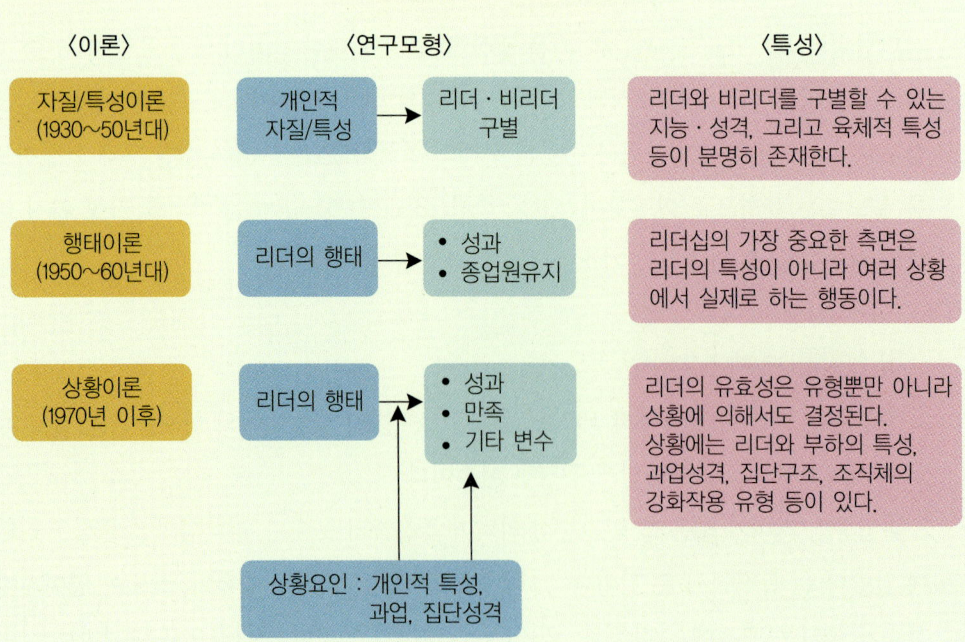

인이 될 수 있는 것과 같이 리더도 자기의 본래의 자질은 어떠하든 그때그때 그가 놓인 상황, 즉 그가 속하는 집단이나 조직의 목표 · 구조 · 임무 · 기대를 훌륭히 충족시킬 수 있어야만 한다는 것이다.

이와 같이 자질론과 상황론은 이론상으로 대립하고 있으나 최근에는 양자를 통합하려고 하는 입장이 나타나고 있어 개인의 성격 · 자질과 조직의 구조 및 상황(setting)을 아울러 고찰할 것을 제의하는 학자도 있다. 그러므로 크게 이를 결정하는 대변수로서 지도자 · 부하 · 상황 등을 들고 있으며 이 3자간의 관계로서 구체적인 리더십이 탄생할 수 있다고 하는 것이다. 이 3자를 다시 세분하고 있는데 지도자의 가치관 · 성격, 부하의 기대, 상황으로서는 조직의 목표, 직책, 권한, 시간성, 상하관계, 조직의 풍토 및 조직의 환경 등을 들 수 있으며 이와 같은 3자간의 관계로서 결정된다고 보는 입장을 최근 소위 상황적 접근(situational or contingency approach)이라고 호칭하고 있다(박동서, 2002). 지금까지 살펴본 자질론, 행태론, 상황론을 요약, 정리하면 그림 8-5과 같다.

4) 현대적 리더십

리더십에 관한 최근의 연구는 급변하는 환경에 적극 대응하고 경영성과를 향상시키기 위해 기존의 리더십이론과는 다른 관점에서 접근하고 있는데 몇 가지만 살펴보면 다음과 같다.

(1) 거래적 리더십(transactional leadership)

거래적 리더십은 일상적인 과업수행 과정에서 리더에 대한 복종의 대가로 부하들에게 어떤 보상을 지급하는 일종의 거래관계로 리더십을 설명한다. 거래적 리더십은 부하에게 과업목표를 알려주고 그 목표를 달성했을 경우에 어떤 보상(또는 벌)을 지급받게 되는 지를 명확히 해준다. 그리고 과업수행과정에는 특별한 경우를 제외하고는 개입하지 않는다. 즉 리더가 원하는 과업목표와 부하들이 원하는 보상이 교화되는 과정에서 리더십이 발휘되는 것이다.

(2) 카리스마적 리더십(charismatic leadership)

카리스마적 리더십은 리더가 다른 사람들이 갖고 있지 못한 천부적인 특성을 갖고 있다고 부하직원들이 느끼게 될 때 발휘되는 리더십을 말한다. 리더는 부하들에게 미래에 대한 비전을 제시하거나 다 같이 공감할 수 있는 가치체계를 구축하거나 확고한 신뢰관계를 구축하는 방법으로 카리스마적 리더십을 발휘한다.

(3) 혁신적 리더십(transformational leadership)

혁신적 리더십은 혁신과 변화를 주도할 수 있는 특별한 능력을 갖춘 리더십을 말한다. 혁신주도형 리더는 전략적 변화를 통해 항상 새로운 창조와 혁신을 할 수 있도록 비전을 제시해 주고 조직에 새바람을 불어 넣는다. 그들은 조직의 미션, 구조, 인적자원관리 등에 혁신적인 변화를 불러올 수 있는 능력을 가지고 있다. 단순한 규칙이나 지시 또는 금전적 보상에 의존하지 않는다. 오히려 비전제시, 가치공유, 아이디어제시, 관계설정과 같은 무형적 방법을 통해 부하들을 혁신적으로 변화시킨다.

(4) 서번트 리더십(봉사적 리더십, servant leadership)

봉사적 리더십은 섬기는 자세를 가진 봉사자로서의 역할을 강조하는 리더십이다. 봉사적 리더는 부하들의 욕구를 충족시키기 위해 섬기는 자세로 봉사한다. 따라서 부하들의 욕구가 무엇이며 어떤 방법으로 충족시킬 것인가에 관심을 갖는다. 그리고 부하들의 창조성을 최대한 개발하고 완전한 헌신과 학습을 자연적으로 유도하기 때문에 학습조직에 유용하다.

3. 리더십의 유형

리더십의 유형은 참여와 결정권을 기준으로 권위형, 민주형, 자유방임형으로 구분할 수 있다.

1) 권위형

지도자가 주요한 결정을 홀로 내리고 부하로 하여금 이에 따르도록 하는 계층제적인 행정기관에서 많이 볼 수 있는 유형으로서 명령과 복종을 강조한다. 지도자는 독선적이며 조직체 성원들을 보상과 처벌의 연속선에서 통제하고 관리한다. 권위형은 시간적인 여유가 없거나 부하들의 능력이 극히 보잘 것 없거나 또는 참여에 대한 기대가 적을 때는 불가피하게 필요한 경우가 있다. 하지만 권위형은 사람들을 통제하기 때문에 사기를 저하시키고 조직원의 적대감과 소외감, 그리고 경직성을 초래할 수 있어 조직의 성과를 극히 저하시킬 우려가 있다.

2) 민주형

권위형과 자유방임형의 중간형태인 민주형은 결정을 함에 있어 부하직원들에게 의견을 묻고 이들을 결정과정에 참여시킨다. 따라서 부하직원들의 일에 대한 동기와 사명감이 증진될 수 있고 의사소통의 경로가 개방됨으로써 새로운 정보의 교환이 활발하게 이루어질 수 있다. 즉 민주형의 장점은 동기유발적이며 개인의 지식과 기술을 잘 활용한다. 또한 개인의 중요성을 강조함으로 인간의 가치관과 신뢰 및 개방성을 형성하고, 개방적 의사소통으로 보다 많은 정보를 얻고 참여를 통해 개인의 기술을 발전시킬 수 있다는 것이다. 하지만 단점은 참여에 시간이 걸리고 긴급한 결정을 할 경우에는 어렵다는 것이다. 또한 책임이 구성원간에 서로 분산되어 활동성이 떨어지고 구성원 모두가 비슷한 지식과 지위가 있을 경우에라야 잘 이루어진다는 것이다.

3) 자유방임형

이는 대부분의 의사결정권을 부하직원들에게 위임하는 형태로서 위임적 리더십이라고 한다. 부하스스로 프로그램의 목표를 세우고 그에 따르는 계획을 수립하게 된다. 따라서 특정 과업해결을 위한 전문가 중심 조직에 적합할 수 있다. 즉 이러한 유형은 구성원의 능력이 골고루 우수하고 업무의 내용이 고도로 전문직업적인 성격을 가져 자율성이 있는 경우 이점을 발휘할 수 있지만 그렇지 못한 경우 규율이 서지 못하고 일의 진전이 늦어져 성과가 저하되기 쉽다.

4) 수정론

과거 특히, 전후 정치이념으로서 민주주의가 최선의 것으로서 거의 절대시되던 시대에는 민주형이 최선의 것으로 당연시 되었으나, 어떠한 상황에서나 절대로 최선의 것이란 없다. 따라서 리더십을 3개 유형으로 구분하기 보다는 그림 8-6와 같이 연속적인 것으로 보는 것이 옳다는 견해가 있다. 어떤 유형의 리더십이 유효한지는 세 가지 상황요소, 즉 ① 리더에게 작용하는 힘(리더의 확신, 부하에게 거는 신뢰감), ② 부하에게 작용하는 힘(자율욕구, 책임의식, 목표이해도 등), ③ 상황에 관련된 힘(조직형태, 전통, 조직규모 등) 등의 요소가 복합적인 상황을 만들기 때문에 독재적인 리더십에서 민주적인 리더십까지의 연속선상에 있는 여러 가지 유형 중에서 가장 적합한 유형을 선택하는 것이 효율적이다.

구체적으로 보면 ① 위기시와 같이 시간적인 여유가 많지 않을 때, ② 권위주의적이며 전체주의적 문화의 전통이 강하므로 아직 사람들이 다른 사람의 지배만 받았지 자주 · 자결 · 자율의 경험이 적거나 의사 결정에의 참여를 높이 기대하지도 않는 경우, ③ 업무의 성격이 군대와 같을 경우에 언제나 민주형에만 따른다고 하는 것도 문제가 많다는 것이다.

그림 8-6

리더십 유형의 연속선

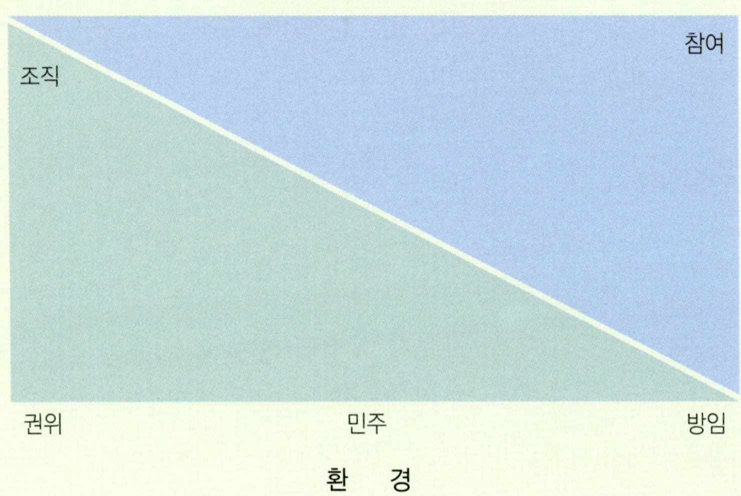

4. 리더십의 수준

보건행정조직에서 리더십의 수준은 최고관리층, 중간관리층, 하위관리층 등으로 구분하여 살펴볼 수 있다.

1) 최고관리층 리더십

최고관리층이란 보건행정조직을 이끌어 나갈 전반적인 책임을 지고 있는 계층이다. 보건행정의 경우 장 · 차관을 대상으로 생각할 수 있다. 대기업에서는 회장을 포함하여 사장과 부사장, 대학교는 총장, 이사장, 대학원장, 정당의 경우 총재나 대표, 최고위원 등이 될 것이다. 이들은 조직의 최고직에 있으므로 이들이 할 것으로 간주되는 주요한 기능 및 역할은 다음과 같다.

(1) 기능

① 조직의 목표 및 정책의 설정

장 · 차관에게 바람직하게 생각되는 일은 다분히 비정형적인 것, 즉 선례가 없는 창의력을 요하는 것이 많아지며, 종래의 물질 · 금전 · 인재관리보다 정보관리나 정치적 지 지획득에 더 시간과 정력을 소모하게 된다.

그리고 장관의 경우 자기가 영도하는 조직에 있어서는 종적으로 집권 · 분권의 문제만을 생각했으나 이제는 자기 계층에 거느리고 있는 많은 두뇌에 대한 배려를 더 많이 해야 하는 것이다.

② 자원의 동원

인적 및 물적 자원, 상징적인 것이 포함되는데 장 · 차관의 경우 무엇보다도 정치적 지원을 획득하는 것이다. 우리나라의 경우는 정치발전 · 책임정치의 정도가 높지 못해 장 · 차관들이 행정수반의 지원을 얻는데 너무 고심하고 있음은 안타까운 일이며 국민과 정치집단의 지지를 얻는 것의 중요성이 상대적으로 경시되고 있다.

③ 통제 · 조정 · 통합

이러한 기능의 필요성이 거의 1950년대까지는 우리의 경우 인정되고 있지 않아 구조적인 면에서도 마련이 되지 않았다. 그러나 5.16 이후 군행정의 도입 영향으로 이것이 주요한 기능으로 인정되고 있다.

(2) 자질

① 정책구상능력과 결정능력

최고관리층은 기술자나 전문가일 필요는 없고 새로운 정책을 구상하고 결정할 수 있는 능력을 갖추어야 한다. 즉 실무보다 직관력, 창의력, 판단력, 장래투시력, 정치적 감각 등이 높아야 한다. 하지만 우리나라의 경우는 전문지식이 강조되는 경향이 있다.

② 리더십

직원을 움직이고 자원을 동원하고 통합하는 능력이 요구된다. 우리의 경우 장기재임을 위한 무사안일주의 및 권위주의적 지시를 선호하거나 협상, 타협할 줄 모르는 태도로 인해 많은 비판을 받고 있다. 또한 정책의 일관성이 없고 장 · 차관의 단명, 사전예방능력의 부족, 정책과오에 대한 책임인식 부족 등이 문제시되고 있다.

2) 중간관리층 리더십

(1) 기능

보건행정에서 정책의 1차 책임이 장 · 차관에게 있다면 중간관리자인 국 · 과(팀)장이 할 일은 한정된 범위내에서 스스로 결정하는 것과 전문가로서 장 · 차관에게 조언을 하고 새로운 정보, 새로운 아이디어를 제공하는데 있다. 정부의 경우 국 · 과장이라면 기업의 경우 부 · 처 · 과장, 대학교의 경우 처 · 과장 등이 해당된다. 우리나라의 경우 장 · 차관의 권위주의, 중간관리자의 빈번한 전보, 인사의 전문성 부족, 계층간의 의사전달의 부족 등으로 인해 중간관리층이 어려운 처지에 있다.

(2) 자질

① 전문성

전문성이란 일반 보건행정에 대한 전문성과 각자가 맡고 있는 기능 · 사업에 관한 전문성이 있다. 하지만 현실적으로 우리나라는 국 · 과장을 비롯한 중간관리자들은 전문성이 얕고 광범한 분야에 걸쳐 조금씩 알기는 하나 어느 하나도 깊이 모르고 있다는 의미의 일반행정가 성격을 지니고 있다는 비판을 받고 있다. 최근에는 개방형임용제의 확대와 직류별 전문화 강화로 인해 이러한 문제점을 해소해가고 있다.

② 성실성

성실성이란 거짓이 없는 것 뿐만 아니라 충성심도 넓은 의미에서 포함된다. 그러므로 상관의 생각이 자기의 생각으로는 잘못된 것이라고 생각되면 의견을 개진할 용기까지 포함한다. 우리의 경우 이 점이 잘못되어 있는데 상관이 부하를 신임 못하고 장관이 바뀌면 으레 국장의 인사이동을 하는데 그 기준은 능력보다 신임여부에 두고 있기 때문이다.

3) 하위관리층 리더십

하위관리층은 일선 직원들과 매일 매일 정상적으로 접촉하는 관리자를 포함한다. 보건행정의 경우 보건복지부의 계장급인 사무관(5급), 담당인 주무관(6급, 7급) 등을 들 수 있다. 기업의 경우 계장, 대리, 반장 등이 될 것이고 대학교의 경우 계장급이 될 것이다. 그들은 사업을 감독하고 일선 직원들에게 업무를 위임 또는 분담시키고 서비스가 제대로 제공되고 있는가를 검토한다.

하위관리층의 리더십은 두 가지 종류의 기술을 필요로 한다. 하나는 기술적 지식이고, 둘째는 형평에 대한 관심이다. 기술적 지식은 관리자가 직원과 자원을 효율적이고 효과적으로 활용하는데 도움이 된다. 보건행정분야는 보상과 제재의 분배가 공정해야 한다. 직원들의 동기부여 및 조직에의 일체감을 발전시키려고 한다면 하위관리층에서는 형평성에 대한 책임이 중요할 것이다.

Ⅱ 갈등관리 능력

갈등은 인간이 모여 사는 사회, 특히 조직사회에서는 어디든지 볼 수 있는 보편적인 현상이다. 갈등을 보는 관점도 학자마다 달라서 긍정적인 면과 부정적인 면을 보는 견해가 공존하고 있다. 특히, 보건관련 행정조직은 다양한 계층 및 욕구수준으로 인해 갈등 관리에 대한 중요성이 강조되고 있다.

갈등은 개인내부(이익과 손실, 선과 악, 양심과 비양심), 개인 대 개인(김계장과 이주임), 개인 대 집단(김과장과 병원), 집단 대 집단(영업팀과 생산팀), 조직 대 조직(노조와 기업, 병원과 병원) 간에 일어날 수 있는 현상이다. 갈등은 주체간의 대립적 내지 적대적인 교호작용으로서 친근이나 화목이 아닌 충돌, 대립, 질시, 미움, 적개심의 관계이다.

갈등에는 긴장과 스트레스가 있고 초조와 불안이 있다. 따라서 갈등이 계속 유지 된다면 조직의 치명적인 저해요소가 될 수 있기 때문에 갈등의 원인을 파악하고 이를 해결하는 것이 조직의 생산성 향상, 유지 · 발전을 위해 매우 중요한 몫이다.

1. 개요

1) 갈등의 정의

갈등이 발생하는 관계나 상황이 매우 복잡하고 다양하기 때문에 갈등에 대한 정의도 여러 가지로 규정될 수 있다. 일반적으로 갈등(conflict)이란 사람이나 집단 또는 조직과 같은 사회적 주체 간에 이해관계가 충돌하여 서로 적대시하거나 대립하는 과정이다. 우리가 갈등이라고 할 때는 상대방의 이해를 저해하는 행동을 하고자 하는 의도와 같은 비가시적인 것뿐만 아니라 물리적 충돌 등과 같이 실제로 표출되는 행동까지 포괄한다.

현실적으로 인간의 결정에는 언제나 개인간 · 조직간 갈등을 야기하게 되고, 따라서 이의 해결에 곤란을 겪게 되는 것은 흔한 것으로 생각된다. 점점 사회가 분화되고 교통통신이 발달할수록 이러한 갈등을 해결하는 능력 · 기술도 향상되지만 이러한 갈등이 야기될 가능성도 더욱 많아지고 있다.

2) 갈등의 기능

갈등은 순기능과 역기능을 갖는다는 점에서는 많은 학자들의 의견의 일치를 보이고 있다. 갈등이 조직 및 집단에 미치는 순기능과 역기능을 살펴보면 다음과 같다.

(1) 순기능

① 건설적 갈등은 조직의 발전과 쇄신을 유도한다. 로빈스(S. Robbins)는 "건설적 갈등은 가치 있고 필요하다. 갈등이 없다면 새로운 도전이 없고, 그 곳에는 자극이 없다. 조직은 오로지 무관심해지고, 정체될 것이다"라고 말했다.

② 조직내부의 갈등이 있은 후에는 조직의 내적 응집성과 조직구성원들의 충성심의

향상을 가져올 수 있으며, 새로운 조화와 통합력의 향상을 볼 수 있다.

③ 갈등이 존재하므로 건설적인 조직변동이 가능하며, 조직이 침체로부터 벗어나 생동력 있는 조직이 된다.

④ 조직의 안정성을 공고히 한다.

⑤ 갈등이 잘 관리되면 조직의 생산성을 향상시킨다.

(2) 역기능

① 직원의 사기를 저하시킨다.

② 조직의 위계질서를 문란시키고 조직의 안정성을 파괴하며, 관리통제를 어렵게 한다.

③ 직원의 편협성을 조장한다.

④ 변화와 쇄신에 저항하기도 한다.

2. 갈등의 유형

갈등의 유형은 그 분류기준에 따라서 여러 가지로 분류할 수 있는데 세 가지로 구분하여 언급하면 다음과 같다.

1) 갈등의 주체에 따른 분류

갈등은 개인내부에서 개인 간, 집단 간, 개인 대 집단, 개인 대 조직, 집단 대 조직, 조직과 조직사이에서 일어 날 수 있다. 특히, 계층제의 상하간의 갈등을 관료제적 갈등, 동일수준의 기관이나 개인 간의 갈등을 체제적 갈등, 노사 등 이해관계 당사자 간 갈등을 협상적 갈등이라고 한다. 그리고 개인은 의사를 결정할 때 결정을 위한 대안이 만족스럽지 못하거나, 그 결과를 비교할 수 없거나, 불확실할 때 갈등을 느낄 수 있다.

2) 갈등의 진행이나 과정에 따른 분류

갈등은 아직 행동으로 표출되지 않은 잠재적(아직 발생 안 된) 갈등과 이미 표출된 현재적(顯在的, 발생된) 갈등으로 나눌 수 있다. 현재적 갈등은 일시적으로 나타난 일과적

(一過的) 갈등과 장기적으로 갈등관계가 계속 유지되는 만성적 갈등으로 나눌 수 있다.

3) 갈등의 결과나 영향에 따른 분류

갈등의 결과 조직구조상의 변화가 뒤따를 때 이를 전략적 갈등이라 하고, 그렇지 않을 때의 갈등을 마찰적 갈등이라 한다.

3. 갈등의 원인과 해결

먼저 갈등의 원인은 독립적인 원인에 의해 야기되는 것이 아니라 여러 가지 요인이 복합적으로 작용한다는 점이 전제되어야 한다. 갈등의 원인은 크게 개인간 갈등, 집단간 갈등으로 나누어 볼 수 있다. 따라서 개인간의 갈등원인과 해결방법, 집단간 갈등원인과 해결방법을 중심으로 기술하고자 한다. 엄격히 말해 개인적 갈등 해결방식이 꼭 개인간에만 해당된다는 의미는 아니다. 상황에 따라 개인적 갈등의 해결방식이 집단간에도 적용가능하기도 하며 집단간의 갈등해결방식도 개인간에도 적용가능하다.

1) 개인간 갈등 원인

조직내에 존재하는 개인간 갈등원인들은 다양하다. 개인간 갈등은 개인적요인들, 업무상의 요인들, 조직상의 요인들로 구분해 볼 수 있으며, 개인간 갈등원인들을 요약하여 정리하면 그림 8-7과 같다.

2) 개인간 갈등의 해결

어떤 사람이 상대방과의 불일치에 직면했을때 취할 수 있는 방법은 두 가지 뿐이다. 하나는 끝까지 자기 주장을 하여 관철시켜 자신의 관심사를 충족시키는 방법이 있고, 또 하나는 자신이 양보를 하여 상대방의 관심사를 충족시켜주는 방법이 있다. 이러한 두 차원을 조합한 5가지 유형으로는 강요(forcing), 수용(accommodation), 타협(compromise), 협조(collaboration), 회피(avoidance) 등의 유형이 있는데 이를 중심으로 기술하고자 한다.

그림 8-7

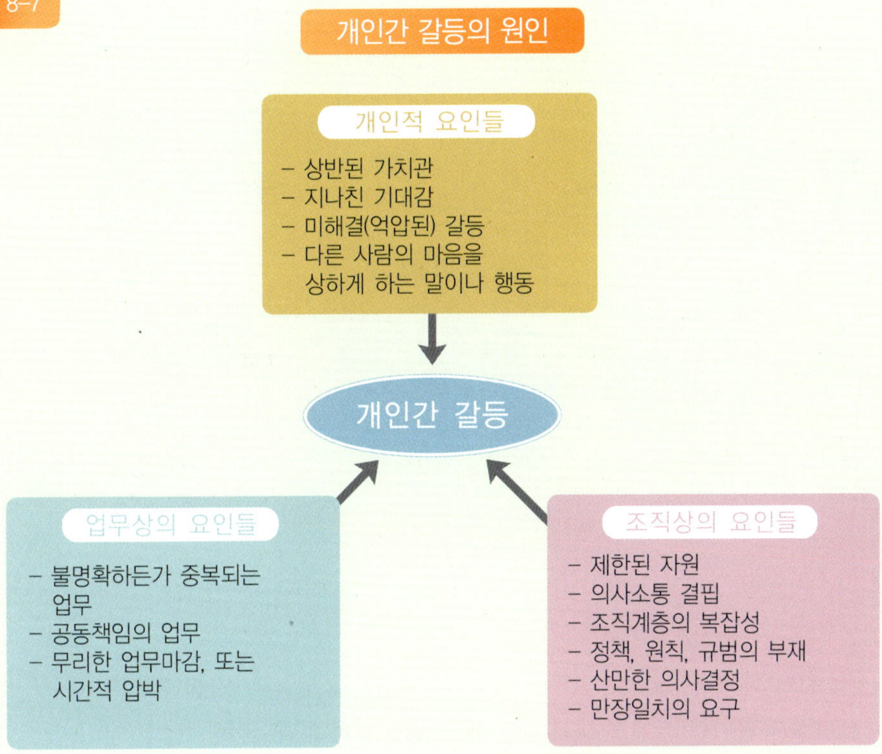

(1) 강요형(forcing)

자신에 대한 관심은 지나친 반면에 타인에 대해서 무관심한 사람은 자기중심적인 행동을 선호한다. 즉 상대방의 입장은 전혀 고려하지 않는다. 강요형은 공식적인 권위를 사용하여 복종을 유도하기 때문에 받아들이기 싫은 해결책이 제시될 때 주로 쓰인다. 그러나 공개적이고 참여적인 분위기에서는 부적합하다. 장점은 신속성이며 약점으로는 종종 상대방의 분노와 원망을 초래한다는 점이다. 이는 지배형, 강압형 등으로도 불린다.

(2) 수용형(accommodating)

수용형은 타인의 관심부분(이해, 이익)을 충족시켜 주기 위해서 자신의 관심부분을 양보(또는 포기)한다. 수용을 해준 후 무엇인가를 보답 받을 수 있을 때에는 매우 적절하다. 그러나 문제가 복잡하거나 더욱 악화된 경우에 있어서는 부적절하다. 장점은 협동을 가능케 해준다는 점이며, 약점으로는 중요한 문제를 소홀히 다룰 가능성이 있기 때문에 일시적인 대안이라고 할 수 있다. 종종 배려형, 온화형, 순종형 등으로 불린다.

그림 8-8

갈등관리 방식의 다섯 가지 유형

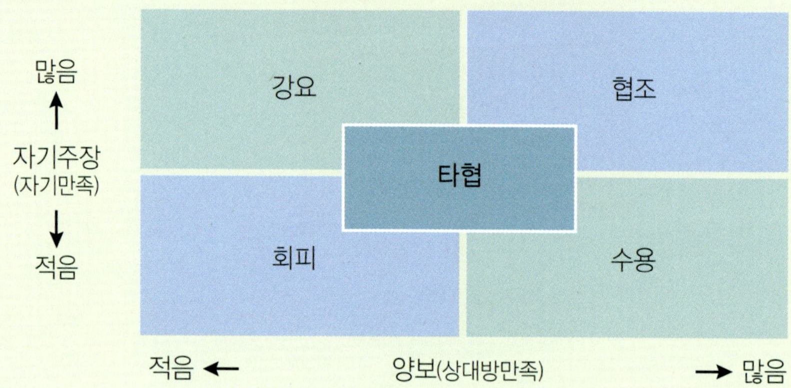

(3) 회피형(avoiding)

회피형은 직면한 문제를 피하고자 하는 것을 말한다. 문제가 사소한 것이거나 피하는 것이 오히려 이익이 될 경우에 적합한 대안이나, 회피는 어려운 문제를 접했을 때 일어나는 자연스러운 반응이지만 매우 중요한 문제마저 회피해 버릴 가능성도 있다.

(4) 협조형(collaborating)

협조형은 갈등을 겪고 있는 양 당사자의 관심사를 모두 만족시키는 갈등해결방식이다. 이러한 해결방식은 당사자 간의 입장 차이를 해결하기 위해 노력하고 해결책을 찾아내어 갈등당사자 모두가 관심사를 만족시키도록 한다. 협조를 통한 갈등해결은 오히려 갈등해결을 통해 양 당사자는 모두 이득을 볼 수 있으며 장기적으로 더 좋은 관계를 맺게 된다고 가정함으로써 이루어진다. 협조를 통한 갈등해결은 갈등이 격화되지 않고, 갈등 당사자들이 상대방에 대해 충분한 정보를 갖고 있을 때 가장 효과적이다.

(5) 타협형(compromising)

타협형은 갈등상태에 있는 당사자가 상호교환과 희생을 통해 부분적 만족을 취하는 갈등해결방식이다. 즉 자신의 관심사만을 극대화하기보다는 자신의 관심사와 상대방의 관심사 모두를 동시에 부분적으로 만족시켜 주려는 갈등해결방식이다. 타협은 갈등해결에서 아주 흔하게 쓰이는 방식이다. 그러나 잦은 타협은 우유부단하다는 평가를 낳기도 하고 때로는 문제해결의 창조적인 방안을 도출하는데 방해가 되기도 한다.

이러한 다섯 가지 유형 중 어느 것을 택하는 것이 가장 효과적인지는 말할 것도 없이 상황에 의해 좌우된다. 즉 의사결정의 중요성, 시간적 압력, 조직에서의 직위와 권한에 따라 다르다.

3) 집단간 갈등의 원인

모든 집단은 상호관련을 맺고 있는 다른 집단과 적어도 부분적으로는 갈등을 겪게 마련이다. 집단간 갈등을 유발하는 원인으로는 집단이해의 차이와 인식의 차이를 들 수 있다.

(1) 집단간 이해의 차이

조직내 하위집단들은 각기 다른 이해관계를 갖게 된다. 조직의 자원은 제한되어 있고 집단은 각기 자기 측의 이해를 먼저 실현시키고 싶어하므로 갈등이 발생한다.

(2) 인식의 차이

집단구성원들의 인식차이도 집단간 갈등의 원인이 된다. 조직내 집단들이 현실에 대한 인식을 달리하게 되는 요인들은 많다. 주요 요인들로는 목표의 차이, 시간인식의 차이, 지위의 차이 그리고 부정확한 지각 등을 들 수 있다.

4) 집단간 갈등의 해결

(1) 대면(confrontation)

집단간 갈등의 가장 보편적인 해결방법으로서 집단들의 대면회합을 통해서 갈등요인이 되고 있는 문제들에 대한 상호간의 입장을 밝히고 오해도 해소함으로써 상호간의 이해를 증진시키고 갈등을 감소시키는 방법이다.

(2) 상위목표의 제시(superordinate goal)

갈등을 일으키고 있는 당사자들이 개별적 목표를 초월하여 공동으로 추구해야 할 상위목표를 제시함으로써 갈등을 완화시킬 수 있다. 예를 들면 노사간의 갈등이 불황시에는 협조체제로 되는 것을 들 수 있다.

독재 권력을 행사하고 있는 지도자가 종종 내부 비판세력과의 갈등을 잠재우기 위해 외국을 침략(상위목표) 하거나 국민들의 관심을 쏟을 만한 사건을 일으키는 경우 등도 이에 해당된다.

(3) 자원의 확대(expansion of resources)

과자하나를 서로 먹으려고 아이 둘이 갈등관계에 있을 때 두 아이를 사이좋게 놀게 하려면 과자를 하나 더 사서 하나씩 나눠주면 되듯이 자원의 제약으로부터 발생되는 갈등, 예를 들면 노사간의 임금갈등, 두 부서간 예산확보, 두 중역간의 승진갈등 등이 있을 때 자원의 확충을 통해 해결할 수 있다. 이러한 방법은 갈등 당사자 모두를 만족시켜 줄 수 있기 때문에 매우 효과적인 방법이며 갈등 당사자 모두가 승자이며 절대적인 패자는 존재하지 않는다. 문제는 조직내의 자원이라는 것이 필연적으로 제한적일 수밖에 없으므로 이러한 방법을 사용할 수 있는 경우는 제한이 있을 수밖에 없다.

(4) 공동적의 설정(common enemy)

이 방법은 갈등당사자들이 주의를 집중시킬 수 있는 공동의 적을 설정하는 방법으로서 갈등당사자들이 직면하게 되는 외부의 위협이나 적은 갈등집단들 간의 차이를 초월하게 한다. 예컨대 판매부와 생산부의 갈등을 해소하기 위해 외부 경쟁업체의 경영전략에 대처하도록 목표를 세워 집단 간의 공동협조를 유도하는 경우 등을 들 수 있다. 하지만 이는 갈등의 원인을 규명하지 못할 뿐 아니라 그 적이 조직내부에 있을 때는 강한 정서적 감정이 유발될 수 있다. 또 외부의 위협이나 적이 없어지게 되면 갈등의 재현 가능성이 있어 단기간의 처방에 불과하다는 단점이 있다.

(5) 커뮤니케이션의 활성화

일단 조직에서 정보소통이 잘된다면 오해의 소지가 줄고 갈등원인이 발생해도 초기에 진화할 수 있다. 이를 위해 구성원들을 교육 · 훈련시키는 방법도 있고 열린 분위기가 되도록 제도를 개편할 수 도 있는데 모든 것이 동시에 이루어져야 한다.

(6) 구조적 요인 개편.

구조적 요인에 변화를 야기함으로써 갈등을 보다 근본적으로 해소시킬 수 있다. 뚜렷한 규율과 책임한계가 없어서 갈등이 발생한다면 이를 더욱 제도화시키고 구체적인 규칙을 만들어 놓고 규칙에 의하여 움직이도록 한다면 그만큼 갈등이 줄 것이다. 또 조직 구성원들을 로테이션으로 갈등 부서끼리 인사교환을 한다든지 부서간 갈등을 중재하는 상급조정자를 두는 것도 한 방법이다. 통합, 연락, 조정을 전담하는 상설기구도 설치할 수 있다. 가능한 경우에는 두 개의 부서를 하나로 통합하여 상호교류를 빈번하게 만들든지 해당 부서의 구성원들을 완전히 맞바꾸는 방법도 있다.

Ⅲ 동기부여

1. 동기부여 이론

1) 의의

우리가 조직생활을 하다보면 어떤 사람은 열심히 일하는데 반해, 어떤 사람은 마지못해 억지로 하는 경우를 흔히 본다. 이러한 문제가 동기부여와 관련된 문제이다.

먼저 개인의 입장에서 보면 동기부여는 개인이 어떤 목표의 달성 또는 욕구충족을 위해 자발적이고 목표지향적인 행위를 시작하고 방향 짓고 유지하는 과정을 말한다. 그리고 조직의 입장에서 보면 동기부여는 조직원이 직무수행과정에서 업무목표달성을 위한 조직 구성원의 자발적이고 지속적인 노력을 효과적으로 발동시키는 과정이다. 이를 종합해보면 동기부여는 한편으로는 구성원 개개인이 어떤 직무를 수행하는 과정에서 자기 자신이 욕구를 충족시키고, 업무목표달성을 위해 자

내용이론과 과정이론

내용이론(contents theory)이란 사람 마음속의 무엇이 개인행동을 유지 혹은 활성화시키는가, 혹은 환경속의 무슨 요인이 사람의 행동을 움직이게 하는가와 관련이 있다. 즉 사람 마음속의 무슨 요인(어떤 내용)이 사람의 행동을 유발, 유지 혹은 활성화시키는가에 그 초점을 맞추고 있다. 이는 개인적 욕구의 실질적 성질을 확인하는 것이다. 그러므로 핵심질문은 '무엇이 직원을 동기 유발시키는가'에 있다. 반면 과정이론(process theory)은 정보처리나 인식(cognition) 혹은 직무환경 요인과 상황 등에 초점을 두는 이론이다. 즉 어떤 과정을 거쳐 동기가 발생하는지가 그 초점이다.

발적이고 지속적인 노력을 기울이며, 다른 한편으로는 조직의 관리자들이 구성원들로 하여금 그러한 행동을 하도록 촉진하는 일련의 활동과정을 말한다.

이러한 동기부여에는 내재적 동기부여와 외부적 동기부여 두 종류가 있다. 내재적 동기부여는 업무담당자와 일 그 자체와의 직접적 관계에서 발생하는 것으로서, 예를 들어 일을 수행하면서 얻어지는 성취감 · 도전감 · 확신감 등과 같은 내재적 보상들에 의해 동기부여되는 것을 말한다. 그리고 외부적 동기부여는 일 그자체가 아닌 일의 외부요인인 직무환경으로부터 발생하는 것으로서, 예를 들어 급여 · 부가급부 · 승진 · 감독권위양 등과 같은 외재적 보상들에 의해 동기부여되는 것을 말한다.

본 장에서는 대표적인 동기부여 이론인 마슬로우(Maslow)의 욕구단계이론, 맥그리그(McGregor)의 XY이론, 허즈버그(Hez-berg)의 2요인이론, 아지리스(Argyris)의 미성숙-성숙이론, 브룸(Vroom)의 기대이론에 대해서 설명한다. 흔히 앞의 4가지 이론을 동기부여의 내용이론이라 하고 브룸의 기대이론은 과정이론이라 칭한다.

2) 마슬로우(Maslow)의 욕구단계이론(needs hierarchy)

(1) 의의

마슬로우는 인간의 욕구는 강도에 따라 제1단계 생리적 욕구, 2단계 안전욕구, 3단계 소속욕구, 4단계 존경욕구, 5단계 자아실현욕구로 형성되어 있다고 보았다. 인간의 욕구는 하위욕구에서 상위욕구로 발전되는데 어떤 욕구가 일단 충족하게 되면 그 충족된 욕구는 더 이상 동기부여가 되지 못하고 다음 단계의 욕구가 행위를 동기부여 할 수 있는 요인으로 된다고 하였다.

그림 8-9

마슬로우의 욕구단계

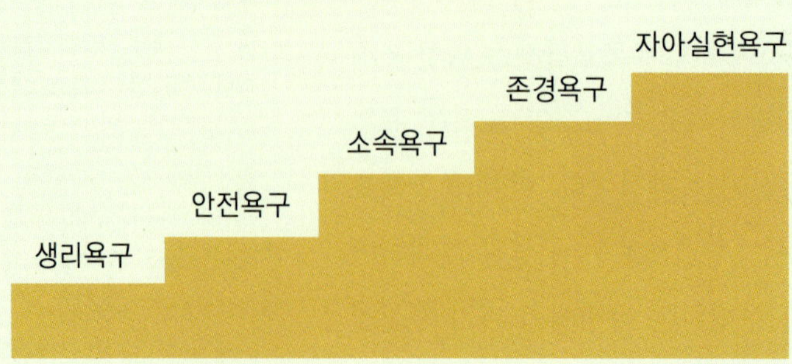

① 생리욕구(physiological needs)

이는 인간의 가장 기본계층에 있는 학습되지 않은 욕구로서 목마름, 배고픔, 수면, 성욕, 음식, 의복, 거처에 대한 욕구 등이다. 마슬로우는 이러한 기초적인 욕구들이 신체의 충분한 활동을 위해 필요한 정도로 만족될 때까지는 사람들의 행위의 대부분은 아마도 생리적 욕구수준에 머물러 있을 것이고 다른 수준의 욕구들은 거의 자극을 주지 못할 것이라고 보았다.

② 안전욕구(safety needs)

일단 생리적 욕구가 어느 정도 충족되면 안전욕구가 나타난다. 인간은 현재에 대한 관심보다는 미래에 대한 관심이 더 크다는 것이다. 때문에 신체적인 위험(사고, 전쟁, 질병, 경제불안 등)과 기초적인 생리적 욕구의 박탈로부터 자유로워지려는 욕구이다.

③ 소속감과 애정욕구(belongingness and love needs, 사회욕구)

생리적 욕구와 안전욕구가 어느 정도 충족되면 소속감이나 애정의 욕구가 지배적인 것으로 나타난다. 인간은 사회적 존재인 만큼 여러 사회집단이나 동료들과 함께 어울려 우의를 나누고 싶어 하고 이성간 교제나 결혼을 갈구하게 된다.

④ 존경욕구(esteem needs)

인간은 어디에 속하려는 욕구가 어느 정도 만족되기 시작하면 어느 집단의 단순한 구성원 이상의 것이 되기를 원한다. 즉 존경을 받고자 하는 욕구를 느끼게 된다. 여기에는 자존심과 아울러 다른 사람으로부터 인정을 받는 것이 포함된다. 이 존경의 욕구가 만족되면 자신감, 명예감, 힘, 성취욕, 지위욕 등이 생긴다.

⑤ 자아실현욕구(self-actualization needs)

일단 존경의 욕구가 어느 정도 충족되기 시작하면 다음에는 자아실현 욕구가 나타난다. 이는 계속적인 자기발전을 위해 자신의 잠재력을 극대화하려는 욕구이다. 예를 들어 음악가는 음악의 세계에서, 미술가는 미술세계에서, 시인은 시의 세계에서, 공무원은 공무원 조직에서 그 잠재능력을 극대화하려고 하는 것 등이 해당된다.

(2) 평가 및 관리전략

마슬로우의 욕구단계이론의 비판은 ① 5대 욕구단계 중 순차적으로 하나가 100%충족된 후 다음 단계의 욕구로 이동하지 않는다는 점, ② 5단계의 욕구를 명확히 구분할 수 없다는 점, ③ 개인별 · 상황별로 차이가 있다는 점, ④ 하나의 단일 욕구보다는 복합적 욕구에 의해 동기부여 된다는 점, ⑤ 생리적 욕구는 완전히 충족되지 못하고 반복된다는 점 등이다.

따라서 관리전략으로는 인간의 욕구는 일반적으로 낮은 욕구단계에서 높은 욕구단계로 이동하게 된다는 것을 볼 때, 인간의 행동은 보다 높은 차원에 의한 동기유발이 바람직할 수 있으나 보다 바람직한 방법은 개개인이 현재 바라고 있는 열망수준이 무엇인가를 알아서 이에 따른 유인을 주는 것이 타당하다고 하겠다.

3) 맥그리그(McGregor)의 XY이론(theory X, Y)

(1) 의의

맥그리그는 조직내에서 개인과 집단이 직무를 보는 태도성향과 직무수행 자세에 따라 인간을 X인간과 Y인간으로 구분하고 이에 대한 동기부여 방안을 제시하였다.

즉 X이론은 인간은 선천적으로 일을 싫어하며 소극적, 수동적, 종속적, 책임회피 등의 성향을 가지는 성악설에 가깝고, Y이론은 인간은 본래 일을 싫어하지 않으며 적극적, 능동적, 자율적, 독립적인 성향을 가지는 성선설에 가까운 이론에 기초한다.

표 8-2 XY이론의 비교

X이론	Y이론
– 보통의 인간은 본래 일하기를 싫어하며 가급적이면 일을 회피한다. – 대다수 사람들은 별로 야심이 없고 책임회피를 좋아하며 오히려 명령 받기를 좋아한다. – 대다수 사람들은 조직문제를 해결할 만한 창의력이 없다. – 동기부여는 생리적 · 안전적 수준에서만 나타난다. – 대다수의 사람들은 엄격히 통제되어야 하며, 또한 조직목표를 달성하도록 강제되어야 한다.	– 일이란 조건이 허락하면 놀이나 휴식처럼 자연스러운 것이다. – 조직목표를 달성하려는 자기통제가 가능하다. – 대체적으로 인간은 조직문제 해결을 위한 창조력을 갖고 있다. – 동기부여는 생리적 · 안전적 수준 뿐만 아니라 친화 · 자존 · 자기실현의 수준에서도 찾아볼 수 있다. – 인간은 적절히 동기부여만 되면 일에 대하여 자율적이며 창조적이고 자기 통제적이다.

(2) X이론과 Y이론 비교

따라서 이들을 위한 동기 부여책으로는 X이론의 경우에는 금전적 유인이나 강제적 수단(공식조직에 의한 통제, 감독, 강압, 명령, 처벌 등)이 최선책이 되고, Y이론의 경우에는 구성원들의 내재적 심리를 잘 이해하고 자율적인 업무분위기 조성 · 보상, 특히 인간의 성취욕구와 자기실현욕구를 충족시켜 주는 방법이 뒤따라야 한다.

(3) 평가 및 관리전략

XY이론은 조직 내의 인간을 재조명하도록 만드는데 큰 공헌을 하였다. 하지만 몇 가지 한계점을 가진다. X이론적 관점에서 보면 인간의 성장 · 발전가능성을 과소평가하고 있고, 인간의 하위욕구의 충족에만 관심을 갖고 상위욕구에 대한 관리전략을 경시하고 있다. 그리고 Y이론적 관점에서 보면 인간은 상대적 · 복합적인데 너무 인간을 양극화 · 단순화 시키고 있다. Y이론에 대한 관리전략이 지나치게 이상적 · 비현실적이며, 경우에 따라서는 관리자의 명령이나 지시(X이론 관리전략)가 더 효과적일수도 있다는 점에서 비판을 받고 있다.

맥그리그는 강제 · 통제 · 명령 · 처벌위주의 X이론적 관리전략을 비판하면서 조직구성원에 대한 지시와 통제가 주무기가 되어서는 안되고 조직구성원의 잠재력이 능동적으로 발휘하게 하면서 개인과 조직이 원하는 바를 서로 통합시킬 수 있는 Y이론적 인간관이 바탕이 되어야 한다고 주장하였다.

그러나 중요한 것은 모든 사람들이 성숙할 수 있는 잠재력이나 자발적으로 성숙화 될 수 있는 잠재력을 가지고 있다는 것이지 모든 사람이 현재 성숙하다는 것은 아니므로 조직내 인력자원의 동기적 측면, 직무와 관련된 과업의 성질, 조직의 여러 가지 상황요인 등을 고려하여 가장 적절한 경우에 Y이론을 사용하는 것이 무조건 Y이론을 적용하는 것보다 효과적이다.

4) 허즈버그(Hezberg)의 2요인 이론(dual factor theory)

(1) 의의

허즈버그는 1959년 미국 피츠버그지역 소재 11개산업체에서 선정한 200명의 기사와 공인회계사를 대상으로 광범위한 면접조사를 실시하여 본 이론을 도출하였다. 허즈버그는 조직구성원에게 만족을 주는 요인과 불만족을 주는 요인은 상호 독립되어 있다고 주장하였다. 즉 동물적 · 본능적인 것으로 유쾌하지 못한 것을 피하려는 욕구, 인간적인 것으로 성장과 자기실현을 도모하려는 욕구가 이원적으로 존재한다는 것이다. 사람들이 대체로 불만을 느끼고 있을 때 이러한 불만(hygiene, 위생요인)들은 주로 그들이 일하고 있는 작업환경에 많이 관련되어 있었다. 위생요인은 먼저 주로 작업자의 환경과 연관되어 있고 직무불만을 예방하는 역할을 담당하고 있으므로, 흔히 보건학에서 질병예방적인 의미와 환경적인 의미에서 위생요인(제거해야 되는 불만족 요인)이란 용어를 이해하여야 한다. 반면 사람들이 그들의 직무에 대해 만족(motivation, 동기요인)을 경험했다고 했을 때 이들은 주로 일 그 자체와 밀접한 관계를 갖고 있었다.

(2) 내용

허즈버그는 사람들의 욕구가 단계적으로 이루어지지 않으며, 불만족과 만족증진은 서로 별개의 차원으로 이루어져 있다는 것이다. 즉 2요인 이론은 만족(동기)과 불만족(위생)요인을 동일선상의 양 극점으로 파악하여 불만족이 해소되면 만족하게 된다는 종래의 입장과 달리 그림 8-10에서처럼 불만족의 해소 문제와 만족증대의 문제는 전혀 별개의 차원이고 각 차원에 작용하는 요인 역시 별개라는 것이다(신유근, 2005).

위생요인(불만족요인)은 이들 요인의 충족이 단지 불만족의 감소만 가져올 뿐 만족에는 작용하지 못하다는데 그 특징이 있다. 예를 들어, 우리가 생계비에도 미달하는 낮은 수준의 임금을 받게 되면 불만족을 느끼다가 임금수준이 점점 높아짐으로써 우리의 불만족은 제거되지만 일정한 수준을 넘어서면, 계속해서 임금수준이 높아졌다고 하더라도 자동적으로 직무에 대한 만족이 증대되어 일에 대한 적극적인 태도가 생기는 것이 아니라는 것이다. 이와 같은 요인에는 회사의 정책과 관리, 감독, 작업조건, 개인상호간의 관계, 임금, 보수, 지위, 안정 등이 있다.

동기요인은 사람들로 하여금 보다 나은 만족과 성과를 가져오게끔 동기부여하는 데 효과적인 요인을 말한다. 동기, 즉 만족요인은 이러한 요인이 충족되지 않아도 불만은 없지만 일단 충족되면 만족에 적극적인 영향을 줄 수 있고 일에 대한 적극적인 태도를 유도할 수 있다는 데 그 특징이 있다. 이러한 만족요인으로는 성취감, 인정감, 도전감, 책임감, 성장과 발전, 일 그 자체 등을 들 수 있다.

다시 말하면, 위생요인은 직무만족이나 생산성에 직접적 관련이 없고, 동기요인은 직무만족이나 생산성에 직접적 관련이 있다는 이론이다. 또한 동기요인은 직무 내재적 성격을 지니고 있는데 반하여 위생요인은 직무 외재적 성격을 지니고 있음을 알 수 있다. 따라서 구성원의 만족감을 향상시키고 좀 더 높은 동기부여를 위해서는 업무자체에서 자기 능력을 발전시키고 자기통제를 할 수 있도록 책임과 기회를 더 많이 부여해야 한다고 하는 것이다.

그림 8-10

위생요인과 동기요인

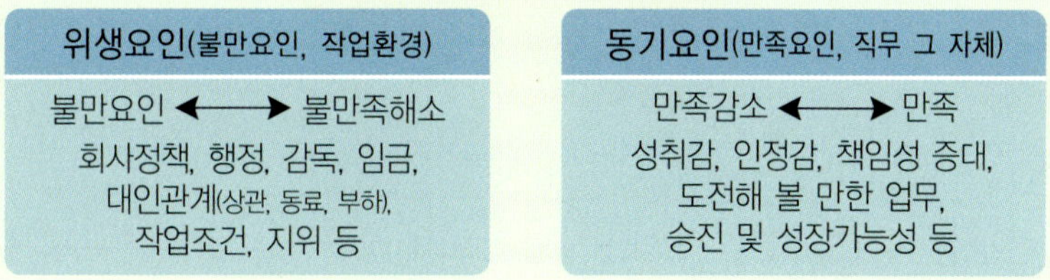

(3) 평가 및 관리전략

허즈버그의 2요인론의 기본 내용인 만족요인과 불만족요인에 대한 비판이 제기되고 있는데 그 이유는 다음과 같다. ① 어떤 요인을 전적으로 불만에만 작용하는, 혹은 만족에만 작용하는 요인으로 구분할 수 없다. ② 개별 종업원의 작업환경에 대한 반응이 기본적으로 유사할 것이라는 가정하에서 이론을 전개하므로 2요인이론은 개인차를 무시하고 있다. ③ 2요인 이론의 오류로서 만족과 동기부여를 동일한 것으로 취급하고 있다. 예컨대 만족한 근로자가 반드시 열심히 일하고 성과를 올린다는 보장은 없다는 점에서 만족이 동기부여를 유도한다는 허즈버그의 주장이 비판을 받고 있다.

우리는 본 이론에서 사람들이 열심히 일을 하지 못하는 원인을 사람이 게으르다든가, 딴생각을 하고 있다든가 하는 식으로 사람 그 자체에서 문제점을 찾는 것보다 오히려 그 사람이 하고 있는 일 그 자체에서 문제점을 발견할 수도 있다는 점을 시사해 준다. 예를 들어, 어떤 사람이 지정된 한 가지 일을 매일 매일 반복한다면 얼마 지나지 않아 지루함을 느끼고 일하기가 싫어져 결국에는 업무성과가 낮아질 수 있다. 따라서 조직관리자는 직무자체로부터 얻어지는 내재적 보상에 초점을 두어 일할 맛 나는 직무를 과학적으로 설계할 필요가 있다.

5) 아지리스(Argyris)의 미성숙—성숙이론(immaturity–maturity theory)

(1) 의의

아지리스는 인간은 성숙된 인간과 미성숙한 인간이 있는데 대개는 미성숙상태에서 성숙상태로 진전되는 과정이 바로 조직 관리의 효율적 전략이라는 것이다. 그는 조직인의 관리는 개별적 성격의 성숙도에 따라 관리전략을 수립해야 한다고 주장하면서 미성숙-성숙이론을 제시하였다.

(2) 내용

미성숙한 사람은 대개 수동적, 의존적, 단일적, 일반적, 단기적, 종속적, 자아의식 결여 등의 특성을 지니고 있고, 성숙한 사람은 이에 상반되는 능동적, 독립적, 다양성, 구체적, 장기적, 독자적, 자아의식을 구비하고 있다. 아지리스는 이와 같은 7가지 특성의 변화를 제시하면서 하나의 인간이 미성숙한 상태에서 성숙한 상태로 변화를 가져오는 것이 발전이요 곧 성숙인 바, 관리자는 조직구성원들이 조직의 목표달성을 위해 노력함과 동시에 개인적인 욕구를 충족시키면서 성장할 기회를 가질 수 있도록 관리해야 한다고 하였다.

그는 고전적인 조직설계(관료제조직 등)가 인간의 성숙한 상태를 저해한다고 주장하면서 직무확대, 부하중심적 리더십을 통해 조직이 인간의 성숙한 상태를 조성해 주어야 한다고 한다.

그림 8-11

미성숙–성숙단계의 내용

〈미성숙 단계〉		〈성숙단계〉
수동적 행위	→	능동적 행위
의존적 상태		독립적 상태
단순한 행동		다양한 행동
엉뚱하고 얕은 관심		보다 깊고 강한 관심
단기적 전망		장기적 전망
종속적 위치		대등한 우월적 위치
자의식 결여		자아의식과 자기 통제

(3) 평가 및 관리전략

공식적 조직의 지배원리인 전통적인 조직원리는 조직의 합리성을 과도하게 추구한 나머지 인간의 성숙한 성격의 제반 욕구와 본질적인 괴리현상을 일으키고 있다. 이러한 개인과 조직간의 본질적 괴리(인간으로서 성숙하고자 하는 이상과 그것을 제약하는 조직의 현실)는 조직구성원의 좌절감 · 갈등 · 실의 또는 단기적 전망을 심화시키는 결과를 가져온다.

따라서 효율적인 관리전략은 모든 조직구성원을 성숙한 인간으로 관리할 것은 물론, 나아가서는 조직구성원 한 사람 한 사람이 모두 하나의 인격체로서, 그리고 집단구성원으로서 최대의 성숙상태를 실현할 수 있는 기회내지는 분위기를 적극적으로 조성해 주어야 한다. 이러한 관리를 위해 직무를 확대하고 참여적, 직원중심적 리더십 조성 등을 통해 인간의 자기실현을 가능하게 해야 한다.

6) 브룸(Vroom)의 기대이론(expectancy theory, VIE 모형)

(1) 의의

앞의 4가지 이론이 동기부여의 내용이론이라고 한다면 1964년 발표된 브룸의 기대이론은 대표적인 동기부여 과정이론이다.

우리들은 조직이 우리가 바라는 보상을 제시하지 못하거나 우리 자신이 원치 않는 성과수준을 요구하면 일을 열심히 하지 않으려 하는 경우를 흔히 볼 수 있다. 한편, 우리 자신이 바라는 보상이 지금 당장 제시되지 않더라도 업무를 완수하고 나면 원하는 바를 얻을 수 있다는 기대감이 있으면 열심히 일하려고 한다. 또 조직이 바라는 성과수준을 내더라도 보상이 주어지지 않거나 노력을 기울이더라도 요구되는 성과수준을 낼 수 있는 가능성이 적다고 생각되면 역시 일을 열심히 하려는 의욕이 떨어진다. 그리고 원하는 바를 얻은 후에 또 다른 기대감이 없으면 그 사람의 근로의욕이 급격히 떨어지는 것을 볼 수 있다.

이처럼 동기부여는 사람이 원하는 욕구를 채워줄 수 있느냐 하는 문제로 그치는 것이 아니라 그 외에 고려해야 할 점이 많은 매우 복잡한 과정이다. 이러한 동기부여의 복잡한 과정을 설명해주는 대표적인 이론이 브룸(Vroom)의 기대이론이다(신유근, 2009). 기대이론의 핵심은 사람들이 행하고 싶어할 때, 그들이 할 수 있는 것을 행할 것이라는 점이다. 만약 승진을 하고 싶어 할 때 높은 성과를 이룩하면 승진될 수 있을 것이라는 점과, 열심히 일하여 높은 성과를 이룩할 수 있다면 사람들은 열심히 일하고 싶도록 동기유발이 될 것이다.

(2) 내용

감을 무척 좋아하는 사람은 감나무에 열심히 오른다는 것이 욕구이론이다. 감에 대한 욕구의 크기가 나무에 오르는 노력의 크기를 결정한다. 하지만 감나무에 올라가도 감이 손에 닿지 않으면 감을 무척 좋아하는 사람이라도 나무에 오를 동기가 생기지 않는다. 그러므로 그를 동기화하려면 옆에 막대기나 사다리를 놓아주어야 한다는 것이 기대이론(expectancy theory)이다. 막대기가 너무 짧거나 사다리가 부러졌어도 안된다. 나무에 오르면 감을 딸 수 있다는 확률(기대)을 높여 주자는 것이다. 즉 감에 대한 욕구는 작더라도 기대만 높여 주면 노력은 커질 수 있는 것이다(임창희, 2008). 그러나 이론적으로는 좀 더 복잡한데 설명하면 다음과 같다.

그림 8-12

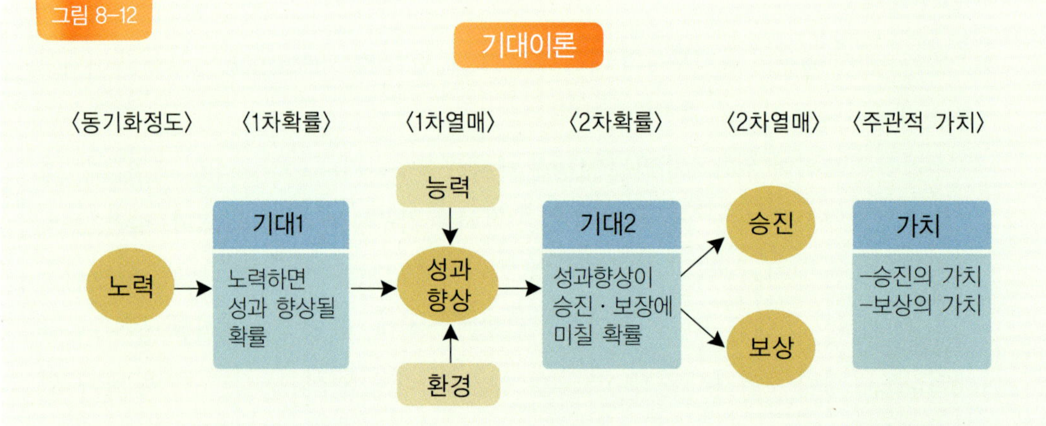

어떤 사원이 열심히 노력한다고 해서 언제나 그의 욕구가 달성되는 것은 아니다. 능력이나 운이 나쁘면 아무리 노력해도 업적이 낮을 수 있으며 업적과는 무관하게 노력 없이도 충성도, 신뢰도, 인간관계 등으로 좋은 평가를 받을 수 있다. 또한 업적이 높거나 좋은 평가를 받는다고 언제나 승진, 승급이 따르는 것은 아니다. 즉 연공급이 적용된다든지 정실인사가 된다면 높은 업적은 허사가 된다. 그리고 승진욕구만 큰 사람이 승진하려고 열심히 노력했는데 승진은 없고 월급만 인상되면 소용이 없다. 그러므로 이 사람의 동기수준은 ① 노력을 하면 업적이 오를지의 확률(기대: expectancy, E), ② 업적이 오르면 반드시 임금인상이나 승진이 되는지의 확률(수단성: instrumental, I), 그리고 ③ 임금인상이나 승진에 대한 욕구의 크기의 합(가치성: valence, V)에 의해 결정된다는 이론이다.

(3) 평가 및 관리전략

브룸의 기대이론은 조직내 개인의 동기를 부여하는 과정에서 기대감과 유의성의 개념을 기반으로 공식화하여 그들의 행위를 이해하는데 도움을 주었으나, 동기부여의 구체적인 해결방안을 제공해 주지는 못한다는 제약점을 가지고 있다.

왜냐하면 인간은 완벽하게 과학적이거나 합리적이지 못하기 때문이다. 인간은 합리적이며 동시에 비합리적이고, 이성적이며 동시에 감정적인 동물이기 때문에 이해 득실 관계를 복잡하게 계산한 후에 행동할 때도 있지만 그렇지 못할 때도 많다. 월급이 적고 불만이 많다가도 일단 일에 열중하면 정신없이 해치우는 사람도 있고, 상사에게 대들었다가는 손해 보는 줄 알면서도 화를 내는 부하도 있다. 즉 인간은 기대확률과 욕구를 곱하여 다른 대안과 비교해 볼 정도로 계산적이지 못하다. 더구나 노력한 만큼의 미래성과를 예측하기는 더욱 불가능하다. 그럼에도 불구하고 기대이론이 조직이나 관리자에게 주는 시사점은 많다(임창희, 2008). 따라서 조직관리자는 조직구성원들에게 1차적으로는 직무(일)에 대한 가치를 부여해야 하며, 그 다음은 그 일에 대한 높은 기대감을 심어주는 방향으로 관리해야 한다.

2. 보건행정조직에서의 동기부여

보건행정조직 속에 있는 조직인은 엄연한 독립적인 자연인이다. 조직구성원들은 인간이 갖는 보편적 속성인 성격, 태도, 욕구, 동기, 가치관 등을 갖는다. 이러한 각각의 개인차를 이해하고 적재적소에 배치하며 궁극적으로 조직인에 대한 효율적 관리를 위한 동기부여를 어떻게 제공하느냐에 따라 조직의 생명이 살아 있느냐 죽어 있느냐로 갈라질 것이다.

여기서는 보건행정 조직인에 대한 다양한 동기부여 방안이 있을 수 있으나, 업무상의 동기부여, 직무환경상의 동기부여, 인사관리상의 동기부여, 개인특성에 따른 동기부여 등으로 간략하게 설명하고자 한다.

1) 업무상의 동기부여

보건행정조직에는 다양한 전문성이 필요하다. 직무를 구성하고 있는 많은 과업들이 기술과 전문성을 발휘할 수 있도록 기회를 제공하도록 구성되어야 할 것이다. 또한 업무를 부분적으로 처리하는 과정이 아닌 전체적인 시야와 기회를 부여하여 일에 대한 흥미와 책임감, 만족도를 높이도록 해야 한다. 본인이 담당하고 있는 일의 중요성 및 파장효과를 충분히 인식하고 일에 대한 보람을 느낄 수 있도록 과업수행시 일에 대한 적극성을 유도하도록 해야 한다. 또한 과업의 자율성이 어느 정도 보장되어 법 규정이나 명령만 따르는 의무만 고집할 것이 아니라 책임감이 주어지는 재량권이 부여되어야 한다. 이는 상위직으로의 과업 쏠림 현상이 아닌 부하직원에 대한 업무와 권한의 위임이 뒤따라야 하는 것이다.

그리고 과업수행의 결과가 어느 정도 목표달성을 했는지, 잘했는지 못했는지 등에 대한 피드백이 반드시 있어야 한다. 자기실현욕구나 존경욕구가 강한 사람에게는 피드백만으로 하나의 성취감과 타인의 인정을 확인하는 기회가 되기 때문이다.

2) 직무환경상의 동기부여

먼저 물리적인 환경이 열악한 부분에 대해서는 이의 개선이 요망된다. 허즈버그의 위생요인에서 보았듯이 열악한 환경은 동기와 업무성과에 지장을 초래한다. 특히 공무원 조직 업무환경의 난제인 좁은 사무실 공간개선이 요구된다. 충분한 기자재 확보, 정보화의 구축, 상담실 공간확보, 직원휴게실 확충, 체력단련실 마련 등이 요구된다.

그리고 비공식조직의 활동이 활성화될 수 있도록 조성하여야 한다. 과거 파벌중심 위주의 모임에서 벗어나 건전한 여가 및 취미활동을 격려 · 지원함으로써 공식조직의 순기능을 확보하도록 해야 한다.

또한 지나친 통제중심의 문화에서 벗어나 창의적인 업무개발 및 일을 찾아서 하는 조직분위기를 만들어야 한다. 잘못에 대한 지나친 지적과 통제, 형식주의와 권위주의 만연 등 한국의 조직문화는 동기부여에 부정적인 영향을 미치므로 상급자들에게 보건행정에 대한 의식변화나 전문적 방법의 습득을 위한 기회가 많이 제공되어 자발적인 동기부여 분위기를 조성하여야 한다.

3) 인사관리상의 동기부여

신분보장의 확보이다. 지나친 신분보장은 태만하거나 무능한 직무수행으로 생산성 약화를 가져올 수 있으나, 최근 들어 특히 고위직의 경우 자의반 타의반 신분보장에서 점점 멀어지고 있다. 연령에 의한 지나친 민감함으로 인해 밀어내는 식의 퇴직이 잇따르고 있다. 연령에 따른 노하우를 충분히 발휘할 수 있는 안정적인 신분보장은 여전히 필요하다.

그리고 보수인상이 고려되어야 한다. 기존에 비해 보수의 두드러진 인상이 있었으나 아직도 민간기업에 비해 낮은 수준이다. 우수한 보건행정인력들이 타 직종의 동료들과 비교할 때 보수로 인한 상대적 박탈감을 해소해 주어야 한다. 즉 공무원의 보수를 국영기업체나 민간기업의 임금수준에 근접하는 수준으로 지급하고, 수당제도의 합리화, 성과급제도의 실시 등을 통해 사기를 앙양함과 동시에 경쟁을 촉진하여야 한다.

적재적소의 배치가 이루어져야 한다. 급속한 보건행정 환경변화에 대응하기 위해서는 새로운 기술이나 전문성을 가진 인력을 적재적소에 배치하는 등 조직전체의 효율성을 위해 배치가 되어야 한다. 또한 소위 인기 또는 파워 있는 과(팀)의 경우 나눠 먹기식 혹은 지나친 지역 · 임용시험별 출신 · 학연 등에 따른 배치가 되어서는 곤란하다.

지나친 정원(T/O)위주의 인사로 인해 인사 적체현상이 두드러지고 있는데 일정부분 초과인원도 허용하는 탄력적 인사 및 승진제도가 필요하다.

제안제도와 고충처리제도의 활성화가 요구된다. 제안제도란 행정의 개선을 가져올 수 있는 새로운 아이디어를 제안 받아, 심사 · 분석하여 정도에 따른 보상을 하는 제도를 말하며, 고충처리제도란 공무원의 조직생활과 관련하여 고충을 심사하여 그 해결책을 강구하는 절차를 말하는데 우리나라는 이에 대한 활성화가 미흡하다. 제도는 일찍 도입되었지만 기대만큼 이루어지고 있지 않다.

4) 개인 특성상의 동기부여

개인이 직장 밖의 취미생활이나 여가활동을 하고 있다면 이들이 직무와 어떠한 관계가 있는가도 동기부여에 중요한 영향을 미친다. 가장 이상적으로는 직무수행에 만족을 느끼고 소외감을 느끼지 않는 것이다. 그런데 직장에서는 오히려 답답함과 스트레스가 있다면 직장내에서보다 직장 밖의 일에 더 흥미를 가질 수 있음을 인지하고 대응해야 한다.

직무가 요구하는 지적수준과 실제 개인의 능력과의 일치는 상당히 중요한 의미를 갖는다. 직무의 요구수준에 비해 개인의 능력이 월등히 앞서든가 월등히 떨어진다면 그에 따른 업무조정 등을 통해 해소해 주어야 한다.

성격유형 또한 동기부여와 밀접한 관련이 있다. 외형적이고 사교적인 사람, 내성적이고 분석적인 성격, 창의적이고 능동적인 성격 등 다양한 유형이 있다. 이들 성격에 따른 적합한 업무를 부여함으로써 동기부여가 될 수 있도록 지원하여야 한다.

마슬로우가 주장한 것처럼 다양한 욕구도 다른 개인의 특성과 마찬가지로 동기부여에서 고려되어야 할 요소이다. 따라서 동기부여는 단순히 욕구 하나만의 충족으로 이루어지는 것이 아니라 다른 개인적 특성과 동기요인을 동시에 고려하는 것이 바람직하다.

PART Ⅲ

보건행정관리론

제 9 장 | 보건정책
제10장 | 보건기획
제11장 | 인적자원관리
제12장 | 보건재정관리
제13장 | 사회보장과 의료보장

PUBLIC HEALTH ADMINISTRATION

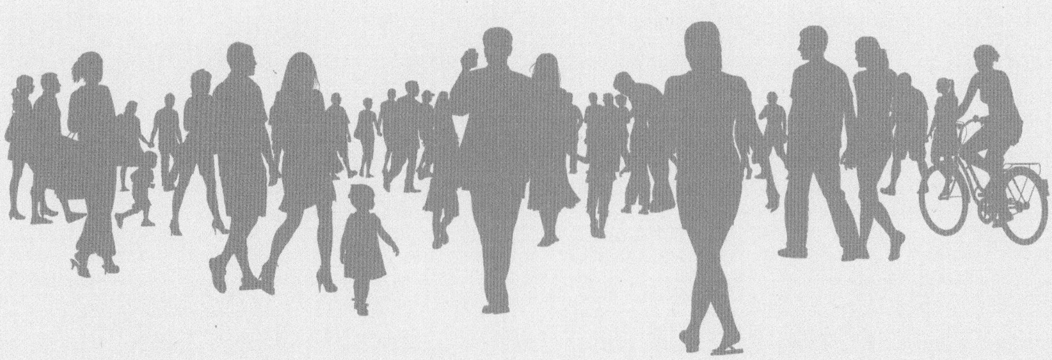

제 9 장

보건정책

현대국가에서 정책은 국내·외적으로 막대한 영향을 미치고 있으며 우리 생활의 모든 부문에 걸쳐 이루어지고 있다. 특히 보건정책은 한 국가의 근본적이고 필수적인 정책이다. 보건정책은 궁극적으로 양질의 보건의료서비스를 제공하여 전 국민의 건강수준을 향상시키는 것이다. 국민의 보건상태를 유지·증진시키기 위해 정부나 관련 기관이 행하는 보건정책결정 및 집행결과는 모든 국민이 직접 피부로 느끼게 되므로 그 어느 영역보다도 중요하다고 하겠다. 최근 대표적인 보건정책의 내용이라 할 수 있는 의약분업정책을 비롯하여 전국민건강보험 실현, 건강보험관리통합, 공공의료확충, 국가 암관리 정책, 건강증진사업 등 수없이 많다. 즉 보건정책은 많은 사람에게 영향을 미치며 사람의 행태, 가치관에도 영향을 미친다. 공간적으로도 매우 넓은 범위에 걸쳐 미치며 보건정책에 따라 손해와 이익을 보는 개인 또는 집단이 발생하므로 보건정책은 매우 중요한 대상임에 틀림없다.

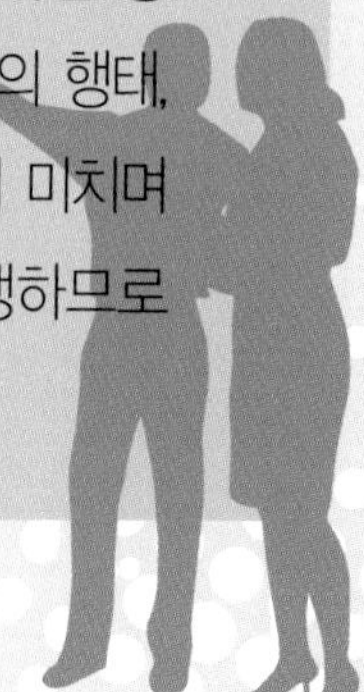

Ⅰ 보건정책의 기본개념

1. 정책의 의의

1) 정책의 정의와 특성

정책의 정의에 대한 학자들의 견해는 다양하다. 정책이란 '정부의 중요한 활동(Sharkansky)', '문제해결을 위한 목적 있는 행동방책(Anderson)', '목표와 가치 그리고 실제를 포함하여 제안된 계획(Lasswell)', '매우 복잡하고 역동적인 과정을 통하여 주로 정부기관에 의해 만들어지는 미래지향적인 행동지침(Dror)', '바람직한 사회 상태를 이룩하려는 정책목표와 이를 달성하기 위해 필요한 정책수단에 대하여 권위 있는 정부기관이 공식적으로 결정한 기본방침'이라고 정의했다. 이러한 여러 정의를 종합해보면 정책은 다음과 같은 특성을 지니고 있음을 알 수 있다.

① 정책은 공익을 우선시하며 그 주체는 공공기관이며 정책은 주로 정부활동과 관련된다.

② 정책은 실현하고자 하는 특정한 목표가 있고 목표 · 가치를 실현하려는 미래의 행동대안이다. 즉 목표지향적, 미래지향적 성격을 지니고 있다.

③ 정책은 인본주의적 가치와 행동을 추구한다. 즉 정책은 그 속에 가치가 내포되어 있고, 정책은 바람직스러운 가치를 창조하고 실현하는 과정이다.

④ 정책은 정치적 성격을 지니며 자원의 배분과도 관련된다. 정책은 정치적 이해관계가 복잡하게 얽혀 시간에 따라 진행되고 변동되는 복잡하고 동태적인 과정이다.

⑤ 정책은 문제해결 지향과 바람직하지 않은 사회 상태를 바람직한 사회 상태로 변화시키는 변동 대응적 성격을 지닌다.

⑥ 정책은 합리성을 강조하며 정부의 의도적인 노력이다. 정책은 바람직한 사회를 만들기 위한 수단을 선택하는 것이며, 수단선택에서 합리성을 강조한다. 즉 여러 대안을 비교 · 검토하여 최적의 대안을 선택하는 것이다. 또한 정책은 특정목표를 달성하기 위하여 환경적 요인을 극복하고 기회를 이용하려는 인위적인 노력이다.

2) 정책의 구성요소

정책을 구성하고 있는 3대 구성요소는 정책목표, 정책수단, 정책대상 집단이다.

(1) 정책목표

정책목표란 정책을 통해서 달성하고자 하는 바람직한 상태를 말한다. 즉 보건정책의 목표는 국민건강의 향상이고 경제관련 정책의 목표는 경제안정인 것과 같다. 정책목표는 바람직한 상태를 판단하는 가치판단에 의존하기 때문에 주관적이며 규범성을 가지며 또한 앞으로의 방향과 미래지향성을 지닌다.

정책목표의 종류에는 문제발생 이전에 존재하던 상태를 정책목표로 삼는 소극적 목표(예 : 공해방지)와 과거에 경험해 보지 못한 새로운 상태를 창조하려는 적극적 목표(예 : 후진국가의 경제개발정책)가 있다.

(2) 정책수단

정책수단이란 정책목표를 달성하기 위한 행동방안으로 정책의 실질적 내용으로서 가장 중요한 정책의 구성요소이다. 정책수단은 국민들에게 직접적인 영향을 미치므로 이해당사자간의 갈등이 발생한다.

정책수단의 종류에는 상위 목표를 달성하기 위한 실질적 정책수단(규제, 유인, 자원투입)과 현실적으로 실현하기 위해서 실시하는 보조적 정책수단(집행기구, 요원, 예산, 공권력)이 있다.

(3) 정책대상집단

정책대상집단은 정책집행으로 영향을 받는 집단을 말한다. 종류에는 정책의 집행에 대하여 적극적으로 찬성하는 집단(수혜집단)과 정책집행 때문에 희생을 당하는 집단, 즉 정책의 비용을 부담하는 집단(비용부담집단)이 있다.

3) 정책의 유형

많은 학자들이 정책의 유형을 분류하였는데 그 중에서 Lowi의 분류가 가장 중요하고 많은 영향을 미쳤으므로 Lowi의 분류를 중심으로 살펴본다.

(1) 배분정책(distributive policy)

배분정책은 국가가 국민에게 이익과 서비스를 분배해주는 정책을 말한다. 예를 들면, 정부의 도로건설, 기업에 대한 수출보조금, 하천 및 항만사업, 지방단체의 국고보조금, 무의촌에 대한 보건진료, 택지공급, 벤처기업 창업지원금 등을 들 수 있다.

소요되는 자원은 원칙적으로 공공재원이며 불특정다수의 대상 집단에게 혜택을 주는 것이므로 수혜자집단과 비용부담집단간의 갈등이 발생하지 않는다. 이 과정에서 돼지구유식 갈라먹기 다툼(pork barrel)이 일어나는데 저수지 건설에서 후보지 구간의 싸움이나 수출보조금이나 융자금을 더 많이 받으려고 기업들이 다툼을 벌이는 것과 같다.

(2) 규제정책(regulatory policy)

규제정책은 개인이나 일부집단에 대해 재산권행사나 행동의 자유를 구속 억제하여 반사적으로 많은 다른 사람들을 보호하려는 목적을 지닌 정책으로서 환경오염과 관련된 규제, 공공요금 규제, 기업활동 규제, 의료기관 과대광고 규제 등이 좋은 예이다. 규제정책은 정책 중 가장 많은 영역을 차지하고 있고, 관련 집단들 사이에 갈등이 많이 일어난다.

(3) 재분배정책(redistributive policy)

재분배정책은 고소득층으로부터 저소득층으로의 소득이전을 목적으로 하는 정책으로 누진세에 의하여 고소득층으로부터 보다 많은 조세를 징수하여 저소득층에게 사회보장지출을 하여 소득의 재분배를 도모하는 정책이 대표적인 예이다. 이는 특정 개인에게 이익이나 손실을 주기위한 것이 아니고 사회적으로 상대적 불이익 계층이나 집단을 위해 고소득계층에게 재산이나 권력의 손실을 감수할 것을 요구한다. 따라서 계층과 집단 간 이해관계가 첨예하게 대립되고 갈등이 많기 때문에 정책과정이 공개되어야 한다.

(4) 구성정책(constitutional policy)

구성정책은 사회전체를 위한 이익과 정부자체를 대상으로 하는 정책을 말한다. 새로운 정부기관의 설립이나 변경, 선거구 조정 등 정부기구의 구성 및 조정과 관련된 정책이다. 로위(Lowi)는 구성정책의 예로 정부의 새로운 기구의 신설, 공직자의 보수 책정, 군인 퇴직연금에 관한 정책 등을 들고 있다. 또한 구성정책은 정부를 구조화하고 운영하는 일과 관련이 있을 뿐만 아니라 선거구의 조정과도 관련이 있기 때문에 모든 정당이 큰 관심을 가지고 영향력을 행사하려 한다.

2. 보건정책의 개요

1) 정의

보건정책이란 보건의료인이 행동하도록 허용 또는 기대하는 행동 범위에 대한 정부 · 국가의 공식적인 태도를 계획한 표현이라고 할 수 있다. 다시 말하면 보건정책은 조직화된 노력을 통하여 국민의 건강회복과 유지 · 증진을 도모하려는 국가 · 사회의 목적 달성에 귀결될 수 있도록 하는데 허용되는 활동의 윤곽이라고 할 수 있다(한국의학원, 2002).

넓은 의미에서의 보건정책은 인구집단의 건강상태를 증진하거나 유지하는 것을 목표로 하는 정부나 기타 단체들의 활동으로 정의할 수 있다. 보건정책은 보건의료정책, 예방정책(prevention policy), 직제간 보건정책(intersectional health policy)으로 구별할 수 있다.

첫째, 보건의료정책은 진단, 치료, 간호, 진료를 관리하는 것을 말한다. 폭넓게 말한다면 이미 건강에 문제가 있는 사람들을 겨냥한 활동을 말한다.

둘째, 예방정책은 이미 발생하고 있거나 나빠진 건강문제를 예방하기 위한 활동을 말한다. 이는 특정 질병의 예방을 위한 종합적인 활동(예방접종, 건강검진), 건강을 증진하기 위한 활동(보건교육) 그리고 안전을 향상시키기 위한 활동(안전한 음식에 대한 규제와 같은 건강보호)을 포함한다.

마지막으로 직제간 보건정책이란 공식적인 공중보건 업무범위를 벗어나지만 아직도 건강에 손상을 주는 것을 방지하는 건강관련 정책이다. 예를 들면 교통안전정책, 건축규제, 고용정책, 농업정책 등을 들 수 있다.

2) 보건정책의 목표와 수단

오늘날 대부분 나라의 공통적인 보건정책의 목표는 의료이용의 적절성과 형평성 증진, 의료서비스의 경제적 효율성 제고, 국민의료비 지출의 적정화이며 목표추구과정에서 소비자선택의 자유와 공급자의 적절한 자율성을 보장하는 방안도 중요시된다. 이들 목표를 달성하기 위한 의료정책의 주요 수단은 의료서비스 공급을 위한 조직체계와 재원조달제도를 주축으로 하는 의료체계의 설계와 운영이다. 국민의료목표의 구체적 내용과 우선순위, 그리고 의료체계에 관한 정책결정은 여러 가지 현실적 과제와 여건에 대한 객관적 분석과 판단 뿐만 아니라 사회구성원들의 의료에 관한 가치관, 태도, 인식 등 주관적 가치판단에도 크게 의존한다. 다시 말해서 보건정책의 목표설정은 객관적 현실인식과 더불어 사회적, 정치적 가치의 영향을 받기 마련이다.

3) 보건정책의 특성

보건정책은 행정학의 분과학문으로서 다루는 정책학과 큰 차이는 없으나 보건분야가 가지는 특성으로 인해 일반정책과 다른 차이점을 가지고 있다.

(1) 시장경제원리 적용에 한계가 있다

보건분야는 일반정책과 달리 시장경제의 원리가 항상 적용되는 것이 아니다. 수요와 공급의 법칙에 의해 의료인력이 과다 공급되면 전체 국민의료비가 절감되어야 하나 현실은 그렇지 못하다. 또한 보건의료인력이 과다 공급된다 하더라도 타 분야로의 전용으로 불가능하여 국가적인 낭비를 초래하며 공급 부족시에도 단기간에 인력을 공급할 수 없는 한계를 가지고 있다.

(2) 국가 경제력과의 밀접한 관련성을 가지고 있다

국가정책에서 보건정책의 우선순위는 대체로 경제력과 비례한다. 경제개발단계에서 보건정책은 우선순위가 그다지 높지 않다. 보건정책은 경제정책의 부산물 정도로 간주하는 경향이 있다. 따라서 보건정책은 경제발전 후의 과제로 미루어진다.

(3) 정책파급효과가 광범위하다

보건의료서비스는 외부효과를 가지고 있기 때문에 보건정책은 국민 모두에게 지대한 영향을 준다. 보건정책의 대상은 국민모두를 포함하고 있다고 해도 과언이 아니다. 보건정책은 효과의 범위가 광범위하고 파급기간도 장기간에 걸치기 때문에 국가의 적극적인 개입과 간섭이 정당화되고 있다.

(4) 형평성을 강조한다

일반정책과는 달리 보건정책은 효율성에 제한을 받는다. 즉 보건정책은 인간생명을 다루어야 하는 위험의 절박성 때문에 효율성보다는 형평성이 강조된다. 보건정책의 수립시에는 특유의 형평성 문제로 인해 정책수단의 활용에 제한을 받는다.

(5) 보건의료서비스 욕구가 급속히 증가한다

소득과 의식수준이 향상되면 보건의료서비스에 대한 국민들의 요구는 급속히 증가한다. 또한 이러한 증가에 발맞추어 서비스 수준에 대한 요구도 급속히 변화한다. 국민들의 다양한 의료요구에 대한 정책 대처능력이 절실히 필요하다.

(6) 구조적 다양성을 가진다

보건의료부문은 구조적 연결고리가 다양하다. 보건의료부문은 학교교육, 건강보험, 참여주체의 다양성이나 정책, 재원관계 등을 총체적으로 고려해 보면 우리나라 정책 또는 사회경제 부문에서 구조적으로 가장 복잡하고 해결하기 힘들게 서로 얽혀져 있다.

4) 보건정책 수립 시 고려사항

보건정책은 한 국가의 근본적이고 필수적인 정책이다. 국민들이 사회학적 및 경제학적으로 생산적인 활동을 하기 위해서는 국가는 국민보건향상을 위한 전략수립이 필요한데 이러한 전략수립 시 고려해야할 사항은 다음과 같다.

① 인구의 성장, 구성 및 동태

② 경제개발 수준 및 단계

③ 지배적인 가치관

④ 보건의료제도

⑤ 국민의 건강상태 : 감염성 질환과 영양상태, 만성퇴행성 질환, 사고, 환경오염, 스트레스, 정신질환, 노인건강 등

⑥ 사회구조와 생활패턴

Ⅱ 보건정책과정

정책의 과정은 연쇄적, 동태적, 순환적 성격을 지니고 있으며, 이러한 일련의 과정을 보면 정책형성, 정책결정, 정책집행, 정책평가의 순환적 과정을 지닌다. 따라서 본 절에서는 이러한 순환과정을 염두에 두고 설명하고자 한다.

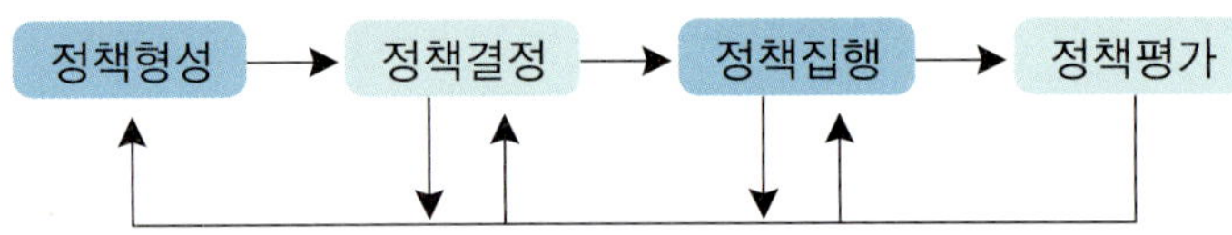

1. 정책형성

1) 의의

정책형성은 사회문제가 정부의 관심을 받아 정책의제로 등장하게 될 때까지의 일련의 과정이라고 볼 수 있으며, 정책의제형성(agenda setting) 과정이라고도 한다. 어젠다(agenda)는 안건들의 목록을 의미한다. 정책형성과정에는 정책의제설정, 정책대안 작성, 정책분석 등의 활동이 포함되는 개념이다.

2) 정책의제 형성과정

(1) 일반적 과정

일반적으로 사회내에서 문제가 발생하여 정책문제로 채택되기 까지는 여러 단계를 거치게 된다. 정책의제가 어떻게 형성되고 또 어떻게 채택되는가에 대한 연구는 학자에 따라 다양한 견해가 있으나 일반적으로 다음과 같은 과정을 거친다고 볼 수 있다.

> ① 사회문제의 인지 ⇨ ② 문제의 사회적 쟁점화 ⇨ ③ 쟁점의 공중의제화 ⇨
> ④ 쟁점의 정부의제화(공식의제화)

① 사회문제의 인지(social problem)

사회문제의 인지란 어떠한 문제가 관련된 개인이나 집단에 의해 사회문제로 인식되는 것을 말한다. 여기서 사회문제란 '개인문제가 불특정 다수에게 장기간에 걸쳐 반복적으로 일어나는 문제'를 말한다.

② 문제의 사회적 쟁점화(social issue)

사회적 쟁점화란 인식된 사회문제에 대해서 부정적 견해를 가지거나 해결방법에 대해 다른 견해를 가진 다수의 집단이 나타나, 문제해결점에 합의점을 찾지 못하고 갈등이 야기되는 단계를 말한다. 이러한 갈등이 야기되는 이유는 어떤 특정 방법에 의한 문제해결 방식이 어떤 집단에게는 혜택을 주면서 어떤 집단에게는 피해를 주기 때문이다.

어떤 사회문제가 사회적 쟁점이 되기 위해서는 쟁점화하려는 주도자(initiator)가 있어야 하고 사람들의 주목을 끌 수 있는 사건과 같은 점화장치(triggering event)가 있어야 한다(예: 성수대교 붕괴 후 교량 및 건축물 안전문제의 사회적 쟁점화, 빈번한 여성납치와 사회치안 문제의 쟁점화 등).

③ 쟁점의 공중의제화(public agenda)

공중의제는 일반대중의 주목을 받을 가치가 있으며 정부가 문제해결을 하는 것이 정당한 것으로 인정되는 사회문제이다. 많은 사람들의 관심이 집중되어 있으며 정부가 그것을 해결 할 수 있을 것으로 인정하는 사회문제이다. 삼겹살 값이 갑자기 오를 때 정부에서 이 문제를 해결할 수 있다고 믿게 되는 것과 같다. 그러나 정부가 무더위를 제거할 수 있다고 믿는 사람은 없기 때문에 여름에 아무리 무더워도 그것은 공중의제가 되지 않는다.

그러므로 사회적 쟁점(social issue)이 공중의제가 되려면 세 가지 전제조건이 필요하다. 첫째, 많은 사람들이 관심을 가지고 있거나 알고 있고 둘째, 어떤 방식이든 정부의 조치가 필요하다는 사람들이 상당수 있고 셋째, 문제가 정부의 적절한 고려대상이 될 뿐 아니라 그 문제해결이 정부의 권한에 속한다고 많은 사람들이 믿을 것 등이다.

④ 쟁점의 정부의제화(governmental agenda)

정부의제는 제도적 의제(institutional agenda) 또는 공식의제(formal agenda)라고도 부

른다. 정부의제는 정부의 공식적인 의사결정에 의하여 그 해결을 심각하게 고려하기로 명백히 밝힌 문제들이다(예: 국무회의 안건, 국회상정 안건 등). 즉 공중의제가 정부내부로 진입해 들어감으로써 정부의제화되는데, 공중의제가 정부의제로 변화하는 과정이 정책의제형성론의 핵심이라고 할 수 있다. 물론 정부의제로 채택되었다고 해서 모두가 정책결정의 대상이 되는 것은 아니다. 그러나 정부의제로 채택된 문제가 정부가 해결책을 강구할 가능성이 높은데, 그 이유는 문제에 대한 해결책이 없을 경우 정책의제 설정자에 의해 그 의제가 공식의제로 채택되지 않았을 것이기 때문이다.

하지만 모든 사회문제가 앞서 살펴본 단계를 밟아서 정부의제가 되는 것은 아니며 일부의 단계만 거쳐 정부의제가 되기도 한다. 예를 들어 권위주의 정치체제에서는 사회문제에서 곧바로 정부의제로 채택되는데 이는 정부지도자가 압도적인 역할을 하는 후진국에서 종종 나타난다. 또 따른 예로는 사회문제가 사회적 쟁점 과정을 거치지 않고 공중의제를 거쳐 정책의제로 채택되는 것이 있다. 쟁점화의 과정을 거치기도 전에 갑자기 많은 공중 또는 일반대중에게 알려지고, 정부가 이에 개입하여 이 문제를 해결해야 된다는 여론이 확산되면서 정책문제로 채택되는 경우다(예: 여객선침몰로 많은 사람이 사망하면 정원초과탑승에 대한 정부의 공식검토가 이루어지는 경우).

(2) 주도집단에 따른 정책의제설정 과정

Cobb과 그의 동료들은 미국과 같이 선진 · 다원화된 정치체계에서 주로 나타나는 국민주도의 외부주도형과 후진국에서 흔히 나타나는 동원형, 그리고 양자의 성격이 혼합된 또 하나의 유형인 내부접근형을 제시하였다.

① 외부주도형(outside initiative model)

외부주도형은 정부 밖에 있는 집단이 압력을 가하여 사회문제를 해결해 줄 것을 요구하는 형태를 말한다. 이 모형은 정부에 대하여 압력을 가할 수 있는 집단들이 발달하고 다원화되고 민주화된 선진국 정치체계에서 나타나는 유형으로 언론기관과 정당의 역할이 매우 중요하다. 정책의제 설정과정은 사회문제 → 공중의제 → 정부의제의 순서로 진행된다.

이 모형에 의한 대표적인 정책으로는 낙동강 수질오염 개선, 군필자 가산점 폐지, 금융실명제, 개방형임용제, 양성평등채용목표, 그린벨트지정 완화 등이 대표적인 예이다.

그림 9-1

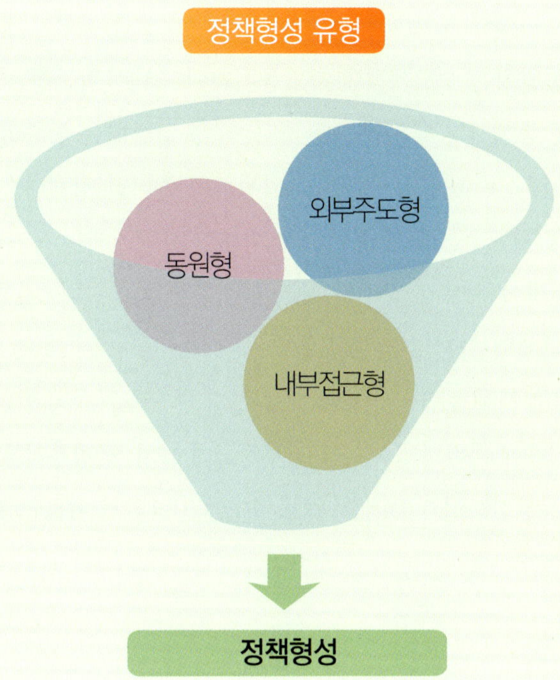

② **동원형**(mobilization model)

정책결정자가 새로운 정책이나 사업계획을 채택하여 발표하면 자동적으로 공식적인 정부정책으로 확정되며 이러한 정책이나 사업계획을 효율적으로 집행하는데 필요한 공중의 관심과 지원을 확보하기 위해서는 공중의 동원이 요청된다고 하는 모형이다. 즉 정부의제가 먼저 채택되고 정부의 의도적인 노력에 의해서 공중의제로 확산되는 것이다. 동원형은 정부의 힘이 강하고 민간부문의 이익집단이 취약한 후진국가에서 나타난다. 정책의제설정 과정은 사회문제→정부의제→공중의제의 순서로 진행된다.

이 모형에 의한 정책의 가장 대표적인 것은 우리나라 가족계획사업이다. 그리고 새마을 운동, 의료보험제도 실시, 서울시 지하철건설, 서울올림픽 유치, NEIS 도입, 행정수도 이전계획 등이 대표적인 예이다.

③ **내부접근형**(inside access model)

내부접근형은 정부내의 관료집단이나 정책결정자에게 쉽게 접근할 수 있는 외부집단에 의해 주도되어 최고정책결정자에게 접근하여 문제를 정책의제화하는 경우이다. 즉 내부접근형은 의제형성과정에 일반국민이나 집단의 참여를 배제시킨 가운데 정책담당자들에 의해 바로 정책의제로 채택된다. 동원형과 비교하여 쉽게 정부의제화 된다는 점에서 유사하나 동원형은 주도세력이 최고통치자이나 내부접근형은 고위관료이다. 또한 동원형은 홍보를 통해서 공중의제화를 하나, 내부 접근형은 공중의제를 막으려 한다는 점에서 차이가 있다. 즉 내부접근형은 고위관료가 준비한 정책내용을 그대로 집행하거나 집행하는데 꼭 필요한 사람에게 알리고 반대할 사람에게는 숨기려 한다. 일반적으로 내부접근형은 권력이나 부가 집중된 나라에서 흔히 나타난다. 정책의제설정과정은 사회문제 → 정부의제의 순서로 진행된다.

이의 대표적인 정책을 보면 국가 이익과 관련되거나 특수 이익 집단이 비밀리에 정부의 혜택을 보려는 경우에 나타나게 되는데 전투경찰대 설치, 국방부의 무기구매, 마산수출자유지역 지정, 이동통신사업자 선정 등을 들 수 있다. 따라서 이를 음모형이라고도 한다.

2. 정책결정

1) 정의 및 특징

정책결정이란 주로 정부기관에 의한 장래의 활동지침을 의미하며 이러한 지침은 최선의 방법으로 공익을 공식적으로 추구하려는 복잡하고 동태적인 과정(Dror)이라고 할 수 있다.

정책결정이 가지는 특징은 정책결정의 주체는 정부기관이라는 점, 결정과정에 정치권력이 개입된다는 점, 정책결정은 국민전체의 공익을 우선시하여 공공성을 띤다는 점, 정책결정은 장래의 일반적인 정부의 활동 지침이라는 점, 정책결정의 수준은 주로 정치 및 행정체계의 발전수준에 따라 이루어진다는 점, 매우 동태적인 과정이라는 점 등이다.

정책결정과 의사결정

정책결정(policy making)과 의사결정(decision making)을 다음과 같이 구분할 수 있다. 의사결정은 어떤 문제해결을 위하여 몇 개의 대안 중 하나를 선택하는 행위라고 할 수 있으며, 정책결정은 이러한 의미의 의사결정을 당연히 내포하게 되나 정책결정과 의사결정은 동일하다고 볼 수 없다. 왜냐하면 정책결정은 어떤 문제해결을 위한 결정 및 그의 적용을 포함하는 보다 일반성을 지닌 결정을 이해관계 및 생각을 달리하는 많은 사람의 참여를 통하여 동태적이며 복잡한 과정을 거쳐 이루어지기 때문이다.

그림 9-2 정책결정과정

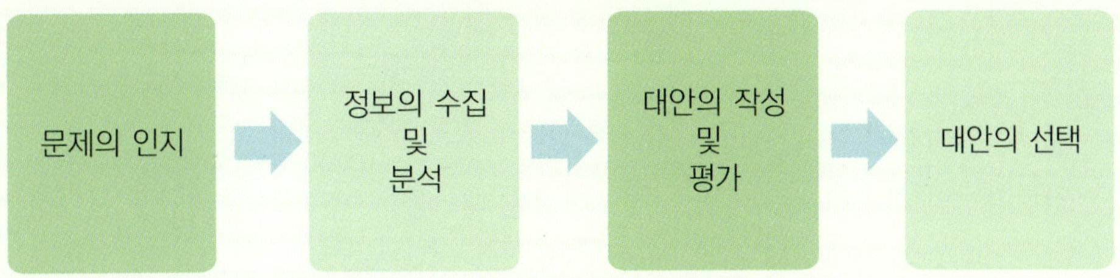

2) 정책결정과정

(1) 문제의 인지

정책결정의 첫 번째 단계로서 상황분석을 통해 정책문제가 무엇인지에 대한 정확히 인지할 필요가 있다. 문제를 인지하는 데는 결정자의 행태, 조직구조적인 요인, 정치·경제·사회·문화적인 환경에 따라 달라질 수 있다. 또한 사회적 가치관이나 국민의 의식수준에 의해서도 달라질 수 있다.

(2) 정보의 수집 및 분석

문제가 인지되고 나면 그 문제의 해결을 위하여 관련된 정보와 자료를 수집하고 분석하는 단계이다. 정보는 정책대안의 평가와 선택에 필요한 지식을 제공함으로써 정책결정자가 합리적이고 효과적인 정책을 채택할 수 있게 한다. 이러한 분석내용으로는 다음과 같은 사항이 고려되어야 한다.

① 어떤 행정활동을 강요하거나 견제하는 요소의 탐색
② 과거의 경험적·미래상황 예측에 관한 것
③ 현실적이거나 행동진로를 진행시키기 위해 필요로 하는 정보의 수집 및 분석
④ 기타 불확실하고 급변하는 상황에도 적절하게 대처할 수 있는 정보자료의 수집·분석 등

(3) 대안의 작성 및 평가

정보자료의 수집과 분석이 끝나면 문제해결을 위한 대안의 작성 및 분석·평가를 한

다. 이 단계에서는 다양한 과학적 관리기법이 활용되고 작성된 각각의 대안에 대한 비교 · 분석이 이루어진다. 정책 대안의 비교 · 평가시 고려하는 일반적 요소로는 효과성, 비용편익분석, 파급효과, 실현 가능성 등이 고려된다.

(4) 대안의 선택

정책결정의 최종단계는 이미 작성 · 평가된 대안들 중에 최적의 대안을 선택하는 것이다. 그러나 항상 만족할 만한 대안이 있는 것은 아니며 최종 선택을 하기 전에 다시 한번 재검토를 해보는 것도 중요하다. 결정자는 선택안의 시행에 따른 위험과 시행착오, 이해당사자들간의 갈등 등을 충분히 고려하고 이것을 극복할 준비와 함께 최종안을 선택하여야 한다.

그림 9-3

정책결정과정의 참여자

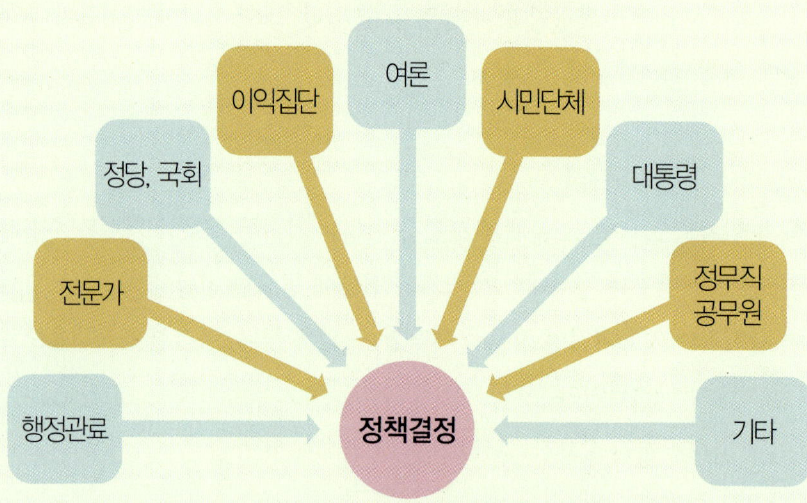

3) 정책결정과정의 참여자

(1) 행정관료

행정국가화의 추세, 정부주도의 경제발전, 안보강조 등으로 오늘날 우리나라의 정책결정에 행정관료는 매우 중요한 역할을 담당하고 있다. 정무관(장 · 차관)은 정책문제를 인식하고 해결방안을 제시하며 정책의 최종적인 결정과 그 결정에 대한 정치적 책임을 진다. 행정관은 전문적 지식을 가지고 정책문제를 분석하고 정책대안을 제시하며 정책을 집행한다.

정책의제형성단계에서 행정관료들의 역할이 강조되고 있는 이유는 행정관료가 장기간의 재직기간으로 인해 업무상 관련된 정보를 독점하고 전문적 지식과 기술의 우위성을 가지고 있기 때문이다. 정책결정단계에서는 행정관료에게 의존할 수밖에 없다. 왜냐하면 정치인은 정책대안을 비교 · 평가할 수 있는 전문성이 부족하기 때문이다. 정책집행단계에서는 현실적으로 행정조직에 광범위한 재량권이 위임되어 행정관료가 깊이 관여하고 있다.

(2) 전문가

여기서 전문가는 어떤 특정분야의 고도의 전문성을 지닌 행정부외의 사람을 의미한다. 이들을 정책결정에 참여시키는 이유는 정책과정에 전문적 지식을 반영 · 흡수시키고, 정책의 공정성을 기하며 정책에 권위를 부여하는 효과를 기대함으로써 행정기관의 정책활동에 대한 국민의 불신감을 배제시키기 위해서이다.

전문가의 장점은 공무원에 비해 ① 이들의 생명인 자율성이 보장되며, ② 관료이익이나 기득권에 상대적으로 사로잡히지 않고 객관적으로 생각할 수 있으며, ③ 공사간의 이해 · 의사전달에 유익하며, ④ 연구기관 소속원이 아닌 전문인의 경우 일시적으로 참여하므로 상용할 필요가 없어 예산절약이 된다는 점이다. 반면 단점으로는 ① 이들의 생명인 자율성이 보장되지 않은 경우가 있으며, ② 외부인이므로 현실적합성보다 합리성만 추구하려는 경향을 지니기 쉬우며, ③ 행정인이 아니어서 결정에 대한 책임을 지는 위치에 있지 않으므로 결정의 결과에 대한 신중한 배려가 적을 가능성이 많으며, ④ 외부의 전문인은 내부의 행정인들 간에 지니고 있는 이해관계 및 갈등을 잘 알고 있지 못해 내부공무원간 및 이들과의 알력을 조장할 가능성이 있다는 것이다.

우리나라 보건의료분야의 전문가 기관으로서는 보건의료관련 대학, 한국보건사회연구원, 한국보건산업진흥원, 한국한의학연구원, 국립암센터연구소, 한국개발연구원 등을 들 수 있다.

(3) 정당 · 국회

정당 · 국회가 정책결정에 참여하는 이유는 기본적으로 그들의 존립이 선거에 의존하므로 민의에 가장 충실할 수 있다는 점에서 전문성을 이유로 하는 행정부와 다르다. 정당은 정책과정에 강력한 영향을 미친다. 정치체계의 특징이나 사회경제적 환경에 따라 기능 · 역할에 차이가 있으나 정당이 이익집단을 비롯한 각종 사회집단의 특정요구 또는 일반국민의 요망을 정책결정에 반영토록 하는 이익집약(interest aggregation)기능을 수행하는 것은 의의있는 일인 것이다.

일반적으로 정당은 비공식적 참여자로 인식되지만 집권여당은 당정협의를 통하여 정책결정과정에 공식적으로 참여하고 있다. 정당은 이익집단에 비하여 정책에 대한 관심의 폭이 넓고 정책형성과정에서 특정 이익을 주도적으로 대표하기보다 중개자로서 역할을 취하는 경향이 있다.

(4) 이익집단

이익집단은 특정문제에 관하여 직접적 · 간접적인 이해관계 및 관심을 공유하고 있는 사람들의 자발적인 집단을 의미하며 압력단체라고도 한다. 이익집단은 오늘날 선진국, 후진국을 막론하고 실질적으로 정책과정에 중요한 영향을 미치고 있다.

이익집단은 다양한 행태를 보인다. 즉 이익집단은 정당에 참여하며 그들의 영향력을 발휘하기도 한다. 정당은 국민의 지지를 필요로하므로 이익집단의 힘을 빌리려 한다. 이익집단은 여론을 형성하거나 정책결정과정에 중요한 역할을 수행하는 의원이나 관료를 자기집단의 일원으로 흡수하거나 그들에게 우호적인 입장을 견지하도록 각종 수단을 동원한다. 이익집단이 정부에 접근하는 방식으로는 ① 정부에 대한 직접적 접촉시도(정부관료의 직접접촉, 이익집단 대표의 정치엘리트로의 변신 등), ② 정당을 통한 간접 영향력 행사(정치자금제공, 정보제공 등), ③ 여론을 통한 간접적 영향력 행사, ④ 시위나 폭력을 통한 영향력 행사 등을 들 수 있다.

우리나라의 경우 이익집단 활동이 지도자의 개인적 영향력의 형태를 취하고 있고 정치세력과 밀착되어 권력의존도가 높고 때로는 이익집단이 실질적으로 집권당의 하위조직으로서의 역할을 담당하기도 한다. 우리나라 보건의료부문의 대표적인 이익집단은 대한의사협회, 대한약사회, 대한치과의사협회, 대한한의사협회, 대한간호협회, 대한병원협회 등을 들 수 있다.

(5) 여론과 시민단체

민주국가의 경우 정책결정에 여론이 중시되고 있다. 집권자는 다수의 유권자가 원하는 정책을 채택하지 않거나 여론을 정책결정에 반영하지 않는 경우 계속적인 집권이 어려워진다.

국가에 대한 사회의 자율성이 높아지고 책임정치가 진전됨에 따라 정책결정이나 집행에 시민단체의 참여가 선진국에서는 근래 활성화되고 있으며 우리의 경우 늦었지만 활성화의 속도는 매우 빠르다. 이제는 여론의 중시여부를 결정권자에게 맡기는 것이 아니라 시민단체가 직접 국정의 각 분야에 참여함으로써 국정의 공개, 투명성 및 공익성이나 책임성을 향상시키고 있다. 이러한 새로운 현상을 거버넌스(governance)라고 하는데 국정에 참여하는 시민단체의 기능은 권력에 대한 견제와 협조, 복지보완, 갈등해결 및 교육이라고 할 수 있다.

(6) 대통령 및 정무직 공무원

선진국에서는 다원화된 세력에 의해 대통령의 권한은 어느 정도 제한이 따르나 개발도상국가의 경우 그 역할은 막강하다. 지나친 권력비대로 종종 독재체제로 변질되는 경우가 많다. 우리나라에서 대통령은 여전히 입법, 사법, 행정을 불문하고 가장 큰 영향력을 행사하고 있다. 하지만 대통령의 정보 및 시간부족 등으로 인해 실질적인 정책결정 권한은 비서관들에게 많이 위임되어 있다.

정무직 공무원도 정책결정에 많은 영향을 미치게 된다. 정무직공무원은 선거에 의하여 취임하거나 임명시에 국회의 동의를 요하는 공무원으로서 정치적 판단이나 정책결정을 주도하는 고급공무원으로서 국무총리, 장관 및 차관, 감사원장, 행정조정실장, 국정원장, 시 · 도지사, 시장 · 군수 · 구청장, 중앙선거관리위원회 위원 등이 대표적이다. 대통령도 물론 정무직 공무원에 포함된다.

4) 정책결정의 이론 모형

불확실한 미래를 향하여 인간이 결정을 한다는 것이 얼마나 어려운가 하는 것은 우리가 두 말하지 않아도 이해할 수 있다. 이러한 정책결정에 관한 연구가 본격화된 후 여러 가지 모형이 제시되고 있다. 대표적인 것이 합리모형, 만족모형, 점증모형, 혼합주사모형, 최적모형이다. 이외에도 엘리트모형, 회사모형, 쓰레기통모형, Allison모형, 공공선택모형 등 많은 모형들이 개발되어 제시되고 있다. 여기서는 가장 대표적인 모형만 살펴보기로 한다.

그림 9-4 정책결정의 여러 모형들

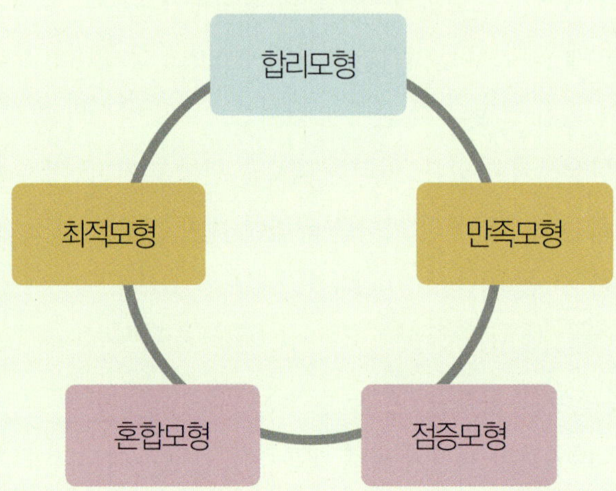

(1) 합리모형(rational model)

① 의의

이것은 초창기에 결정에 관한 연구가 많이 이루어지기 전에 너무나 안이하게 낙관적으로 생각하였던 시대의 산물로서 인간은 누구나 이성과 이해타산에 따라서 결정하고 행동을 한다는 것이다. 따라서 의사결정자들은 관련된 모든 대안들을 탐색할 수 있고, 그 대안들에 대한 모든 정보를 고려하고 분석 · 예측하여 최선의 대안을 선택한다는 것을 전제로 한 이론모형이다.

이것은 인간의 전능성을 전제로 하고 있어 현실적으로 적용가능성이 없는 모형이며, 근래의 모든 연구는 결국 합리모형을 수정하는데 있다고 하는 점에서 그 의의를 찾아볼 수 있다.

② 특징

• 의사결정자의 전지전능성의 가정을 전제로 한다.

- 각 대안으로부터 나타날 모든 결과가 계산되고 예측이 가능하여 최적의 대안을 선택한다.
- 결정자는 목표나 가치를 극대화하는 대안을 선택한다.
- 정치적 합리성은 고려하지 않고 경제적 합리성만을 추구한다.
- 문제와 대안의 분석을 위해 관리과학의 제 기법 등을 활용하여 문제해결의 총체주의를 실현하려고 한다.

③ 비판 및 평가

- 합리모형은 과학적 분석에만 주력하므로 인간의 주관적 가치판단을 무시하고 있으며 우리가 원하는 궁극적인 가치를 제시하지 못한다.
- 인간은 완벽한 미래예측능력이 없으며 지적능력에도 한계가 있다.
- 완전한 대안의 선택 · 발견에는 많은 시간과 비용이 소요된다.
- 정책목표에는 유동성 · 변동성을 지닌다는 것을 간과하고 있다.
- 매몰비용(sunk cost)이 존재하는 경우 합리적 선택범위는 제한된다.
- 인간에 대한 지나친 낙관주의와 이상주의에 입각하고 있다. 합리모형이 적용되려면 정책결정자의 완전한 합리성이 전제되어야 하지만 인간의 지식은 불완전성을 지닐 수 밖에 없다.

> **매몰비용**
>
> 매몰비용은 어느 시기에 어떤 일을 착수하여 경비나 시간 · 노력을 들인 경우 장래의 대안을 선택할 수 있는 범위가 제약을 받을 수밖에 없다. 예를 들면 정권 교체에 의해 새로운 정부가 탄생하였다고 가정하자 이전의 정권에서 이미 착공하여 공사를 진행 중인 한국고속철도(KTX) 건설 사업이 약 70%정도 공정률을 보이고 있다고 한다면, 새로운 정부에서 지출규모를 대폭 줄이기로 결정한다 하여도 이미 진행되고 있는 KTX사업을 대폭 수정하거나 폐기할 수 없는 노릇이다.

이러한 비판에도 불구하고 합리모형은 합리적 최적대안이 선택될 가능성 여부에 관계없이 이러한 선택이 이루어지도록 최선의 노력을 경주하는데 중점을 두고 있다. 따라서 보다 나은 의사결정에 기여할 수 있고 합리성에 대한 저해요인을 규명하는 데 도움을 준다.

(2) 만족모형(satisficing model)

① 의의

이 모형은 합리모형의 현실적 제약점을 극복하기 위해 제시된 것으로 합리모형과 같이 완전무결한 합리성이 아닌 제한된 합리성(bounded rationality)에 기초하여 현실적으로 만족할만한 수준에서 결정된다는 이론이다. 조직인이 어떤 결정을 하는 경우 최대한도로 최적(optimal)안을 위한 노력을 한다고 일반적으로 기대 할 수 없으며, 현실적으로 만족할 만한 것으로 그친다고 Simon과 March는 말하고 있다. 예를 들면 누가 1,000만원을 투자하려고 하는 경우 시중금리 7% 정도의 이윤이 있을 것으로 예견되면 7% 내외에서 만족하고 보다 높은 이윤을 얻을 수 있는 기회 · 대안의 모색은 중지한다는 것이다.

이는 조직인의 심리에 현실적으로 입각한 것이라고 할 수 있으나, 문제는 만족의 정도라고 하는 것이 극히 주관적이어서 보편성이 문제되며 또한 자칫하면 보수주의에 빠질 우려가 있다.

② 특징

- 현실적으로 완전한 합리성이란 존재하지 않으며 제한된 합리성을 추구한다.
- 결정자의 개인적, 심리적 차원(만족)에 치중하여 정책을 설명하고자 하는 모형이다.
- 모든 대안을 동시에 평가할 필요가 없으므로 결정은 단순화되어 현실의 의사결정자의 능력으로도 가능하다고 본다.

③ 비판

- 지나치게 주관적이다. 현실적으로 정책결정자의 만족수준을 측정할 객관적 기준도 모호하고 정책결정자마다 만족수준이 다르므로 모형을 일반화하기 곤란하다.
- 개인적 의사결정에 초점을 둠으로써 조직이나 집단의 의사결정에 적용하는데 제약이 많다.
- 현실에 만족할 만한 수준에서 대안의 탐색이 그치므로 쇄신적이고 창조적인 정책은 고려되지 않아 보수주의에 빠질 우려가 있다.

(3) 점증모형(incremental model)

① 의의

이 모형은 목표달성을 위해 여러 대안을 평가하여 최적의 것을 선택하는 방법과는 달리 기존의 정책이나 결정을 일단 긍정적으로 검토하고, 그것보다 약간 향상된 대안(현존정책 ±□)에 대해서만 부분적 · 순차적으로 탐색하여 의사결정을 하는 현실적 · 실증적 접근법에 의한 모형으로 Lindblom과 Wildavsky가 대표적인 학자이다. 원래 합리모형에서는 현존의 정책만이 아니라 이와 전혀 다른 정책을 광범위하게 대안으로 탐색할 것을 요구하는데 비해, 점증모형은 현존의 정책에서 약간 수정 · 보완된 것만을 정책대안으로 고려한다. 그래서 비유하자면 합리모형은 나무의 뿌리부터 재검토하는 방법이므로 근본적 방법(root method, 뿌리방법)이라고 부르고 점증모형은 나무의 뿌리는 건드리지 않고 가지들만 건드리는 방법이라고 해서 지엽적 방법(branch method)이라고 부르고 있다.

② 특징

- 정책결정자는 여러 대안을 포괄적으로 분석 · 평가하기 보다는 현재의 수준보다 좀 더 향상된 수준에만 관심을 갖는다.
- 미래의 사회목표 증진보다는 현재의 사회문제에 대한 개선에 중점을 둔다.
- 비교적 한정된 수의 중요한 정책대안만 검토한다. 즉 완전무결한 정책보다는 현실개선적인 정책을 강조하여 특정정책을 계속적으로 수정 · 보완해 나간다.
- 시민과 정치인의 지지를 얻을 수 있는 정치적 합리성이 중시된다. 즉 현재정책에 소폭적인 변화만을 중시하므로 정치적 조정을 하자는 입장이다.

③ 비판 및 평가

- 의사결정의 평가기준이 없고 계획성이 결여되어 있다. 타성에 젖기 쉽고 보수적인 결정을 조장한다.
- 급격한 변동과 쇄신이 필요한 정책을 실현 할 수 없다.
- 단기정책에 관심이 집중되어 장기적인 정책을 수립할 수 없다.
- 과감한 정책변동이 요구되고 경제 및 사회개발이 시급한 개발도상국에는 적용하기 어렵다.

이러한 비판이 있는 반면 점증주의는 안정된 민주사회에서는 적용 가능한 모형이며 예산결정 분야에서는 매우 설득력 있는 모형이다.

(4) 혼합(주사)모형(mixed-scanning model)

① 의의

Etzioni는 합리모형과 점증모형의 장점을 상호 혼용하는 혼합모형을 제시하였다. 즉 합리모형은 모든 대안의 모든 결과를 정확하게 예측할 것을 요구하는 등 지나치게 엄격하고 이상적인 지적작업을 정책결정자에게 요구한다. 따라서 실제 적용이 불가능할 뿐 아니라 논리적으로 무수하게 존재할 수 있는 대안들 중 몇 가지를 다 검토하기도 전에 결정자의 시간, 정력, 비용 등으로 소모하게 될 것이므로 바람직한 의사결정 전략이 아니라는 것이다. 즉 합리모형은 비현실적이며 바람직스럽지도 않다는 것이다.

한편, 점증주의는 근시안적이고 방향감각이 없고 너무 보수적이며 반혁신적인 정책결정을 정당화시켜 주는 역할을 하는 경향이 있어서 양자 중 어느 것도 바람직한 정책결정 전략은 아니라고 주장한다. 결국 그는 합리모형과 점증모형의 장점을 뽑아 놓은 혼합주사(탐사)모형을 제시하였다. 여기의 혼합형은 합리모형과 점증모형의 입장을 혼용하여 우선 기본적인 방향의 설정과 같은 것은 합리형의 방법을 택하나, 그것이 설정된 후의 특정문제의 결정은 점증형의 입장을 취해 깊은 검토를 하는 것이 보다 현실적이라고 하는 것이다. 그 예로서 전 세계의 기후를 관찰하는데 있어 합리모형에 따라 처음부터 하늘 전체를 세밀히 고찰 할 수는 없는 것이며, 또한 반대로 점증모형과 같이 일부분만을 깊은 관찰을 하는 것도 옳지 않으며, 보다 현명한 방법은 합리모형에 따라 우선 하늘 전체(근본적 결정)를 대략 파악한 후 보다 더 깊은 관찰을 요하는 부분만 지적한 후 점증모형에 따라 깊이 관찰(세부적 결정)을 해야 한다는 모형이다.

에치오니의 혼합모형

에치오니(Etizioni)는 근본적 결정에는 합리모형을 적용하고 세부적 결정에는 점증모형을 적용해야 한다고 주장하는데 이러한 예로 태풍의 발생들을 미리 탐지하기 위한 기상관측을 들고 있다. 만약 합리모형대로 관측을 한다면 하늘의 한쪽 끝에서 다른 쪽 끝까지 샅샅이 정밀관측을 할 것인데, 미세한 사항에 대한 엄청난 분량의 자료 때문에 분석이 불가능할 것이다. 한편 점증주의는 과거에 태풍이 발생하던 지역과 그 근처에만 초점을 두고 관측하게 되는데 다른 지역에서 발생할 가능성이 있는 태풍을 전혀 관측하지 못하게 된다. 따라서 혼합주사(탐사) 모형에서는 서로 다른 두 개의 카메라를 이용하여 넓은 시야를 지닌 카메라를 이용하여 하늘 전체를 조감하되 미세한 부분은 관측하지 않는다. 반면, 이렇게 거시적 · 개략적 관측에서 정밀한 재검토가 필요하다고 판단되는 지역만 자세히 미시적인 관측을 행한다는 것이다.

② 특징

- 합리모형의 한계인 비현실성과 점증모형의 한계인 보수성을 동시에 극복할 수 있다.
- 근본적 결정에는 합리모형을 적용하고 세부적 결정에는 점증모형을 적용한다.
- 상황에 따라 융통성 있게 활용되어야 한다. 즉 정책결정자가 유능할 경우는 합리모형, 무능할 경우는 점증모형으로 접근하고, 상황이 안정적인 경우에는 점증모형, 불안정하고 급변하는 경우에는 합리모형으로 접근해야 한다.

③ 비판

- 전혀 새롭거나 독창적인 모형이 아니라 기존 두 모형의 결합에 불과하다.
- 현실적으로 이러한 방법을 순서적으로 얼마나 따를 수 있을지 미지수다.
- 현실적으로 양 모형을 신축성 있게 전환시키면서 결정하는 것은 매우 어렵다.

(5) 최적모형(optimal model)

① 의의

Dror가 제시한 최적모형은 만족모형이나 점증모형이 지니는 보수성에 불만을 품고 특히 과거에 선례가 없는 비정형적인 의사결정을 하는 경우에 합리성 및 경제성을 고려하는 것 외에도 불가피하게 적극적인 요인으로서 초합리적인 요인, 즉 직관 · 판단 · 창의와 같은 잠재의식(subconscious process)이 개입하게 됨을 중시하는 모형이다. 즉 제한된 자원, 불확실한 지식 및 정보의 결여 등이 의사결정과정에서 합리성을 제약하므로 초합리성(extra-rationality)의 개입은 불가피하다는 것이다.

② 특징

- 합리적 모형과 초합리성 요인을 함께 고려한다.
- 대안의 탐색이나 선택에 있어서는 합리모형을 사용할 것을 강조한다. 즉 경제적 합리성을 중요시하며 이러한 면에서는 계량적 모형의 성격을 가진다.
- 현실여건이 합리성을 제약하므로 초합리성을 함께 중요시 한다. 경제적 합리성과 아울러 최고결정자에게 흔히 볼 수 있는 직관 · 판단력 · 창의력과 같은 초합리적인 요인을 고려한다. 이 점에서 질적 모형의 성격을 지닌다.

③ 비판 및 평가

- 초합리성의 구체적인 성격이 명확하지 못하고 너무 이상모형에 가깝다. 정책결정자의 직관, 영감, 육감이라는 것이 너무 비현실적이며 정확성이 떨어진다.
- 기본적으로 경제적 합리성을 지향함으로 정책결정의 과정에 대한 고찰이 불충분하다. 잘못하면 엘리트집단에 의한 비민주적인 정책결정을 초래할 우려가 있다.
- 인간의 결정능력에는 한계가 있으므로 최적수준의 결정이란 실제로 어렵다.

하지만 최적모형은 초합리성의 개념을 도입함으로써 합리모형을 보다 체계적으로 발전시키는데 공헌하였을 뿐만 아니라, 사회적 변동 상황에서 혁신적 의사결정이 거시적으로 정당화될 수 있는 이론적 근거를 제시해주었다는 장점을 가진다.

5) 합리적 정책결정의 제약요인

(1) 인간적 요인

정책결정자가 가지고 있는 감정 · 동기 · 가치관 그리고 과거의 경험이나 개인적 판단에 의해서 영향을 받는다. 또한 인간은 근본적인 한계가 있다. 즉 정책결정자는 근본적으로 전문지식과 시간의 부족, 인지능력의 한계 등으로 불확실한 장래에 나타난 결과를 정확하게 예상한다는 것은 불가능하다. 그리고 정책결정자의 전근대적 가치관(가족주의, 운명주의, 연고주의, 권위주의, 정적인간주의)과 병리적 행태(무사안일, 선례답습주의, 무능, 보수주의) 등도 합리적 정책결정의 제약요인으로 작용한다.

(2) 구조적 요인

정책결정기구의 지나친 집권화, 지나친 전문화로 인한 할거주의 현상이 있다면 합리적 정책결정의 제약요인이 된다. 의사전달체계가 왜곡되어 있거나 전문적인 정책결정 전담기구의 부족, 복잡한 정책결정절차로 인한 문서주의(red tape) 등도 제약요인이 된다. 또한 정책결정자의 관례적 · 경직적 · 답습적인 결정의 선호도 역시 제약요인으로 작용한다.

(3) 환경적 요인

정책결정은 또한 환경적 영향을 받는다. 즉 조직 활동의 대안으로 선택할 수 있는 목표나 문제가 다양하고 복잡한 경우, 이익집단이나 정치세력의 반대에 직면하는 경우, 사회관습과 규범의 요인에 의해서 영향을 받는다. 일반적으로 사회관습에 배치된 결정을 취한다는 것은 현실적으로 어렵다. 또한 매몰비용(sunk cost)의 문제도 제약요인으로 작용한다.

3. 정책집행

1) 의의

정책집행(policy implementation)은 정책의 내용을 실현시키는 과정을 의미한다. 정책의 내용을 실현시키는 과정은 일련의 활동들로서 구성된다. 정책의 내용은 정책목표와 정책수단으로 이루어지는데 정책의 내용을 실현시킨다는 것은 정책수단을 실현시키는 것이 핵심이다. 예를 들어, 건강검진률을 향상시키는 것을 정책목표로, 홍보를 정책수단으로 하는 국가암검진사업의 경우 정책수단은 암 건강검진 대상자를 조사 · 파악하고 본인으로 하여금 검진의 중요성 인지, 적극적인 검진참여를 높이도록 하는 활동 등으로 볼 수 있으며, 이러한 활동들이 없으면 정책수단이 이루어지지 못하게 된다.

2) 정책집행의 순응과 불응

(1) 의의

순응이란 정책집행자나 정책대상집단이 정책결정자의 의도나 정책에 대해서 일치된 행위를 하는 것을 말하며 그렇지 않은 경우는 불응이라 한다. 정책에서 정책집행자가 정책을 집행하지 않거나 정책대상집단이 정책내용이 요구하는 행태변화를 수반하지 않으면 정책은 실패로 돌아가기 때문에 순응은 성공적인 정책집행의 중요한 요소이다(조계표, 2004).

(2) 순응의 원인

① 정책담당기관의 정통성과 신뢰성이 있고 정책이 정당한 절차에 따라 결정되었다는 신념을 갖게 되면 정책에 순응한다.

② 정책내용이 실현가능성이 있고 목표가 적합하며 정책수단이 효과적이 능률적이면 정책에 순응한다.

③ 개인이나 집단이 정책의 수용을 통해 직접이익을 얻을 수 있다고 생각하는 사람들

은 정책에 순응한다.

④ 정책에 대해 불응하면 벌금이나 처벌 등이 수반되는 경우는 정책에 순응한다.

⑤ 정책에 대한 수용력은 시간의 경과에 따라 증가한다. 처음에 논란이 많은 정책도 사람들에게 친밀하게 되면 수용력이 높아진다.

(3) 불응의 원인

① 정책목표를 달성할 수단이 결여되어 있을때, 정책집행자들이 정책의 목표에 동의하지 않을때 불응이 일어난다.

② 정책결정기관의 정통성이나 도덕성에 대한 믿음이 결여된 경우, 순응에 필요한 자원이 부족할 경우에는 불응이 일어난다.

③ 정책담당자의 공정한 태도나 일관성이 결여된 경우, 정확한 정보를 획득하지 못하여 정책내용을 모르는 경우에는 불응이 일어난다.

(4) 순응의 확보방안

① 교육과 설득을 통하여 순응을 확보한다. 정책집행기관은 교육과 설득을 통하여 정책이 합리적이고 필요하며 사회적으로 유익하다는 것을 이해시키고 동의를 구한다.

② 편의의 제공을 통하여 순응을 확보한다. 정책담당자는 정책에 순응하는 사람에게 경제적 이익과 같은 편익을 제공함으로써 대상집단의 자발적인 순응을 유도할 수 있다.

③ 처벌과 강압과 같은 제재수간을 통하여 순응을 확보한다. 정책의 불응에 대한 벌금을 부과하거나 혜택을 박탈함으로써 순응을 확보한다. 그러나 이 방법은 개인의 인권과 재산권이 침해되며 감정적 적대심을 자극할 수도 있다.

④ 순응을 확보하기 위해서는 정책목표를 명확히 하고 정책집행이 일관성 있고 공정하게 이루어질 경우에 순응확보가 가능하다.

⑤ 정책을 잘 모르는 집단에게 정보를 제공하여 정책에 협조하도록 한다.

3) 정책집행에 영향을 미치는 요인

(1) 내부요인

① 정책목표가 명확하게 정의되어 있는지 없는지에 따라 정책집행에 영향을 미친다.

② 정책자체의 성격, 즉 신규정책, 분권화된 정책, 논란이 많은 정책, 복잡한 정책, 위기정책 등에 의해 제약을 받는다.

③ 정책집행에 필요한 인적 · 물적 자원확보 정도와 정보, 권한 정도 등이 영향을 미친다.

④ 정책집행자의 성향, 즉 집행자의 심리적 태도나 가치관 등은 물론 행태적 특징도 정책의 집행에 영향을 미친다.

⑤ 집행기관의 조직구조이다. 집행기관은 비교적 권위적이고 집권적인 계층구조를 가지게 되는데 효율적인 정책집행을 위해서는 신속한 대응구조를 가져야 하며 민주적이고 분권적인 구조를 신축성 있게 활용하여야 한다.

⑥ 집행기관의 규칙이나 절차 및 커뮤니케이션 체계 등도 지대한 영향을 미친다.

(2) 외부요인

① 정치 · 경제 · 사회 등 환경적 여건의 변화는 정책집행에 큰 영향을 미친다.

② 정책집행시 해당정책과 연계된 관련단체들이 정책집행에 적극성을 보이고 자원을 지원하면 정책집행이 용이하다.

③ 정책결정기관의 지지이다. 대통령과 국회와 같은 정책결정기관은 정책집행에 중대한 영향을 미친다. 왜냐하면 정책집행에 필요한 자원의 배분권한이 있기 때문이다.

④ 대중매체의 관심과 여론의 지지이다. 대중매체와 국민의 여론이 정책에 얼마만큼 지속적으로 관심을 표명하느냐가 중요하다.

4. 정책평가

1) 의의 및 목적

정책평가(policy evaluation)는 정책이나 사업계획의 집행결과가 의도된 정책목표를 실현하였는가, 당초 생각되었던 정책문제의 해결에 기여하였는가, 어떤 파급효과 내지 부차적 효과를 가져왔는지를 체계적으로 탐색 · 조사 · 분석하려는 활동을 의미한다.

정책평가의 목적은 정책이 국민의 요망에 어느 정도 대응하고 있는가, 합리적 정책결정에 도움이 되는 정보를 제공하며, 정보의 분석을 통해 정책의 수정 · 보완과 자원의 재배분을 가능케 하며, 정책 · 사업계획을 집행하는 행정인이 평가를 통하여 자기활동을 새로운 관점에서 파악할 수 있게 하는 데 있다.

2) 정책평가의 유형

(1) 과정평가(process evaluation)

형성평가(formative evaluation) · 도중평가 · 진행평가라고도 하며 집행과정을 평가대상으로 하고 집행계획 · 집행절차 · 집행활동을 검토하며 정책집행과정에서 제기되는 문제점을 분석하여 보다 바람직한 집행전략 · 집행방법을 모색하기 위하여 행하여지는 평가를 말한다. 과정평가는 정책집행 완료 전에 행해지는 사전평가를 포괄하는 개념이다.

과정평가의 주된 대상은 자원투입의 적절성, 규정이나 절차의 준수여부, 정책효과를 발생시킨 인과경로 추적, 의도대로 집행되었는가의 여부, 관련사업과의 균형적 추진여부, 일정이나 진도대로 집행되고 있는지 여부, 효율적인 정책집행의 전략수립 등을 들 수 있다.

(2) 총괄평가(summative evaluation)

총괄평가는 결과평가(outcome evaluation) · 영향평가(impact evaluation) · 종결평가라고도 하며, 정책이 집행된 후에 그 정책이 의도했던 효과를 성취하였는가를 판단하는 활동이다. 총괄평가는 정책이 집행된 후에 사회에 미치는 영향을 확인하려는 사실 판단적 활동으로 정책의 영향에는 정책효과 뿐만 아니라 부수적 효과도 평가한다. 주로 정책평가는 총괄평가를 의미한다.

총괄평가의 내용으로는 효과성평가, 능률성평가, 공평성 평가가 있다(조계표, 2004). ① 효과성평가는 총괄평가의 가장 핵심적 작업으로 의도한 정책효과가 그 정책 때문에 효과가 있었는지를 알아보는 것이다. 즉 정책목표의 달성도인 효과성을 판단하는 것이다. ② 능률성평가는 투입과 산출의 비율로 표현되며 능률성평가는 정책효과 뿐만 아니라 정책의 비용까지도 고려한다. ③ 공평성평가는 정책효과와 비용이 사회집단 간 또는 지역 간의 배분이 공정한가의 여부를 평가하는 것이다.

3) 정책평가 기준

정책의 평가기준은 정책의 좋고 나쁨을 판단하는 기준을 의미한다. 일정한 기준에 따라 정책을 검토하여 정책의 잘 · 잘못을 가리게 될 때 그 기준이 정책의 평가기준이다. 따라서 개인 하나가 아니라 사회전체의 입장에서 정책의 좋고 나쁨을 평가할 수 있는 기준이 되어야 하는 것이다. 일반적으로 중요시되는 정책평가의 기준은 다음과 같다.

그림 9-5

정책평가 기준

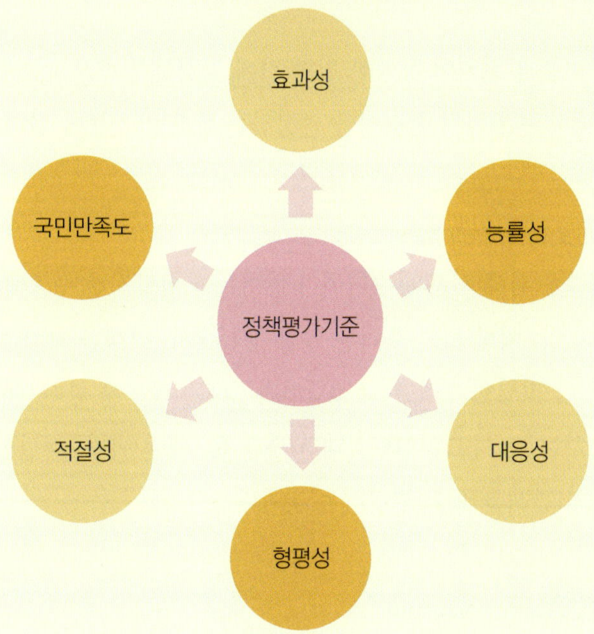

(1) 효과성(effectiveness)

목표의 달성도를 의미하는 효과성은 정책이 의도한 본래의 목표를 달성하였는가를 파악하는 것으로 총괄평가의 가장 핵심적 작업이다. 예컨대 건강검진 확대 실시로 국민의 건강수준이 높아졌는지, 교통정책 실시로 출퇴근시의 교통문제가 완화되었는지를 판단하는 것이다. 효과성평가에서 가장 중요하면서도 어려운 점은 '의도했던 정책효과가 과연 그 정책 때문에 나왔는지의 여부'를 판단하는 것이라 하겠다.

(2) 능률성(efficiency)

능률성은 흔히 투입과 산출의 비율로서 표현되는데 적은 비용으로 산출의 극대화를 달성했는지의 여부를 의미한다. 즉 적은 투입으로 보다 많은 산출을 의미한다.

(3) 대응성(responsiveness)

정책이 특정집단의 요구나 선호 · 가치를 만족시키는 정도를 의미한다. 대응성 평가의 방안으로 정책실시 전의 여론조사가 정책실시 후의 여론조사와의 일치성 여부를 보면 알 수 있다.

(4) 형평성(equity)

형평성이란 비용과 편익이 상이한 집단 간에 공정하게 배분되고 있는가에 대한 기준을 말한다. 형평성은 정치적 합리성을 측정하는 중요한 기준이 된다.

(5) 적절성(적합성, appropriateness)

정책문제 해결을 위해 사용된 수단이나 방법들이 바람직한 수준에서 이루어졌는가를 평가하는 기준이다. 예를 들면 우리는 일상 생활에서 '비행을 저지른 청소년에 대해 체벌을 가하는 것이 적합한가 혹은 부적합한가?'라는 질문을 한다. 여기서 목표는 '비행 청소년을 선도하는 것'이고, 채택된 대안(수단)은 '체벌'이며, 적절성(적합성)은 목표와 채택된 대안과의 관계를 보고 판단하는 것이다.

(6) 국민의 만족도(satisfaction)

정책결정자들이 자신들의 추진하는 정책에 대한 일반국민의 광범위한 지지를 얻는 것을 말한다. 정책을 입안할 때 국민들의 요구가 얼마나 잘 수렴되어 반영되었는지를 검토하는 것이다.

Ⅲ 우리나라 보건정책 현황 및 추진방향

우리나라는 그동안 급격한 경제성장을 바탕으로 보건의료분야에서 단기간에 큰 성과를 거두었다. 1977년 의료보험도입 이후 12년 만에 전국민의료보험을 실현하여 의료이용의 보편화를 확보했고, 병원급 의료기관의 급속한 증가, 활동 의사수 등 보건의료 인력 및 시설 · 장비의 비약적인 양적 확대로 의료접근성도 획기적으로 개선되었으며, 그동안의 난제였던 의약분업도 실시하였다. 이제는 의료전달체계의 비효율성, 병원경쟁력 약화 등의 문제를 개선 · 보완하고, 건강보험의 재정 건전화와 보장성 강화를 조화시키며, 고령화에 따른 노인의료 수요급증, 의료시장개방에 대비한 대응방안을 마련해야 하는 중요한 시점에 와있다.

1. 보건의료정책의 현황 및 여건변화

1) 국민의 건강수준이 높아졌다

보건의료기술의 발전, 생활수준의 향상 및 영양상태의 개선 등으로 국민의 건강수준은 비약적으로 향상되었다. 출생시 기대수명이 현저하게 늘었고(1965년 52.4세 → 2020년 83.5세), 영아사망률은 뚜렷하게 감소하였다. 남성의 평균수명은 1960년 51.1세에서 2020년 80.5세로 증가했으며, 여성 또한 53.7세에서 86.5세로 증가하여 전체 국민의 기대수명은 83.5세에 이르고 있다. 영아사망률은 1960년대 출생아 1,000명당 61명에서 2020년에는 2.5명으로 줄어들었다.

2) 보건의료체계가 민간우위, 치료중심이다

우리나라의 보건의료체계는 민간중심의 의료체계로 공공보건의료 부문이 양적 · 질적으로 취약하다. 민간의료기관은 2021년 12월 현재 전체의료기관수의 94.7%, 병상수의 90.4%를 차지하고 있어 압도적인 민간우위이다.

또한 의사 중 전문의의 비율이 높아 의료인력의 효율적 측면에서 많은 문제점을 내포하고 있다(2022년 의사 134,951명, 전문의 108,773명으로 전체 80.6% 차지).

민간중심의 의료체계는 가용자원이 부족하던 경제성장기에 예산 부담 없이 단기간 내에 무의촌을 없애고, 국민의료 수요에 부응하는 보건의료서비스 체계를 이룩하는데 기여해 온 것이 사실이다. 그러나 민간우위의 보건의료체계는 치료위주의 공급구조를 유지하고 있어 예방과 건강증진서비스를 발전시키는데 한계가 있고, 저소득층에 대한 의료서비스 지원, SARS, 신종인플루엔자(H1N1), COVID-19 등 신종감염병 대응에 취약성을 가지게 된다.

3) 보건의료자원 분포가 심한 불균형 상태이다.

보건의료 인력 · 시설 · 장비 · 의약품 등 의료자원의 전반에 걸친 불균형과 중복이 문제되고 있다. 활동의사 중 대부분이 전문의이며 안과, 피부과, 성형외과 등 특정 인기과목에 선호도가 편중되어 있고, 전체 의원 중 전문의 비율이 매우 높은 것으로 나타나 의료인력 활용면에서 비효율성이 큰 문제가 되고 있다. 또한 병 · 의원과 전체병상의 대부분이 도시지역에 편중되어 있어 지역간 불균형문제가 국민의 의료접근도를 떨어뜨리는 주요인이 되고 있다.

고가장비의 과잉 · 중복 도입 또한 문제가 되고 있다. MRI(magnetic resonance imaging, 자기공명영상기)를 기준으로 볼 때 2020년 기준 인구 100만 명당 34.2대로 OECD 평균 보유 대수 18.3대보다 16대 많은 수치이다. CT(computed tomography, 전산화단층촬영기)의 경우 인구 100만 명당 40.6대인데 이는 OECD 평균 보유 대수 29.1대보다 훨씬 많은 수치이다. 이는 의료의 불균형 뿐만 아니라 고가장비의 회전을 위한 유인수요 창출, 고소득자와 저소득자의 의료이용 불균형 심화현상을 초래하고 있다.

4) 건강보험 본인부담률이 높고 재정이 불안정하다.

건강보험은 당초 저부담 · 저급여 체계로 운영되어온 바 보험료율이 2024년 기준 7.08%(직장가입자)에 불과하며, 급여범위와 수준이 낮다. 2021년 현재 우리나라 건강보험 보장률은 64.5%를 차지하고 있다. 이에 따라 건강보험의 보장성강화에 대한 국민의 요구가 끊임없이 제기되고 있다.

한편 만성적 수입 · 지출 불균형, 수가인상, 의료이용률 증가 등 여러 가지 요인으로 건강보험재정 불안정 상태가 계속되고 있다.

5) 보건의료여건변화에 따른 대응이 필요하다.

고령화의 급속한 진전으로 노인건강문제가 사회적 관심사로 부각되고 있어 노령층의 의료보장을 강화할 필요성이 급격하게 증가하고 있다. 또한 암 · 뇌혈관질환 · 고혈압 · 당뇨병 등 만성퇴행성질환의 증가로 장기요양, 호스피스, 장기이식 등 새로운 보건의료 서비스 욕구가 증가하고, 신종감염병 등 예상치 못한 감염성질환이 다발할 것으로 예상되고 있어 이에 대응할 수 있는 보건의료자원과 조직체계의 설립이 긴요해지고 있다.

표 9-1 보건의료관련 여건변화와 수요전망

여건변화	보건의료수요전망
① 경제선진국 진입	– 복지 · 건강에 대한 욕구의 양적확대와 질적 다양화 – 시혜적 복지보다는 권리로서의 복지요구 증가
② 고령화사회 도래	– 노인의 의료수요 급증 – 빈곤노인의 의료보장 욕구 증대
③ 정보화 · 지구촌화 · 지식기반 경제의 급진전	– 의료시장에서의 전자상거래 확산 – 경쟁력이 떨어지는 고령자 · 빈곤층의 교육 · 훈련 필요 증대
④ 지방화진전	– 지역별로 특성화된 복지 · 건강수요대책 수립 필요 – 중앙 · 지방자치단체간 재원배분 · 정보연계 · 전달체계 조정 필요
⑤ 소요재정의 급속한 증가	– 건강욕구를 사회가 흡수하는 시스템으로의 이행 – 재정지출이 증가하는 반면, 대규모 지속적인 재원조달은 곤란
⑥ 질병구조의 다양화	– 만성퇴행성 질환의 증가로 재가 · 장기요양서비스 욕구증대 – 신종 · 재출현 감염병 확산으로 새로운 의료수요 증가 – 건강위해요인 증가로 의료서비스 수요증대 – 정신질환 증가에 따른 정신보건서비스의 중요성 및 수요증대
⑦ 취약계층에 대한 의료보장	– 노인 및 취약계층 증가에 따른 의료안정망 강화 등 국가지원 필요 증가 – 희귀난치성 질환 및 중증질환에 대한 지원책 마련
⑧ 보건의료서비스 소비행태의 변화	– 의료수요의 다양화, 전문화된 서비스에 대한 수요 급증 – 가족내에서의 간병기능 약화로 의료관련 부대서비스에 대한 수요 급증
⑨ 보건의료서비스 공급체계의 효율화	– 의료의 질에 대한 국민의 기대수준 향상에 부응한 세분화된 특수전문진료서비스 개발 · 보급 증가 – 병원경영의 합리화를 위한 비용절감적인 경영기법의 도입과 전문화 – 저가의 장기요양서비스 확충 – 보건의료서비스 공급체계의 비효율성 개선
⑩ 보건산업의 발전	– 미래형 성장주도 산업으로서 국가간의 경쟁 심화 – 새로운 치료기술이나 신약개발 등 고부가가치 창출
⑪ 의료시장의 개방	– 의료서비스의 국제경쟁력 확보 노력
⑫ 보건의료분야 대외협력 증진	– 최빈국 및 개도국의 빈곤과 질병퇴치를 위한 지원 – 신종감염병 출현 등으로 인한 인접국가들의 공동노력 요구

아울러 양질의 보건의료서비스와 건강유지에 대한 관심이 높아지면서 국민의료비의 증가속도가 점점 빨라지고 있어, 국민의료비를 통제 · 관리할 수 있는 방안마련이 점차 필요해지고 있다.

2. 우리나라 보건정책의 방향

현재 보건복지부가 추구하고자 하는 보건의료정책방향은 모든 국민이 계층이나 경제적 능력에 구애됨 없이 적정수준의 보건의료서비스를 보장 받고 건강한 삶을 영위할 수 있도록 함으로써 모든 국민의 건강권이 보장되는 '건강공동체'의 구현이 그 목표이다. 이러한 보건의료정책의 기본적인 목표와 전략은 정부가 교체된다 하더라도 용어의 변경이나 외형적인 모습만 조금 바뀔 뿐 궁극적인 내용은 이러한 내용을 토대로 진행될 수 밖에 없다.

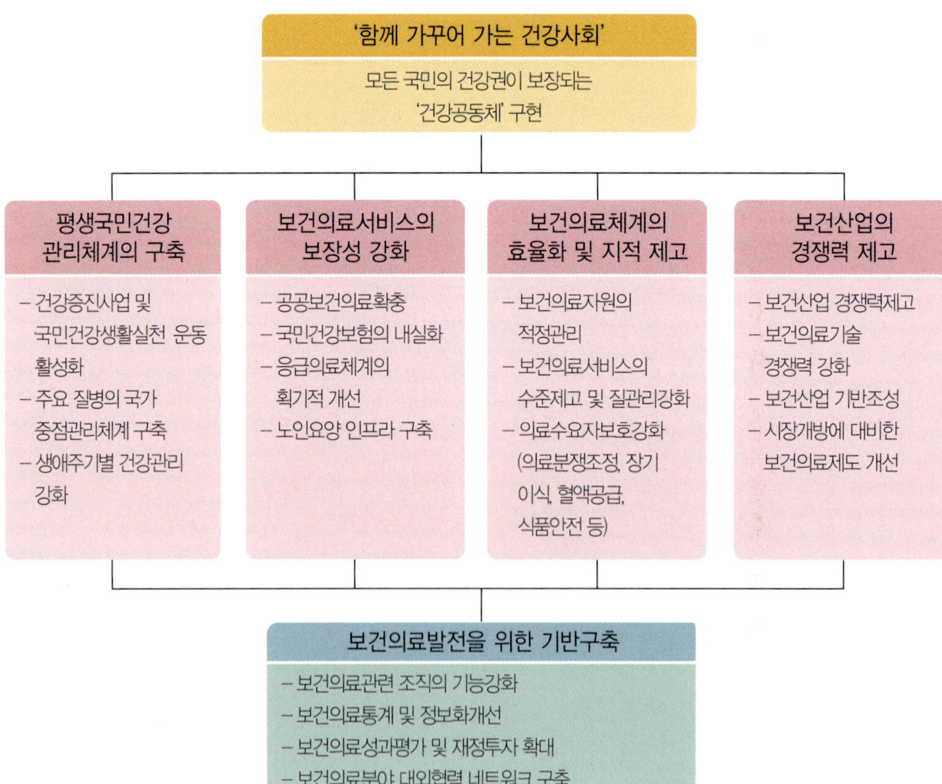

이를 위한 구체적인 추진전략으로는 모든 국민의 건강한 삶을 보장하기 위해 '평생국민건강관리체계 구축', '보건의료서비스의 보장성 강화', '보건의료체계의 효율화 및 질적 제고', '보건산업의 경쟁력 제고' 등의 정책 추진전략을 실천하고 있다.

보건의료의 제반문제를 해결할 수 있는 시스템을 구축하고, 보건의료정책의 주된 사항을 질병치료로부터 국민의 건강보호와 생활습관, 식생활 · 영양, 운동 · 여가 등을 포괄하는 건강증진 활동 강화에 집중하는 한편, 중앙과 지방정부간, 공공과 민간부문간 협력체계를 구축하여 국민건강증진관리체계 전반의 사업내실화를 도모하도록 해야 한다.

의료의 공공성과 형평성을 강화해나가기 위하여 보건의료자원의 공급과 분포의 적정화를 기하고 획기적인 공공보건의료정책의 확충을 도모하여 보건의료서비스 이용이 어려운 취약계층의 의료접근성을 높여가면서, 보건의료기술 개발 지원과 산업육성으로 보건산업의 경쟁력을 강화해 나가야 한다.

보건의료서비스의 보장성을 강화하고 질적 수준을 제고하기 위하여 건강보험을 포함한 보건의료 전반의 재정확충이 함께 이루어질 필요가 있다. 따라서 정부의 일반 재정뿐 아니라 담배부담금 인상 등 다양한 재원조달 방안을 강구하여 보건의료분야의 획기적인 발전을 도모해 나가야 한다.

PUBLIC HEALTH ADMINISTRATION

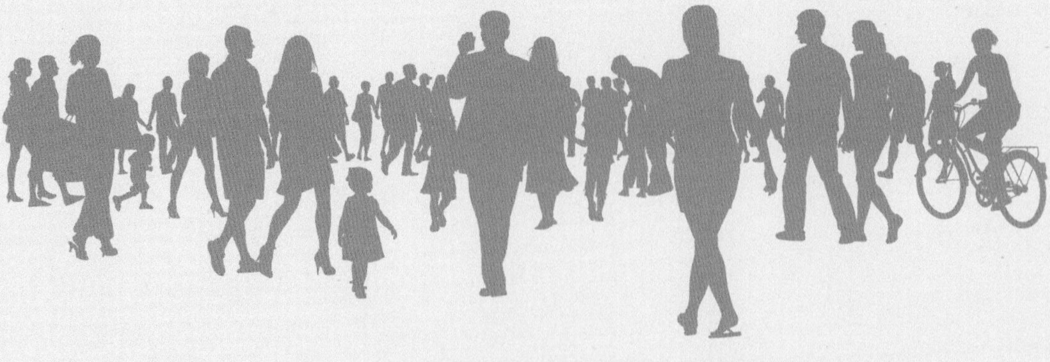

제 10 장

보건기획

기획은 행동을 하기 전에 무엇을 어떻게 해야 하는지를 결정하는 것이며 미래를 예측하는 것이다. 또 기획은 특정목표를 달성하기 위하여 최상의 이용 가능한 실천방법이나 절차를 의식적으로 개발하는 조직적이면서 계속적이고 동태적인 과정이다. 기획은 종교, 연령, 생활수준, 지역 등과 같은 배타적이고 차별적인 기준을 토대로 이루어져서는 안되며 국가나 지역사회 전체를 하나의 기획단위로 삼아 보건의료혜택을 각계 각층의 국민에게 골고루 제공하는 방향으로 이루어져야 한다.

Ⅰ 보건기획의 개요

1. 개요

1) 정책과 기획

(1) 기획(planning)의 정의

> **정책과 기획**
>
> 정책과 기획은 상호 연결되어 있다. 즉 일반적으로 기획론자들은 정책이 기획의 결과물이라고 보며, 정책론자들은 정책을 실천에 옮기기 위해서 어떤 행동노선을 설계하는 것을 기획으로 보고 있다. 본서에서는 좀 더 포괄적 의미인 정책을 목표라고 한다면, 좀 더 구체화되어가는 기획을 수단의 의미로 파악하고자 한다.

정책(policy)과 기획(planning)의 관계를 정리해 볼 필요가 있다. 기획이란 '특정한 목표를 달성하기 위하여 최상의 이용 가능한 미래의 방법 · 절차를 의식적으로 개발하는 과정'이라고 정의할 수 있다. 이 경우 특정목표란 기획의 경우 특정정책을 의미하며 따라서 기획이란 장래의 변화를 합리적으로 기도하는 보건행정인의 시도라고 하는 점에서는 동일하나, 다만 구별을 한다면 정책은 보다 일반성을 지니고 있는데 반해 기획은 정책보다 특정성(specific) · 구체성을 띤다고 하는 상대적인 차이를 가지고 있다. 따라서 정책은 목표달성을 위한 방향 · 사업을 제시하는 것이라고 하면, 기획은 이러한 정책을 보다 효율적으로 구체화하기 위한 미래의 방법 · 절차를 사전에 결정하는 것이라고 할 수 있다. 따라서 양자는 상대적인 의미에서 목표(정책)와 수단(기획)의 위치에 있다고 할 수 있다.

(2) 유사용어

기획과 유사한 용어로서 구별을 요하는 몇 가지를 들면 다음과 같다.

첫째, 계획(plan)을 들 수 있다. 계획은 기획의 결과 얻어지는 산물로서의 최종안을 의미하는 것으로 이해하면 된다. 그래서 계획을 기획의 최종산물을 의미하는 '기획서'로 부르기도 한다. 하지만 기획의 특성중의 하나가 계속적인 과정이므로 최종산물의 의의는 크지 못하다. 따라서 기획이라고 하면 으레 일이 이루어지는 과정(planning)을 의미하는 것으로 생각하는 것이 당연하다(박동서, 2002).

둘째, 영어의 program, project와의 구별이다. 이는 기획과의 관계에서 볼 때 기획이 보다 세분화 · 구체화되어 가는 정도를 상대적으로 의미하는 것으로 견해의 일치를 보이고 있으나, 우리나라의 경우 이의 일치를 보지 못하고 혼란을 야기하고 있다. 따라서 program은 사업계획서, project를 세부사업계획서로 명명하는 것이 무난하다고 본다. 따라서 구체화 · 세부화 되는 정도를 기준으로 열거하면 planning(기획) → plan(계획) → program(사업계획) → project(세부사업계획)으로 나열할 수 있다.

2) 기획의 발달 배경

① 세계대공황의 발생으로 자본주의를 보호하기 위한 정부의 간섭이 불가피해졌으며 케인즈 혁명과 수정자본주의가 초래되었다. 이는 자본주의 변경, 즉 경제의 운영계획에 계획의 논리가 대폭적으로 도입되는 것을 의미하며, 이의 대표적인 도입형태는 미국의 뉴딜정책이다.

② 제1차, 2차 세계대전으로 인해 전시동원 체제의 신속한 구축을 위해서는 인적 · 물적 자원의 계획적 동원이 필요하면서 기획이 발달하였다.

③ 도시계획의 발달이다. 도시의 문제가 시장의 자율적 논리에 맡겨지면서 범죄, 환경오염, 교통난, 주택난 등 다양한 도시문제가 발생하였다. 이러한 도시문제를 해결하기 위해 계획적인 도시운영이 필요하게 되었다.

④ 구소련의 제1차 경제개발 계획(1929년)의 성공적인 추진으로 개발도상국가의 발전계획 추진을 위해 기획이 필요하였으며, 소련의 성공에 자극받은 서구 자본주의 국가도 계획경제 논리를 도입하게 되었다. 프랑스의 1946년 모네(Monnet)계획은 서구 자본주의 최초의 국가계획이었다.

⑤ 기획에 필요한 사회과학이 발전하였다. 정확한 미래예측을 위한 제반 사회과학기법이 발달함으로써 계획이 과학적인 근거를 획득하게 되었다.

3) 보건기획의 정의와 목적

(1) 정의

기획은 관리에서 가장 중요한 기능으로 간주되고 있는데 이는 모든 관리의 기능이 기획에 따라 이루어지기 때문이다. 즉 관리의 조직, 인사, 지휘, 통제의 활동은 세워진 관리기획에 따라 이루어지는 것이다. 기획은 조직의 목표설정 뿐만 아니라 이를 효과적으로 달성하기 위한 수단으로서의 행동과정도 포함한다. 다시 말하면 기획은 무엇을 할 것인가, 어떻게 할 것인가, 언제 그것을 할 것인가, 그리고 누가 그것을 할 것인가를 사전에 결정하는 것이다. 의사결정은 관리활동의 기본적인 기능이다. 특히 기획은 여러 대안적 행위 중에서 하나의 대안을 선택하는 행위이므로 의사결정과 밀접한 관련성을 갖는다.

따라서 앞서 언급한 기획의 정의를 바탕으로 보건기획을 정의하면 '국민이 당면하고 있는 보건문제를 해결함으로써 보건복지를 증진시키고자 합리적인 보건정책의 수립과 보건자원의 동원을 효과적으로 하기 위한 제반 보건활동', '의도된 미래의 상에 맞추기 위해 현재를 변화시키는 과정, 따라서 모든 기획에는 현재의 상태, 미래의 원하는 방향(목적), 원하는 방향으로 가기 위한 방법(전략과 세부사업)이 기본적인 구성요소로 포함되어야 한다'. 또한, '보건기획은 보건상의 목표를 달성하기 위해 복수의 대안 중에 최선의 안을 선택하여 조직적으로, 의식적으로, 계속적으로 노력하는 것(WHO)' 등으로 표현되고 있다.

(2) 보건기획의 목적

보건기획의 목적을 미국공중보건협회에서 제시한 내용을 기준으로 살펴보면 다음과 같다.

① 보건사업을 위한 조직의 개선
② 새로운 필요사업의 발전 촉진과 기존 사업의 강화 및 그 활용의 추진
③ 보다 나은 협조로 보건사업의 질적 향상
④ 지역사회의 불필요한 사업계획 중지
⑤ 정부와 민간기관간 사업의 중복 회피
⑥ 보건사업의 지역간 배분 개선
⑦ 신규 사업계획의 우선순위 결정과 보건사업기획의 균형 있는 발전 그리고 지역사회 특수보건수요를 위한 서비스
⑧ 부족한 보건인력의 효율적인 이용과 훈련시설의 개발 육성
⑨ 보건요구와 문제의 파악, 그리고 해당지역의 특성에 맞는 변화를 위하여 현실적인 목표설정 지원

⑩ 새로운 보건지식의 신속한 적용
⑪ 보건사업의 연구와 훈련의 밀접한 관계 조성
⑫ 지역사회발전을 위한 경제적, 물리적 계획과 보건수요의 종합적 조정 등이다.

2. 보건기획의 특성과 필요성

1) 보건기획의 특성

기획의 본질적 특성은 무엇인가? 보건기획의 특성을 개략적으로 정리하면 다음 다섯 가지로 정리할 수 있다.

(1) 기획은 본질적으로 미래지향적이다

기획은 현재 지향적이 아니다. 우리가 얼마나 미래를 잘 예측하고 통제할 수 있을지 모르나, 거의 모든 경우에 기획이란 미래의 행동에 관한 것이다. 따라서 경제변수, 환자의 필요와 수요, 보건의료서비스 이용, 사회환경, 정치적 변수 등에 대한 예측이 필요하다.

(2) 기획은 본질적으로 목표 지향적이며 의도적이다

기획은 우리의 미래를 우리의 의도에 맞게끔 변화시키고자 하는 인간의 희망을 반영하는 수단이다. 기획은 이미 수립된 목표를 달성하기 위한 보다 구체적인 방법을 제시하는 활동이다. 즉 기획은 미래를 우리의 의도대로 만들어 가고자 하는 수단의 하나이다.

(3) 기획은 본질적으로 목표달성을 위한 최적의 수단을 제시한다

기획은 막연히 바람직한 미래를 상상하는 것과는 다른 것이다. 우리가 이상향을 꿈꾸는 것과 마찬가지로 기획도 어떤 현상이나 사건의 바람직한 미래를 그린다. 그러나 기획이 꿈과 다른 것은 기획은 그것을 달성하는 구체적인 수단을 제시한다는 점이다. 기획이란 목표에 도달하기 위한 최적의 수단을 계획적으로 제시하는 것이다.

(4) 기획은 본질적으로 권한과 자원을 동반하는 행동 지향적이다

어떤 전략을 실행할 의도가 없거나 실행할 권한이 없더라도 변화를 위한 전략을 강구하는 것은 바람직하지 못하다 할 수는 없다. 그러나 기획이 이런 무책임한 생각과 다른 것은 기획이 단지 계획을 수립하기만 하는 것은 아니라는 점이다. 기획이 나름대로 가치를 가지기 위해서는 기획가에게 권한을 부여하여 계획을 성공적으로 수행할 수 있도록 하여야 한다.

(5) 기획은 본질적으로 체계적인 일련의 의사결정과정이다

기획은 일회적이거나 단편적인 의사결정들이 아니라 하나의 연속적인 과정으로 이루어지며, 기획과정의 여러 단계는 체계적으로 연결되어 상호영향을 미친다. 즉 기획은 단절된 행위가 아니고 하나의 과정으로서 계속적이고 반복적이다. 조직은 기획의 반복과 수정을 통하여 바람직한 상태로 변화한다. 기획은 단순한 행동이 아니라 상호작용하고 상호 의존하는 여러 단계로 이루어진 과정이다. 또한 기획은 앞으로 집행할 결정, 즉 계획을 준비하는 과정이다. 기획은 집행자체가 아니다.

2) 보건기획의 필요성

제한된 인력과 자원, 시설, 예산으로 국가 또는 지역사회 보건사업 목표를 효과적으로 달성하기 위해서는 기획이 반드시 필요하다. 보건기획이 필요한 몇 가지 이유를 설명하면 다음과 같다.

(1) 각종 요구와 희소자원의 효과적인 배분

요구되는 모든 사업을 충족시켜주기 위해서는 인적 자원, 물적 자원, 재정 등이 충분히 확보되어야 하나 자원은 유한하다. 그러나 개인이나 지역사회는 자신의 개발수준을 향상시키기 위한 욕구를 가지고 이를 성취하기 위해 노력한다. 그러므로 개인이나 지역사회의 각종 기대를 충족시키기 위해서는 부족한 자원을 사회경제적 중요성에 따라 우선순위를 결정하여 요구와 자원의 배분을 상호 조정하여야 하기 때문에 기획이 필요하다.

(2) 이해대립의 조정 및 결정

많은 지역사회는 서로 다른 집단마다 서로 다른 가치와 견해를 갖기도 한다. 각 정책 간에는 목표달성을 위한 방법과 수단의 결정과정에서 상호 상충되는 가치와 의견을 가질 수 있으므로 이러한 갈등을 사전에 해결하기 위하여 기획이 요구 된다.

(3) 새로운 지식과 기술개발

현대 정보사회와 같이 정보가 급속도로 발전하는 사회에서는 보건정책이나 기획에 필요한 새로운 지식과 기술을 필요로 한다. 따라서 사전에 검토나 조정 없이 새로운 지식과 기술만 도입한다면 지역사회 발전에 장애가 될 수 있다.

(4) 합리적 의사결정

보건의료조직은 환경에 대처하고 보다 효과적이며 효율적으로 기능을 발휘할 수 있어야 한다. 기획이 잘되어 있지 않으면 외부환경의 변화에 능동적으로 대처하지 못하게 된다.

보건정책 과정과 희소자원의 효과적인 배분을 위한 합리적인 의사결정을 하기 위해서는 상황분석과 장래추이분석, 우선순위 및 목표설정 등을 통한 효율성의 원리가 기초가 되어야 한다.

3. 보건기획의 대상과 범위

보건기획은 국민의 건강수준을 향상시켜 인적 자원을 보전하는데 있으며, 국민 개개인이 건강하게 살아야 한다는 것은 국민의 권리이고 의무로서 보건의료는 의식주 다음의 제4의 수요이다. 따라서 국민건강수준을 효과적으로 증진하는데 관련된 모든 사회적 활동영역이 보건기획의 대상과 범위라 할 수 있다.

이와 관련된 보건기획의 대상과 범위를 나누어 보면 다음과 같다.

(1) 인적자원기획(manpower resource planning)

각종 보건의료인력 양성 및 관리, 의료인력의 지역적 분포 및 활용목표에 대한 기획을 말한다.

(2) 물적자원기획(physical resource planning)

물적자원기획은 각종 보건의료 시설과 의료장비 및 소모품의 생산, 분배 및 관리에 관한 기획을 말한다.

(3) 행정기획(administrative planning)

보건행정기획은 보건의료전달체계의 발전과 재원의 조달, 분배 및 보건사업정보체계의 개발 등에 관한 기획을 말한다.

(4) 환경기획(environmental planning)

쾌적한 생활환경의 확보에 관련되는 보건사업, 즉 기본환경관리, 공해관리 및 상하수도관리 등에 관한 기획을 말한다.

(5) 보건교육기획(health education planning)

보건교육기획은 예방보건사업과 건강한 생활을 영위하기 위한 국민보건교육 및 홍보에 관한 기획을 말한다.

(6) 조사 및 연구기획(survey and research planning)

국민보건실태를 분석하기 위한 제반 활동과 보건과학 및 의학기술의 향상에 관련된 조사연구에 관한 기획을 말한다.

4. 보건기획의 유형

1) 기간별 유형

(1) 장기기획

장기라고 하면 최소 10년 이상을 생각하나 대상이나 목표에 따라 달라지며, 교육의 경우 한 사람이 받는 교육기간이 대학까지 16년이므로 최소한 16년 이상을 기간으로 생

그림 10-1

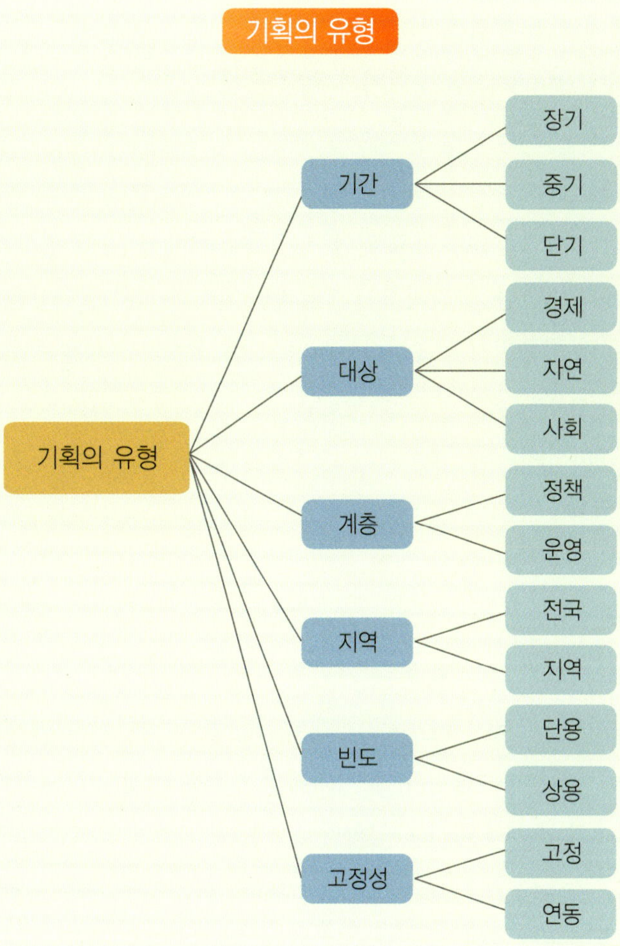

각하게 된다. 따라서 너무 길어지면 예측의 정확성이 극히 저하되는데도 이를 시도하는 이유는 첫째, 중단기 기획의 전제로서 필요한 것과, 둘째 거의 모든 분야의 경우 국민들에게 장래에 대한 희망 · 의욕을 고취하는데 공헌하기 때문이다.

우리나라의 경우 국민건강증진 목표설정 및 전략(Healthy people 2020) 등을 위한 계획은 장기기획의 한 경우이다.

(2) 중기기획

보통 5년 내외의 기간으로 하고 있다. 과거 우리나라의 경제개발 5개년계획이 대표적이라고 할 수 있다. 중기보건기획의 내용은 이미 설정된 목표와 목적을 달성하기 위하여 어떤 종류의 자원을 어디에 배정해야 할 것인지 그 수단과 방법에 더욱 관심을 갖는다.

지역보건법에 의한 지역보건의료계획 수립(4년마다), 보건의료기본법에 의한 보건의료발전계획 수립(5년마다) 등이 여기에 해당된다.

(3) 단기기획

보통 1년 내외의 기간으로 하고 있다. 1년 이내의 예산, 주요 업무기획으로 세분화된 구체적 기획을 의미한다. 단기기획은 현실과의 괴리가 적어 실현성은 높으나 여건에 따라 수정 · 변동이 이루어지기도 한다. 우리나라에서는 각 부처의 주요 업무계획이 이에 해당된다.

2) 대상별 유형

(1) 경제기획

경제개발, 소득분배, 실업해소, 물가안정, 재정안정 등 경제 전반을 대상으로 실시하는 기획을 말한다. 경제기획은 국민경제의 수준을 일정한 목표에 접근시키려는 종합적 · 계속적인 정책결정과정이다. 경제기획의 목적은 성장, 안정, 분배, 복지, 환경, 국제협력 등 시대적 조건에 따라 다양하다.

(2) 자연기획(물리적 기획)

자연자원, 토지, 시설, 공간 등을 대상으로 하는 기획으로 도시기획이나 국토종합개발기획이 이에 속한다. 물적기획은 공간 및 자연개발과 공중의 편익증진을 위해 수립된 기획이다.

(3) 사회기획

사회보장, 인구, 보건, 교육 등 우리나라의 교육부와 보건복지부가 주로 관장하는 분야로서 1970년대 초부터 장기교육계획이 구성되었고, 보건복지부에서는 사회개발계획이 연구되었으나 정책결정자 및 국민들의 이해가 적은 편이다. 경제개발과 직접적인 관련이 있다고 생각하는 인력이나 교육에는 지원이 어느 정도 뒤따르고 있으나 사회보장면은 많이 뒤떨어진 편이다.

하지만 최근 교육의 질적 발전을 위한 개혁이 크게 이루어지고 있고 동시에 사회보장제도의 주요 법률이 제정 · 집행되고 있어 앞으로 이들의 내용을 계속 충실히 해나가야 할 것이다.

3) 계층별 유형

기획의 내용이 정책적인 성격의 것인지 또는 사업적인 성격의 것인지에 따라 구분하는 것이며, 따라서 내용이 보다 가치성, 일반성을 띤 것은 정책기획이고 보다 특정한 성격을 띤 것은 사업 또는 운영기획이라고 할 수 있다.

(1) 정책기획

정부의 광범위하고 기본적인 방침을 설정하는 종합적 · 포괄적 기획으로서 정부기관의 모든 부문에 영향을 미치며 입법적 성격을 지닌다. 일반적으로 새로운 입법을 하거나 기존법의 수정을 포함하는 정부활동을 다루는 것이다. 행정수반 차원에서 이루어지는 전략적 기획으로서 가치성 · 일반성을 띤다.

(2) 운영기획(사업기획, 행정기획)

정책기획의 하위기획이며 구체적 · 세부적 · 사업적 성격을 띤다. 기존정책의 테두리 내에서 정부기관에 의하여 이용될 절차나 구현될 특정목표를 준비하는 것이다. 우리나라 정부부처의 주요업무계획, 주요업무시행계획 등을 들 수 있다.

4) 기타 유형

① 지역별 유형으로서 전국기획과 지역단위 기획으로 나눌 수 있다.

② 이용빈도별 유형, 즉 1회성이냐 반복적이냐를 기준으로 단용기획(세무사업계획, 예산 등), 상용기획(규칙, 방침 등)이 있다.

③ 고정성 여부에 따른 유형으로 고정기획과 연동기획이 있다. 고정기획은 기획의 집행시기와 끝나는 시기가 고정되어 있는 기획을 의미하며, 연동기획은 매년 기획내용을 수정 · 보완하고 기획기간을 계속해서 1년씩 늦추어 가면서 동일한 연한의 기획을 유지해나가는 기획이다.

5. 보건기획의 원칙

1) 목적성의 원칙

보건기획은 그 실시과정에 있어서 비능률과 낭비를 피하고 그 효과를 높이기 위해 명확하고 구체적인 목적이 제시되어야 한다. 기획의 분명한 목적설정은 기획과정의 일관성을 확보하는데 우선 기여한다.

2) 단순성의 원칙

보건기획은 간단 명확하여야 하며 가능한 한 난해하고 전문적인 술어는 피해야 한다. 그래야 일반국민의 광범위한 이해와 협조를 얻을 수 있다.

3) 표준화의 원칙

보건기획의 대상이 되는 예산, 서비스 및 사업방법 등의 표준화를 통하여 용이하게 보건기획을 수립하여야 한다. 기획대상의 표준화는 기획과정에서의 의사소통을 원활하게 하여 성공적 기획집행에 기여한다.

4) 신축성의 원칙

유동적인 보건행정 상황에 대응하여 수정될 수 있도록 작성되어야 한다. 미래의 환경을 정확히 예측하여 기획을 수립하기란 사실상 불가능하기 때문에 유동적인 환경과 상태에 대하여 융통성과 탄력성을 가지고 필요에 따라 수정될 수 있어야 한다.

5) 안전성의 원칙

보건기획은 소기의 목적을 달성하기 위하여 고도의 안전성이 요구된다. 즉 빈번한 보건기획의 수정은 피해야 한다. 기획에 대해 융통성은 가져야 하지만 지나치게 빈번한 수정은 기획자체를 무의미하게 만들 수 있다. 따라서 기획의 수정은 본래의 기획에서 크게 벗어나지 않는 범위여야 한다.

6) 경제성의 원칙

보건기획의 작성에는 막대한 물적, 인적자원과 시간이 소요되므로 가능한 한 현재 사용 가능한 자원을 활용하도록 한다. 기획은 최소의 투입으로 최대의 목표를 달성 할 수 있도록 작성되어야 한다. 기획수립에 지나치게 많은 자원이 투입된다면 기획을 위한 기획이 될 수밖에 없다.

7) 장래예측성의 원칙

보건기획에 있어서 예측은 그 달성 여부에 결정적인 영향을 미치므로 그것은 어디까지나 명확할 것이 요구된다. 기획은 장래를 예측할 수 있도록 작성되어야 한다.

8) 계속성의 원칙

기획은 조직전체에서 하나의 흐름이고 과정이기 때문에 조직의 계층에 따라 연결되고 계속되어야 한다. 즉 기획은 반드시 하위계층으로 내려감에 따라 구체적이고 세분된 기획으로 분류되어 조직단위별로 업무가 배분되어야 한다(문재우 등, 2008). 계속성(계층성)의 원칙이 지켜지지 않을 경우 머리와 손발이 따로 행동하는 꼴이 될 가능성이 크다.

Ⅱ 보건기획과정

기본적으로 기획과정은 정책결정의 경우와 같다고 할 수 있으나, 여기서는 정책결정이 이루어진 후 이의 구체화를 위한 것이므로 미래의 예측과 목표의 설정, 정보의 수집 · 분석, 대안의 작성 · 평가, 끝으로 최종대안의 선택 등으로 구분하는 것이 적절하다고 보여진다.

그림 10-2

기획의 과정

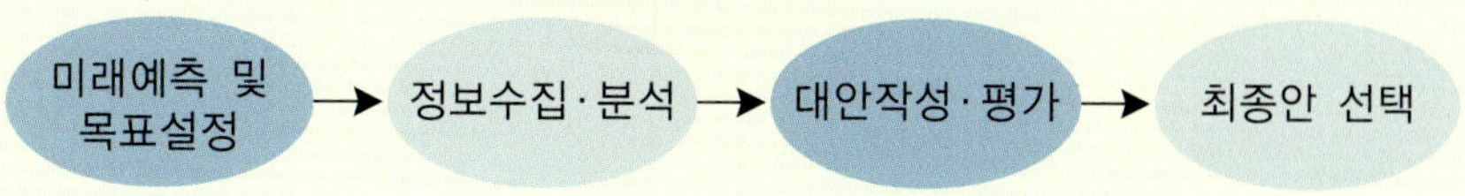

1. 미래예측 및 목표설정

예측이란 과거와 현재에 대한 정보를 수집하고 그것을 분석하여 미래에 대하여 추정하는 것을 말한다. 양질의 보건행정 서비스를 위해서는 적절한 시설과 인력, 장비, 물자 등을 준비해야 되기 때문에 미래 보건행정 수요에 대한 예측은 중요하다. 예측은 상황분석과 장기추세분석 등을 통하여 이루어질 수 있는데 상황분석은 기획대상에 대한 상황진단 및 문제의 성격파악 등 지역사회진단(community diagnosis)을 통하여 이루어진다. 상황분석을 위해서는 주어진 상황을 올바르게 파악하여야 하며, 관계되는 자료를 과학적으로 분석해야 하고 조사연구나 전문가의 의견을 참고해야 한다. 상황분석을 위해서 사용되는 자료들로는 인구 분석자료(인구증가율, 인구추계) 및 건강실태 분석자료(사망률, 유병률, 발생률, 평균수명, 활동제한일수 등) 등이 있다.

미래를 예측하는 방법으로는 ① 가장 비과학적이라고 할 수 있으나 담당자나 기관장이 직관·통찰력 등 초합리적인 것에 의존하여 예측하는 방법, ② 전문가들에 의한 예측으로 Delphi 방법, ③ 계량적방법 등이 있다. 계량적 방법은 가장 논리적이고 경험적인 것으로 간주되고 있으나 이용되는 기초자료, 전제(premise) 등이 문제이며 반드시 수식만 보고 믿어서는 오도될 위험성이 있다.

기획의 목표는 사람들의 미래에 대한 소망을 반영하고 있다. 목표는 일반적으로 추상적이고 불분명한 상태에서 실현 가능한 목적으로 구체화하는 과정이다. 목표는 조직의 모든 노력이 집중되는 표적이다. 현황 분석 및 장래추세의 예측에서 파악된 문제점과 자료의 제약 등을 고려하여 전반적인 보건행정의 정책목표를 설정하고 보건정책의 기초방향을 정립하여 정책수단을 발전시키는데 지침으로 삼도록 한다.

Delphi

Delphi는 1948년 RAND연구소의 Gordon과 Helmer가 개발한 장기 예측 방법이다. 즉 미래에 대한 예측 또는 시나리오를 주고 설문형태로 작성하여 전문가들로부터 개별적인 의견은 수집하고, 이 결과를 요약하여 다시 전문가들에게 피드백함으로써 의견을 수정할 기회를 주고 마지막으로 다시 종합하여 최종적인 예측을 하는 기법이다.

2. 정보의 수집 · 분석

목표가 설정되면 미래의 목표를 달성하는데 문제점을 파악하고 장애요인을 규명하는 것을 말한다. 관련된 사항의 정보를 수집 · 분석하는데 있어 제일 큰 문제는 정확한 통계치를 얻는 것이다.

기획대상에 관한 지식과 정보를 수집하여 해결하려는 문제와 어떤 상호 관련성이 있는 지를 분석한다. 문제해결을 위한 미래의 상태, 필요성 그리고 목적달성을 위한 제약요건을 고려하지 않고서는 합리적인 대안 도출이 불가능하다. 따라서 이를 극복하기 위해서 자료의 수집, 분석기술, 정보처리 등이 매우 중요하며 계량적인 분석과 질적인 분석을 통하여 결과를 사전에 어느 정도 예측할 수 있다.

3. 대안의 작성 및 평가

기획은 구체적인 활동의 순서를 사전에 정하는 것이므로 정책과 달리 가용자원이 실제로 동원 · 배분되어야 하는 것이다. 물론, 처음에는 적극적으로 자원이 필요할 때는 더 동원할 수 있는 것을 전제로 하여 출발할 수도 있으나, 마지막 대안의 작성 · 평가단계에 가서는 이를 재검토하게 되고 이에 대한 고려 · 제약을 받게 되는 것이 실제의 기획에서 흔히 볼 수 있는 현상이다. 주의할 것은 이러한 대안의 평가에 있어 자칫하면 측정이 가능하고 쉬운 양적인 것에 치우쳐 보다 중요한 질적인 것이 경시되기 쉽다는 것이다. 그러므로 질적인 것이 경시되지 않도록 특별히 유의하여야 한다.

일반적으로 대안의 작성 및 평가단계에서는 실현가능성, 형평성, 효과성, 능률성 등을 고려하기 때문에 이 단계에서 계량적인 통계기법이 가장 많이 활용된다.

4. 선택

기획과정의 마지막 단계는 최종안을 선택 · 결정하는 일이다. 불확실성으로 인해 최적대안의 선택은 쉽지 않다. 경제적 합리성 뿐만 아니라 실현가능성과 확실성의 확보,

예산의 뒷받침, 지역사회 주민이나 국민의 지지와 같은 정치적 합리성을 고려해야 한다.

최종안의 선택에 있어서 직관이나 개인적 · 주관적 가치판단을 가능한 한 배제하여야 하며, 최고관리층이나 상급자의 영향을 살피기보다는 공익이나 객관적 기준에 충실해야 하고, 비현실적인 최적대안보다 만족화 기준에 부합될 수 있는 현실적인 대안을 선택해야 한다. 현실가능성에 대한 충분한 검토가 있어야 하고, 계획의 신축성에 대한 고려가 있어야 한다.

여기서 중요한 것은 기획안이 누구의 이익을 위한 것인가 하는 고려이다. 책임정치가 고도화된 선진국에서는 문제가 없겠으나 우리나라와 같이 아직 책임정치가 높지 못하고, 대통령에 의해 임명되는 경우가 많은 책임자는 대통령의 의도에 지나치게 영합하여 정책이 부실하게 되는 경향을 갖게 될 수도 있으므로 대통령, 유력한 정치인의 영향을 지나치게 받아서는 안 된다.

Ⅲ 성공적인 보건기획의 요건

기획은 미래에 대한 행동노선의 합리적 선택과 실천과정이다. 이 과정에는 필연적으로 기득권 유지를 위한 저항과 현실적 어려움이 발생하기 마련이다. 특히 보건의료분야의 기득권은 다른 분야보다 더 응집되어 움직이고 보다 더 민감한 반응을 보이는 경향이 있다.

예를 들어, 건강증진사업의 경우 그 효과성은 매우 다양하다. 그러나 건강증진사업의 성공은 사업을 실행하기 이전 단계인 기획에 달려있다. 주로 기획과정을 통하여 잘 계획된 사업이 가장 성공적이 될 수 있다.

반면, 바람직한 기획을 제약하는 요인으로는 미래의 불확실성, 기획의 경직성, 매몰비용, 시간과 경비, 행정적 · 정치적 요인들이 있을 수 있는데 이를 좀 더 세분화하여 기획수립단계, 기획집행단계, 행정적 · 정치적 요인으로 구분하여 살펴보고 바람직한 기획요인을 설명하고자 한다.

1. 보건기획의 제약요인

1) 기획수립상의 제약요인

(1) 기획목표설정상의 갈등과 대립

기획목표의 설정에는 기획당사자와 이해당사자간의 이해대립, 정치적, 경제적 요인 등의 작용으로 명확한 목표설정이 어렵다.

(2) 미래예측의 곤란성, 비용과 시간

인간능력의 한계로 미래에 대한 정확한 예측이 곤란하며, 예측자체가 불확실하다면 효과적이고 건전한 계획을 세울 수 없게 된다. 또한, 모든 기획에는 비용이 뒷받침 되어야 실효성을 거둘 수 있으며, 많은 시간이 소요된다는 것이다.

(3) 자료 · 정보의 부족과·부정확성

정보자료의 중요성에도 불구하고 계획의 수립과 분석은 한계가 있으며 정확한 자료의 입수가 어렵고, 개발도상국의 경우 정보가 왜곡되거나 변질되는 경우가 많다.

(4) 개인적 창의력 위축

기획이 지나치게 포괄적이고 세부적인 경우와 기획의 과정이 집권적인 경우에는 일반직원이나 감독자의 창의력을 저해하게 된다.

(5) 기획의 그레샴의 법칙

특별한 노력이 요구되지 않은 정형화된 기획에 주력하고 비정형적인 기획을 기피하는 경향이 있다.

그레샴 법칙

'악화가 양화를 구축한다'는 그레샴(Gresham) 법칙이 여러 정책결정이나 기획에 적용 또는 반영되는 현상을 말한다. 불확실하거나 전례가 없는 상황에서 쇄신적이고 발전지향적인 비정형적 결정이 이루어져야 하나 현실적으로는 정형적이고 전례를 답습하는 기획이 우선적으로 행해지는 현상을 말한다.

2) 기획집행상의 제약요인

(1) 기획의 경직성

일단 수립된 기획은 경직성으로 말미암아 새로운 사태가 발생하여도 관계당사자의 압력으로 인해 기획을 수정하는 것은 곤란하다. 경직성은 융통성 없는 행정을 초래할 수 있는 바, 변동하는 사회에 대한 적응력도 약하게 된다.

(2) 이해관계자의 저항

기획의 집행에 대해 일부 국민이나 관료로부터 이해관계로 인한 저항, 반발이 발생될 수 있다.

(3) 즉흥적 · 권위적 결정에 의한 빈번한 수정

최고관리층이 전임자의 기획을 법적 구속력이 없다는 이유로 즉흥적 · 권위적 결정에 의해 빈번하게 수정되는 경우가 많다.

(4) 자원배분의 비효율성

한정된 자원의 배분이 행정수요의 우선순위에 따라 이루어져야 하는데, 각 행정조직 단위간의 대립 · 갈등으로 왜곡되면 계획집행에 차질이 생긴다.

3) 정치적 · 행정적 제약요인

(1) 기획능력 부족

후진국의 경우 기획에 관련된 경험의 부족과 기술의 낙후성으로 기획요원의 능력이 부족한 경우가 많다.

(2) 번잡한 행정절차 및 행정조직의 비효율성

신생국의 경우 red tape(문서주의, 관료적 형식주의), 비합리적인 사무처리 절차 등으로 기획을 저해하고 있다. 또한 효율적인 행정조직의 결여는 발전기획을 저해한다.

(3) 조정의 결여

신생국의 경우 여러 행정기관의 발전기획이 상호조정 되지 않음으로써 합리적인 사업계획의 집행이 저해되고 있다. 특히 정부기관의 확산은 더욱 조정을 어렵게 하며, 빈번하고 무원칙적인 행정기구개혁은 오히려 기획의 집행을 저해하고 있다.

(4) 기획과정의 참여부족

신생국의 경우 기획과정의 참여가 제대로 이루어 지지 않아 대내외적으로 기획에 대한 동의 내지 적극적 협조를 받지 못하고 있다.

2. 보건기획의 성공요인

기획이 성공적으로 수립되기 위한 요건을 살펴보면 다음과 같다.

① 기획은 변화 지향적이고 목적 지향적이며 의식적이어야 한다.

② 몇 개의 서로 연관된 기획은 기능적인 조화를 이루어야 한다. 기획 작업 이전에 기획의 과정과 목표, 방법에 대한 합의를 이루어야 한다. 그리고 장기기획은 단기기획과 통합되어야 한다.

③ 기획의 목표와 목적이 명백하게 제시되어야 한다. 장래에 대한 전망이나 바람직한 목표를 설정하는 데는 여러 가지 의견 상충이 있을 수 있다. 서로의 의견을 수렴하고 이를 명확히 하는 데 많은 시간을 투자하여야 한다. 또한 기획수립은 누구라도 이해할 수 있도록 명확해야 한다.

④ 논리적으로 볼 때 기본기획은 전체적인 것이어야 하므로 이들 기본기획은 최고경영층에서 수립되어야 한다. 그리고 모든 상급관리자는 기획수립에 있어서의 장애를 제거해 주고, 그의 부하들이 기획을 수립할 수 있는 분위기를 만들어 주어야 한다. 기획수립에는 조직전체가 기획의 과정에 참여하여야 한다. 특히 실제사업수행자의 의견을 충분히 반영하여야 한다.

⑤ 기획의 범위(공간적, 시간적)를 정하여야 한다. 경험이 부족한 경우는 처음부터 포괄적이고 종합적인 기획을 하기보다는 부분적 기획부터 단계적으로 접근하는 것이 바람직하다. 또 모든 사업을 대상으로 하기보다는 가장 필요가 크고, 사업효과가 큰 전략적 부분부터 시작하는 것이 좋다.

⑥ 기획수립을 뒷받침할 수 있도록 조직이 구조화되어야 한다. 즉 직무가 적절히 분할되고 권한이 명확히 위양되었을 때, 관리자들은 자신의 권한과 책임하에서 기획을 효율적으로 수립할 수 있을 것이다.

⑦ 기획은 간단하고 구체적이되 과학적인 근거에 기반 하여야 한다. 과학적인 근거가 없는 사업이 단순히 기획가의 선호나 주민의 요구에 따라 실시되어서는 안된다. 보건의료분야는 효과가 입증되지 아니한 많은 기술이 범람하고 있으므로 주의가 요망된다.

제 11 장

인적자원관리

지금까지는 주로 공공부문에서는 인사행정(personnel administration), 사기업에서는 인사관리(personnel management)라는 이름으로 인력을 관리하고 있다. 하지만 요즘 들어 이를 좀 더 적극적으로 해석하여 인적자원관리(human resource management)라는 개념으로 이해하는 경향이 강하다. 인적자원관리는 물적 자원에 대비되는 인적 자원을 개발하고 지원하는 기능 등을 포함하는 적극적이고 보다 광범위한 개념이라고 볼 수 있다. 따라서 인적자원관리란 기존의 인사행정과는 달리 급속도로 변화하고 있는 외부환경을 적극적으로 수용하면서 채용, 보직관리, 교육훈련, 인사교류, 근무성적평정, 보수, 복무관리 등 인사행정의 주요기능이 유기적으로 연결된 종합적 전략으로서 인적자원을 관리하는 개념이라고 볼 수 있다. 여기서는 주로 공무원의 인적자원관리를 중심으로 살펴본다.

Ⅰ 인적자원의 충원 방식

1. 엽관 · 정실주의(spoils · patronage system)

1) 의의

본래 정실주의(patronage system) · 엽관주의(spoils system)라고 하는 말은 이어동의(異語同意)로 사용되는 것으로서 모두 사람을 임용하는데 그 기준을 사람이 지니고 있는 자격 · 능력에 두는 것이 아니고 인사권자의 혈연 · 지연 · 학연 · 정당관계 등 귀속적인(ascriptive) 기준에 두고 하는 것을 의미한다.

엽관주의는 정치적 정실(정당에 대한 충성도 및 공헌도)에 의하여 관직임용을 하는 제도이다. 엽관주의라고 하는 말은 미국에서 나온 것으로 spoils라고 하는 말은 전리품을 의미한다. 즉 선거에서 이긴 정당이 공직을 전리품으로 나누어 가지는 것을 의미한다.

정실주의는 정치적 정실, 혈연, 지연, 학연, 개인적 친분 등 실적 이외의 요인을 고려하여 관직임용을 하는 제도이다. 이는 영국에서 발달한 제도로서 1688년 명예혁명 이후부터 1714년 하노버 왕조에 이르면서 군주의 절대권력에 맞선 의회 · 정당제도와 함께 설립 · 발달되었다. 이에 관료는 군주의 개인적 심복이 아니라 의회 · 정당의 사용인으로서 변화되었다. 이는 결국 총애하는 신하와 반항하는 의회를 달래기 위해 고위관직이나 고액연금 등을 지급하던 기존의 은혜적 정실주의에서 정치적 정실주의로의 변화를 가져왔다.

엽관주의는 미국에서 처음으로 인사행정에 도입되면서 선거에서 승리한 정당이 공직의 광범위한 경질과 교체를 가져온 반면, 정실주의하에서의 영국에서는 대대적인 교체가 없었고 일단 임용되면 종신적 성격을 띠어 신분이 보장되었다는 점에서 양자간의 차이가 있다.

엽관주의와 정실주의는 오늘날 동일한 뜻으로 통용되고 있으나 정실주의가 정치적 요인(정당관계)을 중요시하는 엽관주의보다 넓은 개념으로 이해할 수 있다.

2) 발달배경

(1) 민주정치의 발전

미국에서 엽관주의가 성립한 요인은 공직의 특권화 방지를 위한 잭슨 민주주의 발전이다. 미국의 7대 대통령 잭슨(Jackson)은 자신을 지지해준 대중에게 공직을 개방하는 것이 행정의 민주화를 위하여 필요하다고 믿었고 이를 실천하였다. 잭슨의 대통령선거 당시 유명한 공약(1829)은 '글을 아는 자는 나의 선거에 조력하라, 당선시 공직을 주겠다'였다.

(2) 정당정치의 발달

지도자에게 정당의 유지와 당원의 통솔 등 충성심을 확보하고 활용하기 위해서 엽관주의가 필요하였다.

(3) 정부행정의 단순성

19세기 초반에는 업무자체가 단순하였으므로 정당에 의한 임용이 가능하였다. 이 당시는 자본주의가 순조로이 발전하며 사회경제적 활동은 그야말로 보이지 않는 손에 의해 자율적으로 조정되는 시대였다. 따라서 정부의 기능은 법질서의 유지에 국한되고 있었으며 복잡성을 띠지 않아서 전문행정가가 아니더라도 정치적임용으로 행정업무가 가능하였다.

3) 장 · 단점

엽관주의의 장 · 단점을 살펴보면 다음과 같다(강성철 등, 2008; 하상군, 2005).

(1) 장점

① 엽관주의는 특권적인 정부관료제를 일반대중에게 공개함으로써 민주정치의 발달과 행정의 민주화에 공헌한다.

② 정당에 대한 공헌도나 충성도를 임용기준으로 삼음으로써 정당의 대중화와 정당정치의 발달에 공헌한다.

③ 선거를 통하여 집권한 정당에 정부관료제를 예속시킴으로써 국민의 요구에 대한

대응성을 향상시키고 정치적 리더십을 증진시킨다.

④ 국민에 의해 선출된 정치지도자의 국정지도력을 강화해줌으로써 국민의 지지를 받는 선거공약이나 공공정책의 실현을 용이하게 해준다. 오늘날까지도 엽관제가 많은 폐단이 있음에도 불구하고 여전히 중요시되는 이유는 바로 정권교체시 강력한 정책추진이 가능하다는 점 때문이다.

(2) 단점

① 엽관주의는 소수의 간부에 의한 정당의 과두적 지배를 촉진하여 공직의 사유화, 상품화 경향을 야기함으로써, 매관매직이나 뇌물수수 등의 정치적, 행정적 부패를 초래한다.

② 사회가 복잡해지고 다원화되어 감에 따라 행정업무의 처리에도 전문성과 능률성이 요구되기 시작하였으나, 엽관주의는 능력 이외의 요인을 임용기준으로 하기 때문에 이러한 변화에 대응하지 못하고 행정의 비능률성을 야기한다.

③ 정권이 바뀔 때 마다 대규모의 인력교체가 일시에 이루어지게 되어 행정의 계속성, 일관성, 안정성이 훼손된다.

④ 정권창출에 공헌한 사람들을 임용하기 위하여 불필요한 관직을 증설하게 되며 따라서 재정상의 낭비를 가져온다.

⑤ 공직에의 취임이나 신분의 유지가 전적으로 소속정당이나 집권자에 대한 충성에 의존하므로 행정의 공정성을 보장할 수 없다.

⑥ 자본주의가 발달하고 사회가 다원화됨에 따라 정당의 국민 대표성이 약화되어 더 이상 특정한 정당이 국민의 전체적인 이익을 대변하기 어렵게 되었다. 자칫 소수 정당 간부들이 특수이익을 위한 도구로 전락시킬 우려가 있다.

4) 평가

실적주의의 등장으로 엽관주의에 의한 임용은 상당히 약해졌다. 하지만 여전히 엽관주의는 모든 정부에서 지속되고 있다. 엽관주의의 지속은 역설적으로 엽관주의를 극복하기 위해 발전된 실적주의의 부작용에 기인한다. 즉 실적주의에 따른 강력한 신분보장으로 직업공무원들은 점차 관료주의화 되어갔으나, 반대로 국민에 의하여 선출된 정치지도자와 집권당의 관료에 대한 통제력은 점차 약화되어 갔다.

따라서 엽관주의는 선거를 통하여 국민에게 책임을 지는 선출직 정치지도자들의 직업공무원들에 대한 통제를 용이하게 해준다. 국민에 대한 관료적 대응성을 높이기 위한 수단으로 엽관주의는 계속 필요하다. 그러나 오늘날 엽관주의는 종래와 같이 광범위하게 이용되지는 않으며 정책결정을 담당하는 고위직이나 특별한 신임을 요하는 직위 등에 한해 한정적으로 허용되고 있다.

2. 실적주의(merit system)

1) 개념

실적주의(merit system)는 공직임용의 기준을 당파성이나 정실, 혈연, 학벌, 지연 등이 아닌 개인의 능력, 자격, 실적에 두는 제도를 의미한다. 엽관주의의 병폐를 극복하기 위해 도입된 실적주의는 반엽관주의라는 소극적 성격을 띠고 주관적 요인을 완전히 배제하려는데 초기의 목적이 있었다. 그러나 실적주의가 본격적으로 도입되면서 합리적이고 공정한 인재선발을 통한 과학적 인사행정을 행하여 직업공무원제도를 확립하기 위한 기반이 되었다.

2) 발달배경

반엽관주의의 개혁운동은 영국에서 먼저 일어났다. 영국의 개혁운동은 1853년 Sir Charles E. Trevelyan과 Sir Stafford Northcote의 공무원재편성에 관한 보고서가 국회에 제출되면서부터 시작되었다. 공무원제도 개혁운동은 1855년 제1차 추밀원령(樞密院令)에 의해 독립적인 인사위원회 창설과 시험제도의 수립을 보게 되었다. 그리고 제2차 추밀원령에 의해 1870년 공개경쟁시험 도입, 계급의 세부적인 분류, 재무성의 인사권 강화 등이 확립되었다. 하지만 실적제는 영국에서는 상대적으로 크게 발달하지 못하였으며 늦게 시작된 미국에서 더욱 크게 발전하였다.

미국의 엽관주의는 1840년대 이후 그 병폐가 심화되어 갔으며 1860년대부터 공무원제도의 개혁이 주장되기 시작하였다. 1883년 실적주의에 입각한 인사제도를 확립하게 된 펜들튼법(Pendleton Act)으로 결실을 보게 된다. 따라서 미국의 실적주의는 1883년부터 시작되었다고 볼 수 있다.

펜들튼법의 주요 내용으로는 ① 엽관제의 가장 큰 폐단인 공무원의 정치활동을 금지하는 정치적 중립 강조, ② 공개경쟁시험을 통한 유능한 인재 충원, 선발의 공정성과 객관성 유지, 제대군인에 대한 특혜제공을 통해 국가에 대한 충성심 확보, ③ 엽관주의 인사의 불공정성, 정치적 인사 폐해를 방지하기 위한 초당파적이고 집권적인 중앙인사행정기관의 설치, ④ 조건부 임용(시보)을 통해 공직자로서의 적격성 여부 파악, ⑤ 유능한 인재확보를 위한 민간과 공공의 인사교류를 강조하였다.

3) 실적주의의 4대 속성(주요내용)

(1) 능력주의, 자격주의

공무원임용 등의 인사관리는 능력, 자격, 실적을 기준으로 하며 정실이나 당파성은 배제된다.

(2) 공직임용상의 기회균등과 공개경쟁시험

공직은 모든 국민에게 개방되어야 하고 성별, 신앙, 사회신분, 출신지역, 학벌 등에 의한 차별을 받지 않는다. 이러한 의미에서 공개경쟁시험은 필수이다.

(3) 정치적 중립

공무원은 어떤 정당이 집권하든지 당파성을 떠나 전문적 지식 · 경험에 의해 공평하게 봉사하고 특수이익이 아닌 공익(일반이익)을 추구해야 한다.

(4) 공무원의 신분보장

공무원은 법령에 저촉되지 않는 한, 부당한 정치적 영향력으로부터 신분위협을 받지 않아야 한다.

4) 장 · 단점

(1) 장점

① 실적주의의 기본원칙인 공개경쟁 시험제도를 통하여 공직취임의 기회균등이라는 민주적 요청을 충족시킨다.

② 실적을 기준으로 공무원을 임용하므로 행정능률의 향상에 기여한다.

③ 공무원의 정치적 중립을 요구하기 때문에 행정의 공정성을 보장한다.
④ 공무원의 신분을 보호해 주기 때문에 행정의 안정성과 계속성을 유지하고 나아가 전문적인 직업공무원제도의 수립에도 도움을 준다.
⑤ 실적주의는 엽관주의에서의 공직의 상품화를 근절시켜 정치 · 행정적 부패를 감소시킨다.

(2) 단점

① 인사행정에 정치적 간섭을 배제하고 정권교체에 의한 영향을 받지 않도록 하기 위해 공무원 신분을 보장하는 데만 치중한 나머지 인사행정을 소극적, 경직적, 비능률적으로 만들었다.
② 행정책임자가 적재적소의 인사배치를 통하여 업무를 효율적으로 처리하여야 하는 행정관리적 측면이 등한시 되었다.
③ 엽관 · 정실의 폐해를 극복하는데 급급한 나머지 인사관리의 과학성 · 기술성에 치중하였다. 이 결과 법규 · 절차 · 기준에 대한 위반 여부만을 따지게 됨으로써 목적보다 수단에 치중하는 지나친 형식화 · 경직화를 초래하였으며, 아울러 비융통성, 비인간성을 가지게 되었다.
④ 공무원의 지나친 보호주의는 결국 관료주의 · 관료의 특권화 및 보수화를 초래할 우려가 있으며 민주통제를 어렵게 한다.
⑤ 정치적 중립성을 정책에 대한 중립성으로 잘못 인식시킴으로서 정당이념 및 정책의 효과적인 집행에 곤란을 초래하였다.

5) 평가

현대의 국가는 실적주의를 요청하고 있지만 그렇다고 해서 100% 실적주의에 의한 임용을 최상의 것으로 생각할 수는 없다. 그 이유는 첫째, 어떤 조직체이건 모든 직원을 소위 실적에 따라서만 임명한다는 것은 불합리한 결과가 초래된다. 특히 고위직의 경우에는 엽관주의적 요소가 가미될 수밖에 없다. 둘째, 실적주의의 발달은 새로운 관료제의 대두를 보게 되었으며 이들에 대한 민주통제의 필요성은 더욱 커지고 있다. 셋째, 선진국 · 신생국을 막론하고 정책의 큰 변동을 가져올 때는 이에 찬동하는 고급공무원이 많이 필요하므로 평상시보다 많은 엽관주의에 의한 임명이 요구된다. 이러한 예는 미국의 뉴딜정책시와 우리나라의 정권교체시에 볼 수 있었다.

그림 11-1

실적주의와 엽관주의의 혼용

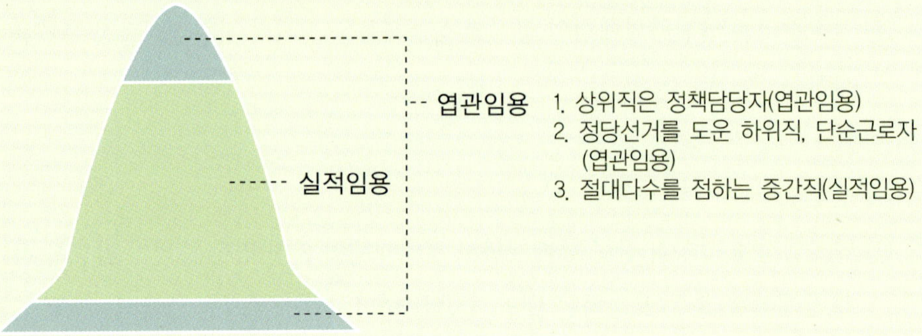

이상과 같은 이유로 엽관주의의 존속은 선진국에서도 불가결의 것으로 생각된다. 따라서 어느 정부의 경우에나 비율은 다르지만 엽관주의와 실적주의를 혼용하고 있으며 그림으로 표시하면 그림 11-1과 같다.

3. 직업공무원제(career system)

1) 개념

우선 직업공무원이라는 뜻을 보면 여기의 '직업공무원이란 정부에서 근무하는 것을 보람 있는(worth while) 생애라고 생각하는 공무원을 의미하며, 이러하기 위해서는 공직이 유능하고 젊은 남녀에게 개방되고 매력적인 것으로 되어야 하며 또한 승진의 기회가 열려져 있어 명예스러운 높은 지위에 올라 갈 수 있게 되어야 한다'라고 되어 있다. 직업공무원제는 원칙적으로 젊은 인재를 최하위 직급으로 임용하여 장기간에 걸쳐 근무하도록 하면서 단계적으로 승진시킨다. 응시자의 학력과 연령은 엄격히 제한되며, 선발기준으로는 전문적인 직무수행 능력보다는 발전가능성을 중시한다. 그리고 상위직급은 원칙적으로 승진에 의하여 충원되며, 외부로부터의 유인은 허용되지 않는다. 직업공무원제는 계급제와 폐쇄형 공무원제(closed system) 및 일반 능력가 주의를 본질적인 특성으로 한다.

오늘날 직업공무원제는 대체로 실적주의에 입각하여 왔다. 따라서 직업공무원제는 당연히 실적주의를 전제로 하는 것으로 인식되고 있으며, 실적주의와 같은 의미로 사용되기도 한다. 그러나 직업공무원제는 실적주의와는 개념적으로나 제도적으로 구별된다.

① 직업공무원제와 실적주의는 역사적 배경을 달리 한다. 유럽에서 직업공무원제는 절대군주국가시대부터 발달하기 시작하였으나, 실적주의는 19세기 후반에야 비로소 확립되었다. 반대로 미국에서 실적주의는 1880년대 후반에 확립되었으나, 직업공무원제는 1930년대 이후부터 논의되기 시작하였다. 미국의 공무원제도는 아직도 직업공무원제적인 성격이 약한 편이다.

② 실적주의는 정치적 중립을 주요 요소로서 포함하고 있으나, 직업공무원제는 독일이나 프랑스의 예에서 보듯이 반드시 정치적 중립을 요구하지 않는 나라도 있다.

③ 직업공무원제는 계급제와 폐쇄형 공무원제 및 일반 행정가 주의에 입각하고 있다. 이와는 대조적으로 실적주의가 확립된 미국의 공무원제도는 직위분류제와 개방형 공무원제 및 전문가주의에 입각하고 있다.

2) 직업공무원제의 특징

(1) 정치적 중립을 통한 행정의 안정성과 계속성

직업공무원제는 정권교체나 정쟁에 영향을 받지 않고 행정의 계속성 · 안정성 · 중립성을 확보함으로써 국가의 통일성을 유지할 수 있는 중요한 제도적 장치이다.

(2) 신분보장과 폐쇄형 계급제

직업공무원제는 계급제를 기반으로 폐쇄형 인력보충을 채택하고 있는 계급제 국가에서 특히 발달하였으며, 공무원의 신분보장이 확실하다는 것을 그 특징으로 한다. 즉 공무원을 최하위 직급으로 채용하여 장기간에 걸쳐 근무하면서 단계적으로 상위직으로 승진하며 조직의 중간계층에서 신규채용은 원칙적으로 허용되지 않고 상위직의 대부분은 내부승진에 의하여 채운다.

(3) 직업의식과 사명감 강조

직업공무원제는 관료의 공복의식(公僕意識)이나 사명감의 올바른 정립을 전제조건으로 한다. 직업공무원은 뚜렷한 전문직업 의식을 가지므로 일체감 · 단체정신 · 충성심이 강화되어 사기가 높아지며 공무원간, 집단간 협조나 조정이 원활할 수 있다.

(4) 장기적인 발전가능성과 잠재력 강조

채용 당시의 능력도 중요하지만 평생을 전문직업인으로 봉사하여야 하므로 장기적인 발전가능성이나 잠재력이 중요한 채용기준이 된다.

3) 직업공무원제의 수립요건

직업공무원제가 정착되려면 무엇보다도 먼저 실적주의를 확립함으로써 공개경쟁시험, 공무원의 정치적 중립, 신분보장이 이루어져야 한다.

(1) 실적주의의 확립

직업공무원제가 확립되고 발전하기 위해서는 그 기반으로 우선 실적주의가 확립되어 있어야 한다. 즉 공개경쟁시험, 정치적 중립, 신분보장을 내용으로 하는 실적주의가 되어 있어야 한다.

(2) 공무원에 대한 높은 사회적 평가

무엇보다 평생을 공직에 헌신하고 봉사하려면 공직에 대한 높은 사회적 평가가 있어야 한다. 사회적 평가는 공직에 따른 부가적인 혜택이나 음성적인 수입에 대한 것이 아니라 국가발전에 대한 공헌이나 공공봉사에 대한 것이어야 한다. 그래야 우수한 젊은 인재를 유치하고 장기간에 걸쳐 근무하도록 유인할 수 있다.

(3) 젊은 사람의 채용

될 수 있는 대로 학교를 갓 나온 젊은 사람을 채용하여 당해직렬의 상위까지 일생 동안 승진할 수 있게 하여야 그들이 일생 근무할 가능성이 많아진다.

(4) 훈련 · 승진 · 전보를 통한 능력의 발전

공무원들이 가지고 있는 소질을 재직자 훈련, 전보, 승진 등을 통해 발전시켜 주어야 하고 그들의 소질, 능력, 흥미와 일치되는 직책을 담당케 하여야 한다.

(5) 다양한 동기부여 방안 마련

공무원이 생활에 대한 불안감 없이 근무할 수 있도록 유도하기 위해서는 신분보장제도와 함께 적절한 수준의 보수와 연금제도 등이 마련되어야 한다.

(6) 공무원의 직급별 수급계획

정부는 인사의 불공평, 침체를 방지하기 위해서 직급별 수급계획을 세워야 한다. 이러한 계획을 세우려면 이직률, 공무원의 연령구조, 직급별 평균체제연수, 정부의 업무계획 등을 파악해야 한다.

4) 장 · 단점

(1) 장점

① 공무원의 장기근속을 장려하여 행정의 안전성, 계속성을 유지해 준다.

② 정권교체나 정쟁에 의한 영향을 받지 않고 행정의 중립성, 안정성, 계속성을 확보함으로써 국가의 통일성을 기할 수 있다.

③ 유능한 인재를 공직에 유치하는데 도움을 준다.

④ 공무원의 성장과 발전의 동기부여가 촉진되며, 더 나아가 성공감의 충족과 사기 및 능률의 제고에 도움을 준다.

⑤ 직업공무원은 뚜렷한 전문직업 의식을 가지므로 단체정신, 충성심이 강화되고 공복으로서의 사명감, 봉사정신이 강하며 사기가 높다.

(2) 단점

① 외부의 전문가 양성 및 확보가 곤란하다. 직업공무원제는 일반행정가 양성이 목적이므로 전문성이 약화되기 쉽고, 하위직으로부터 상위직으로 승진함을 원칙으로 하고 있기 때문에 행정의 전문화를 저해하게 된다.

② 동태적 환경에 적응력이 약하고 변동 · 발전에 대하여 무관심하여 저항하는 경향이 있으며 이로 인해 공직사회의 침체화를 가져올 수 있다.

③ 자격요건(학력, 연령 등)의 엄격한 제한은 공직임용에의 기회균등을 저해하여 민주주의적 평등원칙에 위배된다.

④ 공직자에 대한 민주적 통제를 어렵게 하여 특권집단화, 관료주의화를 초래할 우려

가 있다.

⑤ 공무원이 정부에서만 필요한 인력으로 육성되므로 정부에서만 필요한 직업인으로 굳어져 쉽게 직업전환이 어렵다.

5) 직업공무원제도와 실적주의

최근 들어 직업공무원제 성격이 강한 나라에서는 실적주의 요소를 강화하고, 실적주의가 수립된 미국에서는 직업공무원제 성격을 가미하는 형태로 점차 상호접근해 가고 있다.

이와 같이 상호접근해 가는 이유는 인적자원관리의 이상이라고 할 수 있는 장기근무 및 실적인사와 대응성, 책임성의 향상이라고 하는 것을 통합하여 동시에 추구하자 하는 데 있다. 직업공무원제도와 실적주의의 공통점과 차이점을 기술하면 표 11-1과 같다.

표 11-1

직업공무원제와 실적주의 비교(상호접근 추세)

구 분	직업공무원제	실적주의
– 국가	• 영국, 독일, 프랑스, 일본	• 미국, 캐나다, 필리핀
– 사회배경	• 농업사회	• 산업사회
– 공직분류	• 계급제	• 직위분류제
– 중점	• 인간중심	• 직위중심
– 승진	• 폐쇄형	• 개방형(외부인재의 유입)
– 급여	• 생활급	• 직무급
– 인사배치	• 인사배치의 신축성	• 인사배치의 비융통성(인사행정의 소극성)
– 행정인	• 경력중시(일반행정가)	• 경력무시(전문행정가)
– 모집방법	• 계급의 최하위 모집	• 모든 직급별 모집
공통점 : 정치적 중립, 자격이나 능력에 의한 인사행정 운영, 신분보장, 공개경쟁시험(공직취임에의 기회균등)		

Ⅱ 공직의 분류

수많은 공무원을 대상으로 효율적인 인사행정을 하려면 어떤 기준에 의해 분류되어야 한다. 어느 나라나 일정한 기준에 의해 공무원 또는 직위를 분류하고 있다. 여기서는 우선 경력직과 특수경력직의 분류(국가공무원법상의 분류기준)를 논하고 그 다음 경력직 중 주로 일반직의 분류방법인 직위분류제와 계급제를 논하고자 한다.

1. 경력직과 특수경력직 공무원

1) 경력직 공무원

(1) 개념

경력직공무원이란 실적과 자격에 따라 임용되고 그 신분이 보장되며 평생 동안(근무기간을 정하여 임용하는 공무원의 경우에는 그 기간 동안) 공무원으로 근무할 것이 예정되는 공무원을 말한다.

(2) 종류

① 일반직공무원

기술 · 연구 또는 행정 일반에 대한 업무를 담당하는 공무원으로 직업공무원의 주류를 이룬다. 일반직공무원은 1급부터 9급까지의 계급으로 구분하며, 직군(職群)과 직렬 (職列)별로 분류한다. 다만, 고위공무원단에 속하는 공무원은 그러하지 아니하다

② 특정직공무원

법관, 검사, 외무공무원, 경찰공무원, 소방공무원, 교육공무원, 군인, 군무원, 헌법재판소 헌법연구관, 국가정보원의 직원과 특수 분야의 업무를 담당하는 공무원으로서 다른 법률에서 특정직공무원으로 지정하는 공무원

공무원의 분류

지방자치제를 실시하는 모든 나라는 임용주체나 소속에 따라 국가공무원과 지방공무원(미국은 연방공무원과 주 · 지방 공무원, 프랑스는 국가공무원 · 지방공무원 · 보건의료공무원)으로 분류하고, 다시 실적의 적용이나 신분보장 여부에 따라 공직을 분류한다. 미국은 임용형태에 따라 경쟁직 공무원(competitive service)과 제외직 공무원(excepted service)으로, 프랑스는 경력직 공무원과 비경력직 공무원, 영국도 경력직 공무원(established service)과 비경력직 공무원(non-established service), 일본은 일반직과 특별직으로 분류한다. 한국은 임용주체에 의하여 국가공무원과 지방공무원으로 나누고 실적주의의 적용과 신분보장의 여부에 따라 경력직 공무원과 특수경력직 공무원으로 분류한다.

2) 특수경력직 공무원

(1) 개념

경력직 공무원		특수경력직 공무원	
일반직	특정직	정무직	별정직

특수경력직공무원이란 경력직공무원 외의 공무원을 말한다. 즉 직업공무원제의 적용을 받지 않는 공무원을 말한다. 따라서 직업공무원처럼 신분이 철저히 보장되지 않으므로 평생 공무원으로 근무할 것이 예정되지 않고 정치적이거나 특수한 직무를 수행하기 위하여 임용되는 공무원이다.

(2) 종류

① 정무직 공무원

- 선거로 취임하거나 임명할 때 국회의 동의가 필요한 공무원
- 고도의 정책결정 업무를 담당하거나 이러한 업무를 보조하는 공무원으로서 법률이나 대통령령(대통령비서실 및 국가안보실의 조직에 관한 대통령령만 해당한다)에서 정무직으로 지정하는 공무원

② 별정직 공무원

비서관 · 비서 등 보좌업무 등을 수행하거나 특정한 업무 수행을 위하여 법령에서 별정직으로 지정하는 공무원을 말한다.

2. 직위분류제와 계급제

공무원을 개별적으로 일일이 다룰 수 없으므로 실적주의 및 장기근무 원칙의 적용을 받느냐에 따라 경력직과 특수경력직으로 구분하였다. 이와 같은 분류는 대부분의 직위가 실적주의의 적용을 받으므로 이 수많은 직위를 개별적인 대상으로 하여 인사행정을 할 수 없으므로 다시 이를 분류하고 있는데 직위분류제(position classification)와 계급제

(rank-in-person system)가 대표적이다.

기본적인 분류 기준은 인간을 중심(person-oriented)으로 하느냐, 직무를 중심(job-oriented)으로 하느냐 하는 것이다. 즉 인간을 중심으로 한다는 것은 개개공무원의 자격 · 능력을 기준으로 하여 계급(rank)으로 분류하는 것을 의미하며, 직무를 중심으로 한다는 것은 각 직위의 직무난이도와 책임의 경중도를 기준으로 하여 등급(grade)으로 분류하는 것이며 일반적으로 양 제도의 성격상 직위분류제의 경우 직급의 수가 계급제보다 많게 되어 있다.

현재 계급제를 주로 이용하고 있는 나라는 대체로 농업사회로부터의 오랜 관료제의 전통을 가진 나라들로서 프랑스, 독일, 일본 등이라고 할 수 있으며, 직위분류제를 주로 이용하고 있는 국가는 대체로 농업사회로부터의 관료제의 전통을 갖지 않고 산업화된 국가인 미국과 그의 문화적 영향을 받은 캐나다, 필리핀 등을 들 수 있다. 하지만 양자는 각각 장 · 단점이 있어 어느 나라나 실제에 있어서는 양 제도중 하나만 순수하게 이용하고 있는 것이 아니고 정도의 차이는 있으나 하나를 주요 기준으로 하고 다른 하나를 부분적으로 흡수하여 양자를 적절히 조정하여 이용하고 있다.

1) 직위분류제

(1) 의의

직위분류제란 공직을 '일 중심', 즉 직무의 종류와 곤란성 및 책임성의 정도를 기준으로 공직을 분류하는 제도를 말한다. 직위분류제는 앞서 설명한 농업사회로부터 관료제의 전통을 갖지 않고 산업화된 국가인 미국과 그의 문화적 영향을 받은 호주, 캐나다, 필리핀, 파나마, 뉴질랜드 등에서 운영하고 있다. 엽관주의의 폐해를 극복하고 실적주의가 강조되는 상황에서 과학적 관리론의 영향으로 합리적인 보수제도의 확립을 위한 직무분석, 직무평가가 촉진됨으로써 발전하게 되었다.

미국의 직위분류제

미국의 직위분류제는 시카고의 사기업에서 처음으로 채택되어 실시되었으며, 공공부문은 1912년 시카고 시정부에서 최초로 도입하여 실시하였다. 직위분류제가 미국에서 발전하게 된 이유는, ① 사기업에서는 과학적 관리운동의 영향으로 작업능률의 향상과 보수의 공평화를 위한 직무분석과 직무평가방법이 발달하였다. ② 엽관제에 의한 보수의 불평 등이 직위분류제를 발전시켰다(시카고 시정부에서 직위분류제를 택한 가장 큰 이유). ③ 직위분류제는 1910년대부터 1920년대까지 전개된 절약과 능률을 위한 대대적인 정부개혁운동의 일환으로 발달하였다. ④ 미국은 역사적으로 계급사회의 전통이 없었으며, 실적주의의 발전으로 인해 각 직책에서 요구되는 지식과 기술을 가진 사람의 채용을 강조하였다. 게다가 직위분류제는 기존 엽관제의 개방형적 요소를 지니면서 실적제를 정착 · 발전시킬 수 있다는 장점 때문에 공무원제도 개혁을 위한 미국 정치체제의 협상과 타협의 대상이 되었다.

(2) 직위분류제의 특성

① 직위분류제는 사회적 출신배경이나 학력에 관계없이 개인의 업무수행능력과 지식 · 기술을 중시하여 공무원을 채용한다.

② 직위분류제는 개방형 인사제도이다. 즉 직무를 수행하는데 적격자를 조직내부 뿐만 아니라 외부인사중에서도 찾는다.

③ 직위분류제는 노동의 분화를 기본으로 하여 일반행정가보다는 전문행정가를 선호한다.

④ 직위분류제는 직급과 등급이 직무의 책임도 · 곤란도를 기준으로 하므로 직위를 가지고 있는 사람들의 사회적 신분이나 지위를 나타내지 않아 상 · 하직 공무원간의 계급의식이 크지 않다(조계표, 2004).

⑤ 직위분류제는 직무분석과 직무평가를 통한 직무의 정확한 평가와 거기에 적합한 인물을 임용함으로 인사행정의 능률성과 합리화를 가져온다.

(3) 직위분류제의 구성요소

직위분류제를 어떻게 수립하느냐에 관해서 구체적으로 살펴보기 전에 직위분류제를 형성하는 기본 요소들을 이해하여야 한다.

이를 그림으로 간단히 표시하면 다음과 같이 나타낼 수 있으며, 이상적인 일반공무원의 직위분류제는 그림 11-2와 같은 형태가 된다.

(4) 직위분류제의 수립절차

① 준비작업 단계

직위분류를 주관할 기관을 선정하고 분류대상 직위를 결정한다. 대내외적으로 광범위한 민주적 참여하에 직위분류제의 수립을 위한 계획을 결정해야 한다.

② 직무조사(직무기술서 작성, collecting of job information)

직무조사는 분류될 직위의 직무에 대한 객관적 정보를 수집하고 기록하는 작업이다. 실제로 개개의 공무원이 수행하는 직무내용을 기술하는 것으로 공무원들에게 기술서를 배부하여 기입케 한다. 직무분석과 직무평가에 필요한 정보를 수집하는 단계이다. 이러한 직무조사를 위한 정보 수집방법으로는 대표적으로 질문지방법(questionnaire method),

표 11-2

직위분류제의 구성요소

직위(職位) position	1명의 공무원에게 부여할 수 있는 직무와 책임을 말한다. 일반적으로 직위의 수와 공무원의 수가 일치한다(직위분류제가 시작되는 가장 최소한의 기초가 되는 단위). 예 : 인사계장, 건강증진팀장
직급(職級) class	직위가 가지는 직무의 종류, 곤란성과 책임도가 상당히 유사한 직위의 군을 말한다. 따라서 직급의 수는 직위의 수보다 적다(동일한 직급에 속하는 직위에 대해서는 인사행정상 채용 · 보수 등을 동일하게 대우). 예 : 보건사무관, 행정주사
직렬(職列) series	직무의 종류가 유사하나 그 곤란도, 책임의 정도가 상이한 직급의 군을 말한다. 예 : 보건직렬, 의무직렬, 의료기술직렬 등
직류(職類) sub-series	동일한 직렬 내에서의 담당분야가 유사한 직위의 군을 말한다(임용시험의 내용을 결정하고 보직 관리를 하는 데 기준을 제시함). 예 : 행정직렬내의 '일반행정직류', '법무행정직류', '재경직류' 등
직군(職群) group	직무의 성질이 유사한 직렬의 군(집단)을 말한다(직위분류제의 가장 큰 단위). 예 : 기술직군=농업직렬+……+보건직렬+보건의료기술직렬+의무직렬 등
등급(等級) grade	직무의 종류는 상이 하지만 직무의 곤란도, 책임도와 자격요건이 유사하여 동일한 보수를 지급할 수 있는 모든 직위를 말한다. 계급제의 1~9급에 해당하는 것으로 직위분류제에서는 직책의 여하에 따라 여러 계층을 만들어 놓는데 이를 등급이라 한다.

면접방법(interview method), 관찰방법(observation method) 등이 있다. 직무조사에는 직무의 내용, 책임도, 곤란도, 자격요건 등에 관한 모든 자료를 수집하여야 한다.

③ 직무분석(job analysis)

직무조사에서 얻은 직무에 관한 정보를 토대로 직무를 종류별로 구분하는 작업을 직무분석이라 한다. 직무분석은 직무의 종류가 같거나 유사한 직위들을 묶어 직렬을 형성하고, 다시 동일하거나 유사한 직렬 등을 묶어 직군을 형성하는 작업이다.

④ 직무평가(job evaluation)

직무평가는 직위들을 각 직위가 내포하고 있는 상대적 수준 또는 등급별로 구분하는 방법이다. 같거나 유사한 직위의 직무라도 직무수행의 곤란성, 책임성, 복잡성 그리고 직무를 수행하는데 필요한 자격요건 등에 차이가 있을 수 있다. 이러한 차이를 기초로 하여 각 직위의 상대적 수준과 등급을 구분하는 작업이 직무평가이다. 이러한 직무평가의 대

그림 11-2

이상적인 일반공무원의 직위분류제

직 위	1인	
직 급	직무성질 : 유사 곤란도, 책임도 : 유사	→ 직위의 군
직 렬	직무성질 : 유사 곤란도, 책임도 : 상이	→ 직급의 군
직 류	직렬을 세분화 한 것	
직 군	직무성질 : 유사	→ 직렬의 군
등 급	직무성질 : 상이 곤란도, 책임도 : 유사	→ 모든 직위의 군

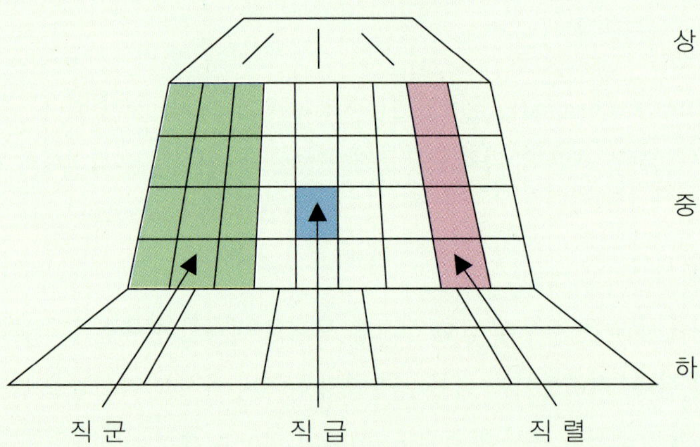

* 직급 · 등급은 수평적 단위, 직군 · 직렬 · 직류는 수직적 단위

표적인 방법으로는 서열법(ranking method), 분류법(classification method), 점수법(point rating method), 요소비교법(factor comparison method) 등이 있다.

표 11-3

직무분석과 직무평가의 비교

구 분	직무 분석	직무 평가
- 분류구조	• 직무의 종류에 따라 직군 · 직렬 · 직류별로 수직적 · 종적 분류	• 상대적인 수준 또는 비중을 결정하는 수평적 · 횡적 분류
- 기초자료	• 직무기술서	• 직무분석의 자료에 기초
- 목적	• 직무중심의 객관화 · 과학화 · 합리화	• 보수의 공정성 · 합리화
- 순서	• 직무평가보다는 먼저	• 직무분석 후

⑤ 직급명세서(class specification) 작성

직무분석과 직무평가를 통하여 직위를 수직적이고 수평적으로 분류하게 되면 각 직급의 특징에 관한 정의 내지 설명이 있어야 한다. 직급명세서에는 직급명, 직무의 개요, 직무수행의 예시, 최저자격 요건, 보수액 등을 명시하는 것을 말한다. 따라서 인사행정의 기초가 되는 직급명세서 작성은 직위분류계획의 기본이 되는 문서이며 공무원의 채용, 교육훈련, 근무성적평정 등에 기준이 되는 문서이다.

⑥ 정급(定級, allocation)

정급이란 지금까지의 자료와 추가정보를 수집하여 각 직위를 해당 직급에 배치하는 것이다.

⑦ 사후평가/유지관리

직위분류제가 수립된 후 사후평가를 통해 제반 문제점을 발견하여 시정 · 보완하고 유지 · 관리하여야 한다.

(5) 직위분류제의 장 · 단점

표 11-4

직위분류제의 장 · 단점

장 점	단 점
① 보수체계의 합리화(→동일직무에 동일보수를 따르는 직무급 실현가능, 그러나 보수체계의 세분화로 보수관리는 복잡) ② 직위가 요구하는 직무의 성질이나 내용에 맞는 인사배치의 객관적 기준마련 ③ 동일직무의 장기근무로 행정의 전문화, 분업화 가능 ④ 교육훈련수요 파악에 용이(전문행정가 육성) ⑤ 직책의 내용파악으로 근무성적평정의 자료제공(직무기술서 작성) ⑥ 상하간 수평적인 권한 · 책임한계의 명확화로 행정 능률 향상 ⑦ 행정의 민주화(←공직의 모든 직무가 분석 · 평가 · 명세화되어 국민의 공직에 대한 통제가 용이) ⑧ 정원관리의 효율화와 인력수급계획 수립용이 ⑨ 예산관리의 능률화(중복업무의 억제)	① 유능한 일반 행정가의 확보, 양성곤란 ② 동일직렬에 따라 전보 · 승진이 이루어지므로 인사 배치의 신축성 결여 ③ 신분 불안(←직위가 없어지면 자신의 신분도 없어지므로) ④ 직업공무원제 확립곤란(신분보장이 잘 되지 않고, 결원 충원시 개방형을 특징으로 하기에) ⑤ 장기적 · 다방면적 능력발전 곤란(→지나친 전문성과 인사이동의 곤란성) ⑥ 조정의 곤란(지나친 세분류로 할거주의 유발) ⑦ 조직구성원의 관계가 사무중심으로 이루어져 사무적 인간관계를 지님

(6) 우리나라의 직위분류제

우리나라는 계급제를 원칙으로 하고 직위제의 일부 내용을 도입하고 있다. 그러나 계급제적 조직풍토가 직위분류제를 쉽게 수용하지 못하며, 직무분석 등 직위분류제 도입을 위한 기반은 아직 미비되어 있다. 하지만 우리나라의 직위분류제의 요소를 살펴보면 ① 종전의 5계급을 9계급으로 공무원의 계급구조를 세분화 한 점, ② 경력직내의 일반직공무원을 직군 · 직렬 · 직류로 구분한 점, ③ 직급별 임용시험을 실시하고 있는 점, ④ 동일직군 또는 동일 직렬내에서 승진 임용하도록 되어 있는 점, ⑤ 직위분류제에 기초를 둔 보직관리를 원칙으로 한다는 점 등을 들 수 있다.

1960년대부터 시작한 직위분류제는 9계급제의 계급제에다 2024년 7월 현재 3개 직군(과학기술, 행정, 관리운영), 52개 직렬, 126개 직류로 구분하여 운영하고 있다(공무원임용령 참고). 그러나 체계적이고 합리적인 분석에 의한 도입이 아니어서 현장에 적용하는 데는 애로점이 있는 것도 사실이다. 우리나라도 일부 선진국과 마찬가지로 고위공무원단 제도 운영(2006.7.1)으로 1~3급 공무원의 계급과 직군 · 직렬 구분이 없어지며, 4급은 서기관 · 감사관 · 기술서기관으로만 구분하는 등 공무원에 대한 직종간 벽이 본격

표 11-5 우리나라 직위분류제 예시(일반직 공무원의 직급표)

<table>
<tr><th rowspan="2">직군</th><th rowspan="2">직렬</th><th rowspan="2">직류</th><th colspan="7">계급 및 직급</th></tr>
<tr><th>3급</th><th>4급</th><th>5급</th><th>6급</th><th>7급</th><th>8급</th><th>9급</th></tr>
<tr><td rowspan="31">과학
기술</td><td rowspan="13">공업</td><td>일반기계</td><td rowspan="31">부이사관</td><td rowspan="31">과학기술
서기관</td><td rowspan="13">공업
사무관</td><td rowspan="13">공업
주사</td><td rowspan="13">공업
주사보</td><td rowspan="13">공업
서기</td><td rowspan="13">공업
서기보</td></tr>
<tr><td>농업기계</td></tr>
<tr><td>운전</td></tr>
<tr><td>항공우주</td></tr>
<tr><td>전기</td></tr>
<tr><td>전자</td></tr>
<tr><td>원자력</td></tr>
<tr><td>조선</td></tr>
<tr><td>금속</td></tr>
<tr><td>섬유</td></tr>
<tr><td>화공</td></tr>
<tr><td>자원</td></tr>
<tr><td>물리</td></tr>
<tr><td rowspan="4">농업</td><td>일반농업</td><td rowspan="4">농업
사무관</td><td rowspan="4">농업
주사</td><td rowspan="4">농업
주사보</td><td rowspan="4">농업
서기</td><td rowspan="4">농업
서기보</td></tr>
<tr><td>식품검역</td></tr>
<tr><td>축산</td></tr>
<tr><td>생명유전</td></tr>
<tr><td rowspan="5">임업</td><td>산림조경</td><td rowspan="5">임업
사무관</td><td rowspan="5">임업
주사</td><td rowspan="5">임업
주사보</td><td rowspan="5">임업
서기</td><td rowspan="5">임업
서기보</td></tr>
<tr><td>산림자원</td></tr>
<tr><td>산림보호</td></tr>
<tr><td>산림이용</td></tr>
<tr><td>산림환경</td></tr>
<tr><td>수의</td><td>수의</td><td>수의
사무관</td><td>수의
주사</td><td>수의
주사보</td><td></td><td></td></tr>
<tr><td rowspan="8">일반해양</td><td>일반수산</td><td rowspan="8">해양수산
사무관</td><td rowspan="8">해양수산
주사</td><td rowspan="8">해양수산
주사보</td><td rowspan="8">해양수산
서기</td><td rowspan="8">해양수산
서기보</td></tr>
<tr><td>어로</td></tr>
<tr><td>일반선박</td></tr>
<tr><td>선박항해</td></tr>
<tr><td>선박기관</td></tr>
<tr><td>선박관제</td></tr>
<tr><td>수로</td></tr>
<tr><td>해양교통
시설</td></tr>
</table>

주 : 공무원임용령에는 3개 직군(과학기술, 행정, 관리운영), 52개 직렬, 126개 직류가 있으나 지면관계상 과학기술직군의 일부만 발췌하여 실었음.
자료 : 공무원임용령(2024. 7 현재)

적으로 무너지고 있다. 그러나 우리나라와 같이 계급제가 중시되는 나라에서 직위분류제를 전면적으로 실시한다면 횡적이동이나 승진계통의 폭이 좁고 융통성이 낮아 현실적으로 무리가 따르며 이외에도 직위분류제의 도입범위, 분류대상직위의 범위, 직위분류제의 형태, 직무급 수립의 애로사항 등 많은 난제들이 있다.

2) 계급제

(1) 의의

계급제란 사람의 자격 · 능력을 기준으로 하여 공직을 계급으로 분류하는 제도이다. 따라서 계급제는 사회적 신분을 중시하고 농업사회의 관료제적 전통이 강한 우리나라를 비롯하여 영국, 독일, 프랑스, 이탈리아, 중국, 일본 등에서 발달하였으며 '사람중심'으로 사람의 자격, 능력, 신분, 학력 등을 기준으로 하는 공직분류제도이다.

(2) 계급제의 특징

① 4대 계급제

대부분의 나라가 4대 계급으로 분류를 하고 있는데 우리나라는 9계급 제도로 분류하고 있다.

> **고위공무원계급**
>
> 고위공무원단의 시행으로 1~3급의 계급 구분이 폐지되고 대신 직무등급제가 도입되었다. 국가공무원법 4조는 '일반직 공무원은 1급부터 9급까지의 계급으로 구분한다. 다만, 고위공무원단에 속하는 공무원은 그러하지 아니하다'라고 규정하고 있다. 그러나 외교부나 그 소속기관의 직위분류제의 적용을 받는 직위에 대해서는 계급이 아닌 직무등급(1등급부터 14등급)으로 구분되고 있다. 하지만 중앙행정기관 공무원 중 직무등급제가 도입되어 운영되는 3급 이상 고위공무원단 공무원을 제외하고는 모두 계급제로 운영되고 있다. 그리고 중앙행정기관이 아닌 국가기관(국회, 대법원, 헌법재판소, 중앙선거관리위원회 등)이나 지방자치단체의 일반직 공무원은 9개의 계급제로 운영되고 있다.

② 계급간의 차별

계급제를 채택하고 있는 나라는 각 계급 공무원의 사회적 평가, 보수, 성분, 교육상의 차이가 크며, 또한 계급간의 승진을 특별히 어렵게 하고 있어 원칙적으로 일단 어떠한 하나의 계급에 임용되면 일생동안 일계급에 머물거나 또는 일계급 밖에 승진하지 못하는 것이 통례이다. 하지만 우리나라는 계급간의 차이가 별로 크지 않다.

③ 폐쇄형 충원방식

신규임용자는 원칙적으로 당해계급의 최

하위로부터 승진하여 올라가야 하며, 동일계급내의 중간위치에 외부로부터 뛰어드는 것이 금지되어 있다. 반면 개방형은 동일계급내의 직급의 여하를 막론하고 뛰어들 수 있으며 미국이 전형적인 예다. 우리나라의 경우는 혼합형에 속한다고 볼 수 있다. 즉 밑으로부터의 승진으로 위의 계급이 채워지면서도 어떠한 직급에든 외부로부터 신규채용이 허용된다는 점에서 폐쇄형과 개방형이 혼재해 있다고 볼 수 있다.

④ 고급공무원의 엘리트화

고급공무원의 수는 적게 하고 있으나 이들에 대한 교육이나 대우 면에서 특별한 고려를 하고 있어 고급공무원의 엘리트화가 나타나고 있다.

(3) 계급제의 장 · 단점

표 11-6

계급제의 장 · 단점

장 점	단 점
• 일반적 교양과 능력 있는 자의 채용 • 유능한 일반 행정가의 양성 • 종합적 능력발전 및 직업공무원제의 발전촉진 • 장기간의 근무로 공무원의 능력발전 및 환경대응능력 향상으로 충성심 고양 • 커뮤니케이션, 협조, 조정의 원활화 • 사람중심의 분류이므로 공무원 신분보장이 강화 • 계급만 동일하면 전직 · 전보가 가능하여 인사배치의 신축성, 융통성 도모 • 장기적인 계획수립의 용이	• 행정의 전문화 및 전문행정가의 양성이 어려움 • 직무가 명확하지 않아 갈등소지가 있고 직무를 다른 사람에게 전가할 가능성 • 인사관리의 객관적 합리화 및 객관적 기준설정의 어려움 • 인력수급계획의 곤란 • 신분보장과 폐쇄적 인사관리로 관료주의화 초래 • 강한 서열의식으로 상 · 하간 의사소통의 장애를 초래

(4) 직위분류제와 계급제의 상호 접근

직위분류제와 계급제는 이념적으로는 서로 모순 · 대립되는 제도이긴 하지만, 두 제도의 상호 접근 · 보완이 이상적인 것이며 실제로 양자가 상호접근 · 보완되어 가는 방향으로 가고 있다. 우선 계급제 국가에서는 직위분류제의 장점을 인식하고 이를 도입해 가고 있다. 전통적으로 계급제를 채택해 온 영국의 공무원제도는 계급제의 문제점을 극복

직위분류제와 계급제의 상호접근

한 예로 영국은 1996년부터 공무원 상호간은 물론이고 정부전체의 연계성, 통합성 및 전문성을 향상시키기 위하여 종전의 1등급(grade 1)에서 7등급까지의 고위공무원들 중에서 1등급에서 5등급을 폐지하여 이들을 하나의 관리계층으로 하는 고위공무원단(SCS: Senior Civil Service)을 만들었다. 직위분류제의 대표적인 채택국가인 미국에서는 연방이나 주정부 공무원의 상위직에 계급제적 요소를 도입하고 있으며, 또 국무부의 외교직 공무원, 산림청, 국립공원관리청, 군대 등에서는 아주 오래 전부터 계급제를 채택하고 있다. 그리고 주와 지방정부의 경찰과 소방공무원도 계급제의 적용을 받고 있다. 미국의 공무원제는 1978년 이전에는 일반직 보수표에 의한 공무원과 고위직 보수표에 의한 공무원의 2계층으로 구분하던 것을 지금은 상위계층을 더욱 세분하여 계급제적 요소를 강화하였다.

하기 위하여 직위분류제를 과감하게 도입하고 있다. 직위분류제를 채택하고 있는 미국에서도 행정국가가 요구하는 행정수요를 직위분류제만으로는 충족할 수 없음을 깨닫고 점차 계급제가 도입되고 있으며(senior executive service, SES, 고위공무원단), 채용 · 보수 · 훈련 · 전보 면에 부분적으로 계급제가 직위분류제의 기반위에 가미되어 나가고 있다. 이와 같이 양 제도는 각자 평행의 길을 걸어 왔으나 점차 상대방의 장점을 받아 들여 혼합 · 타협되는 제도를 제각기 꾸며 나가고 있다. 직위분류제와 계급제를 비교하면 표 11-7과 같은 차이점이 있다.

표 11-7 직위분류제와 계급제 비교

비교기준	직위분류제	계급제
– 배경국가	• 미국, 호주, 캐나다 등 산업사회	• 영국, 일본, 프랑스, 독일 등 농업사회
– 분류기준	• 직무의 종류 · 책임도 · 곤란도	• 개개인의 자격 · 신분 · 학력
– 보수체계	• 직무급(동일직무 동일보수)	• 생활급
– 충원방식	• 개방제	• 폐쇄제
– 공무원의 성격	• 전문행정가	• 일반행정가
– 기본관리사상	• 과학적 관리법(일 중심)	• 인간관계론(인간 중심)
– 인간과 직무	• 직무중심제도	• 인간중심제도
– 채용기준	• 전문지식	• 일반교양
– 인사이동	• 곤란	• 용이
– 조정	• 곤란	• 용이
– 전문성	• 강함	• 약함
– 교육훈련	• 직무와 관련성 높음	• 직무와 관련성 약함
– 조직계획	• 단기적	• 장기적
– 신분보장	• 약함	• 강함
– 직업공무원제	• 곤란	• 용이

Ⅲ 인적자원관리의 과정

인적자원관리의 과정은 개략 6단계로 나누어 설명될 수 있다. 모집(recruitment), 선발(selection), 임용(appointment), 교육훈련(orientation), 배치(placement) 그리고 활용(utilization)으로 구분할 수 있다. 모집 · 선발(시험) · 임용을 묶어서 채용이라고 한다. 이 여섯 단계의 과정은 순차적으로 발생하며 어느 조직에서나 응용가능한 과정이다. 본 과정은 신규채용자에 관한 내용이 주를 이루고 있으며, 임용과 교육훈련에는 신규채용자와 재직자에 대한 해당 내용을 함께 기술하였다.

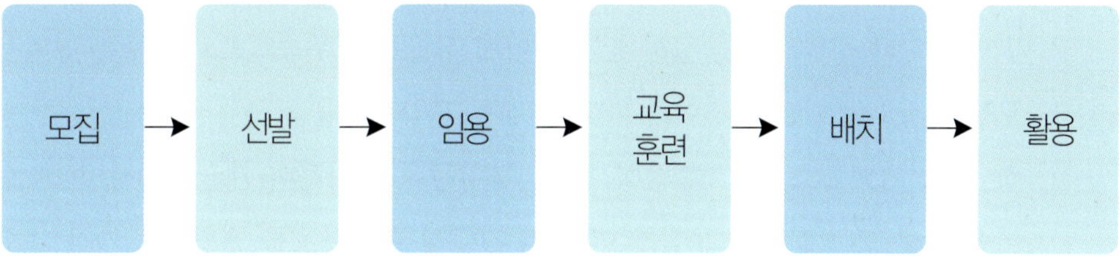

1. 모집

1) 의의

모집이란 자격 있는 지원자를 공석중의 직위에 유치하는 과정이다. 모집의 목적은 전문적이고 유능하며 고객 및 다른 직원들과 원만한 대인관계를 맺을 수 있는 능력을 지닌 직원을 고용하려는데 있다. 여기는 단순히 공무원으로서의 적격 · 부적격 여부를 가려내는 소극적 모집과 유능한 인재를 사기업에 빼앗기지 않고 공직에 더 많이 흡수하기 위해 노력하는 적극적 모집이 있다.

2) 모집의 요건

모집의 자격요건으로는 교육요건과 연령요건이 있다. 교육요건은 학력요건과 지식요건으로 구성된다. 학력요건은 정규교육의 수준을 말하며 대부분의 국가에서 이를 규정하지만 미국이나 호주 등은 엄격한 학력수준을 요구하지 않는다. 우리나라는 공무원시험에 학력제한을 두지 아니한다. 공무원임용시험령 제17조에는 공무원의 임용을 위한 각종 시험에 있어서는 공무원임용 시험령 및 다른 법령에 특별한 규정이 있는 경우를 제외하고는 학력에 의한 제한을 두지 아니하도록 규정하고 있다. 지식요건은 각 국의 전통에 따라 달리하나 미국은 직위제로 인해 전문지식을 중요시하며, 우리나라는 일본과 같이 교양지식에다 일부 전문지식을 추가하며 대부분의 유럽국가들도 유사하다. 연령요건은 미국을 제외하고는 대개 직급별로 엄격한 제한을 가하고 있다. 우리나라는 공무원임용시험령 개정을 통해 2009년 1월부터 공무원시험 연령 상한선을 폐지하였다. 하지만 응시연령의 하한선은 현행대로 유지된다. 즉 일반직 채용시험의 7급 이상은 20세 이상, 8급 이하는 18세(교정 · 보호 직렬은 20세) 이상이 되어야 응시할 수 있다.

모집에서 또 하나 고려할 점은 신규인력 모집범위에 관한 것이다. 모집시 특정직급에만 한정시켜 진입직급을 정해 놓고 나머지 직급은 내부승진으로 채우는 방법을 폐쇄형 모집(closed career system)이라 한다. 대개는 진입직급을 최하위직급으로 정하며, 신분보장 · 승진기회 · 소속감 · 충성심 등을 .높이는데 기여하며 계급제에서 흔히 사용한다. 이에 비해 모든 직급의 문을 열어 놓고 진입직급의 문호를 개방하는 것을 개방형 모집(open career system)이라 한다. 공무원의 질적 향상, 행정의 민주통제, 활발한 신진대사로 조직의 융통성 제고 등의 장점이 있으며 주로 직위제에서 활용한다.

2. 선발

1) 의의

선발은 해당직에 지원한 사람중에서 조직이 원하는 최적의 인력을 선택하는 과정을 말한다.

2) 선발방법

선발방법에는 형식을 기준으로 분류하면 서류심사, 필기시험(주관식, 논술식, 단답식, 자유식), 면접 등이 있다. 그리고 목적을 기준으로 분류하면 적성검사, 지능검사, 업적능력검사, 성격검사, 체력검사 등이 있다.

시험은 효용성을 가져야 하는데 얼마나 제대로 된 잣대인가를 확인하는 것이다. 이러한 효용도에는 신뢰도(reliability), 타당도(validity), 난이도(difficulty), 객관도(objectivity), 실용도(availability) 등이 있으며 신뢰도와 타당도가 가장 중요하다. 타당도란 재고자하는 바를 제대로 쟀느냐에 대한 것이고, 신뢰도는 한번 재고 또 재어도 동일한 결과가 나타난다는 일관성이 있느냐 하는 것이다.

3. 임용

1) 의의

임용은 선발된 인원중에서 조직이 필요한 사람을 고용하겠다는 공식적 계약과정을 의미한다. 공무원을 채용할 때는 보통 시보임용을 하거나 수습임용을 하는 경우가 대부분이다. 시보 혹은 수습기간이 지나면 공식적으로 임용된다.

임용은 외부임용(신규임용)과 내부임용으로 나눌 수 있다. 외부임용은 공개경쟁채용과 특별채용이 있다. 내부임용은 수평적 이동인 전직 · 전보 · 파견 · 겸임 등이 있고, 수직적 이동인 승진 등이 있으며 마지막으로 해직 및 복직으로 나눌 수 있다.

2) 임용절차(신규임용, 외부임용)

(1) 채용후보자 명부에 기재

시험합격자가 결정되면 중앙인사기관장은 합격자들을 직급별로 시험 성적순에 의하여 임용후보자 명부에 등재하여야 한다.

(2) 임용추천

시험 실시기관의 장은 각 기관의 결원 및 결원예상 인원을 감안하여 채용후보자 명부에 등재된 채용후보자를 임용권 또는 임용제청권을 갖는 기관에 추천하여야 한다.

(3) 시보임용(試補任用)

시보임용은 선발된 채용후보자가 직업공무원으로서 공직을 담당할 수 있는 적격성을 갖추고 있는지를 알아보고, 시험만으로는 직무수행능력을 알 수 없으므로 시보기간을 통해 평가하고, 아울러 실무를 습득케 하는 데 있다.

우리나라는 5급 이하 공무원 신규채용시 실시하고 있는데 5급은 1년, 6급 이하는 6개월의 시보기간을 거치게 하고 있다. 시보기간 동안에는 국가공무원법상 신분보장에 관한 규정 적용대상에서 제외되며 이 기간이 경과하면 정규 공무원이 된다.

(4) 배치

시보기간이 끝나고 정규공무원이 되면 임명과 동시에 보직이 부여된다. 임명이 공무원의 신분을 얻는 것이라면 보직은 직급에 상응하는 특정의 직위에 배치되는 것을 말한다.

3) 내부임용

내부임용은 통상적으로 인사이동이라는 표현을 사용하며, 승진 · 전직 · 전보 · 겸임 · 직무대리 · 파견 등을 통해 이루어진다. 폐쇄형 모집에서 자주 활용되는 임용방식이다.

(1) 승진(昇進)

승진이란 하위 계급 혹은 하위 직급에서 상위계급 혹은 상위직급으로 상향적으로 이동하는 것을 말한다.

(2) 전직(轉職)

전직은 동일한 직급으로 다른 직렬에 옮겨가는 횡적 · 수평적 인사이동을 말한다. 이는 직렬이 달라 업무의 성격이 다르기 때문에 전직시험을 별도로 치러야 한다.

(3) 전보(轉補)

전보는 동일한 직급으로 동일한 직류 · 직렬내에서 직위만 바꾸어 옮겨가는 횡적 · 수평적 인사이동을 말한다. 전직과는 달리 동일한 직류 · 직렬내에서의 이동이기 때문에 전직시험을 별도로 치룰 필요가 없다.

(4) 겸임(兼任)

겸임이란 한 사람의 공무원이 직무내용이 유사한 둘 또는 그 이상의 직위를 부여하는 것을 말한다. 겸임은 임용예정 직위에 관련되는 전문인력의 확보가 필요한 경우 및 각급 교육훈련기관의 교수요원을 임용하는 경우 등 실시할 수 있다. 이 경우 겸임은 본직의 직무수행에 지장이 없는 범위에서 실시할 수 있다. 겸임기간은 2년 이내로 하며, 특히 필요한 경우 2년의 범위에서 연장할 수 있다.

(5) 직무대리(職務代理)

공무원의 직급배정을 변경하지 않고 다른 직급의 업무를 수행하게 하는 것이다. 대체로 상위직급에 결원이 있는 경우나 유고시에 하급자로 하여금 상급자의 직무를 대행하게 하는 방법으로 활용되고 있다.

(6) 파견(派遣)

파견은 업무수행 또는 그와 관련된 행정지원이나 연수, 기타 능력개발 등을 위하여 공무원을 다른 기관으로 일정 기간 이동시켜 근무하게 하는 것으로, 원래의 소속을 바꾸지 않고 보수도 원래의 소속부서에서 받으면서 임시로 다른 기관에서 일하는 것이다.

4. 교육훈련

1) 의의

교육훈련이란 공개채용에 의해 신규 채용된 공무원은 물론, 각 계층의 공무원을 과학적 · 합리적 방법으로 직무를 수행하는데 필요한 지식이나 기술을 습득케 하고 새로운 가치관을 형성시키는 인사제도를 말한다.

공무원으로 하여금 다양하고 전문적인 지식 · 기술 · 가치관을 습득하게 하며 국민 요구에 대한 적절한 대응력을 높이고 능률적으로 문제해결을 이룰 수 있게 하기 위해 필요하다.

2) 교육훈련 종류

(1) 기초훈련(적응훈련, orientation training)

기초훈련은 신규채용된 공무원이 새로이 어떠한 직위의 직책을 담당하기 전에 받는

훈련이다. 일명 신규채용자 훈련이라고도 한다. 일반적으로 강의에 의한 훈련방식이 이에 사용되며 시보임용이 이에 속한다.

(2) 재직자훈련(refresh and extension course)

일반재직자 훈련은 재직공무원에게 새로운 지식 또는 새로운 규칙이나 법령의 내용을 습득시키기 위해서 정기적 또는 수시로 실시되는 훈련을 말한다. 일명 보수교육(補修敎育)이라고도 한다. 주로 실습을 통해 이루어진다.

(3) 감독자훈련(supervisory training)

한 사람 이상의 부하의 직무수행을 지휘하고 이에 대한 책임을 지는 감독자 또는 앞으로 감독자가 될 잠재력을 가진 사람에게 인간관계의 개선에 중점을 두고 행하는 훈련을 말한다. 우리나라는 주로 계장이나 과장이 이에 해당된다. 감독자들은 원만한 인간관계를 유지하고 지도역량을 잘 발휘해야 하기 때문에 감독자훈련은 매우 중요하다.

훈련방법으로는 강의, 세미나, 토론, 사례연구, 시청각방법, 역할연기법 등이 사용되고 있으나 강의식보다는 집단토론방식에 치중하고 있다.

(4) 관리자훈련(executive training)

최고 관리층이나 중간 관리층에 속한 행정간부급 공무원이나 고위직에 승진할 공무원에게 사회 각 분야에 대한 넓은 시야와 식견, 고도의 관리능력, 문제해결능력 내지 종합적인 판단능력을 갖추도록 하려는데 있다. 감독자보다 높은 계층인 국장급을 중심으로 한 고위공무원을 의미한다. 분임연구, 사례연구, 토론, 회의 등이 주로 활용된다.

3) 교육훈련 방법

교육훈련방법에는 주로 현장훈련(직장훈련, on the job training, OJT)과 현장외 훈련(off the job training, Off-JT)으로 크게 나눌 수 있다.

(1) 현장훈련(on the job training)

직장훈련 또는 견습이라고도 불리는 것으로 피훈련자가 실제 직무를 수행하면서 감독자 또는 선임자로부터 직무수행에 관한 지식과 기술을 배우는 것을 말한다. 현장훈련의 방법 중 지도(coaching)가 훈련의 핵심이며 훈련의 성과는 감독자의 지도와 기술여하에 많이 의존한다.

이 훈련은 직책의 성격이 고도의 기술 · 전문성 · 정밀성을 요구하는 경우의 훈련에 적합하고 실무적 훈련에 유리하나 많은 시간에 적은 수의 인원을 훈련할 수밖에 없다는 단점이 있다.

(2) 강의(lecture)

피훈련자를 일정한 장소에 모아 놓고 강사가 일방적으로 강의를 하고 피훈련자는 이를 듣는 방식이다. 우리나라에서 가장 많이 사용하는 방법이다. 강의가 효과를 거두기 위해서는 적합한 교재선택, 시청각교육 병용, 질의 및 응답, 유능한 강사 섭외 등이 뒤따라야 한다. 최근에는 사이버 강좌가 교육훈련으로 많이 활용되고 있다.

(3) 토론(discussion)

토론은 적은 시간에 비교적 많은 사람사이에 자유로우며 공개적인 토론이 가능하다. 어떤 문제의 모색이나 정보 · 의견의 교환에 유용하고 정해진 시간 내에 의견 · 생각의 개진 · 발전이 가능하다. 또한 협조정신과 지도력을 향상시킬 수 있다. 하지만 논쟁의 가능성, 충분한 지식을 가지고 임해야 하며, 결론이 나지 않을 수도 있다. 이러한 토론방식으로는 회의 · 세미나, 패널, 심포지움, 포럼 등이 있다.

토론의 종류

패널(panel)은 여러 사람의 토론참가자들이 어떤 하나의 주제에 대해 발표하고 공동으로 토론하는 것이며, 심포지움(symposium)은 여러 사람의 연사들이 각각 별개의 주제에 관해 발표하고 토론하는 것이며, 포럼(forum)은 특정한 주제에 관하여 피 훈련자들에게 새로운 자료와 견해를 제공하여 그들로 하여금 그 주제에 대한 관심을 높이고, 문제를 명확하게 한 후 그들 자신의 의견을 표명하도록 하는 방법이다. 이외에도 회의나 세미나 등도 있다.

(4) 사례연구(case study)

사례연구는 실제 일어난 여러 가지 사례(말 · 인쇄물 · 그림 등)나 판례를 피훈련자로 하여금 사전에 조사 · 분석 · 연구하게 하여 그 내용을 토의하는 것이다. 사례연구는 피훈련자 전원이 능동적으로 참가할 수 있으며, 주입식 교육을 탈피하고, 독립적 · 분석적 사고능력과 문제해결 능력을 발전시켜 준다는 장점이 있는 반면, 작은 집단 내에서만 가능하며 상당한 시간이 소요되고 적합한 사례를 구하기가 쉽지 않다는 애로점이 있다.

(5) 역할연기(role playing)

어떤 사례 또는 사건(주로 인간관계, 상하관계)을 피훈련자들이 여러 사람 앞에서 실제의 행동으로 연기하고, 사회자가 청중(연기에 참여하지 않은 피훈련자)들에게 그 연기내용을 비평 · 토론하도록 한 후 결론적인 설명을 하는 교육훈련 방법이다.

(6) 감수성훈련(sensitivity training)

이는 사전에 과제나 사회자를 정해주지 않고 전적으로 10명 내외의 이질적인 피훈련자들끼리 자유로이 솔직한 토론을 하여 거기서 어떤 문제의 해결방안이나 건의를 도출해 내는 방법이다. 감수성훈련은 외부환경으로부터 차단된 상황에서(예: 1박 2일 합숙) 피훈련자간에 비공식적인 접촉 · 토론 · 상호작용이 이루어지는 과정을 통하여, 집단내에서 자기의 입장과 대인관계를 이해하게 됨으로서 인간관계의 개선과 태도변화를 이룩하려는 훈련방법이다.

이 훈련의 장점은 집단 내에서의 감수성이 높아지며, 집단 내에서의 자기와 타인의 성격 · 행동을 이해하는 것을 도우며, 인간관계에 긴요한 태도 · 행동의 변경에 도움을 주는 반면, 한 번에 다수의 인원이 참여할 수 없다는 단점이 있다. 실험실훈련, T 집단훈련 등으로도 불린다.

(7) 모의실험(simulation)

모의실험은 실제와 유사한 가상적 상황을 꾸며 놓고 피훈련자가 거기에 대처하도록 하는 훈련방법이다. 넓은 의미로 보면 사례연구, 역할연기, 감수성 훈련 등도 모의실험의 범위에 포함시킬 수 있다. 공무원 훈련에서는 복잡하게 얽힌 업무상황을 실생활에서와 같이 꾸며놓고 피훈련자가 관리상의 여러 가지 결정을 내려 보게 하는 방법을 이용한다.

(8) 분임연구(分任研究, syndicate)

이 방법은 집단연구 활동에 중점을 두는 방법이다. 피훈련자를 몇 개의 분반으로 나누고 분반별로 각각 주어진 과제를 연구토의하며 그 결과를 전원에게 보고하고 비판이나 토의를 가하는 방식이다.

(9) 기타

이 외에도 훈련방법으로 들 수 있는 것은 시찰(observation), 전보 · 순환보직, 실무수습, 시청각훈련, 액션러닝(action learning) 등이 있다.

액션러닝

액션러닝은 이론과 지식전달 위주의 강의식 · 집합식 교육의 한계를 극복하고 참여와 성과중심의 교육훈련을 지향하는 대표적인 방법이다. 이는 정책현안에 대한 현장방문, 사례조사와 성찰 미팅을 통해 문제해결능력을 함양하는 것으로, 교육생들이 실제 현장에서 부딪히는 현안문제를 가지고 자율적 학습, 전문가의 지원 등을 받으며 구체적인 문제해결방안을 모색하는 학습방법이다. 미국이나 영국의 경우 고위공무원단 후보자과정에, 캐나다는 고위공무원을 대상으로 한 과정 등에서 핵심적인 교육과정으로 활용하고 있다. 현재 우리나라에서도 도입되어 시행되고 있다.

5. 배치

배치는 조직이 필요로 하는 자리에 가장 적합한 인력을 위치시키는 과정이다. 적재적소에 사람을 골라서 쓰는 과정이 배치이다. 배치는 조직의 목표달성 뿐만 아니라 인력의 자기계발을 위해서도 중요하다. 단순히 비어 있는 자리를 채운다는 생각보다는 해당 업무에 가장 적합한 인력을 배치하는 것은 그 무엇보다도 중요하다. 계급제가 가지는 전문성의 부족분을 보충하기 위해서라도 직위분류제적 전문행정가로서의 능력도 근래 들어 더욱 요구되기 때문이다. 질병관리에 정통한 보건직 공무원을 사전 교육 없이 한 번도 근무하지 않은 회계업무 등에 배치한다면 인력의 전문성이 훼손될 가능성이 크다.

6. 활용

현장에 배치를 받은 후 비로소 인력은 조직의 목표달성에 동참할 수 있으며, 조직을 통하여 개인의 욕구를 충족시킬 수 있다. 배치된 후 조직인들은 자기의 능력발전을 위해 지속적인 교육훈련 활동, 새로운 지식과 기술 습득, 창의성 개발, 바람직한 가치관 형성, 공복으로서의 품위유지를 위한 노력 등을 게을리해서는 안 된다.

PUBLIC HEALTH ADMINISTRATION

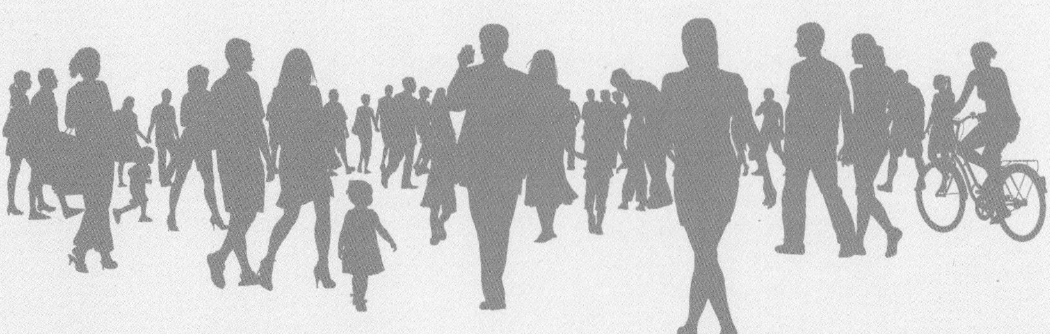

제 12 장

보건재정관리

자원을 크게 인적자원과 물적자원으로 나눌 때 인적자원에 관해서는 이미 11장에서 언급하였다. 물적자원에 대해서는 많은 부분에 있어 국고 등에서 들어오는 돈의 배분만을 중요시하는 경향이 많았다. 현대에 들어와 보건의료문제가 매우 복잡하고 전문화되어 보건복지 예산도 급속도로 증가하고있는 시점에서 많은 돈을 확보하는 것도 중요하지만 세입과 세출의 균형, 예산의 적정사용, 적절한 배분 등도 매우 중요하게 되었다. 본 장에서는 보건과 복지의 재정(예산)을 별도로 구분하지 않고 보건복지 재정(예산)이란 개념으로 설명하고자 한다. 왜냐하면 보건복지 재정(예산)은 보건의료 성격과 사회복지 성격의 재정(예산)이 혼합(예 : 사회보장)되어 있는 경우가 많아 이를 엄격하게 분리하는 것은 문제가 있기 때문이다. 또한 특별히 보건복지재정이라고 하지 않고 「보건재정」이라는 용어로 사용하고자 한다. 단순히 보건재정이라고 하면 보건과 복지가 혼합되어 내재되어 있다고 보면 된다.

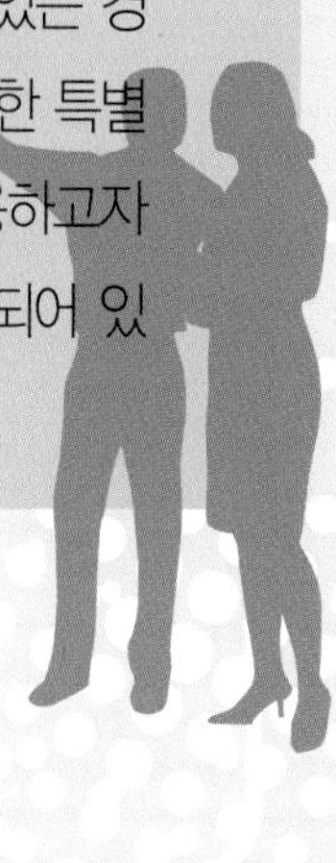

Ⅰ 재정관리의 개념

1. 재정과 예산

1) 재정의 의의

국민경제를 구성하고 있는 주체는 가계와 기업, 정부로 구분할 수 있다. 정부는 가계와 기업으로부터 거두어들인 조세수입 등을 기반으로 하여 공공재와 공공서비스의 제공을 위해 지출활동을 하게 되는데, 이러한 정부 부문의 경제활동을 통칭하여 재정이라고 표현할 수 있다. 즉, 재정활동은 정부가 수행하는 경제활동으로서 화폐단위로 표시되는 정부의 수입 지출 활동을 의미한다.

구체적으로 정부는 조세(국세와 지방세) · 부담금 · 기여금의 징수, 보유자산(주식, 부동산 등) 매각 및 국공채 발행 등으로 재원을 조성하며, 국방 · 외교 · 치안 등 국가의 유지, 연구 · 개발(R&D) 등 경제성장을 위한 기반조성, 교육 및 사회복지 수요의 충족 등 공공부문의 역할을 수행하기 위해 지출한다.

2) 재정의 기능

재정의 기능은 자원 배분(효율성), 소득분배(형평성), 그리고 경제 안정 및 성장(경기조절) 세 가지로 구분할 수 있다. 자원 배분 기능은 정부의 공공재를 공급하거나 부담금 부과 등을 통해 자원이 효율적으로 배분되도록 하는 것을 의미하고, 소득분배 기능은 누진적 소득세제나 저소득층 지원 등을 통해 소득을 분배하는 것을 의미한다. 끝으로 경제 안정 및 성장 기능은 경제정책수단을 활용하여 물가 안정과 고용 확대, 그리고 성장동력 확충 등을 수행하는 것을 의미한다. 이러한 재정의 기능은 국민경제에서 재정이 수행하는 역할을 보여주고 있을 뿐 아니라, 재정 활동의 총체적 성과를 평가하는 기준이며 개별적인 조세정책과 재정지출의 타당성을 판단하는 준거가 되기도 한다.

그림 12-1

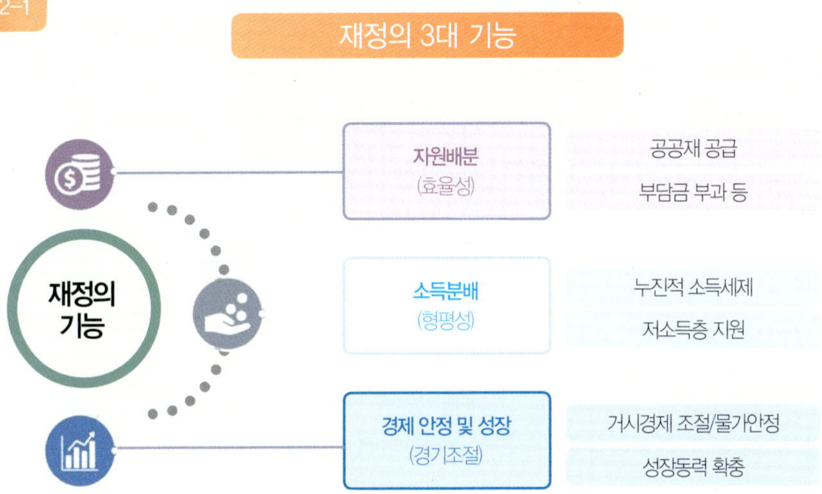
재정의 3대 기능
재정의 기능
자원배분
(효율성)
공공재 공급
부담금 부과 등
소득분배
(형평성)
누진적 소득세제
저소득층 지원
경제 안정 및 성장
(경기조절)
거시경제 조절/물가안정
성장동력 확충

3) 재정의 분류

재정은 크게 세 가지 방식으로 구분할 수 있다. 첫째, 재정 운용 주체를 중심으로 중앙정부 재정과 지방정부 재정으로, 둘째, 재정 운용 수단에 따라 예산(일반회계 및 특별회계)과 기금으로, 셋째, 재정 활동의 성격에 따라 수입과 지출 활동으로 각각 구분된다.

① 주체에 따른 구분

재정은 운용주체에 따라 중앙정부 재정과 지방정부 재정으로 구분된다. 중앙정부 재정은 중앙정부를 단위로 이루어지는 재정 활동을 의미하며, 지방정부 재정은 지방자치에 기초한 자치단체의 재정 활동과 교육자치에 기초한 지방교육재정을 포괄한다.

② 수단에 따른 구분

재정은 운용수단에 따라 예산과 기금으로 구성되며, 예산은 일반회계와 특별회계를 포함한다. 국회의 의결대상은 중앙정부 재정에 속하는 예산(일반회계 및 특별회계)과 기금이다. 예산의 실질적 의미는 국가의 재정수요와 이를 충당하는 재원을 추정하여 작성한 특정 회계연도의 세입 · 세출에 대한 예정적 계산서를 말한다. 형식적 의미로는 「대한민국헌법」, 「국회법」 및 「국가재정법」에 따라 정부가 일정한 형식에 따라 편성하고 국회의 심의 · 의결을 거쳐 확정된 한 회계연도의 국가재정 계획을 말한다. 국회가 심의 · 의결하는 예산은 이러한 형식적 의미의 예산을 말한다

반면, 기금은 예산과 구분되는 재정수단으로서, 예산과 유사한 형식으로 편성하고 국회의 심의 · 의결을 거친다는 점에서 동일하나 계획변경이나 집행절차 등에 있어 예산보다 넓은 재량권이 인정된다.

③ 성격에 따른 구분

재정활동은 본질적으로 정부의 수입과 지출 활동이다. 예산과 기금 등 모든 재정운용수단은 수입과 지출로 구성된다. 특히 「국가재정법」에서 예산(일반회계 및 특별회계)의 수입은 세입, 지출은 세출로 규정함으로써 기금의 수입 · 지출 활동과 구분하고 있다.

그림 12-2

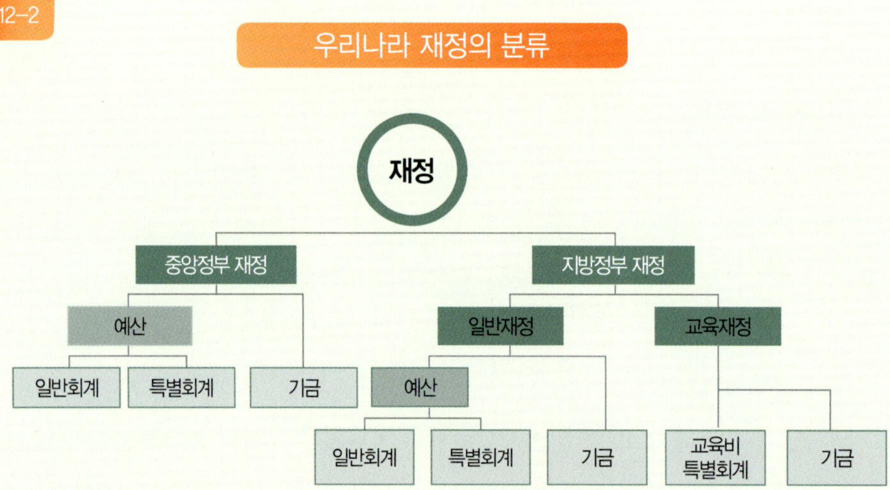

2) 예산(budget)의 의의

과거의 예산은 입법부 통제 중심의 예산으로서 행정부에서 편성한 예산을 입법부의 심의 · 의결을 거쳐 집행하는 과정으로 이해했다. 그러나 현대에 와서는 통제에서 관리 · 기획을 중시하는 개념으로 변천하였다. 예산이란 정부가 일정기간 동안 징수할 수입과 공공서비스 공급을 위해 지출할 경비의 내역 및 규모에 대한 계획이다. 전자를 세

입(歲入)이라고 하며, 후자를 세출(歲出)이라고 한다. 이를 문건으로 만들어 발간한 것이 예산서이다. 예산서는 정부의 가장 중요한 문서 중의 하나로 정책결정의 결과와 우선순위, 사업의 목적, 그리고 정부가 제공하는 공공서비스의 전반적인 수준을 나타내고 있다.

예산은 '일정 기간'의 활동에 관련된 것으로 회계연도(fiscal year)라고 불리는 한정된 기간에 국한해서 효력이 있다. 원칙적으로 특정한 한 기간의 세입과 세출은 다른 기간에는 효력이 없다. 이를 회계연도 독립의 원칙이라고 하는데 우리나라는 중앙과 지방 모두 회계연도가 1월 1일부터 12월 31일까지이다.

재정운영의 효율성, 투명성, 책임성을 확보하고 재정정책의 유용한 정보를 얻기 위해서는 재정범위를 포괄적으로 설정할 필요가 있다. 또한 세계 각국 간 재정규모를 비교하기 위해서는 동일한 기준에 의한 재정범위를 설정해야 한다. 우리나라도 IMF의 권고에 의해 통합예산을 편성 · 운영해 오고 있다. 통합예산(unified budget, consolidated budget) 또는 통합재정은 일반회계, 특별회계, 기금을 모두 포함하는 정부의 재정활동을 체계적으로 분류해 표시함으로써 재정이 국민전체에 미치는 효과를 효과적으로 파악하고자 하는 제도이다.

일반회계는 일반적 국가 활동에 관한 총세입 · 총세출을 망라해 편성한 예산으로서 일반적으로 예산이라고 할 때는 일반회계예산을 지칭하는 경우가 많다. 특별회계는 기타특별회계와 기업특별회계로 구성되어 있다. 특별회계예산은 일반회계예산과 더불어 국회의 심의를 받는다. 기금의 경우 과거에는 기금의 조성재원이나 공공성의 정도, 기금관리주체가 중앙관서의 장인지 여부에 따라 공공기금과 기타기금으로 분류하였으나 2003년부터 이 구분이 없어지고 기금으로 일원화되었으며, 모든 기금은 국가재정법의 적용대상이 된다. 2024년 1월 현재 68개 기금이 운영되고 있다. 보건복지부 소관 기금으로는 국민연금기금, 국민건강증진기금, 응급의료기금 등이 있다.

일반정부는 중앙정부와 지방정부가 포함된다. 비금융공기업은 5개의 기업특별회계로 구성되어 있다. 즉 우편사업, 우체국예금, 조달, 양곡관리, 책임운영기관 특별회계가 그것이다. 책임운영기관이란 정부가 수행하는 사무 중 공공성을 유지하면서도 경쟁원리에 따라 운영하는 것이 바람직한 사무에 대하여 책임운영기관의 장에게 행정 및 재정상의 자율성을 부여하고 그 운영성과에 대하여 책임을 지도록 하는 행정기관을 말한다. 지방정부의 경우 상수도특별회계와 같은 공기업특별회계가 포함된다. 그리고 한국은행

그림 12-3 중앙정부 재정체계

일반회계	기업특별회계(5개)	기타특별회계(16개)	기금(68개)
세입	• 우편사업	• 교도작업	• 사업성기금 49개
• 내국세	• 우체국예금	• 지역균형발전	• 사회보험성기금 6개
• 관세	• 양곡관리	• 농어촌구조개선	• 금융성기금 8개
• 세외수입	• 조달	• 등기	• 계정성기금 5개
세출	• 책임운영기관	• 행정중심복합도시 건설	
• 일반/지방행정		• 아시아문화중심도시조성	
• 공공질서 및 안전		• 에너지 및 자원사업	
• 통일/외교		• 우체국보험	
• 국방		• 주한미군기지이전	
• 교육		• 환경개선	
• 문화 및 관광		• 국방군사시설이전	
• 환경		• 혁신도시건설	
• 사회복지		• 교육시설	
• 보건		• 유아교육지원	
• 농림수산		• 소재부품장비경쟁력강화	
• 산업/중소기업 및 에너지		• 고등 평생교육지원	
• 교통 및 물류			
• 통신			
• 국토 및 지역개발			
• 과학기술			
• 예비비			

등 공공금융기관은 통합예산의 포괄범위에서 제외되어 있다. 이렇게 볼 때 통합예산의 포괄범위는 비금융 공공부문을 지칭한다고 볼 수 있다.

2. 예산의 기능

1) 통제기능

근대 예산제도는 의회(입법부)의 행정부에 대한 민주적 통제수단으로 발전하였다. 현대 예산제도가 통제중심에서 관리 및 기획중심으로 전환되고 있지만 여전히 입법부에 의한 재정통제기능은 중요한 역할을 담당하고 있다.

통제는 예산편성과정에서도 나타나지만 예산집행과 회계검사단계에서 두드러지게 나타난다. 가령 예산편성 과정에서의 통제는 예산편성지침에 따라 예산편성을 하고 예산요구서 서식 등을 준수하는 것이다. 예산집행과정에서는 자금배정, 이용, 전용 등에 대한 각종 통제와 보고절차 등이 해당한다. 그리고 회계검사는 그 자체가 통제절차이며 이에 따른 여러 가지 통제기능이 수행된다.

2) 정치적 기능

예산이란 누가 비용을 부담하고 누가 편익을 얻는가에 관한 계획서라고 할 수 있다. 따라서 예산이 편성, 심의, 집행되는 등의 예산과정에서 사회의 각종 세력과 집단들이 자신들의 요구를 표명함으로써 더 많이 자신들의 이익을 예산에 반영하려 한다.

한편 예산편성의 책임을 맡고 있는 행정부는 여러 사회집단의 이해를 조정하여 예산에 반영하려 하고, 입법부는 예산심의를 통하여 행정부의 예산 결정을 재검토하여 국민의 요구를 반영하려 한다. 이와 같은 예산과정을 통하여 정부자원의 배분이 이루어지는데 이러한 기능이 예산의 정치적 기능이다. 이러한 예산의 정치적 기능은 현대국가에서 특히 강조되고 있다.

3) 경제적 기능

경제적 기능으로는 경제안정 기능, 경제성장 촉진 기능, 소득재분배 기능, 자원배분 기능을 들고 있다. 경제안정화 기능은 경제가 불경기일 때와 호경기일 때에 적절한 정책을 통해 경제의 안정과 발전을 도모한다. 이는 특히 선진국에서 중요한 정책이다. 경제성장 촉진 기능은 개발도상국가의 경제성장을 위한 자본형성기능을 말한다. 소득재분배기능은 소득재분배를 위한 여러 가지 조치, 예를 들면 조세면에서 소득세나 주민세에 누진율을 적용하여 고소득자에게 세금을 무겁게 부과하거나 지출면에서 생활무능력자에게 보조금을 지불하는 것을 말한다. 자원배분 기능은 보건행정 목표의 달성을 가능한 한 극대화시키기 위한 합리적인 자원배분의 수단으로서 기능을 수행한다.

4) 관리적 기능

중앙예산기관(우리나라 : 기획재정부)은 각 부처의 사업계획의 검토, 평가와 이에 소요되는 경비의 사정을 통하여 계획과 예산을 일치시킨다는 점에서 관리적 기능을 갖는다.

또한 중앙예산기관은 각 부처로 하여금 예산의 이용, 전용, 이체, 예비비지출 등에 있어서 승인을 받도록 하고 있다.

5) 계획 기능

계획기능은 정부의 장기적 목표와 정책은 무엇이며, 그를 달성할 대안으로서의 사업계획은 무엇이고 예산의 지출결정과 어떻게 연계되는가를 밝히는 것이다. 따라서 계획은 예산편성과 밀접한 관련이 있다. 좀 더 엄밀하게 말하면 예산편성 전의 사업계획수립과 관련이 있다. 계획기능은 장기적 계획과 단기적 예산편성을 유기적으로 연계시켜 효율적인 자원배분을 결정하는데 그 목적이 있다.

3. 예산의 원칙

일반적으로 예산의 원칙이란 넓은 의미로는 예산의 편성 · 심의 · 집행 · 결산 및 회계검사 등 예산의 전 과정에서 준수되어야 하는 원칙이라고 볼 수 있으나, 특히 예산의 편성 · 집행과정에서 준수되어야 하는 원칙을 의미한다.

예산원칙의 변천은 전통적 원칙에서 현대적 예산원칙으로 변천해 왔다. 전통적 원칙은 입법부 우위의 예산원칙으로서 행정부의 재량권 통제를 위해 중시된 통제지향적 예산원칙을 말하고, 현대적 예산원칙은 행정부 우위의 예산원칙으로서 행정부의 책임과 신축적인 운영이 강조되는 관리지향 · 계획지향적인 예산원칙을 말한다.

1) 전통적 예산의 원칙

(1) 공개성(publicity)의 원칙

예산의 전 과정을 국민에게 공개하여야 한다는 원칙이다. 이 원칙은 정부의 투명성확보에 그 목적이 있다. 정부는 매년 '예산개요'를 각종 매체에 공개하고 있고 기획재정부의 디지털예산회계시스템(www.openfiscaldata.go.kr), 행정안전부에서도 재정정보를 볼 수 있다. 그러나 국가예산 중에는 국방비, 정보비 등 그 내역을 공개적으로 밝힐 수 없는 경우도 있다. 또한 전시 · 안전보장 등의 이유로 행정부에 부여하는 신임예산도 공개성 원칙의 예외가 된다. 신임예산은 의회가 예산의 총액만 정해주고 그 예산의 구체적인 용도는 행정부가 결정하여 지출하도록 하는 제도이다. 전시 등 비상시는 지출을 요하는 항목이나 금액을 미리 예측할 수 없을 뿐만 아니라 수시로 필요한 신규사업을 위한 예산을 즉시 마련해야 하기 때문에 행정부의 재량에 맡긴다.

(2) 완전성(comprehensiveness)의 원칙

예산총계주의 원칙 또는 예산 포괄성의 원칙이라고도 하며 모든 세입과 세출은 예산에 계상되어야 한다는 원칙이다. 이는 모든 국가의 수입과 지출을 예산에 계상함으로써 예산 전체를 명료하게 할 뿐만 아니라 예산에 대한 국회와 국민의 통제를 용이하게 한다. 즉 이 원칙은 특정경비의 은폐 또는 누락을 방지해 국회 내지 국민의 재정상의 감독을 용이하게 하자는 것이다. 예외로는 순계예산과 기금이 있다. 순계예산은 예산을 계상함에 있어 경비를 공제한 순세입 또는 순세출만을 계상하는 것이다.

(3) 명료성(clarity)의 원칙

예산은 모든 국민이 쉽게 이해할 수 있도록 수입 지출의 추계가 명료해야 하며, 수입과 지출에 관한 내용이 합리적으로 분류되어 나타나 있어야 한다는 것이다. 예산이 너무 개괄적이거나 세분화되어 있으면 그 내용을 국민들이 파악하기 어렵기 때문이다.

(4) 단일성(unity)의 원칙

예산은 쉽게 이해할 수 있도록 모든 재정활동을 포괄하는 단일예산으로 편성되어야 한다는 원칙이다. 이 원칙에 의하면 예산은 본예산의 일반회계예산만으로 구성되어야 한다. 이 경우 예산을 이해하고 통제하는 것이 용이해 진다. 따라서 이 원칙의 예외로는 추가경정예산, 특별회계, 기금이 있다.

(5) 한정성(definition)의 원칙

예산은 사용하는 목적, 범위 및 기간에 있어서 명확한 한계가 있어야 한다. 따라서 목적외 사용금지, 계상된 금액 이상의 지출금지, 회계연도 경과 지출금지 등을 주된 내용으로 한다. 예외로서 목적외 사용으로 이용과 전용이 있으며, 계상된 범주를 이탈한 사용으로 예비비, 회계연도 독립의 원칙의 예외로 이월, 계속비가 있다.

(6) 사전승인(prior authorization)의 원칙

예산이 집행되기 전에 입법부에 의하여 먼저 심의 · 의결되어야 한다는 원칙이다. 즉 예산의 집행은 의회가 의결한 범위 내에서 행하여져야 한다는 것이다. 예외로서 사고이월, 준예산, 전용, 예비비 등이 있다.

(7) 통일성(non-affection)의 원칙

모든 수입은 한 곳으로 합쳐지고 지출은 지출계획에 따라야 한다는 원칙, 즉 특정 세입을 특정 세출에 충당하여서는 안된다는 것이다. 특정세입이 특정세출에 영향을 미쳐서는 안된다는 것이며 달리 표현하면 조세를 포함한 모든 정부수입이 일단 국고에 귀속되었다가 이곳에서 정부의 모든 지출이 이루어져야 한다는 것을 의미한다. 이 원칙은 국고통일의 원칙을 반영한 것이다. 예외로는 목적세, 특별회계예산, 기금 등이 있다. 목적세는 용도가 지정된 조세로서 국세인 교육세, 교통세, 농어촌특별세가 있으며, 지방세는 공동시설세, 도시계획세, 사업소세, 지역개발세 등이 있다. 특별회계는 일반회계와는 독립적인 회계방식을 취하며, 각 특별회계의 자체수입은 자체지출에 사용하는 독립채산제 방식의 운영을 한다.

(8) 정확성(엄밀성, exact)의 원칙

정부는 국민들에게 필요 이상의 돈을 거두어서는 안되며 계획대로 정확히 지출해야 한다는 것이다. 예산은 사전예측이 불가능해 예산이 결산과 완전히 일치할 수는 없지만 예산과 결산이 지나치게 불일치해서는 안된다는 것이다. 이를 엄밀성의 원칙이라고도 한다.

표 12-1 전통적 예산원칙과 예외

예산의 원칙	예 외
– 공개성의 원칙	• 신임예산
– 완전성의 원칙	• 순계예산, 기금
– 단일성의 원칙	• 특별회계, 추가경정예산, 기금
– 한정성의 원칙	• 사용목적(이용, 전용), 사용범위(예비비), 사용기간(이월, 계속비)
– 사전승인의 원칙	• 준예산, 전용, 사고이월, 예비비
– 통일성의 원칙	• 특별회계, 목적세, 기금

2) 현대적 예산의 원칙

입법국가적 예산원칙이 행정부에 대한 입법부의 통제에 초점을 맞추고 있는데 반해, 행정국가적 예산원칙은 행정부의 재량과 전문성을 보장하고 예산의 관리 및 계획기능을 반영하는 현대적 예산원칙이다.

(1) 행정부 사업계획(executive programming)의 원칙

입법부의 통제보다는 행정부의 국가운영에 대한 사업계획이 우선되어야 한다는 원칙이 예산의 행정부 사업계획의 원칙이다. 행정부가 국민적 여망에 부응하는 사업계획을 스스로 수립하기 위해 활용해야 하는 수단이 예산이라는 것이다.

(2) 행정부 재량(executive discretion)의 원칙

행정부는 합법성보다는 효과성에 치중한 예산운영을 할 필요가 있다는 것이 행정부 재량의 원칙이다.

(3) 행정부 책임(executive responsibility)의 원칙

행정부는 국회의 의도를 충실히 반영시켜 예산을 경제적으로 집행할 책임이 있다는 원칙을 말한다. 행정부 책임의 원칙이란 행정부가 스스로에게 책임을 지는 것을 의미하며 이것은 재량에는 반드시 책임이 수반된다는 논리에서 나온 것이며, 현대적 예산원칙 중 가장 중요한 원칙이라고 할 수 있다.

4. 예산의 종류

1) 일반회계와 특별회계(회계형태에 따른 종류)

(1) 일반회계

일반회계 예산은 정부의 강제적 수입원인 조세수입을 주 재원으로 하여 일반적인 정부활동에 관한 총수입과 총지출을 망라하여 편성한 예산을 말한다. 일반회계는 국가의 기본적이고 중요한 경비를 계상하고 있으며 흔히 예산하면 이 일반회계를 의미한다.

그림 12-4 예산의 종류

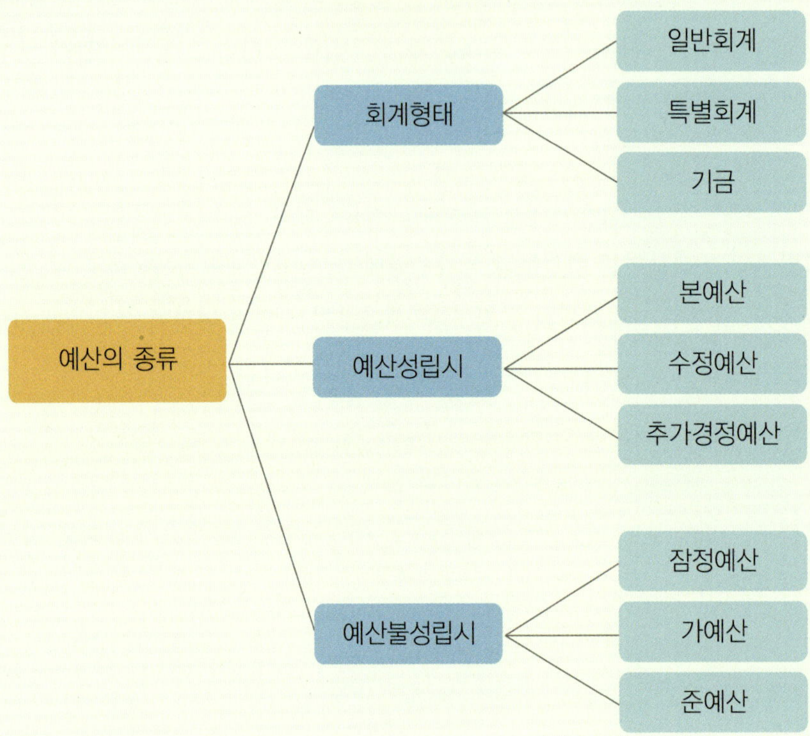

일반회계예산은 국가의 고유기능을 수행하기 위해 필요한 예산이므로 그 세입은 원칙적으로 조세수입을 재원으로 하고 그 밖의 과태료 등 세외수입과 이월금, 차입금 등이 포함된다.

(2) 특별회계

특별회계예산은 특정한 수입으로 그리고 특정한 목적을 위하여 지출이 이루어지는 회계의 예산을 말한다. 즉 특별회계는 ① 국가에서 특정한 사업을 운영하고자 할 때, ② 특정한 자금을 보유하여 운용하고자 할 때, ③ 특정한 세입으로 특정한 세출에 충당함으로써 일반회계와 구분하는 것이 예산운영에 능률성이 있을 것으로 확실시되는 경우 설치되는 예산이다.

특별회계는 법률로 설치하며 국회의 심의를 받는다. 특별회계는 원칙적으로 이를 설

표 12-2

예산과 기금의 비교

구 분	예산		기 금
	일반회계	특별회계	
설치사유	국가고유의 일반적 재정활동	• 특정사업 운용 • 특정자금 운용 • 특성세입을 특정 세출에 충당	특정목적을 위해 특정자금을 운용
운용형태	공권력에 의한 조세 수입과 무상급부 원칙	일반회계와 기금의 운용형태 혼재	출연금 · 부담금 등 다양한 재원으로 다양한 목적 사업 수행
수입 · 지출연계	특정수입과 지출의 연계 배제	특정수입과 지출의 연계	특정수입과 지출의 연계
확정절차	• 부처의 예산요구 • 기획재정부의 정부예산안 편성 • 국회의 심의 · 의결로 확정		• 기금관리주체의 기금운용계획안 수립 • 기획재정부장관과 운용주체간의 협의-조정 • 국회의 심의 · 의결로 확정
집행절차	• 합법성에 입각하여 엄격히 통제 • 목적 외 사용금지		합목적성 차원에서 상대적으로 자율성과 탄력성 보장
계획변경	• 추경예산편성 • 이용 · 전용 · 이체		주요항목 지출금액의 20% 초과 변경 시 국회 의결 필요(금융성기금의 경우 30%)
결산	국회 심의 · 의결		

자료 : 기획재정부(http ://www.mosf.go.kr/)

치한 소관부처가 관리하며, 예산단일의 원칙에 대한 예외이다.

기업특별회계는 정부가 특정한 사업을 영위하기 위해 설치하는 것으로, 「정부기업예산법」에 따른 우편사업특별회계 · 우체국예금특별회계 · 양곡관리특별회계 · 조달특별회계 및 「책임운영기관의 설치 · 운영에 관한 법률」에 따른 책임운영기관특별회계가 있다. 2024년 예산 기준 기업특별회계의 총계는 16.0조원인데, 이는 특별회계 전체 예산 중 15.92%에 해당한다.

기업특별회계는 「정부기업예산법」에 따라 「국가재정법」에 대한 몇 가지 특례를 허용받는다. 첫째, 기업특별회계는 세입 · 세출 외에 사업의 운영에 필요한 회전자금을 보유할 수 있다. 둘째, 기업특별회계는 초과수입 발생 시 사업을 합리적으로 운영하기 위하여 그 초과수입에 직접적으로 관련되는 비용에 사용할 수 있다. 셋째, 기업특별회계의 세출예산은 「국가재정법」 규정(제46조제1항)에도 불구하고 예산집행을 위하여 특히 필요한 경우 전용(轉用)될 수 있다. 넷째, 기업특별회계 결산 결과 이익이 생겼을 경우 이를 적립금 및 잉여금으로 적립하고 결손이 생겼을 경우에는 적립금 및 잉여금 중에서 결손을 정리하는 등 이익 및 손실의 처분이 가능하다.

특별회계 중 5개의 기업특별회계를 제외한 나머지 특별회계는 기타특별회계로 분류된다.

(3) 기금

정부는 사업운영상 필요할 때에는 법률로서 정하는 경우에 한해 별도의 기금(fund)을 설치 할 수 있다. 이 기금은 일반회계나 특별회계와는 달리 예산외(off budget)로 운영할 수 있다. 기금을 예산외로 운용하는 이유는 특정분야의 사업에 대해 지속적이고 안정적인 자금이 필요하거나 사업추진에 탄력적인 집행이 필요한 경우에 제약이 많은 예산보다 기금의 설치 · 운영이 더 편리하기 때문이다. 기금과 예산이 다른 점은 예산이 회계연도 내의 세입이 그 해에 모두 지출되는데 반해, 기금은 조성된 자금을 회계연도 내에 운용해 남는 자금을 계속 적립해 나간다는 점이다. 또한 특정수입과 지출의 연계가 강하다는 점, 기금운용의 자율성과 탄력성이 강하다는 점 등에서 예산과 차이가 있다. 보건복지부의 소관 기금으로는 국민연금기금, 국민건강증진기금, 응급의료기금 등이 있다.

2) 본예산 · 수정예산 · 추가경정예산(예산의 성립시기에 따른 종류)

(1) 본예산

당초예산이라고 하며 정상적인 절차를 거쳐 편성 · 심의 · 확정된 최초의 예산을 말한다. 본예산은 회계연도 개시 120일전(9월 3일 이전)까지 국회에 제출하고 국회는 회계연도 개시(매년 1월 1일) 30일(12월 2일)전까지 이를 의결한다. 하지만 최근 들어 여야의 합의점이 잘 이루어지지 않고 파행국회 등으로 인해 12월 말이나 되어서야 본예산을 통과시키고 있는 실정이다. 원칙적으로 모든 예산집행은 본예산에 의하여 이루어져야 한다. 하지만 사전적으로 결정된 예산이라도 경제 · 사회변동에 신축성 있게 적응하기는 어려운 실정이다. 즉 예산이 성립된 후에 불가피한 사유에 의해서 집행상 수정이 필요한 경우를 대비하여 생겨난 예산이 수정예산과 추가경정예산이다.

(2) 수정예산

수정예산이란 예산안이 국회에 제출된 이후 본예산이 성립되기 이전에 부득이한 사유로 인하여 그 내용의 일부를 변경하고자 할 경우는 국무회의의 심의를 거쳐 대통령의 승인을 얻어 수정예산안을 국회에 제출하고 이를 확정시키는 예산을 말한다. 수정예산안에 관하여 「대한민국헌법」에는 별도의 근거가 규정되어 있지 않다. 그럼에도 불구하고 「국가재정법」에 수정예산안의 근거를 둔 것은 '부득이한 사유'가 발생한 경우에 국회의 심의과정에서 수정하는 것보다는 정부가 수정예산안을 제출하는 것이 체계적이고 효율적인 예산안 심사를 위하여 편리한 점이 있기 때문이다. 즉, 국회의 심의과정에서 정부의 동의를 받아 지출예산 증액 등의 수정을 할 수 있지만 여러 부처에서 추진할 다수의 사업에 관하여 수정 할 필요가 있고, 또한 수정의 규모가 큰 경우에는 예산안을 편성한 정부가 종합적으로 조정하여 재편성하는 것이 국회 심의의 편의성 등을 높일 수 있기 때문이다. 우리나라는 1970년과 1981년, 2009년도 예산의 경우 수정예산이 제출된 바 있다.

(3) 추가경정예산

추가경정예산이란 예산안이 국회를 통과하여 예산이 성립된 이후 예산에 변경을 가할 필요가 있을 때에 이를 수정 · 제출하여 국회의 심의를 거쳐 성립되는 예산이다. 추가경정예산은 예산이 국회를 통과하여 성립한 다음에 변경하는 것인데 비해, 수정예산은 예산이 국회를 통과하기 전에 수정하는 제도이다. 추가경정예산은 일반적으로 약식으로 심의되고 있어 본예산을 심의할 때 삭감된 항목의 부활이 가능하다.

추가경정예산은 본예산을 집행하는 과정에서 예산변경의 사유가 발생하였을 때 편성한다는 점과 국회의 심의 · 의결을 받아야 한다는 특징이 있다. 일반적으로 예기치 못한 사유가 발생해 예산변경이 필요한 경우 예비비로 충당하거나 이용(移用) · 전용(轉用)을 이용해야 하지만 이것으로 감당하기 어려운 재원은 추경예산 편성의 사유가 된다. 국가재정법에서는 추가경정예산의 편성을 극히 제한적으로 허용하고 있는데, ① 전쟁이나 대규모 자연재해가 발생한 경우, ② 경기침체 · 대량실업, 남북관계의 변화, 경제협력과 같은 대내 · 외 여건에 중대한 변화가 발생하였거나 발생할 우려가 있는 경우, ③ 법령에 따라 국가가 지급하여야 하는 지출이 발생하거나 증가하는 경우 등으로 제한하고 있다. 추가경정예산은 본예산과 별개로 성립 · 집행되므로 예산단일성 원칙의 예외가 된다.

추가경정예산안의 편성절차는 기본적으로 본예산안과 동일하다. 그러나 추가경정예산안을 편성할 때는 예산편성지침의 작성 등 일부 절차가 생략되며, 국회에 제출할 때에도 예산안의 첨부서류 일부를 생략할 수 있다. 추가경정예산안 편성에서 「국가재정법」에 명시된 예산안 편성에 필요한 모든 첨부서류를 작성하여 제출할 경우 제출시기가 지연되어 예산배정과 집행의 적시성이 낮아질 수 있기 때문이다. 정부가 추가경정예산안을 편성하여 국회에 제출할 경우 국회는 이를 심의 · 확정하고, 정부는 국회에서 추가경정예산안이 확정되기 전에 이를 미리 배정하거나 집행할 수 없다.

3) 잠정예산 · 가예산 · 준예산(예산불성립시의 종류)

입법부의 예산심의를 통과하지 않으면 예산은 성립하지 못한다. 신회계연도가 개시되는데도 예산이 성립되지 않을 시에는 국가운영이 마비된다. 이러한 사태를 막기 위하여 각 국은 예산이 미처 입법부를 통과하지 못한 때를 대비하여 예산운용을 하고 있으며 이에는 잠정예산, 가예산, 준예산이 있다. 영국, 캐나다, 일본은 잠정예산, 프랑스, 우리나라 제1공화국은 가예산, 독일, 현재의 우리나라는 준예산제도를 취하고 있다.

(1) 잠정예산

잠정예산(暫定豫算)은 회계연도 개시 전까지 예산이 국회에서 의결되지 못했을 경우 몇 개월분에 해당하는 일정한 금액을 국고로부터 지출할 수 있도록 허가해 주는 제도이다.

(2) 가예산

가예산(假豫算)은 회계연도 개시 이전에 예산이 국회의 의결을 거치지 못할 경우 최초 1개월분의 예산을 국회의 의결로 집행할 수 있도록 하는 제도이다. 잠정예산과의 차이점은 1개월 동안이라는 제한이 있다는 점이다. 우리나라 제1공화국에서 사용한 경험이 있다.

(3) 준예산

준예산(準豫算)이란 새로운 회계연도가 개시(1월 1일)될 때까지 예산이 국회에서 의결되지 못하면 정부가 국회에서 예산안이 의결될 때까지 전년도 예산에 준하는 경비를 지출할 수 있게 하는 제도이다. 우리나라는 1960년부터 준예산 제도를 채택하고 있으나 실제 준예산을 사용해 본 적은 없다.

준예산제도가 적용되는 경비는 ① 헌법이나 법률에 의해 설치된 기관 또는 시설의 유지비, ② 법률상 지출의무가 있는 경비, ③ 이미 예산으로 승인된 사업의 계속을 위한 경비 등이다. 준예산에 의해 집행된 예산은 당해 연도의 예산이 성립되면 예산에 의하여 집행된 것으로 간주한다.

각국의 회계연도

1월 1일~12월 31일을 회계연도로 하는 국가로는 한국, 프랑스, 스위스, 독일 등이 있고, 4월 1일~3월 말은 영국, 캐나다, 일본, 10월 1일~9월말(주정부는 7월 1일부터 6월 30일이 대부분임)을 회계연도로 하는 국가로는 대표적으로 미국이 있다.

Ⅱ 보건예산 과정

예산은 전년도에 편성 · 심의를 거쳐 당해 회계연도의 초일(우리나라는 1월 1일)에 시작하여 말(12월 31일)까지 집행이 완료되고, 다음 연도에 결산 및 회계검사가 이루어지는 일련의 과정을 거치게 된다. 이러한 예산의 편성, 심의, 집행, 회계검사의 과정을 예산과정이라고 한다. 따라서 통상 3년이라는 기간이 소요된다. 즉 2024년도 예산은 2023년도에 편성 및 심의가 이루어지고, 2024년도에 집행되며, 2025년도에 결산 및 회계검사가 수행되기 때문에 3년이라는 예산순기(budget cycle, 예산주기)가 이루어진다.

예산과정은 정치적인 투쟁과정이며 합리적인 자원배분을 위한 과학적 · 체계적 과정이자 동태적(신축적) · 순환적 과정을 거치는 것이 예산과정의 특징이다. 일례로 예산을 요구하는 보건복지부(중앙관서)는 더 많은 예산을 소비하는 소비자로서, 중앙예산기관(기획재정부)은 예산을 대폭 삭감하기 위해서, 보건복지부장관(중앙관서의 장)은 보건복지의 수문장으로서 자신의 목표를 달성하고자 투쟁하며, 국회는 국가예산의 감시자로서의 역할을 수행하는데 이는 치열한 정치적 투쟁과정이라고 할 수 있다.

① 예산의 편성	→	② 예산의 심의	→	③ 예산의 집행	→	④ 예산결산 및 회계검사
주체 : 행정부(기획재정부)		주체 : 입법부		주체 : 행정부		주체 : 입법부 · 감사원

1. 예산편성

1) 개념

예산의 편성이란 정부가 다음 회계연도에 수행할 정책 · 사업을 금액으로 표시한 계획을 작성하는 과정을 말한다. 즉 각 중앙관서에서 다음 회계연도의 예산요구서를 작성하여 중앙예산기관(기획재정부)에 제출하고, 중앙예산기관이 그것을 사정하여 행정부의 종합예산안을 작성하는 절차라고 볼 수 있다. 예산 총액은 주로 예산편성 과정에서 확정되므로 다양한 정치집단들은 이 과정에서 보다 많은 예산을 확보하기 위한 정치적 투쟁이 전개된다.

2) 예산안 편성과정

중기사업 계획서제출 → 예산편성 지침·기준시달 → 예산요구서 작성 및 제출 → 예산의 사정 → 정부예산확정 및 국회제출

위와 같이 이루어지는 예산안 편성과정을 그림으로 도식화하면 다음과 같다.

그림 12-5 정부의 예산안 편성과정

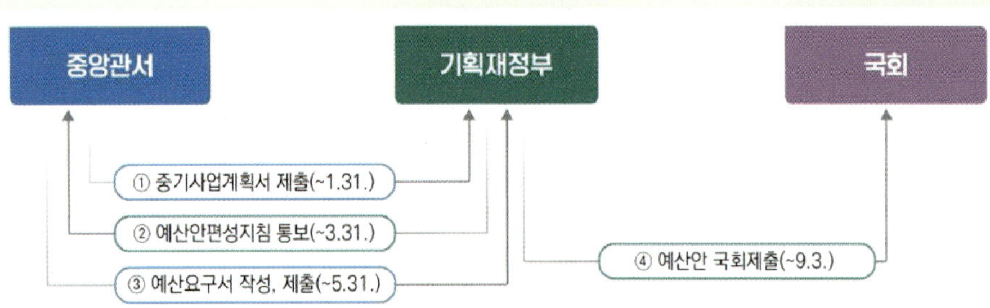

(1) 중기사업계획서 제출(각 중앙관서 → 기획재정부장관)

각 중앙관서의 장은 매년 1월 31일까지 당해 회계연도부터 5회계연도 이상의 기간 동안의 신규 사업 및 기획재정부장관이 정하는 주요 계속사업에 대한 중기사업계획서를 기획재정부 장관에게 제출하여야 한다. 제출된 중기사업계획서는 국가재정운용계획 수

립과 예산안 편성 및 기금운용계획안 작성을 위한 지출한도 설정의 기초자료로 활용된다. 중앙관서라 함은 헌법 또는 정부조직법, 그 밖의 법률에 따라 설치된 중앙행정기관을 말한다. 그리고 국회사무총장, 법원행정처장, 헌법재판소 사무처장 및 중앙선거관리위원회 사무총장은 중앙관서의 장으로 본다.

(2) 예산안 편성지침 통보(기획재정부장관 → 각 중앙관서)

기획재정부장관은 국무회의 심의를 거쳐 대통령의 승인을 얻은 다음 연도의 예산안 편성지침을 매년 3월 31일까지 각 중앙관서의 장에게 통보하여야 한다. 각 중앙관서의 장에게 통보한 예산안편성지침은 국회 예산결산특별위원회에도 보고하여야 한다. 예산안편성지침에는 중기사업계획서 등을 토대로 예산안 편성 기본방향, 재정운용방식, 분야별 중점투자방향 등이 포함된다. 기획재정부장관은 국가재정운용계획과 예산편성을 연계하기 위하여 예산안편성지침에 중앙관서별 지출한도를 포함하여 통보할 수 있다.

(3) 예산요구서의 작성 및 제출(각 중앙관서 → 기획재정부장관)

각 중앙관서는 예산편성지침과 지출한도액을 통보 받으면, 예산편성지침에 따라 그 소관에 속하는 다음연도의 세입세출예산, 계속비, 명시이월비 및 국고채무부담행위 요구서를 작성해 5월 31일까지 기획재정부장관에게 제출해야 한다.

예산요구서에는 ① 세입세출예산 사업별설명서 및 각목명세서, ② 국고채무부담행위 설명서, ③ 계속비설명서, ④ 세입의 근거가 되는 법령의 내용에 관한 서류, ⑤ 사업계획서, ⑥ 직종별 정원표 및 전년도 정원과의 대비표, ⑦ 국유재산의 관리운용보고서 및 전년도와의 대비표, ⑧ 성인지 예산서, ⑨ 온실가스감축인지 예산서 등의 서류를 첨부해야 한다.

(4) 예산의 사정(review)(기획재정부)

각 중앙관서의 예산요구서가 기획재정부에 제출되면 기획재정부 장관은 예산을 사정한다. 기획재정부의 예산사정은 6월부터 8월까지 계속된다. 예산사정은 예산요구서를 검토하는 것을 말하는데, 이 과정에서 사업의 타당성과 우선순위, 대통령의 공약사항, 정책의지 등이 반영되고 예산관련 여러 이해관계가 조정된다. 각 중앙관서의 예산안 요구는 항상 과대한 경우가 대부분이다. 즉 삭감을 전제로 예산안을 제출하기 때문에 항상 기획재정부의 중앙관서 예산담당과 각 중앙관서의 예산담당(실제적으로는 각 중앙관서 사업부서 담당) 간의 힘겨루기가 상존한다. 따라서 기획재정부의 예산사정도 각 중앙관서가 요구한 예산액을 삭감하고 조정하는데 주력하고 있는 실정이다. 기획재정부는 예산요구서에 담긴 사업계획을 분석 · 조정하고 그 소요예산액의 산출작업을 하며, 이에 예산규모의 전망과 재정사정을 고려하여 종합적으로 예산안을 사정한다.

(5) 정부예산안의 확정 및 국회제출(기획재정부 → 국무회의 → 대통령 → 국회)

사정된 예산안(기획재정부안)은 국무회의의 심의를 거쳐 대통령의 승인을 얻음으로써 정부예산안으로 확정되며, 확정된 이 정부예산안은 회계연도 개시 120일전(9월 3일)까지 국회에 제출하여야 한다(헌법 제54조, 국가재정법 제33조).

우리나라의 예산안 편성은 1월부터 시작해 국회에 제출하는 9월 3일까지 약 8개월 동안 이루어지는 과정이라고 할 수 있다. 한편, 정부가 예산안을 국회에 제출한 후 부득이한 사유로 인하여 그 내용의 일부를 수정하고자 하는 때에는 국무회의의 심의를 거쳐 대통령의 승인을 얻은 수정예산안을 국회에 제출할 수 있다.

2. 예산의 심의

1) 개념

행정부에서 편성된 예산은 국회에 제출된다. 제출된 예산안이 국회의 심의를 거쳐 통과되면 확정된다. 예산의 심의란 의회가 행정부에서 수행할 사업계획의 효율성을 검토하고 예산을 확정하는 것이다. 국회가 예산을 심의한다는 것은 국가기획 및 사업계획의 수준을 결정하고, 정부의 재정규모와 지출예산의 총액을 확정하며, 행정부를 통제 · 감독하는 기능을 수행하고, 한정된 재원의 합리적 배분이라는 성격을 갖는다.

2) 예산의 심의 과정

본회의 시정연설 → 상임위원회 예비심사 → 예산결산특별위원회종합심사 → 본회의 의결

(1) 본회의 시정연설

예산안이 국회에 제출되면 본회의에서 대통령의 시정연설과 기획재정부장관의 예산안 제안설명이 행하여진다. 시정연설은 정치 · 경제 · 사회 등 국정전반에 대한 대통령의 시각과 정책의지가 담겨 있다. 이때 보통 대정부질의와 국정감사가 이루어진다. 국정감사의 목적은 국정운영을 감사하여 그 결과를 새해 예산심의에 반영시키는데 있다. 국정감사는 매년 9월 10일부터 20일간 행한다(여야간의 조정으로 일정조정 가능). 따라서 시기적으로 보면 대통령의 시정연설보다 국정감사가 먼저 실시되는 편이다.

(2) 상임위원회 예비심사

본회의에서 시정연설이 끝나면 예산안은 소관 상임위원회(보건복지부는 보건복지위원회)로 회부되어 예비심사를 받게 된다. 예비심사는 소관 상임위원회에서 소관 부처 장관의 정책설명을 들은 후 의원들이 정책질의를 하는 순서로 진행된다. 그리고 부처별 심의나 계수조정을 위한 소위원회가 구성되고, 소위원회의 결정은 소관 상임위원회의 의견이 되어 국회의장에게 보고된다. 국회의장은 정부예산안에 상임위원회 예비심사보고서를 첨부해 이를 예산결산특별위원회에 회부한다.

(3) 예산결산특별위원회 종합심사

각 상임위원회의 예비심사를 거친 후 예산결산특별위원회의 심사를 거친다. 예산안을 종합 · 조정하기 위해서 계수조정위원회를 구성하고 구체적인 심사를 한다. 계수조정위원회는 가장 실질적인 심의과정이며 치열한 로비가 동반된다. 일반적으로 소위원회의 수정안이 예산결산특별위원회안으로 채택된다. 예산결산위원회의 종합심사는 구체적으로 아래의 순서를 밟는다. 이는 상임위원회 예비심사 과정과 유사하다.

① 기획재정부장관의 예산안 제안 설명

② 예산결산특별위원회 소속의 전문위원 검토보고

③ 종합정책 질의와 답변(예산결산위원회소속 의원들이 관계 장관에게 질의하고 장관이 답변한다)

④ 부처별 예산안 심의와 계수조정 : 계수조정 작업은 예산안 조정 소위원회가 구성되어 행해진다. 소위원회는 보통 14~15인으로 구성되며 국회예산결정에서 사실상 소위원회의 권한은 막강하다.

⑤ 예산결산특별위원회 전체회의 의결(소위원회의 안이 예결위 전체회의에 보고되면 거의 수정 없이 채택되는 것이 관례임)

(4) 본회의 의결

예산결산특별위원회의 종합심사가 끝나면 사실상 예산심의는 종결된 것이다. 그러나 형식적으로나마 본회의에서 의결(12월 2일까지 의결)을 거쳐 예산안 심의를 종결짓는다. 국회가 예산안을 회계연도 개시 전까지 확정시키지 못하였을 경우에는 준예산에 의하여 예산을 집행한다.

3. 예산의 집행

1) 개념

예산의 집행이란 예산이 심의 · 확정된 후 예산에 계상된 세입세출 뿐만 아니라 예산이 성립한 후 일어나는 세입 · 세출 전부를 포함한 정부의 모든 수입과 지출을 실행하는 행위를 의미한다. 예산집행은 배정 → 재배정 → 지출원인행위 → 지출의 순서로 행해진다.

예산의 배정 → 예산의 재배정 → 지출원인행위 → 지출

2) 예산집행상의 재정통제 방안

국회에서 확정된 예산은 입법부 의도를 계수적으로 표현한 것이다. 그러므로 행정부는 입법부의 의도를 구현하기 위해서 의회의 의결을 거친 금액과 사업의 범위내에서만 예산을 집행해야 한다. 즉 행정부는 의회에서 결정한 한계를 존중하고 준수해야 한다. 이를 위한 예산집행의 주요 통제장치를 보면 다음과 같다.

(1) 예산의 배정(기획재정부장관 → 각 중앙관서)

예산의 배정은 예산집행의 첫 단계이다. 예산집행을 위한 실행계획으로서 사업계획의 실현을 위해서 자금을 할당하는 절차이다. 즉 기획재정부장관이 예산배정 계획과 자

금계획을 수립해 국무회의 심의와 대통령의 승인을 얻은 후 예산집행이 이루어진다. 따라서 각 중앙관서의 장은 예산이 확정된 후 사업운영계획 및 이에 따른 세입세출예산 등이 포함된 예산배정요구서를 기획재정부 장관에게 제출하여야 한다(국가재정법 42조).

(2) 예산의 재배정(각 중앙관서 → 산하기관)

중앙관서에 대한 예산배정이 끝나면 이어서 중앙관서의 장은 예산배정의 범위안에서 예산지출 권한을 산하기관에 위임하는 절차를 이행하는데 이를 예산재배정이라 한다. 예산의 재배정은 각 중앙관서의 장이 각 산하기관의 예산집행 상황을 감독 · 통제하고 재정적 한도를 엄수하는데 목적이 있다.

(3) 지출원인행위와 지출

지출원인행위란 지출의 원인이 되는 계약 또는 기타의 행위를 말한다. 지출원인행위는 예산의 금액내에서 해야 하며, 보고 · 내부통제 등이 예산집행과정에서 이루어진다. 지출이란 세출예산의 사용결정으로부터 부담한 채무를 이행하기 위해서 수표를 발행하고 현금을 지급하기까지의 일체의 행위를 말한다.

(4) 정원과 보수의 통제

행정기관의 정원과 보수는 매년 증가되는 추세에 있다. 인건비는 예산에서 큰 비중을 차지하므로 이에 대한 통제는 재정통제의 매우 중요한 수단이다. 공무원의 정원과 보수를 변경할 때는 해당 부서뿐 아니라 안전행정부와 기획재정부의 협의가 필요하다.

(5) 국고채무부담행위의 통제

국고채무부담행위는 국가가 빚을 지는 것이다. 국가재정법 제25조는 국가는 법률에 따른 것과 세출예산 금액 또는 계속비 총액의 범위 안의 것 외에 국가가 채무를 부담하는 행위를 할 때는 미리 예산으로써 국회의 의결을 얻어야 한다라고 규정하고 있다. 국고채무부담행위는 정부가 예산 외에 무책임하게 채무부담행위를 하는 것을 방지하기 위하여 미리 예산으로서 국회의 의결을 얻도록 함으로써 엄격한 통제를 가하고 있다. 국고채무부담행위는 수년에 걸친 건물이나 대지의 임대 등과 같이 계약연도와 지출연도가 다를 경우에 대비하여 국가가 부담하는 채무에 대하여 국회의 사전 동의를 얻어 둔다는 점에서 예산집행의 신축성과도 관련이 있다.

3) 예산집행의 신축성 유지

예산집행의 신축성은 예산이 성립된 후에 일어나는 사정변동에 적응하고 예산을 효율적으로 관리 · 집행하기 위하여 세출예산을 지출목적 이외에 사용하거나, 정하여진 금액을 초과하여 사용하거나, 또는 다음 회계연도로 넘겨서 사용할 수 있게 하는 것을 말한다.

(1) 예산의 이용(移用)과 전용(轉用)

예산의 이용이란 입법과목인 장 · 관 · 항간의 상호융통을 말한다. 예산의 각 항목을 성질별로 장(章) · 관(款) · 항(項) · 세항(細項) 및 목(目)으로 구분할 때, 기관별, 장, 관, 항의 예산은 국회의 의결대상이기 때문에 입법과목이라 하며, 항을 다시 구분한 세항과 목은 행정부의 재량에 맡겨져 있기 때문에 행정과목이라고 한다. 예산의 이용은 입법과목이기 때문에 원칙적으로 허용되지 않지만 예산집행상 필요에 의해서 미리 예산으로서 국회의 의결을 얻었을 때는 기획재정부장관의 승인을 얻어 이용하거나 기획재정부장관이 위임하는 범위 안에서 자체적으로 이용할 수 있다. 이용의 범위는 인건비, 공공요금, 기관운영비, 국공채원리금상환 등에 국한되고 있다.

예산의 전용은 각 세항 · 목(행정과목) 사이에 상호 융통하는 것을 말한다. 이는 예산의 목적범위 안에서 재원을 효율적으로 활용하기 위한 것으로, 각 중앙관서의 장은 기획재정부장관의 승인을 얻거나 기획재정부장관이 위임하는 범위 안에서 전용할 수 있다. 전용을 할 경우 사업 간의 유사성이 있는지, 재해대책 재원 등으로 사용할 시급한 필요가 있는지, 기관운영을 위한 필수적 경비의 충당을 위한 것인지 여부 등을 종합적으로 고려하여야 한다.

(2) 예산의 이체(移替)

예산의 이체는 정부조직 등에 관한 법령의 제 · 개정 또는 폐지로 인하여 중앙관서의 직무와 권한에 변동이 있는 경우 관련되는 예산의 귀속을 변경하여 예산집행의 신축성을 부여하는 제도이다. 예산의 이체는 사업내용이나 예산규모 등에 변경을 가하지 않고 해당 예산의 귀속만 변경하는 것으로서, 「국가재정법」은 기획재정부장관이 중앙관서의 장의 요구에 따라 예산을 이체할 수 있도록 규정하고 있다.

(3) 예산의 이월(移越)

당해 연도 내에 사용하지 못한 예산을 다음 연도의 예산으로 넘겨 사용하는 것을 말한다. 회계연도 독립의 원칙의 예외이다. 이에는 명시이월(明示移越)과 사고이월(事故移越)이 있다.

명시이월은 세출예산 중 연도 내에 그 지출을 필하지 못할 것이 예측될 때에는 미리 국회의 승인을 얻어 다음 연도에 사용하는 제도이다. 사고이월은 지출원인행위를 하고 불가피한 사유(불의의 재해, 관급자재의 지급 지연 등)로 인하여 연도 내에 지출하지 못한 경비와 지출원인행위를 하지 아니한 부대경비의 금액에 한하여 인정된다. 한번 사고이월한 경비는 다음 연도에 사고이월하는 것이 허용되지 않는다.

(4) 예비비(豫備費)

예비비란 예측할 수 없는 예산 외의 지출 또는 예산초과 지출에 충당하기 위해서 계상된 경비로서 총액으로 국회의 의결을 얻어야 한다. 각 중앙관서의 장은 예비비의 사용을 필요로 하는 경우에는 그 이유, 금액을 명백히 한 명세서를 작성하여 기획재정부장관에게 제출한다. 기획재정부장관은 각 관서가 예비비가 필요하다고 인정될 때에는 예비비 사용서를 작성하며 국무회의의 심의를 거쳐 대통령의 승인을 얻어 사용한다.

(5) 계속비(繼續費)

계속비란 완성에 수년간 요하는 공사나 제조 및 연구개발사업에서는 경비의 총액과 연부액(年賦額)을 정하여 미리 국회의 의결을 얻은 범위내에서 수 년도에 걸쳐 지출할 수 있는 경비를 말한다. 회계연도독립의 원칙 예외가 된다.

이 외에도 예산집행의 신축성을 유지하기 위한 제도로는 국고채무부담행위, 수입대체경비, 총액계상 예산, 추가경정예산 등이 있다.

4. 결산 및 회계검사

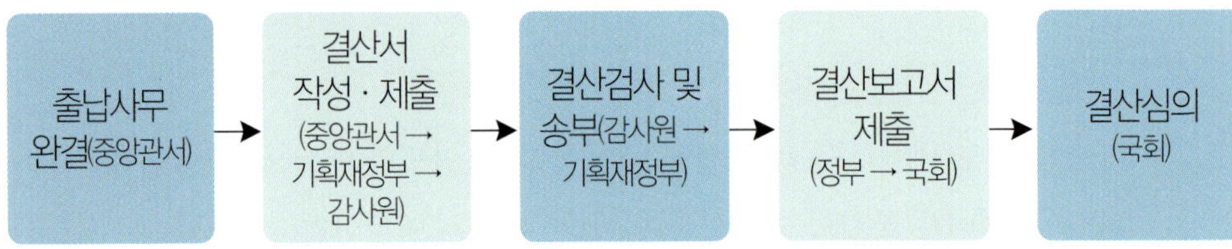

위와 같이 이루어지는 결산 및 회계검사과정을 도식화해서 나타내면 다음과 같다.

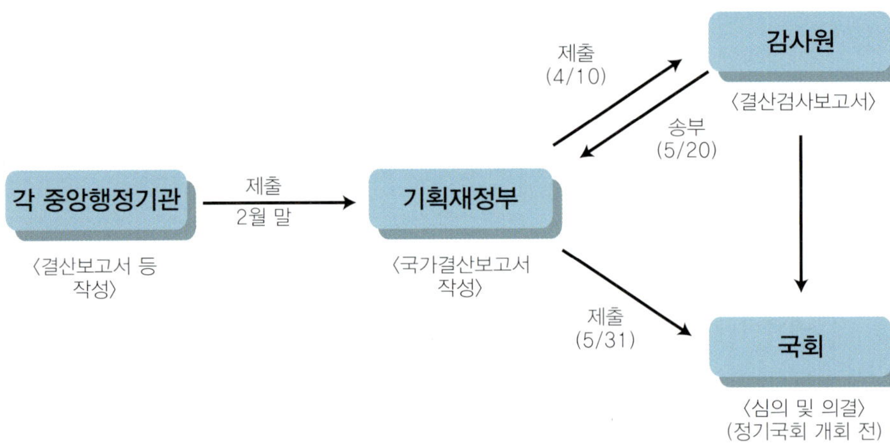

1) 예산의 결산

(1) 개념

한 회계연도 동안의 수입과 지출의 실적을 확정적 계수로서 표시하는 행위이며, 정부의 수입과 지출에 관한 사후적 재무보고이며, 회계검사를 받기 위하여 회계기록과 자료를 정리하는 활동이다. 정부의 책임을 해제시키고 감사원의 권한이 발동하는 계기가 된다. 결산은 행정부와 입법부의 결산절차로 나누어 진행된다.

(2) 결산의 과정

① 출납정리 기한 및 출납사무 완결(각 중앙관서)

결산을 위해서는 세입금의 수납과 세출금의 지출 및 지급을 완결해야 하는데 이를 출납정리기한이라 한다. 정부의 세입 · 세출에 관한 출납사무는 다음연도 2월 10일까지 완결해야 한다(국고금관리법 제4조의2).

② 결산서의 작성 및 제출(각 중앙관서 장 → 기획재정부장관 → 감사원장)

각 중앙관서의 장은 매 회계연도마다 그 소관에 속하는 세입세출결산보고서, 계속비 결산보고서, 통합재정수지보고서, 국가채무관리보고서, 성인지결산서 등을 작성해 다음 연도 2월 말일까지 기획재정부장관에게 제출하여야 한다.

기획재정부장관은 회계연도마다 세입세출결산보고서와 예비금사용총괄명세서, 성과보고서 등의 결산을 작성하여 국무회의의 심의를 거친 후 대통령의 승인을 얻어 다음연도 4월 10일까지 감사원에 제출한다.

③ 감사원의 결산검사 · 송부(감사원장 → 기획재정부장관)

감사원은 기획재정부로부터 결산에 관한 서류를 제출받으면 결산에 대한 검사 · 확인을 한다. 감사원은 결산의 검사 및 확인이 끝나면 검사보고서를 5월 20일까지 기획재정부장관에게 다시 송부한다.

④ 결산보고서의 국회제출(정부 → 국회)

정부는 감사원의 검사를 거친 결산 및 첨부서류를 다음연도 5월 31일까지 국회에 제출한다.

⑤ 국회의 결산심의(국회)

국회는 예산심의와 동일한 절차를 밟아 결산을 심의 · 의결한다. 그 동안 형식적이었던 국회의 결산기능을 강화하기 위해 국회법을 개정하여 정부 또는 해당기관의 위법 또는 부당한 사유가 있는 경우에는 변상, 징계조치 등의 시정을 요구하고 그 결과를 국회에 보고하게끔 하고 있다. 국회가 결산을 심의한 결과 정부에 대한 어떠한 책임추궁을 결정하더라도 그것은 국회의 정부에 대한 정치적 효과만 발생하게 되며, 감사원의 회계검사에 의해 확인된 결산이 변동되는 것은 아니다.

2) 회계검사(audit)

(1) 개념

회계검사는 예산과정 중 마지막으로 수행되는 과정으로 조직의 재정적 활동 및 그 수입 · 지출의 결과에 관하여 사실을 확증 · 검증하는 행위를 의미한다. 즉 회계검사는 회계기록을 대상으로 하며, 제3자가 하여야 하며, 회계기록의 정확성 여부에 관한 검증절차이며, 회계기록의 적정성 여부에 관한 비판적 검증으로서 검사자의 의견이 표시되어야 한다. 회계검사는 예산집행에 대한 사후통제지만 가장 강력하고 본격적인 통제이다.

(2) 회계검사의 종류

회계검사의 종류에는 여러 가지로 구분할 수 있다. 시기에 따른 분류(사전검사와 사후검사), 검사범위에 따른 분류(정밀검사와 발췌검사), 방법에 따른 분류(일반검사, 상업적 검사, 종합검사), 장소에 따른 분류(서면검사와 현장검사), 검사주체에 따른 분류(내부검사와 외부검사) 등으로 나눌 수 있다.

(3) 우리나라 회계검사기관

우리나라의 회계검사기관은 감사원이다. 감사원은 국가의 세입 · 세출의 결산, 국가 및 법률이 정한 단체의 회계검사와 행정기관 및 공무원의 직무에 관한 감찰을 하기 위하여 대통령소속하에 설치된 헌법기관이다. 하지만 회계검사원인 감사원이 독립성을 충분히 살리지 못하는 지위에 있고, 감사보고서를 처리하여 처벌을 할 수 있는 장치가 부족하다. 또한 현장검사에 치중하여 건수적발주의가 관행이 되고 있고 감사업무가 과다하여 회계검사의 획일성과 복잡성을 초래하여 행정능률을 저하시키고 있다.

지금까지 살펴본 예산과정과 결산과정을 일정별로 요약해 보면 표 12-3과 같이 정리할 수 있다.

표 12-3

예산 · 결산과정 순기

단 계		기한
예산과정	중기사업계획서(예산 · 기금) 제출 (중앙관서 장 · 기금관리 주체→기획재정부장관)	1월 31일
	예산편성지침/기금운용계획 작성지침통보(기획재정부장관→중앙관서 장→기금관리주체)	3월 31일
	예산요구서/기금운용계획의 제출 (중앙관서 장 · 기금관리 주체→기획재정부장관)	5월 31일
	예산안/기금운용계획의 국회제출	회계연도 개시 120일 전
결산과정	결산보고서 제출(중앙관서의 장→기획재정부장관)	다음 연도 2월 말
	결산서 제출(기획재정부 장관→감사원)	다음 연도 4월 10일
	결산검사보고서 송부(감사원→기획재정부 장관)	다음 연도 5월 20일
	결산의 국회제출	다음 연도 5월 31일

III 우리나라 보건재정 현황

1. 보건복지부

1) 세입세출예산

2024년 보건복지부 소관 세입예산은 일반회계와 3개 특별회계(농어촌구조개선특별회계, 지역균형발전특별회계, 책임운영기관특별회계)로 구성되며, 세출예산은 일반회계와 2개의 특별회계(지역균형발전특별회계, 책임운영기관특별회계)로 구성된다.

2024년 예산 기준 일반회계 세입예산은 9,439억원, 세출예산은 72조 6,288억원이다. 농어촌구조개선특별회계 세입예산은 8억원이고, 지역균형발전특별회계의 세입예산은

670억원, 세출예산은 1조 7,703억원이다. 책임운영기관특별회계 세입예산은 1,943억원, 세출예산은 1,943억원이다. 일반회계 세입예산의 대부분(95.7%)은 국가보조사업의 집행잔액 반납금인 기타경상이전수입(9,033억원)으로 이루어져 있다.

표 12-4

보건복지부 세입예산 규모

(단위: 억원, %)

구분	2022 결산	2023 예산(A)	2024 예산(B)	증감	
				B-A	(B-A)/A
일반회계	9,811	5,132	9,439	4,307	83.9
농어촌구조개선특별회계	12	8	8	-	-
지역균형발전특별회계	568	170	670	500	294.1
책임운영기관특별회계	2, 058	1,890	1,943	53	2.8
에너지 및 자원사업특별회계	0.04	-	-	-	-
합계	12,449	7,200	12,061	4,861	67.5

주 : 총계 기준
자료 : 보건복지부

표 12-5

보건복지부 세출예산 규모

(단위: 억원, %)

구분	2022 결산	2023 예산(A)	2024 예산(B)	증감	
				B-A	(B-A)/A
일반회계	666,459	667,380	726,288	58,908	8.8
농어촌구조개선특별회계	490	-	-	-	-
지역균형발전특별회계	2,928,	16,008	17,703	1,695	10.6
책임운영기관특별회계	1,703	1,890	1,943	53	2.8
합계	671,580	685,278	745,935	60,657	8.9

주 : 총계 기준
자료 : 보건복지부

2) 기금운용계획

2024년 보건복지부 소관 기금은 국민건강증진기금, 국민연금기금, 응급의료기금 등 총 3개가 있다. 2024년 당초 계획 기준 기금운용계획액은 171조 9,657억원이며, 기금별로는 국민건강증진기금 4조 5,581억원, 국민연금기금 166조 7,459억원, 응급의료기금 6,617억원이 편성되었다.

표 12-6 보건복지부 기금운용계획

(단위: 억원, %)

구분	2022 결산	2023		2024 계획(B)	증감	
		당초	수정(A)		B−A	(B−A)/A
국민건강증진기금	42,504	47,395	47,395	45,581	△1,814	△3.8
국민연금기금	1,752,350	1,535,270	1,535,270	1,667,459	132,189	8.6
응급의료기금	5,750	5,730	5,730	6,617	887	15.5
합계	1,800,604	1,588,395	1,588,395	1,719,657	131,262	8.3

주 : 총계 기준
자료 : 보건복지부

3) 총수입 · 총지출

2024년 예산 기준 보건복지부 소관 회계 · 기금의 총수입은 92조 3,738억원으로, 정부 총수입 612.2조원의 15.1%를 차지하며, 전년 예산 대비 7조 2,701억원 증가(8.5%)하였다.

표 12-7

보건복지부 총수입 규모

(단위: 억원. %)

구분	2022 결산	2023 예산(A)	2024 예산(B)	증감	
				B-A	(B-A)/A
일반회계	9,811	5,132	9,439	4,307	83.9
농어촌구조개선특별회계	12	8	8	-	-
지역균형발전특별회계	568	170	670	500	294.1
책임운영기관특별회계	519	424	459	35	8.3
에너지 및 자원사업특별회계	0.04	-	-	-	-
국민건강증진기금	29,539	29,584	31,040	1,456	4.9
국민연금기금	875,672	812,556	878,979	66,423	8.2
응급의료기금	1,920	3,164	3,143	△21	△0.7
합계 (정부 총수입 대비 비중)	918,041 (14.9)	851,037 (13.6)	923,738 (15.1)	72,701	8.5

자료 : 보건복지부

2024년 예산 기준 보건복지부 소관 회계 · 기금의 총지출은 122조 3,779억원으로, 정부 총지출 656.6조원의 18.6%을 차지하며, 전년 예산 대비 13조 1,950억원(12.1%) 증가하였다.

표 12-8

보건복지부 총지출 규모

(단위: 억원. %)

구분	2022 결산	2023 예산(A)	2024 예산(B)	증감	
				B-A	(B-A)/A
일반회계	662,837	663,653	722,264	58,611	8.8
농어촌구조개선특별회계	490	-	-	-	-
지역균형발전특별회계	2,928	16,008	17,703	1,695	10.6
책임운영기관특별회계	1,601	1,786	1,826	40	2.2
국민건강증진기금	34,472	36,715	36,377	△338	△0.9
국민연금기금	348,795	371,216	442,908	71,692	19.3
응급의료기금	2,817	2,451	2,701	250	10.2
합계 (정부 총지출 대비 비중)	1,053,939 (15.4)	1,091,830 (17.1)	1,223,779 (18.6)	131,950	12.1

자료 : 보건복지부

2. 식품의약품안전처

1) 재정 현황

2024년 식품의약품안전처 소관 세입예산은 일반회계와 농어촌구조개선특별회계로 구성되며, 세출예산은 일반회계와 지역균형발전특별회계로 구성된다. 2024년 식품의약품안전처의 세입예산은 376억원이고, 세출예산은 7,182억원이다. 식품의약품안전처 소관 2024년도 예산의 총수입·총지출은 세입세출예산 총계와 같다.

표 12-9

식품의약품안전처 세입예산 규모

(단위: 억원, %)

구분	2022 결산	2023 예산(A)	2024 예산(B)	증감률 (B-A)/A
일반회계	345	387	376	△2.9
지역균형발전특별회계	1.94	-	-	-
농어촌구조개선특별회계	0.07	0.18	0.18	0.0
합계	347	387	376	△2.9

주 : 총계 기준
자료 : 디지털예산회계시스템(dBrain) 자료를 바탕으로 국회예산정책처 재작성

표 12-10

식품의약품안전처 세출예산 규모

(단위: 억원, %)

구분	2022 결산	2023 예산(A)	2024 예산(B)	증감률 (B-A)/A
일반회계	6,355	6,704	7,144	6.6
지역균형발전특별회계	38	38	38	0.0
농어촌구조개선특별회계	22	23	-	순감[1]
합계	6,416	6,765	7,182	△6.2

주 : 1) 농어촌구조개선특별회계에 편성되었던 '수입수산물 검사' 사업이 2024년도 예산부터 일반회계로 이관
1. 총계 기준
자료 : 디지털예산회계시스템(dBrain) 자료를 바탕으로 국회예산정책처 재작성

2) 주요 기능 및 사업

식품의약품안전처는 국민의 건강 보호를 위한 식품·의약품 등의 안전관리를 관장하는 기관으로, 위해식품 관리, 식중독 예방 및 수입식품 검사 등 먹거리 안전을 확보하고, 의약품 의료기기 등의 제조 수입허가, 안전 및 품질관리를 담당하는 등 안전관리체계를 구축함으로써 국민의 안전하고 건강한 삶을 도모하고 있다.

식품의약품안전처의 주요 사업은 집단급식소 위생강화 및 건강한 식생활 환경 조성을 주요 내용으로 하는 식생활영양 안전성 제고 프로그램, 마약류 오남용 예방 홍보 및 교육, 마약류 중독자 사회재활 지원 등을 주요 내용으로 하는 마약류 안전성 제고 프로그램, 의약품 공급기반 확충 및 안전기반 구축 등을 주요 내용으로 하는 의약품안전성 제고 프로그램 등 12개의 프로그램으로 구성된다.

표 12-11

프로그램별 예산규모

(단위: 백만원, %)

회계 기금	프로그램별	2022 결산	2023 예산(A)	2024 예산(B)	증감률 (B-A)/A
일반회계	식품안전성제고	53,980	60,760	64,881	6.8
	위해관리 선진화	22,646	23,973	25,046	4.5
	식생활영양 안전성 제고	77,989	80,127	81,403	1.6
	수입식품 안전성 제고	12,141	12,467	15,724	26.1
	의약품안전성 제고	34,866	39,274	29,790	△24.1
	바이오생약 안전성 제고	32,190	33,462	24,560	△26.6
	마약류 안전성 제고	–	–	30,495	순증[1]
	의료기기 안정성 제고	17,965	16,167	18,942	17.2
	과학적 안전관리 연구 및 허가심사 안정성 제고	151,609	156,007	156,587	0.4
	지방청 운영	5,729	5,777	6,082	5.3
	식약약품행정지원	226,406	242,356	260,864	7.6
지역균형발전특별회계	식품안정성 제고	3,841	3,841	3,841	–
농어촌구조개선특별회계	농축수산물 안정성 제고	2,210	2,299	–	순감[2]

주 : 1) 마약류 안전성 제고 프로그램에 해당하는 세부사업(마약류안전관리강화, 마약퇴치운동본부 지원, 마약류 통합관리시스템 구축 및 운영(정보화))은 의약품안전성제고(2000) 및 식의약품행정지원(7000) 프로그램에 포함되어 있었으나, 2024년도부터 별도 프로그램으로 편성
2) 농축수산물 안전성 제고(1300) 프로그램은 동 프로그램에 편성되었던 '수입수산물 검사' 세부사업이 2024년도 예산부터 수입식품 안전성 제고(1500) 프로그램으로 이관되면서 2024년도에는 편성되지 않음

자료 : 디지털예산회계시스템(dBrain) 자료를 바탕으로 국회예산정책처 재작성

또한, 마약류 안전성 제고 프로그램을 통해 마약류 오남용 예방 홍보 · 교육, 마약류 중독자 사회재활 지원, 마약류 지도점검 긴급대응 등의 사업을 수행하여 마약류 예방 · 재활 안전망 구축 및 관리 강화를 도모하고 있다. 참고로 중독재활센터 등록자 현황은 다음과 같다.

표 12-12

중독재활센터 등록자 현황

(단위: 명)

구분	2019	2020	2021	2022	2023
합계	169	210	531	815	1,180
중앙 중독재활센터	169	208	438	626	804
영남권 중독재활센터	–	2	93	189	321
충청권 중독재활센터	–	–	–	–	55

주 : 영남권 중독재활센터(부산)는 2020년, 충청권 중독재활센터(대전)는 2023년에 각각 개소하였음
자료 : 식품의약품안전처(마약퇴치운동본부)

3. 질병관리청

1) 세입세출예산

2024년 질병관리청 소관 세입세출예산은 일반회계와 특별회계(책임운영기관특별회계)로 구성된다. 2024년 예산 기준 일반회계 세입예산은 2,033억원으로 전년 대비 1,720억원 증가하였는데, 이는 지자체의 보조금 집행잔액 수납소요 등을 고려하여 기타경상이전수입 예산이 크게 증가한 것에 기인한다.

일반회계 세출예산은 6,256억원으로 전년 대비 1조 7,433억원 감소하였는데, 이는 코로나19 법정 감염병 등급이 4등급으로 완화되는 등 방역 소요가 감소함에 따라 치료제구입비, 진단검사비 지원, 생활지원비 및 유급휴가비 지원, 선별진료소 장비 및 운영 지원 등의 예산이 크게 감소한 것에 인한다. 질병관리청 소관 책임운영기관특별회계 세입예산과 세출예산은 동일하게 471억원 규모이다.

표 12-13

질병관리청 세입예산 규모

(단위: 억원, %)

구분	2022 결산	2023 예산(A)	2024 예산(B)	증감률 (B-A)/A
일반회계	1,557	313	2,033	549.5
책임운영기관특별회계	411	475	471	△0.8
합계	1,968	788	2,504	217.8

주 : 총계 기준
자료 : 질병관리청

표 12-14

질병관리청 세출예산 규모

(단위: 억원, %)

구분	2022 결산	2023 예산(A)	2024 예산(B)	증감률 (B-A)/A
일반회계	117,784	23,689	6,256	△73.6
책임운영기관특별회계	306	475	471	△0.8
합계	118,090	24,164	6,727	△72.2

주 : 총계 기준
자료 : 질병관리청

2) 기금운용계획

2024년 질병관리청은 국민건강증진기금 및 응급의료기금을 보건복지부로부터 배정받아 사용하고 있다. 2024년 기금운용계획액은 9,815억원으로, 전년 수정계획 대비 4,185억원(74.3%) 증가하였다. 기금별로는 국민건강증진기금이 4,218억원(75.9%) 증가하고, 응급의료기금이 32억원(△45.1%) 감소하였다.

표 12-15

질병관리청 기금운용계획

(단위: 억원, %)

구분	2022 결산	2023		2024 계획(B)	증감	
		당초	수정(A)		B-A	(B-A)/A
국민건강증진기금	6,189	5,558	5,558	9,776	4,218	75.9
응급의료기금	96	81	71	39	△32	△45.1
합계	6,285	5,640	5,630	9,815	4,185	74.3

주 : 총계 기준
자료 : 보건복지부

3) 총수입 · 총지출

2024년 예산 기준 질병관리청 소관 회계의 총수입은 2,125억원으로, 정부 총수입 612.2조원의 0.03%를 차지하며, 전년 예산 대비 1,720억원(424.7%) 증가하였다.

표 12-16

질병관리청 총수입 규모

(단위: 억원, %)

구분	2022 결산	2023 계획(A)	2024 계획(B)	증감	
				B-A	(B-A)/A
일반회계	1,557	313	2,033	1,720	549.5
책임운영기관특별회계	112	92	93	-	-
합계	1,669	405	2,125	1,720	424.7

자료 : 질병관리청

2024년 예산 기준 질병관리청 소관 회계의 총지출은 1조 6,303억원으로, 정부 총지출 656.6조원의 0.2%를 차지하며, 전년 예산 대비 1조 3,167억원(△44.7%) 감소하였다.

표 12-17

질병관리청 총지출 규모

(단위: 억원, %)

구분	2023 결산	2023 예산(A)	2024 예산(B)	증감	
				B-A	(B-A)/A
일반회계	117,573	23,374	6,038	△17,336	△74.2
책임운영기관특별회계	290	457	450	△7	△1.5
국민건강증진기금	6,189	5,558	9,776	4,218	75.9
응급의료기금	96	81	39	△42	△51.9
합계	124,148	29,740	16,303	△13,167	△44.7

주 : 기금의 경우, 국민건강증진법 및 응급의료법에 따른 기금관리주체인 보건복지부로부터 배정받아 사용 중임
자료 : 질병관리청

4) 주요 기능 및 사업

질병관리청은 국가 공중보건 전문기관으로, 안전한 사회, 건강한 국민을 목표로 미래 감염병의 대비·대응, 상시감염병의 안정적 관리 및 퇴치, 국가 만성질환 관리체계 강화, 보건의료 R&D 및 연구 인프라 등 주요 기능을 중점 강화하고 있다.

질병관리청의 주요 사업은 사전 예방적 감염병관리 안전망 구축 등을 주요 내용으로 하는 감염병정책관리 프로그램, 감염병에 대한 선제적 위기 대응체계 강화 및 국 내외 감염병 대비체계 구축으로 공중보건위기 대응 등을 주요 내용으로 하는 감염병위기대응 프로그램, 국가예방접종을 통한 감염병 예방 및 안전한 의료환경 조성 등을 주요 내용으로 하는 의료안전예방관리 프로그램 등으로 구성된다.

표 12-18

프로그램별 예산규모

(단위: 백만원, %)

회계 기금	프로그램	2023 결산	2023 예산(A)	2024 예산(B)	증감률 (B-A)A
일반회계	감염병정책관리	975,831	64,246	16,364	△74.5
	감염병위기대응	7,986,984	1,474,781	211,163	△85.7
	진단분석관리	29,126	23,461	24,591	4.8
	의료안전예방관리	2,517,890	456,465	4,290	△99.1
	만성질환관리	7,012	7,578	8,868	17
	보건의료연구관리	103,729	165,517	183,330	10.8
	질병관리행정지원	136,690	145,359	155,166	6.7
책임운영기관 특별회계	국립마산병원	18,357	19,721	20,403	3.5
	국립목포병원	10,649	25,956	24,606	△5.2
국민건강 증진기금	감염병정책관리	65,655	65,737	75,239	14.5
	감염병위기대응	19,060	17,440	8,590	△50.7
	진단분석관리	10,492	10,941	11,741	7.3
	의료안전예방관리	386,916	370,728	801,022	116.1
	만성질환관리	80,024	84,490	74,036	△12.4
	보건의료연구관리	56,795	6,483	7,005	8.1
응급의료기금	응급의료체계운영지원	9,592	8,145	3,907	△52.0

자료 : 질병관리청

PUBLIC HEALTH ADMINISTRATION

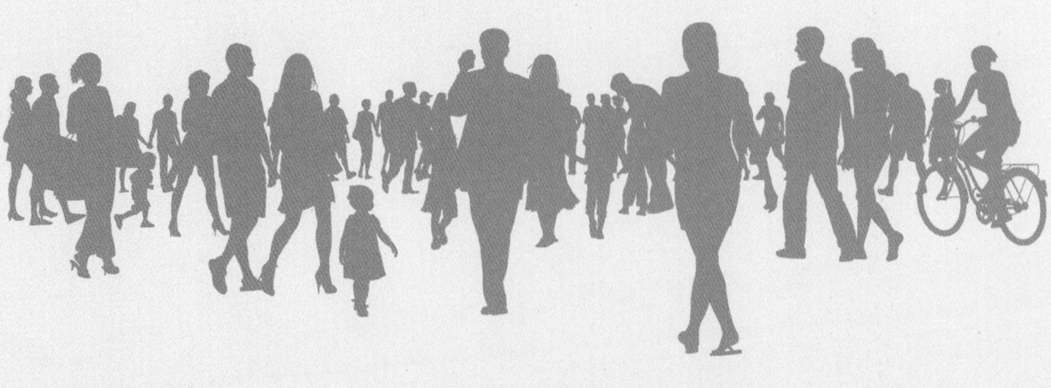

제 13 장

사회보장과 의료보장

의료보장제도를 이해하기 위해서는 우선 사회보장제도의 내용을 알아야 한다. 우리가 살펴보고자 하는 건강보험은 사회보험의 일부이며, 의료급여는 공공부조의 일부이다. 의료보장제도의 대표적인 건강보험과 의료급여는 사회보장제도를 구성하는 중요한 요소이다. 따라서 본 장에서는 사회보장제도의 의의, 역사적 배경, 범위 등을 살펴보고 보건행정의 직접적인 관심 대상인 의료보장제도 중 건강보험제도와 의료급여제도에 대해 살펴보고자 한다.

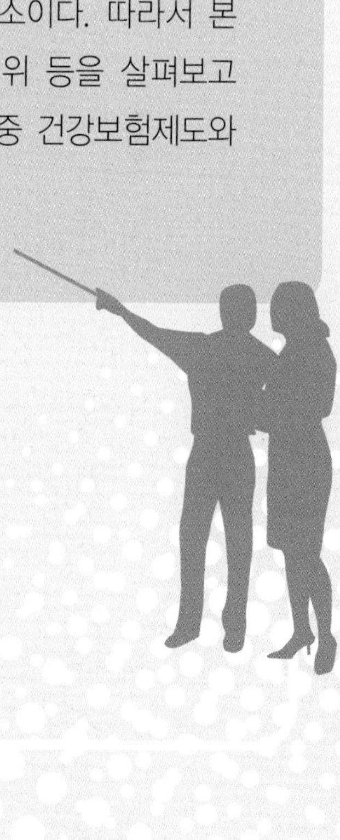

Ⅰ 사회보장

1. 사회보장의 개념

사회보장에 대한 정의는 광의 또는 협의에 따라 달라진다. 여기서는 일반적으로 많이 인용되고 있는 정의 및 우리나라 사회보장법상의 정의를 정리하면 표 13-1과 같다.

우리나라는 사회보장의 범위에 사회보험, 공공부조, 사회서비스까지 포함하고 있어 지나치게 광범위하다는 느낌이 든다. 이는 사회보장법에서 추구하고자 하는 기본 이념을 구현한다는 측면에서는 이해하기 용이하나 실제 사업내용 및 범위를 규정하고자 할 때는 사회복지전반을 포괄하게 된다. 따라서 여기서는 지나친 범위의 확대를 자제하고 사회보장의 범위를 사회보험과 공공부조로 한정하여 보고자 한다. 공공부조는 공적부조, 사회부조, 국가부조 등 다양한 형태의 용어로 설명하고 있으나 우리나라는 1995년부터(이전에는 공적부조라고 사용) 사회보장기본법에서 공공부조로 명명하고 있다.

우리나라의 사회보장법에서 정의하고 있는 사회보장의 정의는 사회보험, 공공부조 및 사회서비스로 구성되는 것으로 보는 미국식 사회보장 개념을 원용하였다고 볼 수 있다. 미국의 사회보장은 연방정부 관장 사회보장연금, 주정부 관장 실업보험, 공공부조, 사회서비스(노인복지, 아동복지, 장애인복지, 모자복지 등) 및 공중보건 등으로 구성되어 있다(원석조, 2005).

건강보험제도, 산재보험, 연금보험 등은 이미 1880년대 독일의 비스마르크에 의해 실시되었으나 사회보장이란 말을 사용하지는 않았다. 따라서 사회보장이란 용어가 공식적으로 사용되기 시작한 것은 근래의 일로, 1929년 세계대공황을 극복하기 위한 뉴딜정책의 일환으로 미국의 제32대 루즈벨트 대통령이 1935년 미국의 사회보장법(social security act)을 시행하면서 부터였다. 사회보장이란 용어가 정립되기 이전의 유럽에서의 두 가지 흐름은 공공부조 형태라고 할 수 있는 구빈대책의 역사와 사회보험의 형태라고 할 수 있는 직업인들의 공제활동이 그것이다.

표 13-1

사회보장의 정의

주장자	정 의
베버리지 (W.Beveridge)	실업, 질병 또는 부상으로 인하여 수입이 중단된 경우에 대처하기 위하여 노령에 의한 퇴직이나 부양 책임자의 사망으로 인한 부양의 상실에 대비하고 나아가서는 출생, 사망 및 결혼 등에 관련된 특별한 지출을 감당하기 위한 소득보장이다.
세계노동기구 (ILO)	사람들이 살아가다가 직면하는 여러 가지 위험요인들, 즉 질병, 노령, 실업, 장애, 사망, 출산, 빈곤 등으로 인해 소득이 일시적으로 중단되거나, 소득이 장기적(영원히) 없어지거나 지출이 크게 증가하여 사람들이 이전의 생활을 하지 못할 경우 이전의 사회생활을 할 수 있도록 하는 국가의 모든 국가프로그램이다.
라로끄 (P. Laroque)	근로자 대중에 대한 생활수단의 지속적인 보장이며, 적어도 모든 경우에 있어 적당한 최저생활의 보장이다. 나아가서는 국민적인 연대 책임하에 전체사회에 의한 모든 구성원에 대한 보장이다.
국제사회보장 연합회(ISSA)	자기의 과실에 의하지 않는 사회적 사고의 피해자와 자기의 과실에 의하나 사회적으로 현저히 불이익한 입장에 서 있는 사람들에 대하여 사회정의에 입각하여 일정한 생활수준을 보장해주는 국가의 시책
국제사회복지 협의회(ICSW)	개인이 그 자신의 능력이나 예견만으로는 그 자신이나 그의 가족을 보호할 수 없는 현대사회의 모든 우발적 사고에 대처하기 위하여 사회에 의하여 마련된 모든 보호조치
우리나라 (사회보장 기본법 제3조)	"사회보장"이란 출산, 양육, 실업, 노령, 장애, 질병, 빈곤 및 사망 등의 사회적 위험으로부터 모든 국민을 보호하고 국민 삶의 질을 향상시키는 데 필요한 소득 · 서비스를 보장하는 사회보험, 공공부조, 사회서비스를 말한다. ① "사회보험"이란 국민에게 발생하는 사회적 위험을 보험의 방식으로 대처함으로써 국민의 건강과 소득을 보장하는 제도를 말한다. ② "공공부조(公共扶助)"란 국가와 지방자치단체의 책임 하에 생활 유지 능력이 없거나 생활이 어려운 국민의 최저생활을 보장하고 자립을 지원하는 제도를 말한다. ③ "사회서비스"란 국가 · 지방자치단체 및 민간부문의 도움이 필요한 모든 국민에게 복지, 보건의료, 교육, 고용, 주거, 문화, 환경 등의 분야에서 인간다운 생활을 보장하고 상담, 재활, 돌봄, 정보의 제공, 관련 시설의 이용, 역량 개발, 사회참여 지원 등을 통하여 국민의 삶의 질이 향상되도록 지원하는 제도를 말한다.

1) 공공부조 제도의 발전 과정

중세 유럽에서의 가난을 구제하기 위한 대책은 주로 기독교(교회)를 중심으로 이루어 졌다. 이러한 가난을 구제하기 위한 영국의 구빈법은 현대 공공부조제도 초기의 형태라 할 수 있다. 물론 이러한 구빈대책은 영국 뿐만 아니라 프랑스, 일본 등에서도 이루어 졌다. 하지만 영국의 구빈법이 빈곤에 대한 국가적 차원에서의 개입을 다루고 있어 영국의 구빈대책에서 그 원형을 찾는 것은 두 말할 나위가 없다.

(1) 엘리자베스 구빈법(1601, Elizabethan poor law)

인클로저 운동

엘리자베스 여왕시대의 영국은 유럽대륙의 양모공업이 발달하자 이의 원료인 양모공급을 위해 농지를 둘러막고 거기에 살던 농민을 추방하였는데 이러한 다수의 농민이 부랑자가 되어 도시로 흘러들어 갔다. 당초 정부는 심한 억압정책을 폈으나 끝없는 빈민의 증가, 영국의 공업 발달로 인한 값싼 노동자의 필요에 의해 지방자치단체에게 구빈의 의무를 부과하는 엘리자베스 구빈법이 제정되었다. 즉 이는 기존의 교회의 구빈사업이 종교혁명으로 인해 교회재산이 국가에 몰수되었기 때문에 구빈사업은 국가의 몫으로 옮겨가게 되었다.

구빈법의 제정은 봉건제의 몰락에서 그 맥락을 찾을 수 있다. 첫 번째 계기는 전 유럽을 휩쓴 흑사병(1348~1349년)이고 두 번째 계기는 15세기에서 19세기 초까지 진행된 인클로저(enclosure)운동이다. 특히 토마스 모어가 '양이 사람을 잡아 먹는다'로 표현했던 이 운동은 소수의 지주계급에게 토지를 집중시키고 유럽각지에서 생계수단을 빼앗긴 채 떠도는 유랑민과 거지를 양산하는 결과를 초래했다.

이러한 배경에서 1601년 제정된 엘리자베스 구빈법은 14세기 이후 확립된 노동통제, 빈민구제에 대한 법적, 재정적 책임을 재확인하면서 빈민구제 업무를 전국적인 행정조직을 통해 최초로 수립하였다. 엘리자베스 구빈법의 주요 내용은 다음과 같다.

① 빈민구제에 대한 국가적 책임의 인식

② 구빈행정체계의 확립(교회의 교구단위의 구빈사업이 국가사업으로 전환)

③ 세금재원의 활용(교구단위로 주민들의 구빈세를 재원으로 활용)

④ 빈민의 분류와 처우의 차등

- 자격 있는 빈민(노동능력이 있는 빈민) : 건강한 부랑자, 걸식자로서 교정원이나 작업장에 입소시켜 강제노역에 종사케 함. 강제노역 거부시 처벌과 동시에 이들에 대한 자선금지 등을 행사
- 자격 없는 빈민(노동능력 없는 빈민) : 노령, 불구, 모자세대 등으로 구빈원(자선원)에 입소시켜 집단수용 또는 거처가 있는 자에 대해서는 예외적으로 현물급여를 실시하고 거택보호 실시
- 빈곤아동 등 : 고아, 기아 및 부모가 있어도 부양능력이 없는 빈곤아동은 유·무료의 가정위탁에 의해 보호하고 어느 정도 노동력이 있는 8세 이상의 아동은 도시의 상공인들에게 맡겨 도제화(徒弟化) 함

(2) 신구빈법(poor law reform of 1834)

1601년 엘리자베스 구빈법 제정에서부터 1834년 신구빈법으로 개정되기까지 수많은 법령의 제정이 있었다. 대표적으로 1662년 찰스 2세의 정주법, 1696년의 브리스톨시 지방법, 1697년의 정주법, 1722년의 나치블법, 1782년의 길버트법, 1795년의 스핀햄랜드법, 1802년의 공장법 등이 그것이다.

1834년 개정된 신구빈법은 구빈관련 법령을 재정비하여 전국적 차원의 중앙집권적 통합을 시도한 제2단계 구빈법이다. 그리고 엘리자베스 이전의 구빈관계 제 법령을 통합한 '엘리자베스 구빈법'을 제1단계 구빈법이라고 한다. 신구빈법의 주요 내용은 다음과 같다.

① 구빈법위원, 서기(간사), 부서기로 구성되는 항구적인 구빈행정당국을 설치하여 이들로 하여금 교구연합의 결성권 및 전국적인 구빈행정의 감시감독을 위한 명령 · 규칙의 발동권을 부여하고, 각 지역 교구연합에 구빈위원회를, 각 교구에 구빈감독관을 두어 전국적으로 통일된 구빈행정체계를 확립하였다.

② 빈민구제를 작업장내의 원내규제로 한정하는 동시에 작업장 선서제(宣誓制)를 엄격히 행하고 그 구제의 책임을 각 교구로 하여금 전담토록 하였다.

③ 구제의 수준은 독자적으로 자립 · 자활하는 노동자의 일상생활수준 이하, 즉 열등처우의 원칙(the principle of less eligibility)에 의하여 구제하였다.

한마디로 신구빈법은 1601년의 엘리자베스 구빈법에로의 복귀이며 실제는 그 보다도 더 가혹한 빈민구제 정책이었다. 이는 가능한 한 보호를 청구하지 못하게 하는데 있으며 빈곤의 원인을 개인의 책임, 즉 게으름이나 독립심의 부족으로 보아 빈곤자는 곧 범죄자로 취급되었다. 이 법에 의한 중앙집권적인 행정체계와 최저수준의 보장이라는 기본원칙은 20세기 사회보장제도가 확립될 때까지 기본원리로 그 맥을 유지하였다.

(3) 국가부조법

영국의 빈곤문제가 가장 큰 사회악으로 국가가 이를 제거해야 한다고 생각하기 시작한 것은 1900년대 부터였다. 1930년대에 와서 비로소 영국은 오랜 역사를 가진 빈민법으로부터 근대적인 공공부조제도에로의 전환이 이루어졌다. 빈곤은 저임금이나 실업 등과 같은 사회적 요인에 기인한다. 따라서 최저생활의 보장은 국가의 책임이므로 국민은 이의 보장을 받을 권리를 가진다고 인정하였다. 이러한 사상에 따라 1948년 국가부조법이 제정됨으로써 국민의 생존권적 기본권이 보장되게 되었다.

2) 사회보험제도의 발전 과정

(1) 독일의 사회보험

세계최초의 사회보험이 제도화된 나라는 독일이다. 독일은 1880년대에 제국 재상인 비스마르크의 사회정책으로 말미암아 영국보다 한 세대나 앞서 사회보험제도를 도입했다.

일찍이 1854년의 프로이센 광업종업원 공제조합법으로 모든 광산종업원의 보험강제와 광산소유자의 갹출분담 의무를 정하고 있었으나, 1860년대에 시작된 생산력의 급속한 발전에 수반하여 노동재해나 노동자의 질병이 증가하였다. 또 다른 한쪽에서는 노동운동도 활발하여 1875년에는 독일 사회주의노동당의 결성(1890년 독일사회민주당으로 개칭)을 보게 됨으로써 노사의 대립이 격화되었다. 이에 따라 비스마르크는 '사탕과 채찍'의 논리에 의해 법을 제정하였다. 채찍의 예로는 사회주의 결사금지와 사회주의 언론탄압을 위해 1878년 사회주의진압법(규제법)을 제정하였었고, 사탕으로는 1883년 공장 및 광산노동자를 위한 질병보험법, 1884년 근로자재해보험법, 1889년 폐질 · 노령보험법 등 사회보험법을 계속하여 제정하였다.

그 후 독일은 1911년에 국가보험법을 제정하여 질병 · 노동재해 · 폐질 · 노령연금보험을 총괄하게 함과 동시에 유족연금제를 설치하였다. 1923년에 광부생명보험법, 1927년 직업소개 · 실업보험법을 제정하여 사회보장제도의 확충을 도모했다.

(2) 영국의 사회보험

영국은 보수당 집권시기인 1897년에 '근로자재해보상법'이 제정되었고, 1900년을 전후한 빈곤조사 결과와 불황에 따른 노동쟁의의 빈발, 사회주의 사상의 대두 등은 새로운 정책수립을 불가피하게 하였다. 1905년 집권한 자유당 정부는 George 수상이 중심이 되어 1906년 노동쟁의법에 의해 파업권을 인정하고, 1908년에는 노령연금법(old age pension act)을 제정하였다. 또한 2차 세계대전 이후까지 영국사회보장제도의 근간이 되었던 이른바 '조오지형 사회보험'이라고 일컫는 국민보험법(national insurance act)이 1911년에 제정되었다.

또한 영국에서는 1941년 처칠 연립내각에 의해 설치된 베버리지를 책임자로 하는 위원회가 1942년 말에 제출한 보고서(베버리지보고서)는 영국 뿐만 아니라 세계 각국의 사회보장제도의 전형으로 높이 평가되고 있다. 베버지리 위원장은 기존의 모든 제도의 전면적인 검토를 한 뒤 영국의 근로자 재해보상을 포함한 사회보장 및 관련서비스에 관한 제도를, 특히 그 상호관련성에 중점을 두고 조사한 뒤 정부에 건의하였다. 이 보고서에서 베버리지는 사회문제를 유발하는 5대악(five giants)으로 결핍(want), 질병(disease), 무지(ignorance), 불결(squalor), 나태(idleness) 중 결핍으로부터의 자유(freedom from want)를 지향하며 빈민과 같은 특정한 집단을 넘어 전 국민을 대상으로 삼고(보편주의), 전 국민에게 최소한의 소득(national minimum)을 보장해 주어야 한다고 주장했다(원석조, 2005). 즉 베버리지는 사회보장을 '실업, 질병, 재해로 인해 소득이 줄어들었을 때, 정년퇴직으로 소득이 중단되었을 때, 주된 소득자가 사망하여 생계를 책임질 사람이 없어졌을 때, 출생, 사망, 결혼 때문에 추가적인 비용이 지출될 때를 대비한 소득보장책'이라고 정의했다. 또한 사회보장의 성공적인 추진을 위한 전제조건으로는 완전고용, 포괄적인 보건 및 재활서비스 제공, 아동수당의 필요성을 강조하였다.

베버리지 보고서를 접수한 정부는 기본적인 방안을 승인하고 국민보건성을 신설하여 사회보험 전담부서로 하였으며 이러한 보고서를 기초로 하여 가족수당법(1945), 국민산업재해보험법(1946), 국민보험법(1946), 국가보건서비스법(1946), 국가부조법(1947), 아동법(1948) 등 체계적인 사회보험제도가 출범하였다. 영국의 사회보험제도는 독일의 사회보험 영향을 많이 받았다.

(3) 미국의 사회보장

미국은 1935년 사회보장법이 제도적으로 정착되기 전 1794년 메사추세츠주, 1886년 코네티컷주에서 구빈법을 제정하였으나 오래가지 못하였다. 또한 1911년 근로자재해보상법을 추진하였으나 실패하였다.

강제보험이 아닌 임의의료보험은 1920년대부터 실시되었는데 대학생 및 교직원을 대상으로 한 의료보험, 의과대학 부속병원과 생명보험회사의 지정병원 계약에 의한 의료보험, 1929년 Blue Cross 의료보험조합과 1939년 Blue Shield 의료보험조합에 의한 의료보험 등이 실시되었다. Blue Cross와 Blue Shield는 미국 의료보험의 주축이 되었다.

1929년 10월에 시작된 세계대공황은 미국사회의 사회경제적 위기를 불러 일으켰다.

대공황으로 인한 대량실업과 빈곤이 사회문제화 되자 루즈벨트 행정부는 뉴딜정책의 일환으로 1935년 사회보장법(social security act)을 제정하였다. 물론 사회보장법 제정 이전에는 연방긴급구제법(1933), 전국산업부흥법(1933), 농업조정법 제정 등 많은 노력을 하였다. 이러한 노력들의 결과물로서 사회보장법이 제정되었다. 사회보장법은 사회보험과 공공부조, 사회복지서비스에 대해 규정하였으며 사회보험에는 실업보험과 노령연금제도가 포함되었다. 실업보험은 연방단위가 아닌 주정부단위의 독립적인 실업보험제도로 운영하게 되었다. 따라서 실업보험제도는 각 주마다 상이한 제도를 가지고 있다. 전국적 차원의 의료보험제도는 의료보험제도 도입으로 의료수가 등 정부의 의사에 대한 통제강화가 이루어질 것이라는 염려를 한 의사들의 반대로 수립되지 못하였다.

사회보장법은 미국 사회보장제도의 근간을 이루게 되었고 이 법안은 외형상 사회보험, 공공부조, 보건복지서비스 등 3가지 프로그램으로 구성되어 현대적 의미의 '사회보장'의 전형이 되고 있는데 이 법의 제정 의의는 연방정부 차원에서 강제보험 제도를 실시하였다는 점이다.

2. 사회보장의 목적과 기능

1) 사회보장의 목적

사회보장의 목적과 기능도 시대가 변함에 따라 바뀌어 오고 있는데 일반적인 사회보장의 목적을 기술하면 다음과 같다.

(1) 생활의 보장과 생활의 안정

2차 세계대전 전후 사회보장은 개인의 최저생활을 보장하는 것이기 때문에 사회보장 목적도 빈곤으로부터의 구제나 빈곤의 예방에 초점을 두었다. 하지만 경제수준의 향상으로 사회보장의 목적도 단순한 최저생활보장에서 나아가 건강하고 안심되는 생활의 안정을 보장하는 것이나 생활의 안정이 깨어지는 것을 방지하는 것을 그 목적으로 하고 있다.

(2) 개인의 자립지원

질병이나 사고로 인한 신체적인 장애가 발생하거나 기업이 도산하거나 체력이 쇠퇴하는 노령기에 자력으로 생존하기 어려울 때, 인간의 존엄을 지키면서 자립적인 생활을 해나갈 수 있도록 지원한다. 예컨대 기초생활대상자나 장애자도 그들의 능력을 이끌어 내어 사회에 적응하고 교육이나 직업훈련 등을 통해 자립을 지원하는 등 자립지원은 사회보장의 중요한 목적이 된다.

(3) 가정기능 지원

사회보장은 가족제도나 가족기능의 변화에 대응하는 것도 하나의 목적이 된다. 과거의 대가족 제도가 핵가족 제도로 변화하고 생활환경과 생활의식도 변화하고 있다. 건강수명 증가로 빠른 고령화, 맞벌이 부부 증가, 부모봉양 문제, 육아 문제 등 가정역할의 기반이 취약해지고 있어 사회보장 등 사회적 지원의 필요성이 커지고 있다.

2) 사회보장의 기능

(1) 최저생활보장 기능

사회보장제도는 개인에게 의료와 소득에 대해 최저수준을 보장해 줌으로써 인간의 존엄성을 유지할 수 있는 기본조건을 마련해주는 기능을 하고 있다. 사회보장에서 생활수준은 최저생활을 의미한다. 이는 빈곤이 개인의 무지나 나태 때문만이 아니라 저임금, 실업 등 사회적인 요인에 의한 것이라는 빈곤의 사회적 책임을 인정하면서부터 최저생활을 국가적 차원에서 보장하고 최저생활은 국민의 권리로서 정착되었다.

(2) 소득재분배 기능

소득재분배란 한 개인 또는 한 집단으로부터 다른 개인이나 집단으로 이전되는 소득 또는 소득으로 간주되는 급여를 말한다. 따라서 사회보장은 소득재분배의 기능을 가진다. 공적인 소득이전, 즉 정부의 소득이전 메카니즘은 사회보험, 사회복지서비스, 조세가 이에 해당된다.

소득재분배의 형태는 학자에 따라 매우 다양하게 분류되는데 일반적인 3가지 형태, 즉 수직적 재분배(vertical redistribution), 수평적 재분배(horizontal redistribution), 세대간 재분배(intergeneration redistribution)로 구분한다. 먼저, 수직적 재분배는 소득계층들 간의 재분배형태로서 누진적이거나 역진적인 형태를 취하는 것으로 대체적으로 소득이 높은 계층으로부터 소득이 낮은 계층으로 재분배되는 형태를 의미한다. 수평적 재분배는 집단내에서 위험발생에 따른 재분배형태이다. 예를 들면, 동일한 소득계층내에서 건강한 사람으로부터 질병자로, 취업자로부터 실업자에게로 소득이 재분배 되는 형태를 일컫는다. 세대간 재분배는 현 근로세대와 노령세대, 또는 현 세대와 미래세대간의 소득을 재분배하는 형태로 대표적인 제도는 공적연금 제도를 들 수 있다. 공적연금제도에서 재정조달방식이 부과방식(pay-as-you-go)인 경우에 현 노령세대는 근로세대로부터 현 근로세대는 미래세대로부터 각각 소득재분배 되는 메카니즘을 특징으로 하는 것이다.

(3) 사회적 연대 기능

사회보장제도는 위험분산을 통한 사회적 연대기능(solidarity)을 가진다. 사회적 연대란 개인들간에 상호 존재하는 의존성의 관계로 나타난다. 사회보장에서의 연대란 개개인의 생활상의 위험에 대하여 보험료의 공동갹출과 공동사용이라는 위험분산 기능을 통해 일어난다. 간단히 말해 우리의 동료 시민들의 복지나 건강을 우리가 서로 돌보아야 한다는 개념이다.

3. 사회보장의 원칙

사회보장을 실천하기 위한 기본 원칙은 그 나라의 사회보험 형태나 공공 부조의 성격에 따라 상이 할 수 있다. 여기서는 일반적으로 가장 많이 인용되고 있는 베버리지와 ILO의 원칙에 대해서 기술하고자 한다.

1) 베버리지(W. Beveridge)의 원칙

베버리지는 1942년 '사회보험과 관련서비스(social insurance and allied services)'라는 베버리지 보고서를 정부에 건의하면서 다음과 같은 6가지 핵심 원칙을 제시하였다.

베버리지 보고서의 핵심은 '국민최저선'이다. 이는 영국의 모든 시민이 노령, 질병, 실업 혹은 기타 다른 사회적 위험에 처했을때 자산조사에 관계없이 기본적 소득을 보장하는 것을 의미한다. 그리고 사회부조제도와 부조제도가 하나의 조직체, 즉 사회보장성에 의해 운영되어야 하고 보험제도의 가입자들은 단일한 기여금을 납부하고 단일한 산출근거에 의한 일련의 급여를 받도록 제안되었다. 베버리지 보고서는 또한 사회보험의 6가지 원칙을 제안하면서 이 원칙들은 다음의 세 가지 전제조건, 즉 ① 15세 미만의 아동에게 아동수당을 지급할 것, ② 모든 주민에게 질병예방, 치료, 작업능력 회복을 위한 포괄적인 보건 및 재활서비스를 제공할 것, ③ 대량 실업을 피할 수 있는 완전고용을 실현할 것을 주장하였다.

(1) 균일한 생계급여의 원칙(flat rate of subsistence benefit)

실업이나 장애, 폐질, 퇴직 등으로 인해 수입이 중단 또는 종료된 경우 근로소득 수준에 상관없이(수입이 많았던 사람이든 적었던 사람이든) 동일한 액수의 보험급여를 지급한다는 원칙이다. 분만과 과부에 대해서는 일시적으로 고액급여를 인정하지만 기본적 욕구를 만족시키는 국민최저선은 모든 국민에게 동일하다는 원칙이다.

(2) 균일한 기여의 원칙(flat rate of contribution)

근로자나 사용자가 지불하는 기여금은 소득수준에 관계없이(부자든 가난한 사람이든) 동일액으로 한다는 원칙이다. 이는 급여가 동일하기 때문에 갹출도 동일해야 한다는 원칙, 즉 똑같이 내고 똑같이 받는다는 정신을 반영한 것이다.

(3) 행정책임 통합의 원칙(unification of administrative responsibility)

당시 영국은 기존의 사회보험과 관련하여 상이한 중앙부처와 각 지방자치단체, 수많은 공익조합에 의해 운영되고 있고 각 기관마다 상이한 원칙과 절차에 따라 처리되어 자금과 인력의 낭비가 심했다. 따라서 경비절감과 부처 및 제도간의 상호모순을 없애기 위해 운영기관을 통일해야 한다는 원칙이었다. 베버리지는 이러한 기능을 담당할 사회보장성을 신설하고 지방마다 단일한 행정국을 설치하여 모든 피보험자를 포괄하도록 권고하였다.

(4) 적정한 급여 수준의 원칙(adequacy of benefit)

급여의 수준과 지급기간에서의 적절성을 보장하는 것으로 급여의 수준은 빈곤선 개념에 입각하여 최저생계를 보장하기에 적절해야 하며, 급여의 지급기간은 국민의 욕구가 존재하는 한 중단되어서는 안되며 지속적으로 지급되어야 한다는 원칙이다.

(5) 포괄성의 원칙(comprehensiveness)

사회보험 적용인구와 적용사고가 모두 포괄적이어야 한다. 적용대상(인구)이 포괄적이라는 말은 신분이나 수입에 관계없이 전 국민이 대상이 되어야 한다는 원칙이다. 즉 특정계급이나 직업집단에 한정되는 것이 아니라 전 국민이 의무적으로 가입되는 것이어야 한다. 그리고 사고의 포괄성은 모든 욕구(needs)를 포괄해야 한다는 의미이다. 실업, 질병, 노령뿐만 아니라 과부와 고아와 같이 부양자 상실의 위험, 그리고 장례, 혼인, 출산 등과 같은 특별지출의 경우도 포함되어야 한다. 즉 사보험처럼 보험자의 면책범위를 넓게 하거나 면책조항을 제한적으로 엄격하게 해석해서는 안 된다는 원칙이다.

(6) 피보험자의 분류(계층 구분)의 원칙(classification)

단일화되고 포괄적인 사회보험이지만 지역사회내의 다양한 삶의 형태를 고려해야 한다는 원칙이다. 즉 고용에 의한 소득, 기타 다른 방식으로의 소득, 가정주부, 일할 나이에 도달하지 못할 경우 등 다양한 형태에 따라 적용되고 조성되어야 한다는 원칙이다. 베버리지는 전체 국민을 6개의 계층으로 분류하였는데, 즉 ① 피고용인, ② 자영업자, ③ 무보수 종사자(가정주부 등), ④ 취업연령에 속하지만 비취업자, ⑤ 취업연령 미달자(15세미만, 아동수당을 지급), ⑥ 취업연령 초과자(남자: 65세, 여자: 60세 이상, 퇴직연금을 지급) 등으로 구분하였다.

이러한 베버리지 보고서는 사회보험 중심의 사회보장 개념을 확립시키는데 결정적인 영향을 미쳤다. 따라서 사회보장의 개념이 노동계급 중심에서 전 국민을 대상으로 하는 보편적 개념으로 변화되는데 큰 역할을 하였다.

베버리지 원칙 중 특징적인 것은 균일한 급여와 균일한 기여를 강조했다는 점이다. 이는 최근 대부분의 국가에서 시행하고 있는 부담능력에 따른 기여와 이에 상응하는 급여의 원칙과 크게 다르다. 당시 베버리지의 구상은 해당하는 모든 사람의 급여를 최소한의 수준으로 맞추고 이를 달성하기 위해 모든 사람이 동일한 기여를 하도록 했기 때문이다. 또한 구빈법 이래로 가난한 사람들에게도 공공부조를 시행하면서 대상자들에게 낙인이 되었기 때문에 사회보험에서는 이를 없애려는 것도 동기가 되었다.

2) ILO(국제노동기구)의 원칙

1919년 베르사유조약 제13편(노동편)을 근거로 창설된 ILO는 제2차 세계대전 이후 사회보장제도의 확장 보급을 위해 활발하게 노력하고 있는 기구이다. 베르사유조약은 제1차 세계대전 후의 국제관계를 확정하기 위하여 1919년 6월 28일 프랑스 파리 평화회의의 결과로 31개 연합국과 독일이 베르사이유 궁전에서 맺은 강화조약을 말한다. 이 조약은 전체 440조로 이루어져 있다. 1952년 제35회 ILO총회에서 채택된 제102호 '사회보장최저기준조약(Convention Concerning Minimum Standards of Social Security)'에서 사회보장에 관한 중요한 세 가지 원칙을 천명하였다. 이 조약은 사회보장의 발전에 획기적인 전기를 마련하였다. 한국은 1988년 6월 제75차 총회에서 ILO가입을 희망한 이래 1991.12.9. 152번째의 회원국으로 정식 가입하였다.

(1) 대상의 보편주의 원칙

사회보장의 근간이 사회보험으로 되면서 당초에는 근로자를 위하여 시작되었으나 2차 세계대전 이후 질병의 위험이나 소득상실의 문제가 근로자에게만 국한되지 않고 모든 사람들이 부닥치는 문제가 됨에 따라 사회보장의 적용을 전 국민으로 확대해야 할 필요성이 제기되어 대상의 보편주의 원칙을 주장하였다.

(2) 비용부담의 공평성 원칙

비용부담은 공동부담 원칙을 채택하여 기여금 또는 조세로 충당하되 재산수준이 낮은 자에게 지나치게 과중한 부담을 주지 말도록 하였으며 피보험자의 경제적 상태를 고려하여 결정하도록 하였다. 피용자들의 재정부담은 급여에 필요한 전체 재원이 50%를 넘지 않도록 해야 하며, 그 나머지는 사용자 부담, 특별세 수입, 일반재정으로부터의 보조금, 자본수입으로 충당해야 한다. 그리고 기여금은 급여에만 충당하고 관리운영비 등에 충당하면 안된다는 원칙이다. 어떤 경우든 보험자체의 수지로는 운영이 어려울 경우 궁극적으로는 국가가 책임을 져야 한다는 원칙이다.

(3) 급여수준의 적절성 원칙

급여수준은 각 개인의 생활수준에 상응해야 하며, 최저수준까지는 누구에게나 동액

급여를 제공하고 최저생활이 보장되도록 해야 한다는 원칙이다.

한편 1945년 파리에서 결성된 비정부 민간기구인 세계노동조합연맹(World Federation of Trade Union, WFTU)은 1961년 모스크바 제5회 세계노동조합대회에서 '사회보장헌장'을 채택하면서 5가지 원칙을 주장하였는데 노동자 무갹출의 원칙, 의료의 사회화 원칙(전액 무료 의료제도 확립), 급여의 포괄성 원칙, 대상의 보편주의적 원칙, 무차별 적용의 원칙 등이 그것이다.

4. 사회보장의 종류

그림 13-1 우리나라 사회보장체계

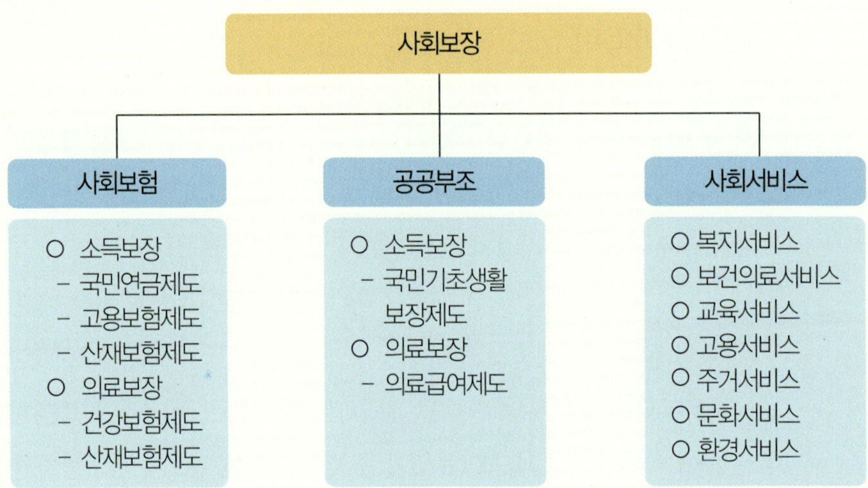

앞에서 살펴본 바와 같이 우리나라는 사회보장을 사회보험, 공공부조, 사회서비스로 규정하고 있어 미국이나 일본과 거의 같은 범위를 다루고 있다(그림 13 1 참조). 여기서는 사회보장을 실천하기 위한 수단으로서 사회보험, 공공부조, 사회서비스로 구분하여 설명하고자 한다. 물론 사회보장제도의 핵심은 사회보험이다. 우리나라의 4대 사회보험(국민연금, 건강보험, 산업재해보상보험, 고용보험)에 대한 관장부처는 보건복지부와 고용노동부로 나뉘어 있다. 국민연금과 건강보험은 보건복지부에서, 산업재해보상보험과 고용보험은 고용노동부가 그 관장 부처이다. 흔히 사용되고 있는 산재보험은 산업재해보상보험의 약칭이다.

1) 사회보험

사회보험은 보험의 기전을 이용하여 일반 주민들을 질병, 상해, 폐질, 실업, 분만 등으로 인한 생활의 위협으로부터 보호하기 위하여 국가가 법에 의하여 보험가입을 의무화하며 기여금을 부과하거나 보험료를 갹출하고 급여내용을 규정하여 실시하는 제도를 의미한다.

우리나라는 사회보장기본법에서 정의하길 사회보험이란 국민에게 발생하는 사회적 위험을 보험방식에 의하여 대처함으로써 국민건강과 소득을 보장하는 제도라고 정의하고 있다.

사회보험은 사회보장의 한 영역으로서 다음과 같은 특징이 있다. 사회보험의 각종 프로그램은 국가의 일반재정이 아닌 보험료에 의하여 재원이 조달되는데 보험료는 사용자, 피용자 또는 양자에 의해서 부담이 이루어진다.

이러한 보험료는 통상 정부의 회계와는 달리 별도로 모아져 특정기금으로 충당되며 보험혜택은 기금으로부터 보험료부담에 대한 반대급부로 주어진다. 사회보험은 법에 의하여 강제적으로 운영되는데, 보험료를 부담하고 혜택을 받게 될 가입의 자격과 급여의 수급권을 법에 명기함으로써 행정적인 편의성에 의하여 자의적으로 운영되는 것을 방지하고 있다.

사회보험의 범주에는 연금보험, 건강보험, 실업보험, 산재보험 등이라고 하겠다. 그러나 공무원 퇴직금 제도, 농작물보험, 공공부조, 원호제도와 같은 것은 사회보험의 범주에 속하지 않는다.

따라서 사회보험은 민간보험(사보험)과 비교해 볼 때 여러 면에서 차이점을 가지고 있는데 이를 표로 정리하면 표 13-2와 같다.

이러한 차이점에도 불구하고 유사점으로는 ① 실제로 보장내용에는 다소의 차이점이 있지만 적용자에게 경제적 또는 의료적 보상을 해준다는 점, ② 위험분산을 통한 보험기능을 수행한다는 점, ③ 보험료 산정과 보험급여의 결정이 엄격한 확률계산의 기초위에 이루어진다는 점, ④ 공공부조와는 달리 그 적용대상이 자산조사의 결과와 같은 자

표 13-2

사회보험과 민간보험의 차이점

구 분	사회보험	민간보험(사보험)
① 제도의 목적	– 최저생계보장 또는 기본적 의료보장	– 개인적 필요에 따른 보장
② 보험가입	– 강제가입	– 임의가입
③ 부양성	– 국가 또는 사회부양설	– 없음
④ 보험보호대상	– 질병 · 분만 · 산재 · 노령 · 실업 · 폐질에 국한	– 발생위험률을 알 수 있는 모든 위험
⑤ 수급권	– 법적 수급권	– 계약적 수급권
⑥ 독점/경쟁	– 정부 및 공공기관 독점	– 자유경쟁
⑦ 공동부담여부	– 공동부담의 원칙	– 본인부담 위주
⑧ 재원부담	– 능력비례 부담	– 능력무관(동액 부담)
⑨ 보험료 부담방식	– 주로 정률제	– 주로 정액제
⑩ 보험료 수준	– 위험률 상당 이하 요율	– 위험률 비례요율(경험률)
⑪ 보험자의 위험선택	– 할 수 없음	– 할 수 있음
⑫ 급여수준	– 균등급여	– 차등급여(기여비례 보상)
⑬ 인플레이션 대책	– 가능	– 취약함
⑭ 보험사고 대상	– 주로 대인보험	– 주로 대물보험
⑮ 성격	– 집단보험	– 개별보험

표 13-3

사회보험과 공공부조와의 차이점

구 분	공공부조	사회보험
① 기원[1]	– 빈민법	– 공제조합에 기원
② 목적	– 빈곤의 완화	– 빈곤을 예방하고 모든 계층의 경제적 비보장(insecurit 을 경감
③ 재정 예측성[2]	– 곤란	– 용이
④ 자산조사[3]	– 반드시 필요	– 불필요
⑤ 지불능력	– 보험료 지불능력 없는 계층	– 보험료 지불능력 있는 국민대상
⑥ 개별성	– 의료, 질병, 실업, 노동재해, 폐질 등을 종합하여 하나의 제도로 행함	– 의료, 질병, 실업, 노동재해, 폐질 등을 개별적으로 제도화
⑦ 재원	– 조세로 재정확보	– 가입자의 보험료
⑧ 대상	– 일정기준 해당자(적다)	– 모든 참여자(많다)
⑨ 급여수준	– 필요한 사람에게 지급하되 최저 필요 범위 한정	– 자격 갖춘 사람에게 급여지급
⑩ 사회보장에서의 위치	– 사회보장의 보완장치	– 사회보장의 핵심

주 : 1) 빈민법은 절대왕정시대 부랑자를 관리하기 위해 제정한 법(공포의 대상)인 반면, 공제조합은 노동자들의 상호부조 조직임
2) 사회보험은 수입과 지출총액의 비교가 용이하나, 공공부조는 빈민의 수와 생계비 수준에 따라 지출규모가 결정되므로 어려움
3) 공공부조는 그 수급자가 빈민임을 증명해야 급여를 받을 수 있으므로 반드시 자산조사(means test) 필요

격요건에 의하여 제한되지 않으며 상호보완적 기능을 수행하고 있다는 점 등을 들 수 있다.

2) 공공부조

사회보장의 또 다른 접근법의 하나로서 공공부조가 있다. 공공부조는 자력으로 생계를 영위할 수 없는 사람들의 생활을 그들이 자력으로 생활할 수 있을 때 까지 국가가 재정자금으로 보호하여 주는 일종의 구빈제도이다. 공공부조는 공적부조, 사회부조, 국가부조 등으로 불린다. 공공부조의 내용으로는 노인부조, 실업부조, 연금부조, 의료부조(의료급여), 생활보호와 같이 현금이나 서비스를 개인에게 제공하는 사회정책을 일컫는다. 우리나라는 사회보장법에서 '공공부조'라 함은 '국가 및 지방자치단체의 책임 하에 생활유지능력이 없거나 생활이 어려운 국민의 최저생활을 보장하고 자립을 지원하는 제도를 말한다'라고 정의하고 있다. 사회보험과 공공부조와의 차이점은 표 13-3과 같다. 물론 사회보험과 공공부조와의 공통점이라고 하면 국민의 경제생활보호(국민들의 최저생계보장) 측면에서 시행되는 제도라는 것이다.

3) 사회서비스

사회서비스의 개념은 매우 다양하며 여러 가지 의미로 사용하고 있다. 사회서비스를 광의의 의미로 표현한다면 모든 국민이 보다 나은 생활을 할 수 있도록 제공하는 것으로 이해할 수 있다. 이는 지나치게 포괄적이고 문제의 초점을 흐리게 할 수 있다. 따라서 사회서비스를 사회보장제도하에서의 개념으로 정리한다면 협의의 개념이 된다. 즉 신체장애자, 아동, 노인 등 공공부조의 적용을 받는 자가 자립하여 그 능력을 발휘할 수 있도록 필요한 생활지도, 원호, 육성을 행하는 것을 말한다. 즉 특정한 범주에 있는 사람들이 자립하여 생활할 수 있도록 필요한 지도 및 서비스를 제공하는 것이다. 이는 아동복지서비스, 노인복지서비스, 장애자복지서비스, 부녀자복지서비스 등으로 구분할 수 있다. 우리나라의 사회보장법에서는 '사회서비스'란 '국가 · 지방자치단체 및 민간부문의 도움이 필요한 모든 국민에게 복지, 보건의료, 교육, 고용, 주거, 문화, 환경 등의 분야에서 인간다운 생활을 보장하고 상담, 재활, 돌봄, 정보의 제공, 관련 시설의 이용, 역량 개발, 사회참여 지원 등을 통하여 국민의 삶의 질이 향상되도록 지원하는 제도를 말한다'라고 정의하고 있다. 사회보험과 공공부조는 경제적 보상을 주 내용으로 하는데 반하여 사회서비스는 경제적 보장 뿐만 아니라 생활의 원호, 육성 및 갱생을 위한 비금전적인, 즉 비경제적인 보장까지 포함하는 것이 특징이라 하겠다. 지금까지 기술한 사회보장의 종류를 정리하면 표 13-4와 같이 요약할 수 있다.

표 13-4

사회보험, 공공부조, 사회서비스의 비교

구 분	사회보험	공공부조	사회서비스
① 주체	– 정부, 보험자	– 정부(중앙 · 지방)	– 사회복지법인
② 대상	– 전 국민	– 빈민	– 요보호자
③ 내용	– 연금보험, 산재보험, 건강보험, 가족수당, 고용보험	– 생계보호, 의료급여, 자활보호, 교육보호, 고용보호, 해상보호	– 수용보호, 아동복지, 노인복지, 장애인복지, 부녀복지, 청소년복지
④ 재원	– 기여금, 갹출금(보험료)	– 일반조세	– 재정보조금, 현금

Ⅱ 의료보장

의료보장을 이해하기 위해서는 의료보장이란 무엇인지에 대한 개념과 종류, 특성 등을 이해하고 의료보장제도의 유형을 알아야 한다. 또한 의료보장의 적용대상의 범위는 어디까지인지, 이러한 대상들에 대한 급여의 범위와 급여지급 방법은 어떠한 것들이 있는지, 이러한 제도운영을 위한 재원은 어디서 마련해야 하는지, 진료비는 어떤 형태로 지급하는지, 건강보험의 관리운영 방식은 어떠한 형태가 있는지 등을 이해하는 것이 의료보장을 이해하는데 핵심이 된다. 또한 우리나라의 의료보장 형태와 운영현황을 알아야하는 것은 두 말할 나위가 없다.

1. 의료보장의 개념

의료보장은 소득보장과 더불어 사회보장의 한 축이라고 할 수 있다. 의료보장은 개인의 능력으로 할 수 없는 의료문제를 국가가 개입하여 사회적 연대책임으로 해결하고자 하는 것이다. 즉 의료보장은 국민의 건강권을 보호하기 위하여 필요한 보건의료서비스를 국가나 사회가 제도적으로 제공하는 것을 말한다.

또한, 의료보장의 목적은 예기치 못한 의료비 부담으로부터 사회구성원들을 재정적으로 보호하고 필요에 따른 의료이용의 형평성을 높이며, 국민의료비를 적절한 수준으로 유지하고, 의료수급의 효율성을 제고하는데 있다.

의료보장이 다루는 범위는 소극적으로는 '의료비의 보장'이라는 관점과 '의료 그 자체 및 건강의 보장'이라는 적극적인 의미가 있다. 우리나라는 보건의료기본법에서 국가의 책임을 의료서비스 보장에 국한하지 않고 보건의료를 통한 국민의 행복과 삶의 질 향상이라는 적극적인 관점을 보여주고 있다.

의료보장이 건강보장이라는 적극적인 관점에서 볼 때 보건의료서비스 이외에 개인의 생활습관 및 생활환경에 대한 사회적 개입이 필요하며, 이를 위해서는 보건의료분야 뿐만 아니라 환경, 교통, 교육, 경제 등 다른 사회분야에서의 건강한 환경조성을 위한 노력이 필수적이다.

의료보장은 그 사회의 한정된 자원을 이용하므로 필연적으로 제도의 효율성을 도모하게 되며, 계층간 필요에 따른 의료이용의 격차가 존재하기 때문에 형평성 있는 의료이용을 추구한다. 또한 일반적으로 의료보장제도는 의료서비스에 대한 접근성을 높여 국민의료비의 과다한 증가를 초래할 수 있기 때문에 적정수준의 의료비를 유지하기 위한 노력도 매우 중요하다.

2. 의료보장제도의 유형

주요국의 공적의료보장제도는 크게 두 가지로 구분할 수 있다. 즉 독일, 프랑스, 일본 등과 같은 사회보험방식(NHI)과 영국, 스웨덴, 이탈리아와 같은 국가보건서비스 방식(NHS)이다.

의료보장제도의 유형은 그 나라의 보건의료체계의 성격을 결정짓는 가장 중요한 요소이다. 이는 의료보장의 유형에 따라 국가, 국민, 의료공급자간의 역학관계가 달라지며 국가개입정도, 시장기능의 정도 등이 달라지기 때문이다. 각 국의 의료보장의 형태를 보면 어느 국가도 똑같은 제도를 갖고 있지는 않다. 따라서 수많은 국가들의 의료보장의 형태를 모두 설명하는 것은 곤란하지만 대표적인 몇 가지 유형을 살펴보면 다음과 같다. 여기서는 국가보건서비스 방식(NHS), 사회보험방식(NHI), 민간보험방식에 대해서만 기술하고자 한다. 의료보장을 실시하고 있는 124개 국가(1997년 현재) 중 70%인 87개국이 사회보험방식을, 23%인 28개국이 국가보건서비스방식을, 나머지 7%는 기타 방식으로 운영하고 있는 것으로 파악되고 있다.

1) 국가보건서비스 방식(national health services, NHS)

국가보건서비스(NHS)방식은 '국민의 의료문제는 국가가 책임져야 한다'는 관점에서 정부가 일반조세로 재원을 마련하여 모든 국민에게 무상으로 의료를 제공(universal type)하는 국가의 직접적인 의료관장 방식으로 일명 조세방식 또는 베버리지 방식이라고 한다. 이 경우 의료기관의 상당부분이 사회화 내지 국유화되어 있으며, 영국의 베버리지가 제안한 이래 영국, 스웨덴, 이탈리아 등이 그 대표적인 국가이다. 국가보건서비스 방식에서는 재원의 대부분이 국세 및 지방세로 조달되고 의료공급체계도 국가의 책임 하에 조직화되어 있어, 전 국민이 동등하게 이 제도의 혜택을 받고 있다. NHS에 대응하는 개념으로 중앙재정과 별도로 구분된 지방재정 중심의 지방보건서비스(regional health service, RHS, 스웨덴 등)라는 용어를 사용하는 경우도 있으나 여기서는 지방보건서비스도 국가보건서비스의 일부로 보고 NHS로 통일하여 사용하고자 한다.

영국은 베버리지 보고서에 근거하여 1948년 제정된 국가보건서비스법에 의해 대부분의 병원을 국유화하였고 이를 통해 의료의 사회화를 이룩하였다. 스웨덴에서는 2차 세계대전 후 의료공영제를 실시하여 공비(公費, 특히 州 부담)를 중심으로 한 재원을 마련하였고 이를 통해 전 국민을 일률적으로 적용시키는 국민건강보험제도를 창설하여 오늘날에 이르고 있다.

한편, 주요 재원이 중앙정부의 일반재정이지만 국가에 따라서는 지방정부재정, 사회보험료 그리고 기타 재원에서도 일부 충당이 된다. 예로 영국의 NHS 경우 1980년대 재원조달을 보면 중앙정부 및 지방정부재정이 81%, 사회보험료 16%, 환자의 본인일부

부담이 3%로 구성되어 있다. 뉴질랜드도 민간부담 부분이 국민의료비의 20% 수준이고 호주도 30%에 이르고 있다.

2) 사회보험방식(national health insurance, NHI)

사회보험방식에서는 각 보험집단별로 보험료를 갹출하여 재원을 마련하고 이에 따라 피보험자에게 직접 또는 계약을 체결하는 의료기관을 통해 보험급여를 실시하고 있다. 이 방식은 의료비에 대한 국민의 자기 책임의식을 견지하되 이를 사회화하여 정부기관이 아닌 보험자가 보험료로써 재원을 마련하여 의료를 보장하는 방식으로 독일의 비스마르크가 창시하여 비스마르크 방식이라고도 한다. 이는 보험원리에 의해 1차적으로 국민의 보험료에 의해 재원을 조달하고 국가는 2차적 지원과 후견적 지도기능을 수행한다. 따라서 국민의 1차적 부담의무가 전제된 비용의식적 제도이며 국민의 정부 의존심을 최소화할 수 있다. 또한 관리체계는 민간 자율기구(조합 또는 금고) 중심의 자치적 운영을 근간으로 하며, 의료의 사유화를 전제로 의료공급자가 국민과 보험자간에서 보험급여를 대행하는 방식이다.

최초의 의료보장제도는 사회보험방식으로 실시되었고 이 방식은 사회적으로 어떤 동질성을 갖는 국민이 보험집단을 형성하여 보험료를 갹출함으로써 질병으로 인한 경제적 손실을 방지하고자 한 것이다. 처음에는 노동자를 중심으로 보험집단이 형성되었으나 제도가 성숙되면서 점차 그 적용이 국민전체로 확대되어 오늘에 이르고 있다.

독일은 수공업, 광산, 공장의 노동자를 대상으로 사회보험방식의 공제제도가 19세기 후반에 성립되었고, 2차 세계대전 후에는 노동자를 비롯한 국민 각계각층을 대상으로 한 사회보장제도의 일환으로서 의료보장제도가 정비되어 오늘날에 이르고 있다. 프랑스에서는 19세기부터 직업별 상호공제제도가 있었고 2차 세계대전 후 피용자를 대상으로 한 사회보험방식의 일반제도가 창설되었고 자영자, 농업자는 별도의 제도를 구성하여 60년대부터 전 국민이 의료보험의 혜택을 보게 된 것이다. 그러나 미국은 전 국민의료보험을 채택하지 않고 있기 때문에 원칙적으로 65세 이상의 고령자 등을 대상으로 하는 Medicare 제도밖에 없고, 부조방식으로서 정부의 예산으로 운영되는 빈곤자를 대상으로 한 Medicaid 제도가 있다. 사회보험방식(NHI)은 독일, 일본, 프랑스, 한국 등이 그 대표적인 국가이다.

NHI와 NHS는 많은 부분에서 차이점을 보이고 있다. 두 방식은 국민의 의료를 보장하는 방법인 점에서는 동일하나 재원조달방법, 의료의 소유형태(사유화 · 공유화)에 따른 의료공급의 방법 등에서 차이가 있다.

NHI는 보험원리에 의해 1차적으로 국민의 보험료에 의해 재원을 조달하고 국가는 2차적 지원과 후견적 지도기능을 수행 · 관리하는 방식으로 민간자율기구(조합 또는 금고) 중심의 자치적 운영을 근간으로 하므로 제도운영의 민주성을 기할 수 있으며, 의료의 사유화를 전제로 의료공급자가 국민과 보험자간에서 보험급여를 대행한다. 국민의 1차적 부담의무가 전제되므로 국민의 정부의존을 최소화할 수 있다. 하지만 소득유형 등이 서로 다른 구성원에 대한 단일 보험료 부과기준 적용의 어려움, 의료비 증가에 대한 억제기능이 취약하여 보험재정 안정을 위한 노력이 필요하다.

NHS방식을 채택하고 있는 나라에서는 소득수준에 관계없이 모든 국민에게 포괄적이고 균등한 의료를 보장한다. 국가가 직접 관리운영을 전담(주로 사회보장청 또는 사회보험청 등)한다. 의료의 사회화를 전제로 국립의료기관에서 직접 보험급여를 제공하며 부분적으로 사유화(개원의 중심)를 인정, 병행하는 예도 많으나 이 경우에도 병원급 이상은 대부분 공공화된 것이 일반적이다.

정부의 일반재정에서 의료비를 부담하므로 국가의 막대한 재원이 소요된다. 그리고 조세제도를 통한 재원조달은 비교적 소득재분배효과가 강하다는 장점이 있으나, 반면에 의료의 사회화가 상대적으로 의료의 질을 저하시키며 조세에 의한 의료비 재원조달에 많은 어려움이 있어 정부의 과다한 복지비용 부담이 문제가 되고 있다. 또한 의료수용자 측의 비용의식 부족과 민간보험의 확대, 그리고 장기간 진료대기문제 등 부작용이 나타나고 있어 이에 대한 제도개혁의 필요성이 증가되고 있다. 이러한 차이점을 표로 정리하면 표 13-5와와 같다.

3) 민간보험방식(consumer sovereignty model) : 미국 등

주요국의 의료보장에 있어서 민간의료보험의 역할은 대단히 크다고 할 수 있다. 특히, 미국에서는 공적의료보장의 대상이 노령자 등 특정인에 한정되어 있어 대부분의 의료보장을 민간의료보험에 의존하고 있다. 미국의 민간의료보험은 생명보험회사나 손해보험회사 등 영리보험회사와 지역주민의 의료보장을 목적으로 하는 Blue Cross, Blue Shield 등 비영리단체, 그리고 HMO, PPO 등의 새로운 체제도 있다.

공적의료보험제도가 발달되어 있는 유럽에서도 민간의료보험의 역할은 큰데 국가에 따라 그 비중이 약간씩 다르다.

독일은 총인구의 약 7%가 민간보험에 가입하고 있는데, 이들의 대부분은 고액소득자이다. 공적의료보험이 일정이상의 소득이 있는 자를 임의로 가입시키고 있기 때문에 이들 고소득자 등을 대상으로 하여 포괄적인 의료보험상품이 개발되고 있다.

표 13-5

사회보험방식(NHI)과 국가보건서비스(NHS)방식의 비교

구 분	사회보험방식(NHI)	국가보건서비스방식(NHS)
① 기본이념	– 의료비에 대한 국민의 1차적 자기 책임 의식 견지(국민의 정부의존 최소화)	– 국민의료비에 대한 국가책임견지(국민의 정부 의존 심화)
② 적용대상 관리	– 국민을 임금소득자, 공무원, 자영자 등으로 구분 관리(극빈자는 별도 구분), 보험료 납부자만 적용대상	– 전 국민을 일괄 적용(집단구분 없음), 전 국민이 적용대상
③ 재원조달	– 보험료 – 일부 국고지원	– 정부 일반조세
④ 진료보수 산정 방법	– 행위별수가제 또는 총액 계약제 등	– 일반 개원의는 인두제 – 병원급은 의사 봉급제
⑤ 관리기구	– 보험자	– 정부기관(사회보장청 등)
⑥ 채택국가	– 독일, 프랑스, 네덜란드, 일본, 대만, 한국 등	– 영국, 스웨덴, 이탈리아, 호주, 뉴질랜드 등
⑦ 국민의료비	– 의료비 억제기능 취약	– 의료비 통제효과가 강함
⑧ 보험료형평성	– 보험자내 보험료 부과의 구체적 형평성 확보 가능 – 보험자가 다수일 경우 보험자간 재정불균형 발생 우려	– 조세에 의한 재원조달로 소득재분배 효과 강함(선진국)(단, 조세체계가 선진화되지 않은 경우 소득역진 초래)
⑨ 의료서비스	– 상대적으로 양질의 의료제공 – 첨단의료기술 발전에 긍정적 영향	– 의료의 질 저하 초래 – 입원대기환자 급증 • 대기기간 장기화 • 개원의의 입원의뢰 남발 – 사보험 가입경향 증가로 국민의 이중 부담 초래
⑩ 연대의식	– 가입자간 연대의식 강함	– 가입자간 연대의식 희박
⑪ 관리운영	– 보험자중심 자율 운영(대표기구를 통한 가입자의 조합운영 참여보장) – 직접 관리운영비 소요(보험료 징수 등)	– 정부기관 직접 관리(가입자의 운영참여 배제) – 직접 관리운영비 부분적 축소(보험료 징수 비용이 조세관리 비용으로 전가)

자료 : 국민건강보험공단, 건강보험제도 개요(건강보험제도 교육용 교재), 2004를 일부수정

프랑스에서는 국민의 거의 100%가 공적의료보험에 가입하고 있으나 공적제도의 급여율이 낮기 때문에 환자본인부담분을 대상으로 하는 민간보험이 성행하고 있다. 이처럼 민간의료보험은 공적보험의 보완적 역할을 담당하고 있기 때문에, 민간보험의 급여는 공적보험의 급여가 실시된 후에야 비로소 제공되어야 하는 것과 민간보험의 급여는 공적제도에 있어 환자부담의 존재의의가 상실되지 않도록 환자부담 전액을 급여하는 것을 법으로 금지하고 있다.

영국에서는 BUPA로 대표되는 비영리단체에 의해 민간보험제도가 운영되고 있으며 국민의 약 7%가 가입하고 있다. 보험대상은 순수한 사적보장과 NHS병원의 유료병상(pay bed)이다. NHS제도하에서는 의료서비스의 질 저하가 문제되고 있으며, 특히 입원에 있어 장기간 대기해야 하는 문제 등으로 민간보험을 이용하고 있다는 것이 그 존재 이유가 되고 있다.

3. 급여 범위 및 제공 방법

1) 의료서비스급여 범위

의료보장제도에 의하여 지급되는 급여의 범위와 내용은 바라보는 시각에 따라 다르다. 가장 보편적으로는 급여의 기능에 따른 분류가 있다. 그 외에도 급여의 형태, 법의 규정여부에 따른 분류 등이 있다. 먼저 기능별 분류를 보면 다음과 같다.

① 상병수당 : 질병이나 사고로 인한 소득상실을 보상하기 위해 현금으로 지급

② 의료급여 : 질병이나 사고로 인한 치료와 관련하여 지급하는 요양급여(우리나라는 분만급여 포함, 서비스급여), 요양비(분만비 포함, 현금급여), 건강검진(서비스급여), 본인부담액 보상금(현금급여) 등

③ 장제급여 : 질병이나 사고로 사망하는 경우 현금으로 지급

급여 형태에 따른 분류를 보면 현금급여와 현물급여(서비스급여)로 나눈다. 현금급여로는 상병수당, 요양비, 본인부담액보상금, 장제비 등이고 현물급여는 요양급여, 건강검진, 약제급여 등이 제공된다. 법적인 분류를 보면 건강보험법에 강제 규정한 법정급여(우리나라는 요양급여, 요양비, 건강검진)와 법이 강제하진 않지만 대통령령으로 정하는 임의급여

또는 부가급여(장제비, 본인부담액보상금)가 있었다. 즉 우리나라의 경우는 건강보험에서 법정급여로 요양급여, 요양비, 건강검진을 제공하고 있으며, 국민건강보험법에는 임신 · 출산 진료비, 장제비, 상병수당 등을 부가급여로 실시할 수 있는 근거만 제시하고 있다. 이전에는 본인부담액보상금과 장제비 등을 실시하였으나 2007년 12월 27일 국민건강보험법 시행령 개정을 통해 부가급여가 폐지되었다. 현재는 임신 · 출산 진료비를 부가급여로 실시하고 있다.

2) 급여제공 방법

의료보장제도에서 가장 중요한 것은 의료서비스 급여이다. 따라서 어떤 방법으로 제공하느냐에 따라 의료서비스의 질이나 접근성이 달라진다. 국민들에게 의료서비스를 제공하는 방법에는 크게 두 가지가 있다. 먼저 의료보장제도를 관리하고 운영하는 보험자(국가, 보험공단, 보험기금 또는 보험회사)가 의료의 재정을 마련하고 이 재정으로 의료시설을 건립하고 의사를 고용하여 적용자에게 의료서비스를 직접 제공하는 방법이고, 또 하나는 의료보장제도를 운영하는 보험자는 의료의 재정만을 마련하고 의료서비스는 기존의 의료시설이나 인력과 계약을 맺어 간접적인 방법으로 적용자에게 제공하는 방법이다.

(1) 직접 제공 방법

직접제공 방법으로는 세 가지 유형이 있는데 첫째, NHS 또는 지방보건서비스 제도를 시행하고 있는 국가로서 중앙정부 또는 지방정부의 재정으로 국민들에게 의료를 보장하는 형태로 뉴질랜드, 영국, 스웨덴, 덴마크, 캐나다 등의 경우가 있다. 둘째, 사회보험형 국가로 보험공단이 보험료를 징수함과 동시에 직접의료시설을 건립하여 적용자에게 보험공단이 직영하는 병원(우리나라 국민건강보험공단 일산병원)이나 진료소를 통하여 서비스를 제공하는 형태이다. 셋째는 사회보장제도속에 포함되는 것은 아니지만 미국의 건강유지조직(health maintenance organization, HMO) 가운데 일부가 의료기관을 소유하여 적용자에게 의료서비스를 제공하는 형태 등이 그것이다.

(2) 간접 제공 방법

간접제공 방법으로는 의료기관에 대한 진료비를 이용자가 직접 지불하고 뒤에 상환

받는 상환제(현금배상형, reimbursement)방법이 있고, 다른 한 가지는 의료이용자는 보험료만 선불로 내고 진료비는 보험자가 의료기관에 지불하는 제3자 지불제도(third-party payment)가 있다. 제3자 지불제도와 상환제 방법을 혼용하여 사용하는 경우가 있으나 피보험자의 입장에서 보면 엄연히 차이가 있다.

그림 13-2

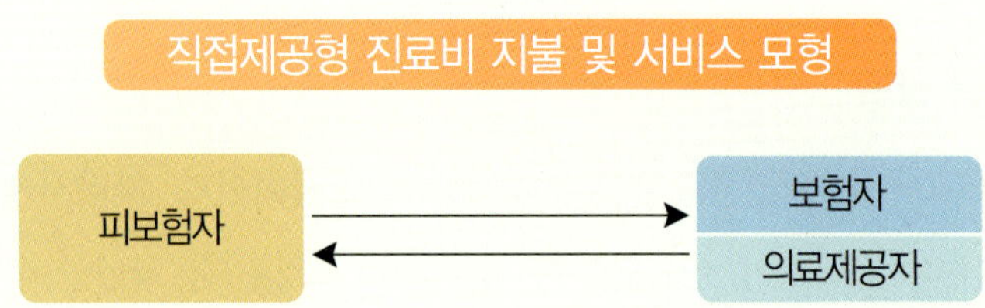

① **제3자 지불제도**(third-party payment)

먼저 제3자 지불제도는 의료보장 적용자는 필요시에 의료서비스를 이용하고 의료공급자가 제3자인 보험공단이나 질병금고에 환자를 진료한 진료비를 청구하며, 제3의 지불자인 보험공단이나 질병금고는 청구된 진료비를 심사하여 의료공급자에게 직접 지불한다. 우리나라, 일본, 독일 등 대부분의 사회보험제도를 채택하는 국가에서는 제3자 지불제도 서비스방법을 택하고 있다. 이는 건강보험적용자가 보험공단이나 질병금고에 보험료를 지불하고 의료 이용시에는 본인부담액만 지불하면 의료기관이 진료비를 보험공단이나 질병금고에 청구하여 지불받기 때문에 상환제에 비하여 훨씬 편리한 점이 있다.

또한, 의료이용시에 본인 부담액 외에는 더 이상의 진료비 지불이 없기 때문에 필요한 서비스의 이용이 억제되지도 않는다. 이 제도는 의료이용자와 진료비 지불자가 다르기 때문에 이용자는 과다이용의 가능성이 있으며 공급자인 의료기관은 과잉공급을 할 가능성과 함께 부당청구의 가능성도 있다.

이 모형은 의료기관의 입장에서 보면 상환제의 의미를 가지지만, 피보험자의 입장에서 보면 제3자 지불제도가 된다.

그림 13-3

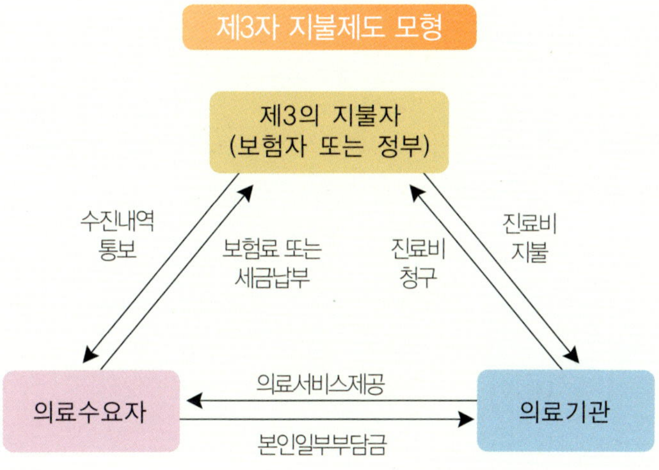

② **상환제**(reimbursement, 현금배상형)

의료보장의 적용자가 의료기관에 가서 진료를 받을 때 진료비 전액을 의료기관에 먼저 지불하고 난 후에 보험공단이나 질병금고에 청구하여 진료비를 환불받는 제도이다.

이 제도는 미국의 민영보험회사에서 흔히 사용하는 제도이며 서구에서는 프랑스가 대표적인 나라이다. 또한 벨기에, 스위스 등에서도 1차 진료를 담당한 개업의사들의 진료비 상환에 사용된다.

그림 13-4

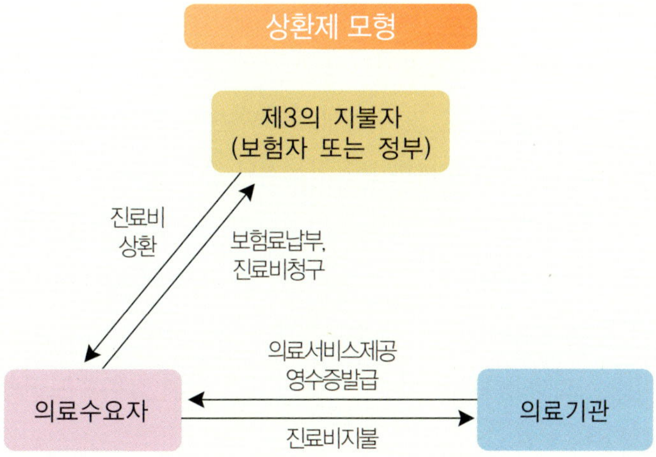

이는 환자가 진료시에 진료비전액을 직접지불하기 때문에 의료의 남용을 억제할 뿐만 아니라 의료기관의 과잉진료를 어느 정도 방지할 수 있으며 또한 부당청구를 방지할 수 있다.

그러나 보험료를 지불한 적용자가 진료시에 진료비전액을 별도로 지불하고 다시 상환 받는 측면에서 적용자들에게는 여러 가지 번거로움을 줄 수 있고 진료시 돈이 없을 경우 의료이용이 억제되는 문제점도 있다.

4. 재원조달 방법

1) 재원조달

의료서비스의 원활한 공급을 위해서는 적절한 재원마련이 중요하다. 의료보장을 위한 재원은 이제 개인의 차원에서 떠나 사회적, 국가적 책무로 간주되고 있다. OECD국가들은 이미 국민의료비가 국내총생산(GDP)의 많은 비중을 차지하고 있으며 의료비의 증가는 결국 국가적 부담으로 다가온다. 따라서 재원의 합리적 조달과 더불어 이의 관리가 매우 중요한 보건의료정책의 한 분야가 되었다. 의료보장을 위한 재정조달원으로서는 크게 공공재원 및 준공공재원, 민간재원으로 나눌 수 있다(이시백 등, 1998).

(1) 공공재원 및 준공공재원

① 일반 조세수입

의료보장을 위한 가장 중요한 재원이 일반 조세수입이다. 일반 조세수입은 상업거래 및 이윤에 부과되는 조세, 수출 및 수입에 부과되는 관세 · 소득세 그리고 재산세가 주종을 이룬다. 일반 조세수입에 의한 보건의료재원 조달은 다른 공적사업으로부터의 재원을 보건의료부문에 재분배함으로써 혹은 일반 조세수입이 증가할 때 보건의료부문의 비중을 그대로 유지함으로써 늘어 날 수 있다. 국민경제의 규모가 커질수록 세율이 일반적으로 높아지기 때문에 개발도상국은 경제성장과 함께 보건의료부문에 더 많은 투입을 하는데 큰 어려움을 겪지 않으며 이것은 또한 많은 경우에 보건의료의 사회화 정도를 심화시키기도 한다.

② 부채

부채에 의한 조달은 국가 재정당국이 국내에서 혹은 외국에서 돈을 빌려서 사업에 대한 재원으로 충당할 때 이루어진다.

③ 소비세수입

부채나 혹은 일반 조세수입에 의한 재원조달 이외에도 소비세수입에 의한 재원조달이 가능하다. 특히 지방정부일수록 소비세수입은 전체 수입에서 큰 몫을 차지하며 소비세수입을 근거로 한 공공사업이 활발하다. 소비세 수입은 공공사업을 위한 중요한 재원은 아니지만 보건의료나 교육 같은 특정 사업을 위한 좋은 재원으로 간주되고 있다. 예를 들어, 담배나 주류의 판매에서 얻어지는 세수를 보건의료사업을 위한 재원으로 사용하는 것이 그 좋은 예이다.

④ 사회보험

사회보험은 근로자나 고용주에게 임금의 일정률을 보험료로 납부하도록 강제함으로써 재원을 조달하는 체계이다. 때로는 정부도 재정의 일부분을 담당하게 되며 의료서비스 이용시 근로자는 얼마간의 금전적 부담을 안게 되기도 한다.

⑤ 복권

복권발행은 민간이 상업적으로 할 수 있으나 많은 경우 공공사업의 수행을 위한 재원확보의 방법으로 이용되고 있다. 재원조달방안으로서 복권이 가지는 한계는 소득역진성이 강하다는 것이다. 한 예로, 노인병원 건립을 위한 복권을 발행하면 중산층 이하의 사람들이 복권을 사게 되고 결국 노인을 포함한 중산층 이하의 비용부담으로 노인병원을 건립하게 되어 사회보장적 성격을 갖지 못하는 단점이 있다.

(2) 민간재원

① 고용주 부담

고용주가 보건의료비의 상당부분을 부담하는 것은 우리나라 뿐 아니라 외국의 여러나라에서도 보편적인 현상이다. 우리나라 건강보험의 경우 고용주는 직장건강보험의 50%를 납부하고 있다. 민간재원으로서의 고용주 부담은 시간이 지날수록 그 중요성이 더욱 커지고 있다.

② 민간건강보험

민간보험은 사회보장제도를 채택하지 않은 나라에서 성행하며 국가에 따라서는 사회보험제도의 보완책으로서 민간보험시장이 형성되기도 한다. 예를 들어, 영국이나 독일, 호주 등에서는 전 국민이 사회보장속에 포함되는 것을 원칙으로 하나 소득상위계층에 대해서는 민간보험의 가입을 가능케 함으로써 좀 더 질 높은 보건의료서비스에 대한 문호를 개방하고 있다.

저개발국가나 개발도상국에서는 개인의 부담능력 부족으로 인해 민간보험이 큰 역할을 담당하지 못하는 것이 일반적이며, 선진국이라도 대개 사회보험이나 사회보장제도의 보완기능만을 담당하기 때문에 보건의료의 재원으로서 큰 몫을 차지하지 못하는 것이 일반적 현상이다.

③ 기부금

기부금이 보건의료비에 차지하는 비중은 낮은 편이다. 기부의 형태는 다양하며 재정지원의 형태를 띠기도 하고, 때로는 특수 장비, 특정시설, 소모품이나 약품 등의 물품지원이 될 경우도 있으며, 의료종사자에 대한 현물기부의 형태도 있다.

④ 진료비 본인부담

진료비 본인 부담금에는 두 가지 종류가 있는데, 한 가지는 의료남용을 방지하기 위해 수진시 일정액을 환자가 부담하는 방법(본인 일부부담)이고, 다른 한 가지는 보험제도가 없어 진료비 전액을 본인이 부담하는 방법(본인 전액부담)이다.

본인 일부부담 방법에는 본인부담정액제(deductibles), 본인부담정률제(coinsurance), 진료비상한제(maximums or limits, 급여상한제)의 형태가 있다. 본인부담정액제는 피보험자 또는 환자가 진료비의 일정액을 지불하고 그 이상의 금액은 보험자가 전액 지급하는 방법이다. 본인부담정률제는 피보험자 또는 환자가 진료비의 일정률을 지불하고 그 이상은 보험에서 지불하는 제도이다. 진료비상한제는 본인부담정액제와는 반대로 일정액까지만 보험에서 부담하고 그 이상의 금액은 피보험자가 부담하도록 함으로써 보험자의 부담에 한계를 지우는 것이다.

우리나라의 경우 외래에서는 진료비 본인부담정액제와 본인부담정률제, 본인부담상한제를 혼용하고 있으며, 입원에서는 본인부담정률제와 본인부담상한제를 택하고 있다.

2) 의료비 증가 및 관리

(1) 국민의료비 증가의 원인

국민의료비는 국내에 거주하는 개인 및 기관이 이용한 진료서비스, 재활서비스, 장기요양서비스, 의약품 및 의료용구, 예방 및 공중보건서비스, 보건행정 및 건강보험관련서비스, 보건의료기관 및 보건행정기관 등 총 고정자본의 총합을 의미한다. 한마디로 국가보건을 위해 소비된 모든 비용으로 생각할 수 있다.

OECD의 경우 GDP대비 국민경상의료비는 평균 9.7%(2020년)이며, 특히 미국의 경우는 18.8%(2020년)에 달하고 있다. 이러한 국민의료비는 모든 국가들에 있어 주요 관심사이며 국가 전체 경제에도 미치기 때문에 국민의료비의 관리는 매우 중요한 국가적 사안임에 틀림없다. 국민의료비를 증가시키는 원인은 다음과 같다. 혹자는 국민의료비 증가의 원인으로 건강보험, 노인인구의 증가, 국민의료비의 크기, 의료생산비용의 증가, 신종전염병의 발생과 질병범위의 확대, 치료위주의 의료 및 행위별수가제로 인한 공급확대 등으로 열거하고 있다.

① 의료수요의 증가

의료수요가 증가하는 원인은 먼저 건강보험과 같은 정책상의 변화로 인해 이전과는 달리 의료의 접근도가 용이한 경우 증가한다. 또한, 국민소득의 증가, 건강에 대한 관심의 증가, 본인부담의 감소, 건강보험급여의 확대 등으로 인해 의료수요가 증가한다.

두 번째는 인구집단의 고령화 등 인구학적 특성의 변화로 인한 의료수요의 증가이다. 50세 이후에는 만성질환 증가, 치료의 어려움 등으로 인해 급속한 의료수요가 증가하고 있다. 특히 우리나라의 경우는 세계에서 가장 빠른 고령화 속도를 보이고 있어 의료수요의 증가는 지속적으로 증가할 것으로 보인다.

세 번째는 의사수의 증가로 인한 의료수요의 증가이다. 의과대학의 증가 등으로 인해 의료인력이 증가하고 이는 의료공급자에 의한 의료수요의 창출로 이어져 의료수요가 증가하고 있다.

② 의료생산비용의 증가 및 의료기술의 발달

의료서비스의 생산비용은 재료비, 인건비, 시설 및 장비비 등인데 생산비용의 상승은 의료수가 상승에 반영되어 의료비를 증가시키게 된다. 우리나라는 MRI, CT, PET-CT 등 고가의료장비의 과도한 수입으로 인해 진료비의 상승을 가져오고 있다.

또한 의료기술의 발달로 인해 개발된 고가장비와 고급의료기술에 의해 국민의료비를 증가시키기도 한다. 예방이나 확정적인 기술보다는 임시방편적인 치료나 증상의 완화 등 중간단계의 의료기술이 더욱 빨리 발전하는 경향이 있으며, 이는 환자치료도 못하면서 지속적인 의료서비스 비용만을 증가시키는 결과를 가져오게 된다.

③ 진료비 지불제도

진료비 지불방식의 형태에 따라 의료비증가의 요인으로 크게 작용한다. 특히 봉급제, 인두제, 총액계약제와 같은 사전보상방식(prospective payment)보다는 행위별수가제와 같은 사후보상방식(retrospective payment)에서 의료비를 증가시키는 더 큰 요인으로 작용한다. 행위별수가제는 또한 최신의료기술이나 고가의료장비의 도입이 신속하게 이루어지는 경향이 있는데 이것이 의료서비스 생산비용의 상승을 가져오고 나아가 의료비를 증가시키게 된다.

(2) 국민의료비 관리방안

① 소비자측 관리방안

진료비에 본인부담을 높여 비용을 인식시키는 방법이다. 이는 소비자로 하여금 의료이용을 신중하게 하도록 유도하고자 하는 것인데 지나치게 본인 부담이 높으면 의료보장성이 약화되고 저소득층의 의료이용에 제한을 가하는 결과를 가져오게 되어 적정수준의 본인부담 설정이 필요하다.

② 공급자측 관리방안

의료서비스 생산비용 증가의 한 요인인 고가의료장비의 과도한 도입을 억제해야 한다. 지역적 안배와 연령별, 인구구성별 특성을 고려하여 균형적인 분포가 이루어지도록 할 필요가 있다. 또한 노인인구의 증가로 인한 노인요양홈이나 노인전문 요양시설의 확충이 필요하다. 소위 장기요양서비스를 확대 제공하여 노인의 요구에 부합하면서 비용

절감적인 서비스를 개발해야 한다.

③ 진료비지불 방식 개편

행위별수가제는 본질적으로 공급자에 의한 의료수요 증가를 초래할 가능성이 크므로 사전보상방식의 비용절약적 특성이 가미된 진료비 지불방식의 개편이 필요하다.

④ 국가적 차원의 노력

건강증진이나 예방보건서비스에 대한 보험급여를 포함시켜 수가로 인정하여야 한다. 이는 의료제공자로 하여금 치료보다는 예방을 위한 서비스를 선호하게 할 것이다. 과학적인 근거에 기반한 표준진료지침을 국가와 학회가 공동으로 개발하여 의료인에게 합리적인 의료를 유도하여야 한다.

또한, 공중보건사업을 강화하여 의료비의 절감을 모색하여야 한다. 이는 물론 기존의 전염병관리 위주의 공중보건사업이 아니라 건강증진을 위한 새로운 공중보건사업으로의 전환을 의미한다.

5. 진료비 지불방법

의사에 대한 진료보수의 산정 및 지불방식은 각국의 보건의료제도 및 의료보장방식에 따라 상이하다. 진료비 지불방식은 크게 5가지, 즉 진료행위별수가제, 인두제, 봉급제, 포괄수가제, 총액계약제 등이다. 이들에 대한 개념, 산정기준, 장 · 단점을 중심으로 기술하면 다음과 같다.

1) 진료행위별 수가제(fee for service, 한국, 일본, 미국 등)

진료행위별 수가제는 진료에 소요된 약제 또는 재료비를 별도로 산정하고 의료인이 제공한 진료행위의 하나하나 마다 일정한 값을 정하여 의료비를 지급토록 하는 제도이다. 대부분의 자본주의 경제체제를 가진 국가에서는 이 진료행위별 수가제를 많이 채택하고 있다. 이는 의료인이 제공한 시술내용에 따라 값을 정하여 의료비를 지급하는 것으로서 전문의의 치료방식에 적합하다.

(1) 기준

- 단위서비스의 가격×서비스의 양
- 진료행위 그 자체가 기준
- 행위당 금액제로 사용하고 있음

(2) 장점

- 의료서비스의 양과 질이 극대화
- 의료인의 재량권과 자율성이 최대 : 환자에 대한 진료책임도 극대화
- 첨단 의과학 기술의 발달 유도
- 일반의보다는 전문적인 의료의 수가결정에 적합
- 의료인과 환자의 신뢰감 높음

(3) 단점

- 국민의료비의 상승요인
- 과잉진료, 의료남용 우려
- 진료비 청구 · 심사 · 지불의 복잡화 : 간접비용의 증가
- 의료기술 지상주의적 사고의 팽배유도, 고급의료기술 치중
- 의료인 · 보험자의 마찰요인
- 예방사업 소홀, 치료서비스 치중

2) 인두제(capitation, 영국, 덴마크, 이탈리아 등)

인두제는 문자그대로 의료인이 맡고 있는 환자수, 정확히 표현하면 환자가 될 가능성이 있는 일정지역의 주민수에 일정금액을 곱하여 이에 상응하는 보수를 의료인측에 지급하는 것이다. 이는 기본적으로 단순한 1차보건의료에 적용하게 된다. 따라서 1, 2, 3차로 분류되는 의료전달체계의 확립이 선행되어야 한다. 인두불제하에서는 의사들이 받는 일정한 금액을 가지고 자기에게 할당된 주민의 진료비용을 충당하고 남은 돈이 실제 자기의 수입이 되므로 적은 진료비용을 쓸수록 의료인들에게 유리하다.

(1) 기준

- 등록자 수(잠재환자수)
- 1인당 기준수가 적용

(2) 장점

- 환자와 의사간 지속적 관계 유지 : 진료의 계속성(referral system)
- 행정비용의 감소(행정업무 간편)
- 예방의료에 대한 관심 증대, 공중보건, 개인위생 등에 노력
- 1차 의료에 적합
- 의료인 수입의 평준화 유도
- 비용의 상대적 저렴성, 국민의료비 억제 역할
- 지출비용의 사전예측 가능

(3) 단점

- 과소진료 우려, 서비스양의 최소화 경향
- 후송의뢰 환자의 증가(2차 의료기관의 대기시간 증가)
- 전문의료에 부적합, 의사의 자율성 저하
- 의료서비스에 대한 가격경쟁의 배제, 비합리적 방법
- 환자의 선택권 제한
- 고급의료, 최첨단 진료에 대한 경제적 유인책이 없어 신의료기술 적용 지연
- 중증질병환자의 등록 기피 발생 우려

3) 봉급제(salary, 사회주의 국가 및 시장경제체제의 2, 3차 진료)

봉급제는 의료인들에게 그들 각자의 근무경력, 기술수준, 근무하는 의료기관의 종별 및 직책에 따라 보수수준을 결정하고 그에 따라 월 1회 또는 일정기간에 한번씩 급료를 지급하는 방법을 말한다. 대체적으로 사회주의 국가에서 이러한 제도를 택하고 있고 자본주의 국가에서도 병원급 의료기관의 근무의사들에게는 이러한 봉급제를 채택하고 있다. 봉급제를 근간으로 한 의료전달체계하에서는 환자에 대한 요금경쟁을 제거시킴으로서 초래되는 비효율성을 극복하기 위하여 진료행위에 대한 단체협동을 권장하는 프

로그램을 개발하고 있다. 함께 밀접하게 일하게 되는 사람들은 서로로부터 배우게 될 것이고 의료지식이 급속히 확장될 수 있는 좋은 점이 있다.

(1) 기준

- 근로계약조건(근무시간, 전임제, 시간제)
- 경력, 자격
- 나이
- 보직여부

(2) 장점

- 조직의료에 적합, 젊은 의사 선호
- 동료감시(peer review), 평가로 인하여 의료의 질 유지에 도움
- 안정된 수입의 보장(젊은 의사의 경우)
- 의사 간의 불필요한 경쟁심 억제경향
- 진료의 양이 크게 증가하지 않음
- 시간과 수입의 안정으로 연구기회가 많아짐

(3) 단점

- 의료의 관료화 우려, 형식적 진료의 만연
- 의료인의 자율성 저하, 소득감소 우려
- 시간제 근무로 인해 진료의 계속성 유지 곤란
- 보수나 승진의 불만으로 의료인의 조직 이탈

4) 포괄수가제(case-payment system, 미국의 DRG, 네덜란드)

포괄수가제는 진료행위의 양에 따라 보수가 지불되는 행위별수가제도와 비교하여 진단명별(질환별)로 일정한 액수가 지급되는 방식이다. 미국에서는 의료비의 급격한 상승을 억제하기 위하여 1983년부터 DRG(diagnosis related groups)에 기초를 둔 선불상환제도를 개발하여 연방정부 부담환자의 진료비 지급방법으로 사용하고 있다. 우리나라에서도 현재 7개 질병군에 대해서 DRG를 적용하여 운영하고 있다. 즉 안과(수정체수술),

이비인후과(편도 및 아데노이드 절제술), 일반외과(항문 및 항문주위 수술, 서혜 및 대퇴부 탈장수술, 충수절제술), 산부인과(자궁 및 자궁부속기 수술, 제왕절개분만) 등 4개 진료과, 7개 질병군이다. 당초 8개 질병군이었으나 2003년 9월 1일부터 질식분만이 제외되어 현재 7개 질병군으로 운영되고 있다.

한편, 7개 질병군 포괄수가제도가 비교적 단순한 수술에 적합한 모형으로 개발되어 중증질환 등 복잡한 수술을 포함하는 전체 질병군으로 확대하기 어렵다는 한계가 있었다. 이를 극복하기 위해 2009년 4월부터 국민건강보험공단 일산병원에 입원한 환자를 대상으로 신포괄수가 시범사업을 실시하였고, 지역거점 공공병원('11. 7.), 민간병원('18. 8.)으로 확대하여 2020년 말 기준 98개 병원(공공46, 민간 52), 567개 질병군을 대상으로 시범사업을 실시하고 있다.

(1) 기준

• flat rate(질병당 또는 1건당). 이는 행위별 수가를 합산하지 않으며, 질병별 수가에 차이가 있다.

(2) 장점

• 환자의 치료 속도가 빠름
• 진료비 산정의 투명성, 간소화로 행정비용 절감(경영과 진료의 효율화)
• 의료자원의 활용에 의료인의 관심증대(경제적 진료 유도)
• 부분적으로도 적용가능(병용)
• 진료의 표준화 유도(과잉진료, 의료서비스 오남용 억제)
• 의료인과 심사기구나 보험자 간의 마찰 개선

(3) 단점

• 과소진료 우려, 서비스의 최소화 경향
• 의료행위에 대한 자율성 감소, 행정직의 진료직에 대한 간섭요인 증가
• 합병증 발생시 및 신규의학기술에는 적용곤란
• 서비스의 규격화 경향, 치료의 난이도를 고려하지 않음
• 진료일수를 늘리거나 진단명 조작을 통한 허위 · 부당청구 우려

5) 총액계약제(global budget : 독일)

총액계약제는 의료비 지불자측과 의료공급자측간에 진료보수총액에 대하여 사전에 계약을 체결하는 방식으로 독일이 대표적인 경우다. 독일의 경우 보험자와 의사회가 계약을 체결하고 계약에 따라 보험자가 의사회에 지불하면 의사회는 각 의사들에게 진료량에 비례하여 이를 배분한다. 즉 독일은 주단위로 계약된 총액을 개별 개업의사들에게 배분하기 위해서는 행위별수가제를 사용하고 있다. 행위별수가의 산정은 우리나라와 같이 자원기준상대가치(resource based relative value system, RBRVS)를 사용하고 있다.

(1) 기준

- 지불자측과 의료공급자측이 진료보수총액의 계약을 사전에 체결

(2) 장점

- 과잉진료 및 과잉청구 시비 감소
- 진료비 심사, 조정과 관련된 공급자 불만 감소
- 의료비지출의 사전예측 가능으로 보험재정의 안정적 운영
- 의료공급자의 자율적 규제 가능

(3) 단점

- 보험자 및 의사단체간 계약체결의 어려움 상존
- 의료공급자단체의 독점성 보장으로 인한 폐해
- 전문과목별, 요양기관별로 진료비를 많이 배분받기 위한 갈등
- 신기술개발 및 도입, 의료의 질 향상을 위한 동기 저하
- 의료의 질관리의 어려움(과소진료)

6. 관리운영 방법

관리운영 주체와 관리운영 조직의 다원화 여부에 따라 관리운영 방법을 분류할 수 있다. 국가보건서비스를 운영하는 국가들은 정부(중앙정부, 지방정부), 사회보험 또는 민간보험 방식을 운영하는 국가들은 보험자가 관리운영의 주체가 된다. 이들 방식은 모두 국가의 개입과 책임을 정도의 차이만 있을 뿐 모두 인정하고 있다.

특히, 사회보험방식의 경우 보험자의 다원화 여부를 두고 논란이 있었다. 관리운영 방식에 따라 보험자를 통합하여 관리하는 일원화 방식(통합방식)과 다수의 보험자를 두

표 13-6 통합 일원화체계와 조합 분리운영체계의 장 · 단점

구 분	장 점	단 점
통합체계	① 위험분산효과 극대화 도모	① 관리조직의 거대화, 관료화로 관리운영의 비효율성
	② 소득재분배 효과	② 급여 관리의 허점, 보험료 징수율 저하 가능성
	③ 급여수준의 평등	③ 보험료 일시 인상시 국민의 저항
	④ 관리운영비의 절감	④ 지역에 대한 형평성 있는 보험료부과체계의 어려움
	⑤ 타 사회보장제도와 연계가능성 용이	⑤ 의료문제의 중앙집중식 관리, 적자시 정부재정 압박
	⑥ 재정불균형 문제 및 운영차별성 해소	
조합체계	① 조합간 특성고려, 대상별 · 지역별 보험료 부담의 형평성, 보험재정의 안정	① 위험분산범위가 조합내에 국한되어 위험분산효과가 제한적
	② 노사협조체제 가능	② 규모의 경제 미달시 관리운영비 증가
	③ 주민참여에 의한 자치적 운영(민주성, 다양성, 자율성), 보험료 자율결정, 보험료 인상에 대한 저항 감소 및 재원조달 용이	③ 조합간 빈부차 및 갈등, 형평성 문제
	④ 조합선택의 자유 및 조합간 상호경쟁	④ 보험자가 많아져 보험자당 적용인구수가 적어 지역보험의 재정예측 불확실 및 재정취약
	⑤ 의료보험분쟁의 국지화	⑤ 소득수준이 비슷한 집단으로 구성시 소득재분배 효과가 미흡
	⑥ 지역단위 보건의료체계 구축용이	⑥ 지역 또는 직업별 구분으로 사회적 연대감, 통합을 저해
	⑦ 대규모 조직의 관료화, 경직화 방지, 조합간 운영 및 경영비교평가로 제도운영의 효율성	⑦ 퇴거, 거주지 이전 등으로 자격변동시 자격관리 애로

자료 : 문옥륜 등(2004)의 내용을 토대로 재구성

고 운영하는 다원화 방식(조합방식)이 그것이다. 이들은 각자 장단점을 가지고 있는데 우리나라의 경우도 긴 진통 끝에 2000년부터 단일 보험자(국민건강보험공단)체계의 통합 방식을 운영하고 있다. 즉 우리나라는 1977년 의료보험제도가 처음 실시된 이후 다수의 보험자를 허용하는 방식을 채택하였으나 2000년 7월 1일부터 직장과 지역의료보험이 통합되면서 현재와 같은 단일보험자 체계로 전환되었으며, 2003년 7월 1일부터는 지역과 직장의 재정도 통합됨으로써 명실공히 완전한 통합일원화에 의한 의료보장 관리체계가 성립되었다.

통합체계와 조합체계는 상호 장 · 단점이 존재하는데 이를 정리하면 표 13-6과 같다.

Ⅲ 우리나라의 의료보장 제도

1. 건강보험제도

1) 개념

(1) 의의

우리나라 의료보장 유형으로는 건강보험, 의료급여, 산재보험 등이 있으나 여기서는 보건행정의 주무 부처라고 할 수 있는 보건복지부 관장인 건강보험제도와 의료급여제도에 대해서만 설명한다.

국민건강보험제도는 생활상의 질병 · 부상에 대한 예방 · 진단 · 치료 · 재활과 출산 · 사망 및 건강증진에 대하여 보험급여를 실시함으로써 국민보건을 향상시키고 사회보장을 증진함으로써 보험의 원리를 이용하여 의료비의 지출 부담을 국민건강보험가입자 모두에게 분산시켜 국민생활의 안정을 도모하기 위한 사회보험으로서 민간보험과는 많은 차이점을 가진다. 사회보험과 민간보험의 차이점은 이미 앞에서 기술하였다.

(2) 건강보험 연혁 요약

우리나라 국민건강보험 제도의 연혁을 요약하면 다음과 같다.

○ 1963. 12 의료보험법 제정(300인 이상 사업장 조합 임의설립)

○ 1976. 12 의료보험법 전문개정

○ 제4차 경제개발 5개년계획으로 의료보장제도 실시

- 생활보호대상자 등에 대하여 의료보호 실시(1977. 1월)
- 국민부담능력 등을 고려하여 실시 가능한 임금소득계층부터 점진적으로 의료보험 적용 확대
  - 1977. 7 500인 이상 사업장근로자 의료보험 실시
  - 1979. 1 공무원 및 사립학교교직원 의료보험 실시
  - 1979. 7 300인 이상 사업장까지 의료보험 확대

o 1980년 이후 전국민의료보험 확대 실시를 위한 기반조성

- 1981. 7 지역의료보험 1차 시범사업 실시(홍천, 옥구, 군위)
- 1982. 7 지역의료보험 2차 시범사업 실시(강화, 보은, 목포)
- 1988. 7 5인 이상 사업장까지 의료보험 당연적용 확대

o 한방의료보험 실시

- 1984. 12 의료보험 시범사업(청주, 청원)
- 1987. 2 한방의료보험 전국 실시

o 지역의료보험 실시

- 1988. 1 농 · 어촌지역의료보험 실시
- 1989. 7 도시지역의료보험 실시(제도 도입 후 12년만에 전 국민의료보험 실시)
- 1989. 10 약국의료보험 실시(1982. 8~1984. 12 의약분업 실시운영 목포시)

o 의료보험조직 통합

- 1998. 10 1차 조직 통합(공무원 · 사립학교교직원 의료보험 및 227개 지역의료보험조합 통합) → 국민의료보험관리공단 업무개시
- 2000. 7 의료보험조직 완전통합(국민의료보험관리공단 및 139개 직장조합통합)→국민건강보험공단 및 건강보험심사평가원 업무개시

o 2000. 3 보험자직영병원 개설(국민건강보험공단 일산병원)

o 2002. 1 국민건강보험재정건전화특별법 제정 · 공포(건강보험정책심의위원회 설치, 보험재정에 대한 정부지원율 명시)

o 2003. 7 직장 · 지역가입자 재정통합 운영

ㅇ 2007. 1 '국민건강보험재정건전화특별법'만료(2006.12.31)에 따른 해당 법령근거 국민건강보험법에 삽입 시행
ㅇ 2008. 7.1. 노인장기요양보험 실시
ㅇ 2011. 1.1. 사회보험징수통합 실시
ㅇ 2018. 7. 건강보험료 부과체계 1단계 개편 실시
ㅇ 2019. 7. 외국인 및 재외국민 건강보험 지역가입 당연적용 실시
ㅇ 2020.11. 분리과세 주택임대 · 금융 소득에 대한 보험료 신규 부과 실시
ㅇ 2021. 3. 외국인 유학생 건강보험 당연적용 실시
ㅇ 2022. 9. 건강보험료 부과체계 2단계 개편 및 지역가입자 주택부채공제 제도 실시

(3) 적용대상 현황

1989년 7월 1일부터 전 국민의료보험이 실시되어 모든 국민이 건강보험과 의료급여에 의한 의료보장을 받고 있다. 2022년 12월 말 현재 전 국민의 97.1%인 약 5,141만 명이 국민건강보험제도의 적용을 받고 있으며, 나머지 2.9%인 약 152만명은 기초생활보장대상자, 국가유공자 등 의료급여에 편입되어 있다(표 13-7 참조).

건강보험가입자는 직장가입자 및 지역가입자로 구분하며, 모든 사업장의 근로자 및 사용자와 공무원 및 교직원은 직장가입자가 되며, 직장가입자 및 그 피부양자를 제외한 농어촌 주민, 도시자영업자 등은 지역가입자가 된다.

표 13-7

우리나라 의료보장 적용현황

(2022.12 기준, 단위 : 만명, 천세대, %)

구 분		적용인구	구성비
의료보장	계	5,293	100
• 건강보험	소 계	5,141	97.1
	– 직 장	3,663	71.3
	– 지 역	1,478	28.7
• 의료급여	계	152	2.9

자료 : 국민건강보험공단(2023), 건강보험 주요통계

2) 건강보험의 관리운영 체계

국민건강보험은 보건복지부, 국민건강보험공단, 건강보험심사평가원에 의하여 관리운영되고 있다. 보건복지부는 건강보험의 관장자로서 건강보험관련 정책을 결정하고 건강보험업무 전반을 총괄하고 있다. 국민건강보험공단은 건강보험의 보험자로서 가입자 자격관리, 보험료의 부과 · 징수 · 보험급여비용 지급 등의 업무를 수행하고 있다. 그리고 건강보험심사평가원은 요양기관으로부터 청구된 요양급여비용을 심사하고 요양급여의 적정성을 평가하여 공단이 지급할 비용을 확정하고 있다. 요양기관은 가입자에 대한 의료서비스를 제공하고 서비스 비용은 공단과 계약으로 정한다. 이를 도식하면 그림 13-5와 같다.

그림 13-5

국민건강보험 관리운영 체계

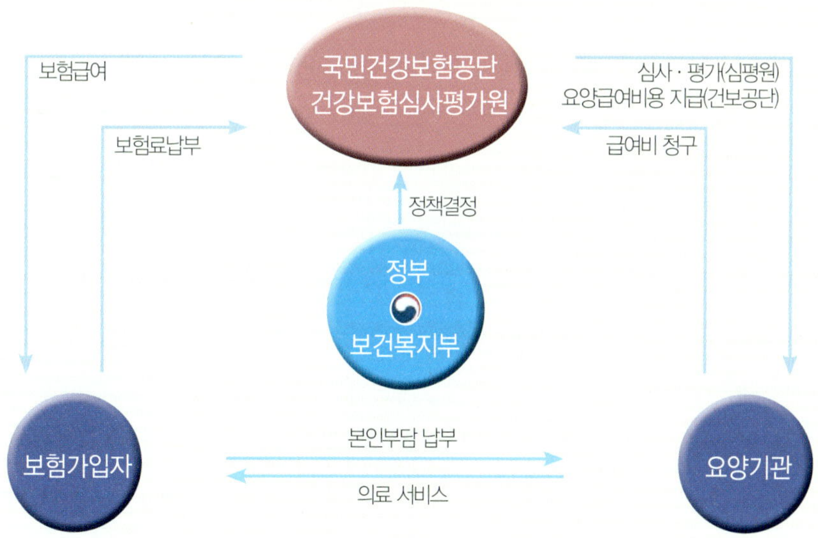

3) 건강보험 재원조달

국민건강보험에 있어 가장 중요한 과제는 보험사업에 소요되는 재원을 어떻게 하면 가장 효율적으로 확보하느냐 하는 문제이다. 우리나라의 건강보험은 사회보험방식에 의하여 재원을 조달함을 원칙으로 하고 있는데 주요 재원은 가입자 및 사용자로부터 징수한 보험료와 국고 및 건강증진기금 등 정부지원금을 그 재원으로 하고 있다.

보험료는 임금근로자를 대상으로 하는 직장가입자의 경우에는 소득비례정률제가 적용되고 있으며, 농 · 어민과 도시 자영자의 경우, 즉 지역가입자의 경우에는 대상범위가 광범위하고, 소득의 형태가 다양하여 정확한 소득파악에 어려움이 있어 소득비례 정률제 대신 보험료부과점수(소득, 재산 등의 등급별 점수합)를 실시하고 있다.

즉, 직장가입자는 근로자가 일정 기간 동안 지급받은 보수를 기준으로 산정한 보수월액(2006년도까지는 등급별 표준보수월액)에 보험료율을 적용하여 산정한 금액을 가입자와 사용자가 각각 1/2씩 부담하고 있다. 지역가입자는 소득 · 재산 등을 참작하여 정한 부과요소별 점수를 합산한 보험료부과점수에 점수 당 단가를 곱하여 산정한 후, 세대별로 부과하고 있다. 다만, 지역가입자의 소득보험료의 경우에는 건강보험료 부과체계 2단계 개편('22. 9월)을 통해 점수제의 형태는 유지하되 실질적으로 직장가입자와 같이 정률제로 개편하였다.

한편, 자영업자 등 지역주민의 경우에는 1988년 지역의료보험을 처음 실시할 당시부터 보험료 부담을 경감시켜 주기 위하여 보험료의 일부와 보험사업 운영에 소요되는 관리 운영비를 국고에서 지원해 왔다. 2002년부터는 건강보험재정건전화특별법('02. 1. 제정)에 의하여 지역가입자에 대한 보험급여비용과 지역가입자의 건강보험사업에 대한 운영비의 40%(2005년부터는 35%)에 상당하는 금액을 국고에서, 10%(2005년부터는 15%)에 상당하는 금액을 국민건강증진기금에서 지원하였다.

그리고, 2007년부터는 해당 연도 전체 보험료 예상 수입액의 14%는 국고에서, 해당 연도 보험료 예상 수입액의 6%(단, 담배부담금 예상 수입액의 65% 이내)는 건강증진기금에서 지원하고 있다.

표 13-8

재원조달 체계(2024년 기준)

구 분		직장근로자	농 · 어민, 도시자영자
재원조달	보험료	– 보수월액의 • 7.09% • 사용자, 근로자가 각 50%씩 부담 • 사용자가 원천징수하여 공단에 납부 • 교원은 본인, 학교경영자, 정부가 각 50%, 30%, 20%씩 부담 (단, 직원은 정부지원금이 2014년부터 삭제되어 50%를 학교경영자가 부담)	• 소득 · 재산의 등급별 적용 점수를 합산한 후 보험료 부과점수에 점수당 단가(208.4원)를 곱한 금액 • 세대의 지역가입자가 연대하여 납부
	국고	당해연도 보험료 예상수입액의 14%	
	건강증진기금	당해연도 보험료예상수입액의 6%(단, 부담금 예상수입액의 65% 이내)	

4) 보험급여

보험급여(급여, benefit)는 가입자 및 피부양자의 질병 · 부상에 대한 예방 · 진단 · 치료 · 재활과 출산 · 사망 및 건강증진에 대하여 법령이 정하는 바에 따라 국민건강보험공단이 현물 또는 현금 형태로 제공하는 각종 혜택을 의미한다. 우리나라는 현물급여를 원칙으로 하고 있으며 현금급여를 병행하여 실시하고 있다.

그림 13-6

건강보험 급여의 종류

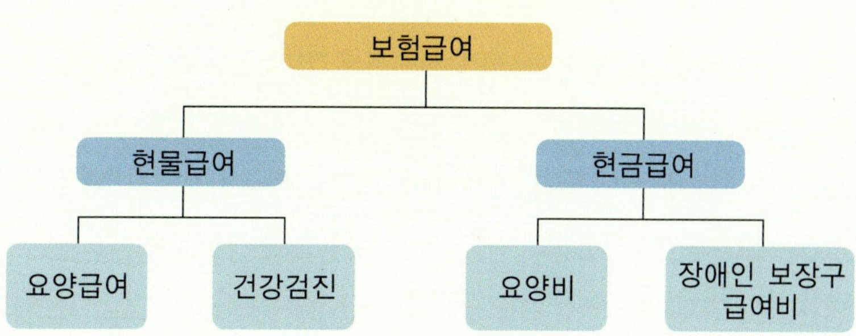

급여에는 크게 현물(現物)급여와 현금(現金)급여가 있다. 현물급여란 요양기관을 통한 진료를 의미한다. 현물급여에는 가입자 및 피부양자의 질병 · 부상 · 출산 등에 대한 요양급여 및 건강검진이 있고, 현금급여에는 요양비, 장애인보장구 급여비 등이 있다. 요양급여에는 ① 진찰 · 검사, ② 약제 · 치료재료의 지급, ③ 처치 · 수술 · 기타의 치료, ④ 예방 · 재활, ⑤ 입원, ⑥ 간호, ⑦ 이송 등이 있다. 건강검진은 지역세대주, 직장가입자, 만 40세 이상의 피부양자 및 세대원이 그 자격이 되며 실시주기는 사무직근로자, 지역가입자, 직장피부양자는 2년마다 1회, 사무직 근로자를 제외한 직장가입자는 1년 1회 실시한다. 그리고 장애인 보장구 급여비는 보장구 구입금액이 기준액 이내의 보장구를 구입한 경우에는 실 구입가의 90%에 해당하는 금액, 기준액을 초과하여 보장구를 구입한 경우에는 기준액의 90%를 지급하는 제도이다. 이전에는 현금급여로 장제비, 본인부담액보상금 등이 있었으나 지금은 실시하지 않고 있다. 장제비는 가입자 또는 피부양자가 사망하는 경우 그 장제를 행한 자에게 지급하는 급여로 250,000원을 지급하였던 제도였으며, 본인부담액 보상금제도는 병원, 의원에서 진료 받고 납부한 법정 본인부담금이 매30일 120만원을 초과한 경우 그 초과금액의 50%를 보상해주는 제도였다. 가입자 또는 피부양자가 요양급여나 분만급여를 받는 때에는 그 진료비용의 일부를 본인이 부담하여야 하며, 그 내용은 입원의 경우 진료비총액의 20%이고 외래의 경우에는 요양기관 종별에 따라 30~60%를 차등적용하고 있다.

5) 보험료 부과 및 징수

직장가입자의 보험료는 사업장별로 부과되며 사용주가 보험료를 납부할 책임을 진다. 건강보험통합이전 직장의료보험은 법정준비금의 적립률이 일정수준 이상으로 재정이 안정된 조합에 대하여 지속적으로 보험료율을 인하 조정하여 피보험자의 부담을 경감시킨바, 평균보험료율도 1986년 3.57%를 기준으로 하여 1995년도에는 3.03%로 크게 낮아졌으나 조합재정이 어려워짐에 따라 보험료율이 다시 증가하기 시작하여 1997년에 3.13%, 1998년 3.27%, 1999년 3.75%로 점점 증가하였다.

통합이후, 2000년 7월부터는 직장가입자 2.8%, 공무원 · 교직원은 3.4%를 부과하였으며 2001년 1월부터는 직장 및 공 · 교가입자 모두 보험료율을 3.4%로 일원화하여 부과하였다. 이후 2002년 3월 3.63%, 그 후 계속 증가하여 2024년 7.09%로 인상되었다. 보험료 부담주체의 분담비율을 보면 직장 및 공무원은 근로자(공무원)와 사용자(정부)가 각각 50%씩 부담, 사립학교 교직원은 교원 50%, 학교경영자 30%, 국가 · 지방자치단체단체가 20%씩 부담한다(단, 사립학교 직원은 학교경영자 50% 부담).

표 13-9

직장가입자 보험료 부과체계(2024)

구분	내용
보험료 부과 기준	• 보수월액 : 보수총액 기준(근로소득 · 사업소득 등) • 소득월액 : 보수 외 종합소득(근로, 사업, 금융, 연금, 기타 소득 등) ※ 단, 보수 외 종합소득이 일정 소득(2,000만원)을 초과하는 경우에 부과
보험료율	• 보수월액 x 7.09% ※ 통합 이전 : 조합게 따라 3~6% • 소득월액 x 7.09% ('18. 6월 말까지 : 소득월액 x 3.12%)
보험료 부담 방법	• 가입자 : 50%, 사용자 : 50%
부담 주체	• 보수월액보험료 : 사용자, 소득월액보험료 : 근로자(피부양자 : 보험료 부담 없음)

또한 그동안 직장가입자는 연간 보수(월급) 외 소득이 3,400만 원을 초과하는 경우에만 보험료를 부과하여, 모든 소득에 대해 보험료를 납부하는 지역가입자와의 형평성 문제가 제기되어 왔다. 이에, 보수(월급) 외 임대, 이자 · 배당, 사업소득 등이 연간 2,000만 원을 넘는 2%의 직장가입자가 보험료를 내도록 기준을 강화했다. 다만, 1만 원 차이로 기준을 초과해 보험료가 과도하게 부과하는 것을 방지하기 위해, 연 소득 2,000만원은 공제하고 2,000만 원을 초과한 금액에 대해서만 추가 보험료를 부담한다.

표 13-10

연도별 평균보험료율 변동 추이

(단위 : %)

구 분	직 장					공 · 교
	평균	공동	단독	최고	최저	
1993	3.06	3.06	3.06	4.4	3.0	3.8
1994	3.04	3.03	3.04	4.0	3.0	3.8
1995	3.03	3.03	3.05	4.0	3.0	3.8
1996	3.05	3.05	3.05	4.8	3.0	3.8
1997	3.13	3.13	3.14	4.4	3.0	3.8
1998	3.27	3.22	3.43	6.0	3.0	4.2
1999	3.75	3.70	3.89	6.0	3.0	5.6
2000.7	2.8% 일원화					3.4
2001.1	3.4% 일원화					
2002.3	3.63%					
2003.1	3.94%					
2004.1	4.21%					
2005.1	4.31%					
2006.1	4.48%					
2007.1	4.77%					
2008.1	5.08%					
2009.1	5.08% (보험료 인상 동결)					
2010.1	5.33%					
2011.1	5.64%					
2012.1	5.80%					
2013.1	5.89%					
2014.1	5.99%					
2015.1	6.07%					
2016.1	6.12%					
2017.1	6.12% (보험료 인상 동결)					
2018.1	6.24%					
2019.1	6.46%					
2020	6.67%					
2021	6.86%					
2022	6.99%					
2023	7.09%					
2024	7.09%					

표 13-11

연도별 평균보험료 현황

(단위 : 원.)

구 분	2022	2021	2020	2019	2018	2017	2016	2015
세대당 월보험료(원)	129,832	122,201	114,069	109,558	104,201	101,178	98,128	94,040
– 직장	145,553	133,591	124,629	120,152	112,635	107,449	104,507	100,510
– 지역	95,221	97,221	90,864	86,160	85,546	87,458	84,531	80,876
1인당 월보험료(원)	71,387	65,211	59,218	55,488	50,979	48,152	45,763	43,003
– 직장	75,952	67,392	61,109	57,527	52,085	48,266	45,874	43,085
– 지역	59,377	59,414	54,165	50,027	48,011	47,847	45,475	42,798

주 : 결산기준(단, 소득월액 제외), 직장은 본인부담 기준

그림 13-7

지역가입자의 건강보험료 부과체계

세대당 보험료
(소득월액 x 건강보험료율) + {재산(전월세 등 포함)보험료 부과점수 x 부과점수 당 금액(208.4원)

↑

소득(정률제)

- 소득월액 28만원 이하: 소득월액 최저보험료(19,780원)
- 소득월액 28만원 초과: 소득월액 x 건강보험료율
  ※ 소득월액: 연 소득을 12개월로 나눈 금액

재산(점수)

60등급
- 토지, 건축물, 주택, 선박, 항공기
- 전월세

표 13-12

지역가입자 보험료 부과체계

(2023. 12 기준)

구 분	지 역 보 험
보험료부과기준	• 보험료부과점수 – 소득, 재산 등
보험료율	• 보험료 부과 점수를 나타내는 점수에 보험료 환산금액(208.4원)을 곱하여 부과 ※ '23, 부과점수당 금액 208.4원, 형식은 점수제이나 실질적으로 정률제와 동일하도록 개편
보험료 부담방법	• 가입자 전액 부담
부담주체	• 지역가입자 전원이 보험료 부담

6) 진료비 지불 및 수가체계

진료비 지불을 보면 피보험자는 보험료를 내고 의료공급자에게 진료를 받고, 본인일부부담금을 제외한 나머지 부분은 의료공급자가 보험자에 청구하면, 보험자는 심사기구(건강보험심사평가원)에 보험급여의 적정성 등을 의뢰하고 이 결과에 따라 진료비를 의료공급자에게 지급한다.

우리나라는 보험자가 의료서비스를 제공한 의료제공자에게 진료에 대한 보수를 지불하는 방식으로 행위별 수가제(Fee For Services, FFS)를 원칙으로 하고 있다. 그러나 일부질환의 입원진료에 대해서는 참여하는 기관을 대상으로 포괄수가제를 적용하고 있다. 건강보험 급여대상 수가(요양급여비용)는 공단의 이사장과 대통령령이 정하는 의약계를 대표하는 자와의 계약으로 정한다. 요양급여비용의 계약 당사자인 의약계를 대표하는 자는 ① 대한병원협회장, ② 대한의사협회장, ③ 대한치과의사협회장, ④ 대한한의사협회장, ⑤ 대한조산협회 또는 대한간호협회의 장 중 1명, ⑥ 대한약사회장, ⑦ 보건소 · 보건의료원 및 보건지소, 보건진료소 중 보건복지부장관이 지정하는 자 등이다. 7개 유형별 요양기관과 건강보험공단이 각각 수가계약을 체결하고 있다. 물론 유형별로 계약이 체결되지 않으면 건강보험정책 심의위원회의 의결에 의해 보건복지부장관이 결정하여 고시한다.

우리나라 건강보험 요양급여의 가격은 서비스의 상대적인 가치를 점수화하고, 점수에 단위가격을 곱한 값을 요양급여의 가격(수가)으로 하고 있다. 상대가치점수는 요양급여에 소요되는 시간, 노력 등 업무량과 인력, 시설, 장비 등 자원의 양 및 요양급여의 위험도를 고려하여 산정하고 있다.

2. 의료급여

1) 개요

의료급여제도는 생활유지능력이 없거나 경제능력을 상실한 사람들을 대상으로 정부가 의료서비스를 제공하는 공공부조제도로, 건강보험과 함께 국민들의 의료보장을 담당하는 중요한 사회보장제도의 한 분야이다.

그림 13-8

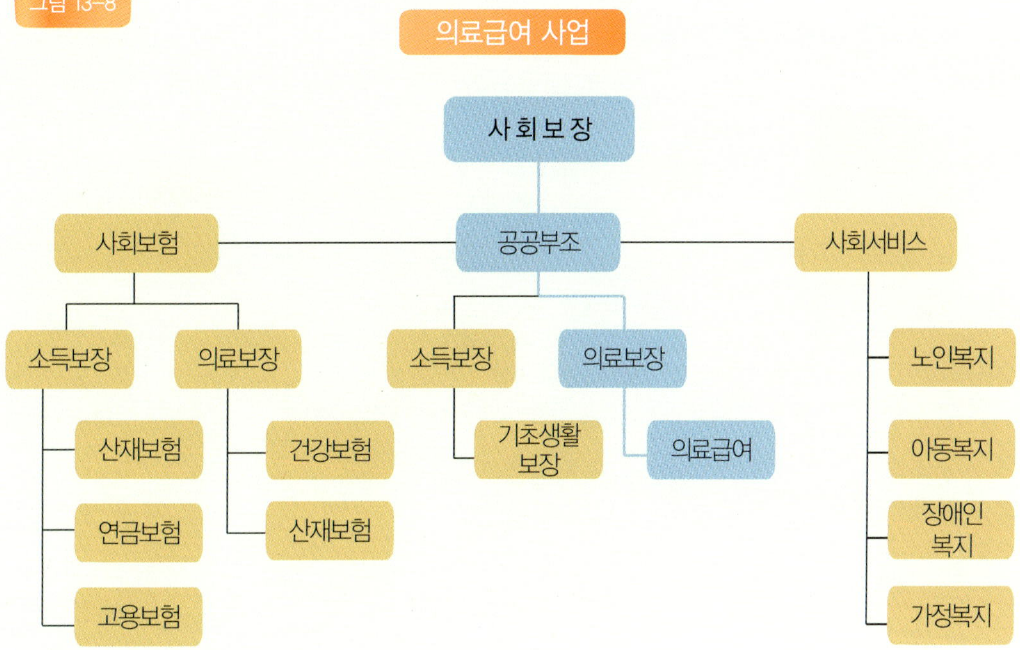

의료급여사업의 배경을 보면 1961년 제정된 「생활보호법」에 근거를 둔 무료진료의 제공을 시초로 1977년 1월 4일에 "의료보호에 관한 규칙"을 보건사회부령으로 제정 · 시행하다가 1979년 1월 1일부터는 「의료보호법」에 따라 의료보호사업이 시행되었다. 그 후 2001년 「의료급여법」의 시행에 따라 최저생계비 이하의 빈곤계층 등은 의료급여 수급권자로 선정하여 상대적으로 저렴한 비용으로 의료이용을 할 수 있도록 하고 있다. 이는 질병으로 인한 사회적 비용을 경감시키는 기능을 하기도 한다.

2) 의료급여 수급권자 선정기준 및 유형

의료급여는 「국민기초생활보장법」에 의한 수급권자와 이재민, 의사장자, 국가유공자 및 중요무형문화재 보유자 등을 의료급여 수급권자로 선정한다.

의료급여 수급권자 중 「국민기초생활보장법」에 의한 수급자는 1종 및 2종 수급권자로 구분하여 본인부담금에 차등을 두고 있다. 1종과 2종을 구분하는 근거는 근로능력의 유무인데 기초생활보장수급자 중 근로능력이 없는 자는 1종, 근로능력이 있는 자는 2종이 된다.

2022년 8월 의료급여법 시행령 개정을 통해 타 법에 의한 수급권자도 근로능력 유무에 따라 1 · 2종으로 구분하도록 하였다

표 13-13

의료급여 종별대상자 및 선정기준(2022년 기준)

구분	수급권자
1종	• 국민기초생활보장법에 의한 수급자 – 근로무능력자 : 산정특례 등록한 결핵질환자, 희귀질환자, 중증난치질환자 및 중증질환(암환자, 중증화상환자만 해당) 등록자, 시설 수급자 • 국민기초생활보장법 이외의 타 법에 의한 수급권자 – 이재민, 의상자 및 의사자의 유족, 국내 입양된 18세 미만 아동, 국가유공자 및 그 유족 · 가족, 국가무형문화재 보유자 및 그 가족, 새터민(북한이탈주민)과 그 가족, 5 · 18 민주화운동 관련자 및 그 유족 · 가족, 노숙인 등 • 행려환자
2종	• 국민기초생활보장법에 의한 수급자 중 근로능력이 있는 자를 포함한 세대의 구성원

3) 의료급여 수준 및 범위

의료급여는 수급권자에게 국가재정으로 질병이나 부상, 출산 등에 대한 진찰, 검사, 약제 · 치료재료의 지급, 처치 · 수술과 그 밖의 치료, 예방 · 재활, 입원, 간호, 이송, 기타의 의료목적 달성을 위한 조치를 제공한다. 법정본인부담금은 1종과 2종에 따라 구분하여 적용하고 있다.

의료급여의 범위 · 방법 · 절차 등 의료급여의 범위는 국민건강보험법 규정에 의한 요양급여기준을 의료급여에 적용함으로써 건강보험환자와 차별이 없도록 하고 있다.

이와 함께 수급권자들의 부담을 완화하기 위해 대지급금제도, 본인부담보상제, 본인부담상한제 등을 운영하고 있다. 대지급금제도는 2종 수급권자에 한해서 적용되며, 진료비의 15%를 부담하는 2종 수급권자가 최저생계비 이하의 계층임을 고려하여 입원진료 시 본인부담금이 20만 원 이상인 경우 20만 원 초과분은 의료급여기금에서 대지급해 주고 무이자로 분할 상환하는 제도이다. 이를 통해 수급권자들의 국가에 대한 의타심을 배제하고 자활 의지를 고취시키도록 하고 있다.

본인부담보상제는 일정 기간 동안 본인부담금이 법령에서 정한 금액을 초과하는 경

우 초과 금액의 50%를 되돌려 주는 제도이다. 1종 수급권자는 매 30일간 2만 원, 2종 수급권자는 매 30일간 20만 원 초과 여부가 적용 기준이 된다.

본인부담상한제는 일정 기간 동안 본인부담금이 법령에서 정한 금액을 초과할 경우 초과 금액의 전부를 되돌려 주는 제도로, 1종 수급권자는 매 30일간 5만 원, 2종 수급권자는 연간 80만 원을 초과할 경우 초과금의 전액을 사후에 보상한다.

4) 진료체계 및 수가체계

의료급여수급권자는 의료급여법시행규칙 제3조의 규정에 의한 제1차 의료급여기관 → 제2차 의료급여기관 → 제3차 의료급여기관에서 단계적으로 진료를 받을 수 있다. 제1차 의료기관은 의료법에 따라 시장 · 군수 · 구청장에게 개설 신고한 의료기관, 보건소 · 보건의료원 및 보건지소, 약국이 포함되며, 제2차 의료급여기관은 의료법에 따라 시 · 도지사가 개설 허가한 의료기관이다. 제3차 의료급여기관은 의료법에 따라 지정된 상급종합병원이다.

표 13-14

의료급여 진료비 부담 기준

구분		본인부담금
1종	외래	• 보건소 · 보건지소 및 보건진료소에서 진료하는 경우 : 없음 • 1차 의료급여기관(1,000원), 2차 의료급여기(1,500원), 3차 의료급여기관(2,000원) • PET, MRI, CT 등 : 급여비용의 5%
	입원	• 무료
	약국*	• 500원
2종	외래	• 보건소 · 보건지소 및 보건진료소에서 진료하는 경우 : 없음 • 1차 의료급여기관(1,000원), 2차 의료급여기관(급여비용의 15%) 3차 의료급여기관 : 급여비용의 15% • PET, MRI, CT 등 : 급여비용의 15%
	입원	• 의료급여기관의 입원 진료 : 급여비용의 10%
	약국	• 500원

자료 : 보건복지부(2023), 보건복지백서

그림 13-9

의료급여 진료절차 체계도

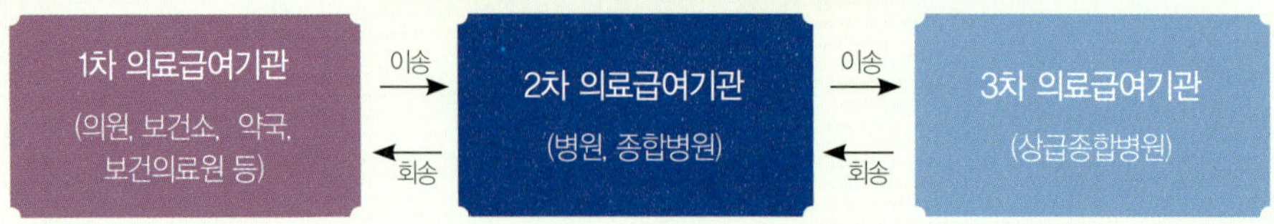

표 13-15

의료급여의 요양기관 가산율

구 분	3차 의료급여기관	종합병원	병 원	의 원
의료급여가산율	8%	5%	2%	-
건강보험가산율	15%	10%	5%	-

의료급여 수가기준은 건강보험 행위별 수가를 준용하여 산정(단, 정신과 · 혈액투석수가는 건강보험과 달리 정액수가로 운영함에 따라 차이 있음)하고, 요양기관 종별가산율에 다소간의 차이를 두고 있다.

5) 의료급여 관리운영체계

의료급여제도의 관리운영 주체는 보건복지부, 지방자치단체, 국민건강보험공단, 건강보험심사평가원이다. 보건복지부는 의료급여사업의 정책개발 · 결정 및 의료급여 사업의 총괄적인 조정 및 지도감독 업무를 수행하고, 시 · 도는 의료급여기금관리 · 운영 및 보장기관에 대한 지도감독 업무를 담당하고 있다. 보장기관인 시 · 군 · 구는 수급권자의 자격선정과 관리업무를 담당한다. 이외에 건강보험심사평가원은 진료비 심사 및 급여적정성 평가를, 국민건강보험공단은 진료비 지급업무, 수급권자 자격 및 개인별 급여내역의 전산관리 등을 각각 위탁받아 업무를 수행하고 있다.

그림 13-10

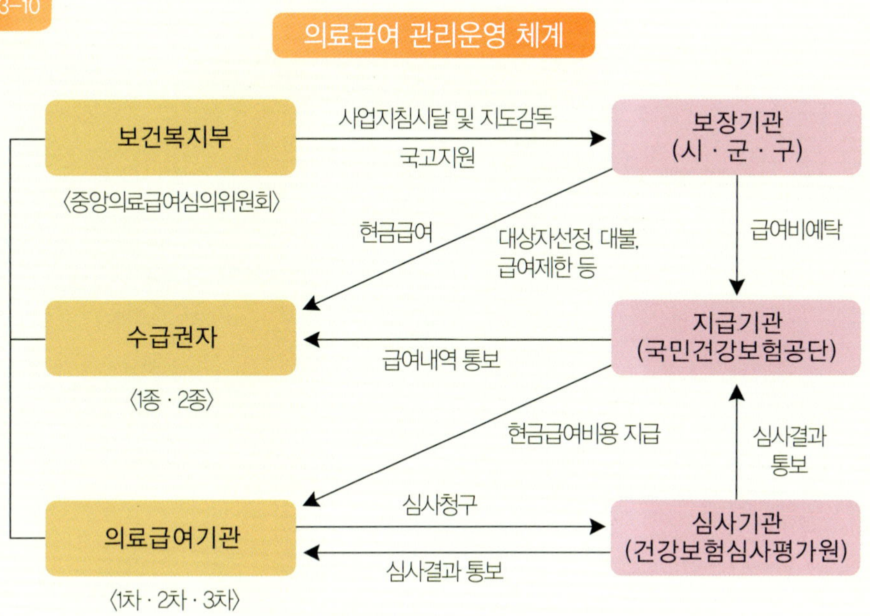

6) 의료급여기금 운용

의료급여비용 재원을 충당하기 위하여 각 시 · 도에 의료급여기금을 설치 · 운용하고 있으며, 이 기금은 국고보조금(서울 50%, 기타 80%), 지방비출연금(서울 50%, 기타 20%), 대불상환금, 부당이득금, 과징금, 기금의 결산상 잉여금 및 그 밖의 수입으로 조성하도록 하고 있다.

국고보조금의 비율은 보조금의 예산 및 관리에 관한 법령에 따라 서울은 50%, 기타 80%를 적용하고 「지방재정법시행령」 제33조 제1항의 규정에 의한 지방자치단체 경비부담의 기준 등에 관한 규칙중 별표에 따라 특별시 및 광역시의 자치구는 부담비율이 없고 시는 6%, 군은 4%를 부담하도록 하고 있다.

표 13-16

의료급여기금의 국고보조금 및 지방비 출연금

(단위 : %)

구 분	서울특별시		광역시		도		
	시	자치구	시	자치구	도	시	군
지방비	50%	없음	20%	없음	14~16%	6%	4%
국비	50%		80%		80%		
합계	100%		100%		100%		

그림 13-11

기금조성 및 운용체계

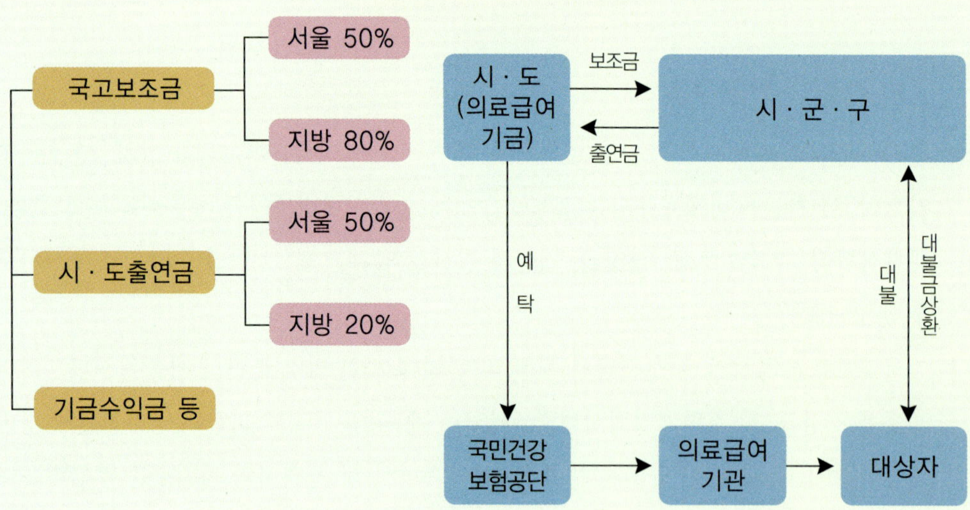

PART IV

보건사업론

제14장 | 보건사업 및 평가
제15장 | 보건사업의 실제
제16장 | 건강증진사업

PUBLIC HEALTH ADMINISTRATION

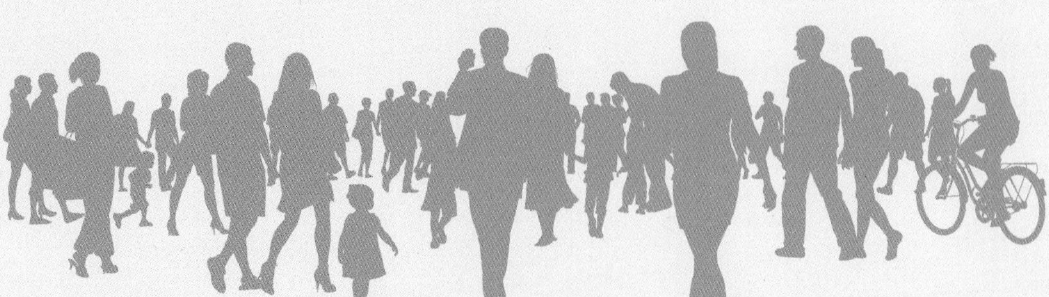

제 14 장

보건사업 및 평가

지역사회보건을 보건의료전달체계에서 이해하면 일차보건의료로 설명된다. 따라서 기본적인 인간의 건강문제를 일차적으로 해결하기 위해서는 지역보건사업과 지역주민의 자발적인 참여가 전제된다. 따라서 본 장에서는 보건사업의 활동원리라고 할 수 있는 일차보건의료에 대해 설명하고 지역보건사업을 설명하고자 한다.

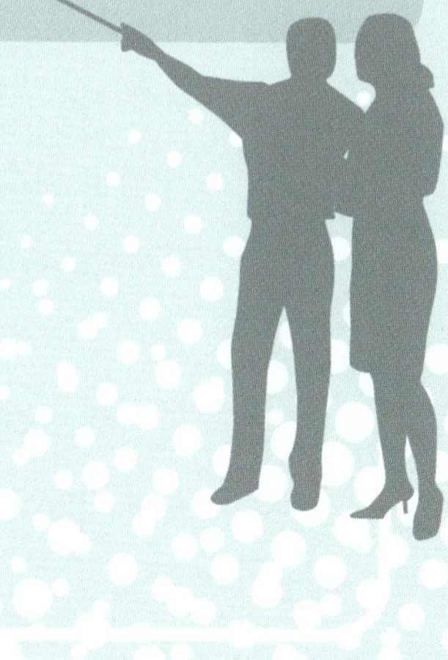

Ⅰ 일차보건의료

1. 대두배경

20세기 들어 눈부신 세계 경제의 성장과 더불어 세계 각 국의 국민들은 경제, 사회, 문화적 수준이 높아졌지만 그와는 반대로 선진국과 후진국의 경제격차의 심화, 선진국 내에서도 빈부격차가 심해져 상대적 빈곤에 시달리게 되었다. 이러한 경향은 보건의료서비스의 경우도 예외는 아니었다. 과학기술의 발달과 더불어 새로운 의료기술의 발전으로 불치병이라 불리던 질병들이 정복되기 시작하였다.

그러나 이러한 의료기술의 혜택을 보기에는 보통사람들에게는 어려울 수밖에 없었다. 많은 비용을 들여 개발한 치료약은 서민들이 사용하기엔 너무 고가였고 병원의 진료비 또한 서민들이 부담하기에는 너무 고가였다. 게다가 후진국의 국민들 또한 적절한 의료서비스를 받기에는 많은 제약이 따랐다.

이렇게 과학의 발전에 의해 얻어진 의료기술의 혜택이 가난한 사람에겐 도움을 주지 못하는 상태에서 세계 각국은 무언가 해결책이 필요하다고 느꼈고, 해답을 찾기 위해 노력하였다. 보건의료자원의 부족도 문제였지만 의료에 대한 비인간화 현상, 의료제공 비용의 상승 등이 이러한 해결책을 찾도록 독려하게 되었다.

1960년대 개발도상국 등 많은 국가들은 국민보건에 대한 재인식을 하였고 이에 의해 새로운 보건의료체계가 필요하다고 생각하였다. WHO와 UNICEF는 세계인구 특히, 선진국과 개발도상국간 뿐만 아니라 각 나라 안에 존재하는 건강상의 불평등에 대처하기 위한 전략을 개발하기 위해 1978년 구소련 카자흐스탄의 수도인 알마타에서 개최된 국제회의를 후원했는데, 이 회의에는 60개 국제기구와 우리나라를 포함한 138개 회원국이 참여하여 알마타 선언(Alma-ata declaration)을 채택했다. 이 목표는 일차보건의료를 통해 2000년까지 모든 인류가 건강을 누리게 하자는 것이었다(health for all by the year 2000, HFA 2000).

2. 개념

1) 일차보건의료의 정의

일차보건의료는 필수적인 보건의료를 지역사회와 각 개인과 가족이 받아들일 수 있고 비용지불이 가능한 방법으로 그들의 전적인 참여하에 골고루 활용할 수 있도록 하는 실제적인 접근방법이다.

이는 단순한 일차진료(primary medical care) 간호만을 의미하는 것이 아니라 개인, 가족 및 지역사회를 위한 건강증진, 예방, 치료 및 재활 등의 서비스가 통합된 기능으로, 제도적으로는 주민들이 보건의료체계에 처음으로 접하는 관문이 되며, 기술적으로는 예방과 치료가 통합된 포괄적 보건의료(comprehensive health care)를 의미한다.

일차진료

일차진료(primary medical care)는 치료와 예방을 기능적으로 분리하여 치료기능은 민간부문, 예방은 공공부문에서 분리 담당하는 보건의료활동의 이원적 체계에서 2차진료(병원기능), 3차진료(종합병원기능)에 대응하는 개념으로 사용되고 있으며 현대의료, 즉 총괄적인 의료기능의 개념 하에서는 1차보건의료 기능 중에 포함되는 질병의 치료기능으로 말할 수 있다.

이러한 개념의 일차보건의료는 주민의 전반적인 사회, 경제발전의 중요 부분이라고 할 수 있다. 따라서 그것은 보건의료서비스 체계에만 기초한 제한된 접근방식이 아니라 새로운 보건의료체계의 성격과 방향을 제시한다. 또한 지방수준에서 개인과 주민들에게 반드시 제공해야 하는 서비스와 활동을 포함해야 하는데 알마타선언은 최소 여덟 가지 필수 요소를 가져야 한다고 주장한다(추후에 1개항목이 추가됨). 주의할 것은 이러한 여덟 가지만 제공되면 충분하다는 의미가 아니라 어떤 보건의료체계에서도 실천되어야 할 최소한의 요소를 의미한다는 것이다.

① 널리 퍼져 있는 주요 건강문제에 대한 예방 및 관리방법 교육
② 식량 및 적절한 영양 공급
③ 안전한 식수 공급과 기본적인 위생환경 조성
④ 가족계획을 포함한 모자보건
⑤ 주요 전염성질환에 대한 면역강화(예방접종)
⑥ 지역풍토병 예방 및 관리
⑦ 흔한 질병과 장해에 대한 적절한 치료

⑧ 필수의약품 제공
⑨ 정신보건 증진(추후에 추가된 항목)

일차보건의료로 해결될 수 있는 1차적인 건강문제는 현재 인구가 가지고 있는 건강문제의 80% 이상이며 한 인간이 살아가는 동안 발생하는 건강문제의 80% 이상이라는 것이다. 따라서 1차적인 보건문제는 조기에 적절한 진료를 받아 치료를 하거나 그 문제의 원인을 지역사회 공동노력으로 대처할 때, 그 1차적인 문제가 쉽게 해결되어 2차적인 중증의 문제로까지 진전되지 않게 된다.

결과적으로 지역사회 주민의 건강유지와 증진은 물론 의료비의 절감을 가져올 수 있도록 지역사회가 적극적으로 참여하여 보건문제를 해결하는 것이 1차보건의료의 철학적 근본원리이다.

그러므로 일차보건의료사업만 성공하면 국민의 건강문제 중 80%가 저렴한 가격으로 쉽게 이용가능하고 받아들일 수 있는 방법으로 지역사회의 적극적인 참여로 해결되어 국민의 건강관리에 대한 자립력을 조장하게 된다는 것이다.

이와 같은 일차보건의료는 기존의 전통적인 기본의료와 많은 차이를 보이고 있는데 이를 정리하면 표 14-1과 같다.

표 14-1

전통적 기본의료와 일차보건의료의 비교

구분	전통적인 기본의료	일차보건의료
– 대상	• 환자	• 지역사회
– 접근법	• 질병중심, 질병치료, 치료중심접근, 임상중심접근법	• 건강유지, 건강증진, 예방, 치료, 재활의 통합 접근법, 원인추구적 접근법
– 관계	• 제공자와 소비자 관계	• 동반자관계
– 팀개념	• 팀개념 희박	• 팀접근법
– 협조	• 의료인력간의 협조	• 부문간협조
– 개발	• 의료기술개발, 의약품개발	• 인간개발, 사회경제개발, 지역사회개발
– 목표	• 질병의 치유, 건강의 회복	• 개인 및 지역사회의 잠재력개발, 문제해결능력의 함양
– 주체	• 의료전문직	• 지역사회주민

2) 일차보건의료의 개념적 틀

그림 14-1은 일차보건의료의 개념적 틀을 제시한 것으로서 그 기본철학과 전체 보건의료체계내에서 차지하는 위치, 포함되어야 할 최소한의 필수서비스, 접근전략과 목표를 보여주고 있다.

그림 14-1

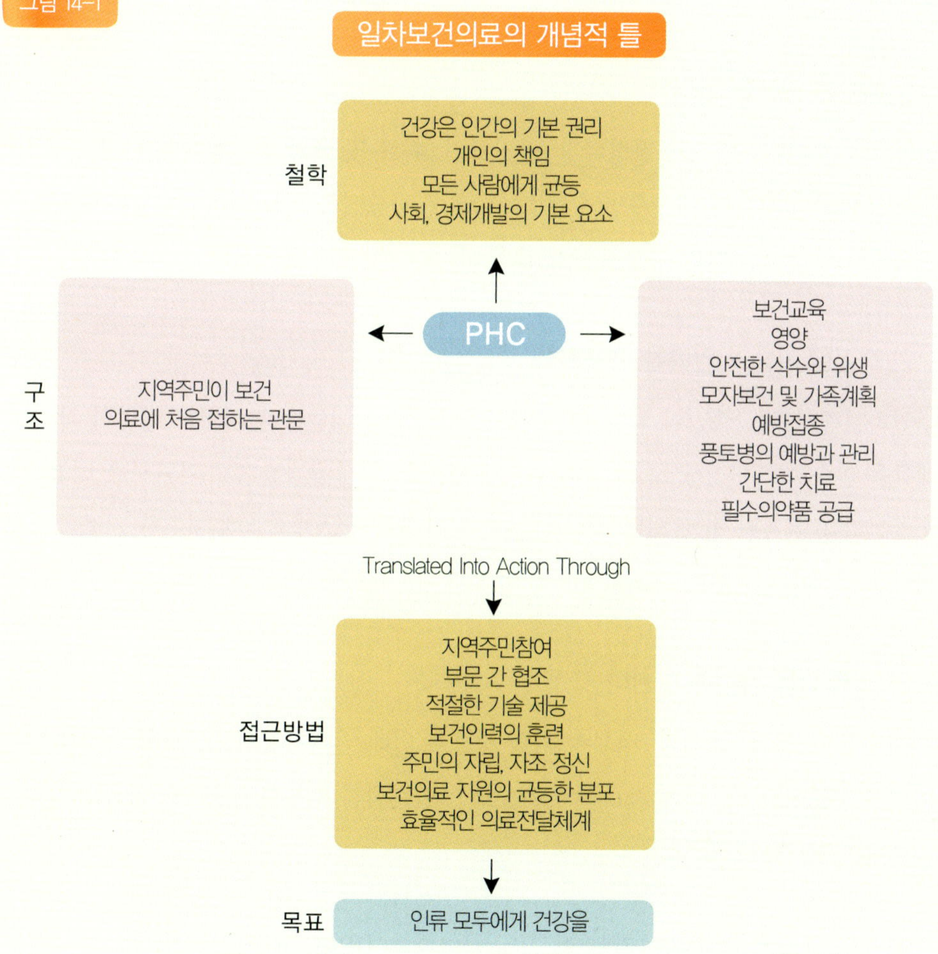

3. 일차보건의료의 접근방법

일차보건의료는 각 나라의 정치적 이념, 문화적 배경, 사회경제적 상태에 따라 약간의 차이를 보일 수 있지만 일차보건의료가 가지고 있는 기본적인 철학과 접근방법은 거의 같다고 볼 수 있다. 일차보건의료의 접근방법이 실제 적용하는 방법은 다음과 같다.

1) 예방에 중점을 둔다

일차보건의료의 범위가 질병예방, 건강증진, 치료 및 재활의 포괄적인 보건의료서비스를 포함하고 있으나 대상주민의 질병예방과 건강증진을 위한 서비스제공이 무엇보다 중요하며 이것이 사업의 중심이 되어야 한다.

2) 적절한 기술과 인력을 사용한다

일차보건의료는 주민이 일상생활을 하면서 접하게 되는 보편적이고 경미한 각종 문제들을 신속하게 처리해 주고, 그렇지 않은 문제는 차상급기관으로 의뢰하여 해결하고 추후관리를 철저히 하게 되면 되기 때문에 일차수준의 문제해결에 필요한 기술이 활용되면 된다. 이러한 문제해결에 필요한 인력이 활용되어야 한다.

3) 쉽게 이용 가능해야 한다

지역적, 지리적, 경제적, 사회적 차별 등으로 인해 일차보건의료를 이용하는데 차별이 있어서는 안된다. 즉 일차보건의료는 모든 인간에게 평등하고, 쉽게, 이용 가능하도록 사업이 전개되어야 한다.

4) 지역사회가 쉽게 받아들일 수 있는 방법으로 사업이 제공되어야 한다

그 지역사회의 주민들이 편안하게 받아들일 수 있는 건강문제 해결접근을 일차보건의료에서 연구하여 사업방법으로 활용해야 한다. 일차보건의료는 지역사회의 기본적인 건강요구에 기초를 두고 일차적으로 조치를 하는 것이므로 이미 지역사회에서 활용하고 있던 조치를 분석하여야 한다.

5) 지역사회의 적극적인 참여가 이루어져야 한다

일차보건의료를 제공하는 사람과 지역사회가 대등한 관계로 일차보건의료사업의 동업자가 되는 것이다. 전통적으로 시행해 오던 보건의료는 전문가가 능동적으로 지역사회 주민에게 보건의료를 제공하는 것으로 지역사회주민은 수동적이었다. 그러나 일차보건의료사업은 지역사회가 적극적으로 참여하여 사업요구 파악, 계획, 수행, 평가가 이루어져야 한다. 지역사회참여는 일차보건의료사업에서 가장 중요하며 핵심적인 요소이다.

6) 건강을 위해 관련분야의 상호협력이 이루어져야 한다

일차보건의료는 보건의료분야 뿐만 아니라 농업, 축산, 식품, 공업, 교육, 주거, 공공업무, 통신 등과 같은 다양한 분야와 관련되어 있다. 따라서 각 분야에 대한 종합적인 접근전략과 분야 간 협력이 요구된다.

7) 지역사회 지불능력에 맞는 보건의료수가로 사업이 제공되어야 한다

지역사회주민이 일차보건의료를 이용하는데 경제적으로 부담을 느끼지 않는 범위에서 의료수가를 결정해야 하며, 이 결정은 지역사회에서 이루어져야 한다.

8) 자조, 자립정신을 바탕으로 한다

주민 스스로가 문제를 파악하고 그 문제를 해결할 수 있도록 능력을 배양시켜 주어야 하고, 보건의료전문가들은 옆에서 도와주는 것이지 그들 자신의 문제를 대신해서 해결해주어서는 안된다. 따라서 잠재력과 자립도를 개발하고 극대화하는데 노력해야 한다. 자기건강은 자기 스스로 개발하고 가꾸어야 한다는 신념과 철학을 심어주어야 한다.

9) 지역사회 특성에 맞는 보건사업을 추진한다

지역주민의 보건의료 요구에 기초하여 그 지역 특성에 맞는 보건의료사업을 추진하여야 하며 보건개발 뿐만 아니고 지역사회개발에도 역점을 두어야 한다.

4. 우리나라의 일차보건의료

우리나라는 알마타선언에 앞서 1977년부터 현재 한국보건사회연구원의 전신인 한국보건개발연구원(KHDI)에서 강원도 홍천군, 전북 옥구군, 경북 군위군에서 일차보건의료 시범사업을 실시하였다. 한국보건개발연구원은 이러한 시범사업 실시과정의 하나로 1977년 '일차보건의료에 관한 전국 세미나'를 개최하여 우리나라에서 일차보건의료에 관한 개념을 다음과 같이 정립하였다.

① 일차보건의료는 전 국민을 대상으로 하는 보건의료체계의 하부 기초보건의료 단위 및 기능이다.
② 일차보건의료는 일정 지역사회(가정, 부락, 행정리 포함)내에서 보건의료요원과 주민의 적극적인 참여로 이루어지는 보건의료활동이다.
③ 일차보건의료 활동은 지역사회의 자주적 활동과 공중보건의료의 활동으로 구성된다.
④ 일차보건의료 활동은 지역사회의 기본적 보건의료욕구를 충족시켜야 하므로 전체 보건의료 스펙트럼에서 예방 측면에 보다 치중한다.
⑤ 일차보건의료 활동은 각종 보건의료요원(의사, 간호사, 기타 보건의료요원)의 협동과 부락의 자원 요원의 협동으로 이루어지며, 각 요원은 치료, 예방 및 기타 기능이 부여된다.
⑥ 일차보건의료 활동은 전체 지역사회개발계획의 일부로서 이루어짐이 바람직하다. 물론 여기서의 보건의료란 치료, 예방, 재활 및 건강증진을 포함하는 포괄적 보건의료를 말한다.

1978년 알마타선언 이후 일차보건의료에 대한 관심의 증가와 더불어 1980년 12월 31일 '농어촌 등 보건의료를 위한 특별조치법'을 제정하여 일차보건의료사업에 대한 법적 근거를 마련하였다. 보건진료원(community health practitioner, CHP)이 양성되고 농어촌의 의료취약지역에 보건진료소(primary health post, PHP)를 설치하여 일차보건의료사업을 수행하였다. 그 후 학교보건사업, 산업보건사업, 도시영세지역 보건사업, 그리고 건강한 도시가꾸기 사업 등에 일차보건의료사업 접근법이 사용되었다.

하지만 우리나라는 일차보건의료의 개념을 받아들이면서 일차보건의료를 민간의료부문의 보충적 역할로서 도입하였다는 점이다. 의료취약지역에는 민간의료부문이 선호하지 않게 되고 이러한 결과 농어촌 의료취약부분은 더욱 열악하게 되었다.

따라서 이러한 취약부분을 공공부문이 채우기 위해 일차보건의료인력, 시설 등이 필요하게 되었다. 그러다 보니 예방서비스보다는 진료 또는 치료위주의 서비스공급이 이루어져 포괄적인 보건의료서비스 제공이라는 원래의 일차보건의료 철학은 무너지게 되었다.

1980년 후반으로 들어서면서 일차보건의료가 지역보건의료체계로 개념의 변화가 오게 되었고 일선 마을단위에서도 병원서비스가 해결되어야 하는 등, 일선의 보건의료문제 해결을 위해서는 기존의 마을 단위에서는 불가능하다는 인식에 따라 지역을 군단위로 넓히게 되었고 기초 지방자치조직의 참여의 필요성이 특히 강조되었다. 이러한 개념상의 변화를 반영하여 보건소에 진료의 기능을 강화한 보건의료원이 등장하게 되었고 1990년대 초부터 보건지소에 보건요원을 배치하는 등의 부분적인 변화가 있었다.

우리나라의 일차보건의료의 핵심적인 역할은 대부분의 지역보건소가 담당하고 있다. 1995년에 기존의 보건소법이 지역보건법으로 대폭 개정되면서 지역보건의료계획을 수립하고 일차보건의료의 체계적인 구축을 할 수 있는 여건은 갖추어졌다.

또 세계전역에서 도시화가 진행됨에 따라 세계보건기구는 일차보건의료에 따른 활동을 도시지역에서도 전개하기 위해 건강도시(healthy cities)사업을 제안하여 추진하고 있다. 또한 공공보건의료 확충을 위한 다각적인 노력을 기울이고 있어 앞으로 보건소를 중심으로 한 지역보건사업 활성화를 위해 일차보건의료 역할은 증가할 것으로 보인다.

Ⅱ 보건사업

1. 보건사업의 개념

1) 정의

보건의료 활동은 주로 개인을 대상으로 하는 활동과 집단(지역사회)을 대상으로 하는 활동으로 나눌 수 있다. 개인은 주로 본인이 아플 때 민간의료기관을 찾아가며 주로 의료행위가 행해진다.

하지만 지역사회 주민전체의 경우는 이와 다른 접근방법이 필요하다. 즉 지역주민 전체가 가지고 있는 건강문제는 개인의 경우와 비교할 수 없을 만큼 다양하고 경제수준, 지식수준, 건강관심 수준 등에 따라 차이가 있다. 따라서 지역주민 전체의 건강문제를 해결하기 위해서는 체계적으로 지역의 보건문제를 진단하고 자원을 우선적으로 투입해야 할 영역을 선정하고 이를 해결하기 위한 활동을 기획하여 실행에 옮길 필요가 있는데 이러한 일련의 활동을 흔히 보건사업(health program)이라고 한다(강명근 등, 2007).

현재 우리나라의 보건사업은 대부분 보건소가 담당하고 있는데 앞으로 민간과 공공부문의 역할분담, 민간의료기관의 공공보건사업에 대한 지원방안 등이 뒤따라야 하겠다.

2) 보건사업의 대상

(1) 대상 인구에 따른 분류

인구를 중심으로 분류하는 경우는 주로 생애주기를 중심으로 분류하는 것이 보통이다. 생애주기에 따라 그 대상이 가지는 건강문제의 특이성이 존재하고 건강의 위험도 등이 다르기 때문에 흔히 사용되고 있다.

생애주기를 나누는 기준은 조금씩 차이가 있으나 주로 영유아기, 아동 · 청소년기, 청 · 장년기, 노년기로 구분하여 설명한다. 이러한 생애주기를 대표적인 보건사업과 관련하여 기술하면 표 14-2와 같다.

(2) 대상 질병에 따른 분류

어떤 질병이 보건사업의 대상이 되기 위해서는 질병의 발생률이 높다거나 유병률이 높아야 한다. 또한 질병의 치명률이 높거나 지역사회에 특히 많이 발생하는 질병, 지역

표 14-2 생애주기별 보건사업의 주요 내용과 범위

생애주기	주요 보건사업 내용 및 범위		
영아기	• 영유아 성장 및 발달 검사 • 예방접종 • 이유식 • 흔한 영아 건강문제 및 질환	• 신생아 돌보기 • 고위험 신생아 관리 • 치아관리	• 건강검진 • 모유수유 • 정밀신체검사 • B형 간염 관리
유아기	• 영유아 발달검사 • 건강검진 • 예방접종 • 발달 장애아 조기발견 및 관리 • 응급처치	• 구강보건 • 조기 시력 검진 • 사고 예방 및 안전 교육 • 영유아기 흔한 질환 관리	• 식이요법 • 운동요법 • 유아 성교육 • 육아상담
학령기	• 건강검진 • 예방접종 • 운동요법 • 약 오남용 예방교육	• 구강보건 • 흡연예방 및 금연 • 안전교육 • 척추측만증 관리	• 소아비만 • 영양 • 성교육 및 성상담
청년기	• 건강검진 • 예방접종 • 절주 • 신혼가정 가꾸기(결혼 준비 및 부부의 성)	• 구강보건 • 체력 평가 및 운동 처방 • 성교육 및 성상담	• 식이요법 • 정신보건 • 가족계획
성인기	• 건강검진 • 예방접종 • 암 예방	• 식이 및 영양 • 정신보건 • 구강보건	• 운동요법 • 절주 • 뇌졸중 예방
노년기	• 건강검진 • 예방접종	• 식이요법 • 치매	• 운동요법 • 노인체조
모성보건사업	• 임신 기간별 건강관리 • 분만 및 산후관리 • 유방암 조기발견 및 자가 검진 • 자궁경부암 예방 및 진단	• 영양관리 • 폐경기증후군 • 요실금	• 임신합병증 • 월경 관련 • 태교
만성질환 관리사업	• 고혈압 • 관절염 및 요통	• 당뇨 • 재활 등	• 비만관리

의 관심도가 높은 질병은 보건사업에 있어 우선순위가 높게 된다. 이와 더불어 보건사업의 관리 대상이 되기 위해서는 그 질병을 효과적이고 효율적으로 관리할 수 있는 수단이 존재해야 한다. 이러한 사업의 대표적인 질병은 전염병이라고 볼 수 있다.

전염병은 집단적으로 발생하고 쉽게 전파되기 때문에 이에 대한 대응수단도 가장 먼저 개발되었다. 지금은 예전에 비해 상대적으로 감소하였지만 신종전염병(SARS, 조류인플루엔자) 및 이전에 사라졌다고 생각했던 전염병의 재출현 등으로 인해 다시 중요한 보건사업의 대상으로 강조되고 있다.

그리고 요즘 들어 급격하게 증가하고 있는 생활습관병도 질병별 보건사업의 대상이 되고 있다. 우리나라 주요 사망원인인 뇌혈관질환, 심혈관질환의 위험요인이라고 할 수 있는 고혈압, 당뇨병 등이 보건사업의 주요 대상이다. 또한 일부 만성질환이나 치매환자, 보호자가 필요한 장애를 수반하는 질병 등도 보건사업의 대상이 된다.

(3) 보건사업 수단이나 내용에 따른 분류

이전의 가족계획사업이나 요즘 강조하고 있는 금연사업, 절주사업, 운동실천사업, 영양사업, 구강보건사업, 정신보건사업, 모자보건사업, 스트레스관리사업 등 주로 건강생활실천사업의 주요 내용이 해당된다.

2. 지역사회 진단

1) 목적

지역사회진단이란 보건사업(활동)의 기초자료를 만들기 위하여 그 지역사회의 보건상태를 명확히 파악하는 것이라고 할 수 있다. 즉 건강 및 질병현상에 영향을 주는 가정과 지역사회의 제반요소 및 가용자원 등의 총체적인 상황분석이라고 할 수 있다.

지역사회를 진단하는 목적은 지역사회의 보건문제나 보건요구도(health need)를 파악하여 사업의 우선순위를 결정하기 위해서 실시한다. 또 이를 통해 대상지역, 대상주민에게 적합한 사업영역 및 서비스내용, 범위 등을 알 수 있다. 지역사회진단 결과자료는 보건사업후의 평가기초 자료로도 활용된다.

하지만 지역사회진단을 시행하는 목적 중 가장 중요한 것은 보건사업을 잘 기획하는 데 있기 때문에 보건기획 전체과정과 연계되어야 한다. 지역사회진단에 입각해서 보건사업을 기획하고 실행하게 되지만 이미 실행된 보건사업에 대한 평가는 새롭게 보건사업을 기획하거나 그 사업을 지속할 때 지역사회진단의 자료가 된다. 보건사업을 시행하는 과정에서 지역사회진단을 통해서 미처 파악하지 못했던 여러 문제를 발견할 수 있으며 이해가 불충분했던 보건문제의 다양한 측면들을 보다 깊이 있게 이해할 수 있게 된다. 또 선택한 보건사업의 수단이 적합했는지 등에 대해서도 판단 할 수 있게 된다. 이러한 점에서 보건사업의 기획, 수행, 평가와 지역사회진단은 서로 맞물려 있는 연속적인 과정임을 이해할 수 있을 것이다.

2) 범위

① 지역사회의 물리적 환경 : 지형적인 요소, 자연자원, 기후, 계절, 수질, 식수원 등
② 인구학적 특성 : 성별, 인구구성, 가구원특성, 출생율, 이혼율, 교육수준, 소득수준, 고용상태, 빈곤정도, 인구이동 등
③ 문화적 요인 : 종교, 문화적인 의식구조, 전통, 인습, 믿음 등
④ 건강수준 및 질병양상 파악 : 유병률, 사망률, 의료이용현황, 건강행태요인(흡연, 음주, 영양, 운동, 건강검진 등)
⑤ 보건자원 : 보건소, 병의원, 약국, 의사, 간호원수, 장비현황, 관련기관 및 단체 등

3) 지역사회진단 절차(community diagnosis) : 예시

지역사회진단에는 특별히 정해진 절차는 없다. 하지만 체계적인 지역사회진단을 수행하기 위해 나름대로의 순서를 보면 다음과 같이 기술해 볼 수 있다.

Ⅰ. 지역사회 건강수준 파악

1) 수집해야 할 자료의 종류와 내용

① 생태학적 체계 ② 사회심리적 체계 ③ 문화적 체계 ④ 기타

2) 자료수집방법

① 가정방문 ② 면접 ③ 설문지조사
④ 해당기관 방문 ⑤ Survey ⑥ 기존자료의 분석

3) 지역사회진단(진단내용)

① 지역사회연혁 ② 지리적 여건 ③ 인구특성
④ 주택 및 건물현황 ⑤ 시장 ⑥ 공공기관
⑦ 위생업소 및 오락시설 ⑧ 지역주민의 직업 및 생업
⑨ 교통망 ⑩ 교육시설 ⑪ 보건의료 및 복지시설
⑫ 전문조직 ⑬ 인성적 체계 ⑭ 지역사회지도자

Ⅱ. 지역사회건강문제의 열거

: 지역사회 건강수준에 관한 조사 분석결과 발견된 지역사회의 건강문제를 열거하고 그 지지 근거와 심각성을 논한다.

Ⅲ. 지역사회건강문제의 우선순위 열거

: 문제의 종류를 ① 문제의 크기 ② 심각성 ③ 효율성 ④ 경제성 ⑤ 수용성 ⑥ 자원에 관한 항목의 근거를 밝혀서 우선순위를 결정하고 기록한다.

Ⅳ. 지역사회 보건사업계획

: 우선순위가 결정된 건강문제를 해결하기 위하여 사업계획을 다음 순서로 작성하여 기록한다.

① 문제의 필요성 ② 목적과 목표 ③ 사업수행방안 ④ 평가기준, 표준 및 방법

Ⅴ. 사업수행 및 활동평가

Ⅲ 보건사업 평가

우리는 국가 및 지역사회에서 수행되는 각종 보건사업이 있다는 것을 알고 있다. 향후 이 사업을 확대 · 추진할 것인지, 수정 · 보완할 것인지, 아니면 극단적으로 폐기할 것인지를 결정해야 되는데 이에 대한 결정 기준을 제시해주는 것이 평가라고 할 수 있다. 어떤 사업이라도 평가의 가장 우선적인 착안점은 그 사업이 바람직한 과정을 통해 달성하고자 하는 목표를 이루었는가에 대한 판단과 이에 대한 문제점의 파악이라고 할 수 있다.

따라서 각 보건사업이 추신하고자 하는 목적에 부합하는지, 그 목적을 실현하기 위해 적절한 세부사업이 채택되었는지, 사업수행에 문제점은 무엇인지를 살펴보는 것이 가장 우선적인 평가 이유일 것이다. 그리고 보건사업 평가를 통해 보건사업의 문제점 발견 및 개선방안을 제시하여 사업의 효율성을 제고하는 것도 매우 중요한 이유가 될 것이다.

1. 보건사업 평가 개요

1) 정의와 필요성

(1) 정의

보건사업(health program)이란 개인이나 인구집단의 건강유지 및 증진을 목적으로 특정의 목표사업에 필요한 일단의 활동을 조직화한 체계라고 할 수 있다. 따라서 보건사업평가(health program evaluation)란 '보건사업에 관한 의사결정을 지원하기 위해 체계적으로 정보를 수집, 분석, 보고하는 과정이다'. 평가의 정의에서 특히 강조되어야 하는 것은 평가가 궁극적으로 '의사결정의 지원'을 목적으로 하는 것이며, '체계적'으로 이루어져야 한다는 점이다. 의사결정의 지원이란 평가는 반드시 사업을 개선한다는 목적의식들을 가지고 이루어져야 하며 이에 따라 이루어진 평가결과는 보건사업과 관련된 사람들이 보다 효과적으로 사업을 수행하기 위한 활동과 의사결정에 활용되어야 함을 의미한다. 다음으로 체계적으로 수행되어야 한다는 의미는 평가가 사업의 목적과 목표,

이를 측정하기 위한 지표와 일관성을 가지고 이루어져야 한다는 의미이다.

(2) 필요성

평가는 어휘가 말해주듯이 어떤 대상의 값어치, 또는 가치를 가늠하는 과정으로서 특히, 보건사업을 평가할 때에는 이미 설정된 목표의 성취에 관하여 성공의 정도와 가치를 판정하는 것이며 최소한 다음 단계를 포함한다. ① 목표의 설정, ② 성공의 정도를 측정하는 데 필요한 기준의 선정, ③ 성공정도의 확정 및 이에 대한 논리적 설명, ④ 앞으로의 사업 활동에 대한 제언 등이다(이시백 등, 1998).

종래 그 중요성에 비해 무시되어 오던 보건사업의 평가가 근래에 와서 필요성이 강조되고 수요가 증가일로에 있는데 그 이유는 몇 가지로 집약된다.

첫째, 국가 예산으로 운영되는 보건사업의 가치나 효과에 대한 국민의 책임추궁이 강조되어 세금낭비 여부를 따지게 되었다.

둘째, 정부로부터 연구지원 사업이 대폭 증가되었다.

셋째, 새로운 기술 혹은 방법(예: 각종 시범사업)의 계속적인 성장은 이들의 효과측정의 필요성을 유발했다.

넷째, 정책수립에 있어 우선순위를 결정하는데 근거자료로 수요가 증가했다.

현실적으로 많은 경우 효과도 없이 수십년 관례적으로 예산만 낭비하는 보건사업을 정리할 필요가 있는 경우, 이에 대한 정당성을 마련하고자 평가가 수행된다.

2) 목적

보건사업을 평가하는 목적을 몇 가지로 구분하여 살펴보면 다음과 같다.

(1) 사업목표의 달성정도의 파악 및 수행여부 판단

어떤 사업이라도 가장 우선적으로 고려해야 하는 목적의 내용이다. 보건사업이 바람직한 과정을 통해 달성코자 하는 목표를 이루었는가에 대한 판단, 문제점 발견이 가장 우선적인 평가의 목적이라고 할 수 있다.

그리고 기존사업의 개선을 위한 유용성 판단의 기준이 된다. 즉 정기적, 계속적인 사업평가 결과의 문제점이 발견되고 새로운 개선대책이 수립, 시행되었을 때 그 유용성이 과연 있는지 없는지를 판단하기 위하여 실시한다. 또한, 기존사업의 계속여부를 판단하기 위함이다. 시행중인 사업의 필요성이 소멸되었거나 시행상 여러 가지 문제가 발견되어 그 사업을 계속할 필요가 있는지를 판단할 목적으로 평가를 실시한다.

(2) 사업의 효율성 제고, 사업추진력 확보 및 계속사업의 관리 · 개선

보건사업평가를 통하여 사업의 개선방안을 제시하여 효율성을 제고하기 위한 것이다. 또한 보건사업평가과정에서 밝혀진 문제점에 대한 개선방안을 강구하여 차기 사업에 반영함으로써 사업의 시행착오를 최소화하여 사업의 추진력을 확보 할 수 있게 된다.

그리고 계속사업인 경우 사업을 보다 잘 관리하여 효과성, 효율성 등 여러 가지 기준에 의한 성과를 높이기 위하여 정기적, 계속적으로 평가를 실시한다. 이 목적은 이미 시행되고 있는 대부분의 보건사업에 보편적으로 해당되는 목적이다.

(3) 사업운영과정에 대한 모니터링 체계 구축 및 신규사업 시행의 판단

보건사업 진행에 대한 전문적인 평가과정을 만들고 이 과정에서 각 사업의 목표를 달성하기 위한 지원방안을 모색하기 위한 모니터링 체계를 구축하는 것도 평가의 중요한 목적이다. 모니터링 과정은 사업의 진행과정을 점검하고 기술을 지원하며 보건사업의 계속여부를 판단하여 보건사업의 효율을 높이는데 기여하게 될 것이다. 그리고 신규사업의 유용성 판단 또는 문제점 파악을 위해 평가가 필요하다. 시범사업과 같이 실험적 또는 일시적으로 사업을 실시하고 있을 때 이 사업을 제도적으로 도입, 확대할 필요가 있는가를 결정하거나, 어떤 문제점이 있는가를 파악하여 개선시킬 목적으로 평가를 실시한다.

(4) 보건사업 담당자의 업무능력 배양

전문적인 평가과정을 통해 관련 업무를 담당하고 있는 사람들에게 보건사업에 대한 개념을 확고히 정립시키고, 보건사업의 방향을 제시해 담당자들의 업무능력을 배양하도록 해야 한다. 평가결과를 알리고 차후에 같은 문제의 반복을 피하도록 하기 위하여 담당자에게 교육기회를 부여하고 이러한 교육을 통하여 지도하게 됨은 물론 보건사업에 대한 평가의 실효성을 제고시키게 된다.

(5) 법적 또는 규정상의 책임 이행

보건사업 중에는 법률이나 조직의 규정상 지속적 또는 일시적으로 실적이나 평가결과를 보고하도록 의무화되어 있는 사업 등이 있다. 이 경우 책임의 이행을 위하여 사업평가를 실시한다.

3) 보건사업 평가의 기본원칙

보건사업 평가의 목적을 한 마디로 재기술 한다면 ① 보건사업기획가나 관리자가 보건사업이나 활동에 대한 의사결정을 할 때 도움을 주고, ② 사업목표를 성취하는데 효율성을 높이고, ③ 보건사업 활동을 더욱 효과적, 효율적으로 수행할 수 있도록 하고, ④ 현재 수행되고 있는 사업내용이나 활동을 개선, 향상시키고, ⑤ 향후 수행될 보건사업에 있어 자원의 분배를 예측하는데 있다. 이러한 보건사업 목적을 달성하기 위한 보건사업평가의 기본원칙을 살펴보면 다음과 같다.

① 평가는 명확한 목적하에 이루어져야 한다. 평가가 사업전체의 목적달성과 관련성을 가질 수 있도록 그 목적 및 방법이 보건사업의 기획에 포함되어야 한다.
② 평가는 계획에 관련된 사람, 사업에 참여한 사람, 평가에 영향을 받게 될 사람에 의해 행해져야 한다. 이는 사업의 이해를 가장 잘 이해하고 있다는 점도 있지만 나중에 사업에 대한 책임을 묻는 성격도 강하기 때문이다.
③ 평가는 보건사업의 전 과정에 걸쳐 지속적으로 행해져야 한다.
④ 평가는 측정기준이 명확하고, 객관적이어야 한다. 평가기준이 모호하면 그 결과에 따라 책임을 묻기 어렵고 평가에 기초한 사업의 개선책이 부실해질 수밖에 없다.
⑤ 평가는 사업의 기획 단계부터 최종결과까지를 포괄하여야 한다.
⑥ 평가는 미래 지향적이며 활동 중심적으로 시행되어야 한다. 평가의 장점과 단점의 지적은 더 나은 사업을 위한 발판으로서 문제점 해결을 위한 대안과 연계되어 제시되어야 한다.
⑦ 평가는 목표를 달성하는데 발생하는 문제점을 기술하고, 이 문제점을 해결하기 위한 방안이 마련되어야 한다.
⑧ 평가는 그 결과가 사업의 향상과 성장을 위하여 환류되어야 한다. 평가는 의사결정을 돕는데 핵심적인 역할과 동시에 사업에 참여한 사람들에게 학습의 장으로서

기능해야 함을 의미한다. 따라서 평가의 방법과 결과보고서는 누구든지 알 수 있게, 그리고 쉽게 사용되도록 마련되어야 한다.

2. 보건사업 평가 기준 및 유형

1) 평가의 내용

평가의 목적에 따라 평가내용이 상이하지만 일반적으로 보건사업평가는 다음 4가지 영역을 평가하게 된다.

첫째, 보건사업을 통하여 무엇을 수행하였는가를 평가하는데, 주로 사업의 산출물(output)을 평가하는 것으로 사업이 계획대로 진행되었나를 평가하기 위함이다.

둘째, 사업의 결과(outcome)에 대해 평가하게 된다. 이는 사업이 최종목표를 달성하였나를 평가하는 것이다. 예를 들면, 건강수준의 향상과 같은 결과(outcome)와 이에 영향을 미치는 결정요인이나 기여요인의 변화, 즉 지식이나 행태, 실천율의 변화 등 영향(impact)의 변화를 파악하는 것이다.

셋째, 사업의 성공과 실패에 대한 이유를 분석하는 것이다. 목표를 달성하였다면 그 이유, 실패하였다면 그 이유는 무엇인가를 분석하여야 한다. 지역사회를 대상으로 전염병 예방을 위한 홍보사업을 하면서 전달하고자 하는 내용은 좋았으나 주 대상층이 노인이어서 문자해독 능력이 떨어진다는 점을 고려하지 못하고 인쇄된 홍보물만을 교재로 개발했다면 그 성과는 낮을 수밖에 없다.

넷째, 서비스 노력과 성취도의 비율도 평가의 대상에 포함된다. 흔히 이를 보건사업의 효율성 평가라고도 하는데 사업의 성취도를 서비스 노력의 단위, 즉 예산, 인력, 시간의 비율로 측정하는 것이다. 이 영역의 평가를 위해 비용-효과분석(cost-effectiveness

비용효과분석 VS 비용편익분석

보건사업과 관련하여 기술하면 비용효과분석은 투입부분은 화폐단위로, 산출부분은 보건사업 대상자 수 또는 보건사업 대상자의 건강증진 등 비화폐단위로 분석하는 것이고, 비용편익분석은 투입과 산출 모두 화폐단위로 계산하여 사업을 평가하는 것이다. 원리적으로는 비용편익분석이 비용효과분석보다 일반적이라고 하겠으나 비용편익분석에서는 결과에 가치를 부여하여 금액으로 표시하여야 하므로 결코 간단한 일이 아니다. 따라서 실제 비용편익분석은 보건의료 분야에서 적용이 어려워 한정되는 경우가 많다. 즉 비용편익분석의 단위는 반드시 화폐로 측정하나 비용효과분석은 측정단위(각종 효과)가 다양하다. 따라서 비용효과분석은 목표달성정도를 화폐가치로 표현할 수 없는 사업에 자원을 어떻게 가장 능률적으로 투입할 것인가의 문제에 적용하기가 제일 좋은 방법으로서 보건, 국방, 경찰행정, 운수 등의 영역에서 사용되고 있다.

analysis)이나 비용-편익분석(cost-benefit analysis) 등 경제학적인 평가방법이 적용되기도 하는데 복수의 여러 사업이 수행되었을 때 사업의 비교평가나 사업의 지속여부를 결정하기 위해 활용된다.

2) 미국공중보건협회의 평가항목

1960년대 말경부터 보건 및 예방의학자들 간에 새로운 관심의 대상으로 대두되었던 보건사업의 평가문제는 많은 논란을 야기 시켰다. 이에 부응하며 평가의 개념과 방법의 정립 내지 표준화를 위한 노력으로 미국공중보건협회가 위원회를 구성, 공중보건협회지에 발표된 5가지 주요 평가기준을 제시하였다.

(1) 사업의 적합성(program appropriateness)

수많은 보건문제 중에서 특정 사업을 선정한 정당성을 따지는 것으로 가치의 타당성을 우선순위 결정에 비추어 본 것이다.

(2) 사업량의 충족성(program adequacy)

전체 보건문제의 크기 중 얼마만큼을 해결할 수 있는 사업을 투입했는가를, 즉 보건문제는 100만큼인데 이중 80만큼을 해결할 수 있는 사업이 투입되었는지 또는 20만큼만 투입되었는지를 보는 것이다.

(3) 사업의 효과성(program effectiveness)

설정된 목표를 얼마나 달성했는지를 보는 것이다.

(4) 사업의 효율성(program efficiency)

목표달성에 쓰인 비용은 합리적이고 낭비 없이 가장 효과적인 방법으로 수행되었는지를 따져보는 것이다.

(5) 사업에 의한 부수적 효과(program side-effects)

사업의 계획 당시에는 전혀 예견하지 못했던 부수적 효과, 즉 바람직한 효과 또는 바람직하지 못한 부작용 모두를 점검하는 것이다.

3) Suchman의 평가항목

현재 가장 많이 인용되는 Suchman의 '평가연구'에서는 평가항목을 다음 다섯 가지로 제시하고 있다.

(1) 업무량/노력(effort) 평가

사업 활동량 및 질을 포함하는 투입에너지와 투입량을 의미하는 것으로, 예를 들면, 결핵환자 발견사업에서 방사선 관찰을 몇 명 했는가, 보건간호사가 가정방문을 몇 건 했는가 등을 보는 것이다.

(2) 성과(performance) 평가

투입된 노력의 결과로 나타나는 측정된 효과를 의미한다. 예를 들면, 결핵발견사업의 효과로 나타나는 결핵발생률의 감소량, 예방접종 건수, 결핵환자 발견건수 등이 된다.

(3) 성과의 충족량(adequacy of performance) 평가

효과 있는 사업 활동이 얼마나 수요를 충족했는가를 보는 것이다. 실제로 기대 또는 요구되는 목표량에 대한 실적량의 비율이 클 수록 충족량은 높다고 평가한다. 예를 들면, 결핵발견을 위한 관찰대상자중 실제 관찰을 한 대상자의 비율은 지역사회의 결핵발생률을 감소시키기에 충분한가라는 시각에서 점검하는 것이다.

(4) 효율성(efficiency) 평가

투입된 인력, 비용, 시간 등 여러 가지 측면에서 각 대안들을 비교 · 검토하는 방법이다. 이 평가는 투입된 노력이 과연 적절한 것이었던가를 측정하려는데 있다. 즉 투입된 인력, 예산, 시간 등을 고려하여 단위당 얻은 결과가 최대일 때 효율성이 가장 높다고 할 수 있다.

예를 들면, 한사람의 결핵환자 발생을 예방하는데 비용이 얼마나 들었으며 나아가 이만큼의 비용을 쓸 가치가 있는지를 가늠하는 것이다. 한 사람의 결핵발생 예방에 든 비용이 두 결핵환자를 완치하는데 드는 비용보다 더 들었다면 이 결핵발견사업은 그만두어야 할 것이다.

(5) 업무진행과정(process) 평가

사업의 업무진행과정을 분석함으로써 그 사업의 성패요인을 파악하는 것이다. 예를 들면, 결핵발견사업을 위한 관찰을 할 때 보건소에서만 수행하면 먼 거리에서 바빠서 못 오는 사람들이 많아 더 긴 시간이 걸리기 때문에 노력과 시간 그리고 비용이 더 들면서도 성과가 적어지므로 대상자가 있는 부락을 찾아가서 이른 아침이나 늦은 저녁을 이용하면 사업을 더 성공적으로 이끌어 나갈 수 있다.

4) 평가유형

보건사업은 투입-전환-산출의 시스템적 과정을 따른다. 보건사업도 이러한 과정을 준용하여 구분할 수 있는데, 투입부문에 해당하는 구조평가, 전환과정에 해당하는 과정평가, 산출에 해당하는 사업결과 평가 등으로 구분해 볼 수 있다(배상수, 2008).

(1) 구조평가(structure evaluation)

구조평가는 투입되는 자원의 적절성을 평가하는 것이다. 즉 사업인력과 시설 및 장비의 적절성에 대하여 평가한다. 보건사업은 특히 전문 인력의 투입이 중요하여 먼저 사업인력에 대한 평가를 하는데 이에는 사업인력의 양적 충분성과 사업수행에 필요한 전문성의 확보를 평가하게 된다. 보건사업에서는 사업지침에 필요한 인력을 규정하고 있는 경우가 많다.

또한 과거와 달리 보건사업 수행에 있어 정보의 중요성이 커지고 있는데, 유형적인 인력과 시설 외에 무형의 정보에 대한 적합성을 평가할 필요가 있다. 사업에 필요한 정보의 수집, 산출, 확산을 위한 구조가 제대로 갖추어져 있는지를 평가하는 것은 사업의 구조평가에서 중요한 과제의 하나로 다루어져야 한다.

(2) 과정평가(process evaluation)

과정평가는 사업을 실행하는 과정 중에 첫째, 사업계획과 진행정도를 비교함으로써 목표달성이 가능하도록 사업을 조정하고 둘째, 목표달성을 저해하는 요인을 조기에 발견하여 시정하는 한편 목표달성을 촉진하는 요인은 강화하고자 하는 목적에서 실시하게 된다. 과정평가를 통해 평가하게 되는 내용을 요약하면

① 목표대비 사업의 진행정도가 원래 의도한대로 실행되고 있는가?

② 자원(인력, 시설, 장비, 정보 등)과 예산은 제대로 지원되고 있으며 이를 효율적으로 사용하고 있는가?
③ 사업에 참여하는 자와 이용하는 자의 태도 및 특성은 어떠한가?
④ 제공되고 있는 서비스의 질과 대상자의 만족도는 어떠한가?
⑤ 사업을 더 효율적, 효과적으로 만들기 위해 변화시키거나 사업목표의 수정 필요성은 없는가 등을 평가하여야 한다.

즉 과정평가는 사업집행 및 활동을 분석하여 이를 근거로 보다 효율적인 집행전략을 수립하거나 사업내용을 수정 · 변경(보다 바람직한 보건사업 수단의 채택과 이에 따라 사업목표에 대한 수정 · 변경)하며, 사업의 중단 · 축소 · 유지 · 확대여부의 결정에 도움을 준다.

(3) 결과평가(outcome evaluation)

보건사업의 결과평가는 사업의 종료시 사업효과를 측정함으로써 사업의 지속이나 확대여부를 판단하기 위하여 실시한다. 결과평가에서는 다음과 같은 내용에 관심을 가지고 평가를 진행하게 된다.

① 사업이 목적과 목표를 달성하였는가?
② 사업에 의해 야기된 의도되지 않은 결과는 없는가?
③ 사업이 사회적 형평성의 달성에 기여하고 있는가?
④ 조직과 지역사회의 문제해결 역량이 강화되었는가?
⑤ 사업의 전략이 얼마나 효과적인가?
⑥ 사업의 가능한 대안은 무엇인가? 다른 대안과 비교할 때 사업이 얼마나 효과적인가?
⑦ 다른 상황 하에서는 사업이 얼마나 효과적일 것인가?
⑧ 사업을 지속하거나 확대할 필요가 있는가?

보건사업의 결과 평가시 유의해야 할 사항은 다음과 같다(배상수, 2008). 첫째, 단기적인 지식이나 행태의 변화가 반드시 장기적인 변화를 가져오는 것은 아니므로 단기적인 것이 아닌 장기적 결과를 우선해야 한다. 둘째, 사망률, 발생률, 유병률이 낮은 질환의 경우 건강수준의 변화라는 결과(outcome) 자료를 확보하기가 쉽지 않다. 따라서 건강수준을 대리할 수 있는 지표를 평가결과에서 활용하는 경우가 많은데(예: 뇌졸중 발생과 사망을 평가하기 어려워 사업 전 · 후의 혈압 변동을 평가하는 경우), 이와 같이 대리지표를 사용하는 경우에는 대리지표가 사업결과와 항상 유의하게 관련이 있다는 객관적 근거가 제시되어야 한다. 셋째, 보건사업의 경우 예측하지 않은 결과가 발생하는 경우가 있는데, 예측된 결과를 측정하는 것도 중요하지만 예측되지 않은 결과가 발생하지는 않았는지 평가하는 것도 빠뜨려서는 안된다.

5) 평가의 실례(양로시설 보건사업평가)

양로시설의 보건사업평가는 여러 가지 기준에 의해 평가할 수 있으나 구조평가, 과정평가, 결과평가의 세 가지 측면의 평가방법을 병합하여 평가하는 것이 바람직하다(김정순 등, 1996). 평가에서 가장 중요한 것은 평가의 결과를 환류시켜 다음 계획에 반영하는 것이다. 다음 그림 14-2와 같이 구조에 대한 평가는 사업을 위한 지원체계가 합리적으로 이루어져 있는가를 보는 것이고, 과정평가는 사업수행 과정이 적절한 관리가 되고 있는지를 보는 것이며, 결과적으로 목표달성을 했는지를 보는 것이 결과평가이다. 구체적인 항목과 방법을 제시하면 다음과 같다.

구조적 평가의 요소는 물리적 환경, 재정적 자원, 인력의 수가 적절하며 자격을 갖추고 있는가? 그리고 기관의 목적부터 정책, 사업계획이 작성되어 있는가? 등이 평가되어야 한다.

과정평가는 사업수행체계의 하부과정을 모두 포함하여야 한다. 즉 건강사정기록, 건강검진, 질병감시, 보건문제 파악, 목적설정, 계획의 서면화, 업무수행시 원칙적인 절차를 지켰는가를 평가하는 것이다. 또한 매 사업수행시 문제가 될 수 있는 과정의 지침을 만들고 그 절차나 지침을 따랐는가를 평가하여 사업의 성과를 높이고 질적인 사업을 수행하는 방법이다. 따라서 과정평가를 하려면 모든 사업수행의 순서나 절차가 사전에 작성되어 있어야 하며, 업무편람이 있어야 한다.

사업수행결과를 실적에 따라 평가하면 노인들의 검진건수, 조기환자발견 건수, 보건교육건수, 의무실 이용건수 및 기타 사업건수나 실시횟수가 노력을 평가하는데 주요 지표가 될 수 있다.

평가가 문제개선의 실효성을 거두려면 한 가지 측면의 평가만으로는 어렵기 때문에 세 가지를 병합한 다양한 방법을 통해 평가해야 하며 평가결과를 환류하여 다음 계획에 반영하는 것이 중요하다.

그림 14-2

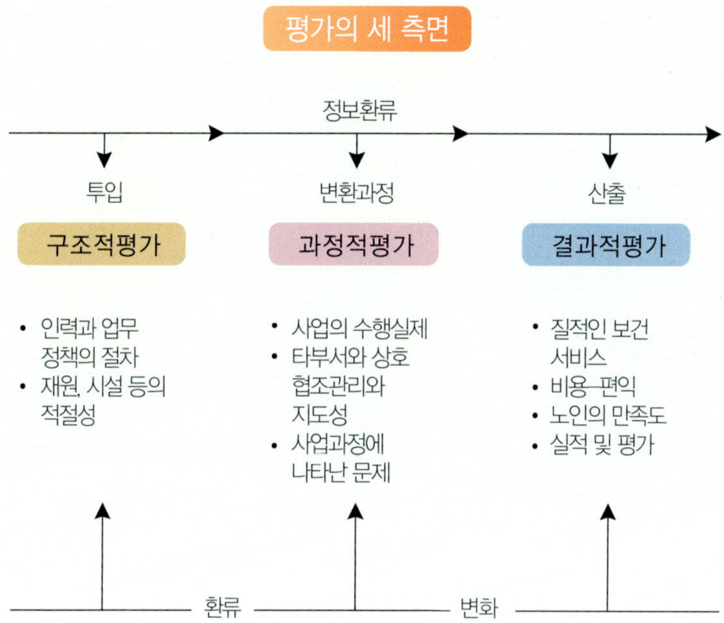

3. 보건사업 평가과정 및 개선방안

1) 보건사업의 평가과정

보건사업의 평가는 평가준비 단계, 평가진행 단계, 평가결과의 활용단계로 나누어 볼 수 있다.

(1) 평가준비 단계

① 사업평가 모형개발

평가준비단계는 보건사업의 기획단계에서부터 시작된다. 이 단계는 보건사업의 평가에 이용할 모형을 결정하고 사업의 평가목적에 부합되는 평가지표와 기준을 설정하고 평가계획표를 수립한다. 평가모형이란 사업의 목적과 수단, 성과판단의 지표를 논리적 틀에 따라 연결시킨 것으로 사업의 목적과 수단, 평가의 목적과 수단을 일관성 있게 연계하여 파악하는데 도움을 준다.

② 평가지표(indicator)의 개발

평가지표는 보건사업을 시행한 후 이루어진 변화를 측정하는데 사용되는 도구이다. 보건사업의 목적과 목표의 달성여부와 정도를 판단하는데 이용하므로 목적한 바를 제대로 측정할 수 있는 능력이 있어야 하며(타당성), 측정도구로서의 신뢰성을 가지고 있어야 한다. 이러한 지표를 선택하는데 이용될 수 기준을 미국의 국민건강증진 2010 (Healthy People, 2010)의 내용을 중심으로 살펴보면 표 14-3과 같다.

③ 평가일정표 작성

평가지표와 기준이 잘 설정 되었더라도 바쁘게 사업을 하다보면 당장 시급성이 떨어지는 평가는 뒷전으로 밀리는 경우가 많다. 따라서 사업진행 일정안에 평가를 위한 일정을 포함시켜 측정의 주기와 방법, 평가 프로토콜(지침서) 등의 도구를 미리 준비해야 한다.

표 14-3 평가지표 선택기준

기 준	내 용
– 해석가능성	• 대중, 여론주도층, 보건계와 의료계가 이해할 수 있어야 함
– 적용가능성	• 다양한 국민들에게 폭넓게 적용할 수 있어야 함
– 사안에 대한 영향	• 사망률, 이환률, 비용에 대한 궁극적 영향을 설명할 수 있어야 함
– 목표와의 연계성	• 한 개 이상의 국가보건사업 목표설정 내용과 연계되어야 함
– 대표성	• 쟁점이나 문제의 모든 방향과 수준을 명확히 반영할 수 있어야 함
– 측정 가능한 자료	• 정기적으로(2년에 한번) 수집되는 자료원을 가진 자료
– 다차원적 추적가능성	• 여러 수준과 집단을 문제를 예측할 수 있는 자료, 국가, 시 · 도, 시 · 군 · 구 단위에서 성, 연령별로 이용 가능한 자료가 있어야 함
– 변화에 대한 민감성	• 단기간의 변화도 정확히 반영할 수 있어야 함
– 균형적 안배	• 특정집단이나 질환을 과장하지 않고 목표량 간에 균형이 맞아야 함
– 정책, 개인적 행위와의 관련성	• 정책과 실행방침을 도출하는데 유용해야 함

자료 : 강명근 등(2007) 일부수정

(2) 평가진행 단계

평가진행 단계는 평가 자료를 수집하는 단계와 수집된 자료를 분석하는 단계로 구분할 수 있다.

① 자료수집 단계

자료 수집은 평가지표를 산출할 수 있는 정보를 중심으로 이루어지지만 사업의 다양한 측면을 평가하기 위해 여러 가지 1, 2차 자료를 수집하게 된다. 자료를 수집하는 데는 기존자료 활용, 관찰, 면담, 회의, 설문조사, 사업추진 중에 이루어지는 기록과 보고, 조사, 사진, 각종 검사결과와 점검표 등이 이용될 수 있다. 기존자료 활용자료로는 생정통계, 암등록, 전염병신고, 병원이나 의원의 기록, 약국의 투약기록, 건강보험자료, 근로자의 인사 및 건강기록, 소송기록 등이 있다. 평가를 위해 별도로 자료를 수집해야 하는 경우라면 꼭 평가에 사용될 자료만을 수집하는 것이 좋다. 평가 자료의 수집이 사업의 실행이나 평가과정 자체를 방해해서는 곤란하기 때문이다. 사업을 진행하면서 자연스럽게 형성되는 2차 자료를 이용하거나 다양한 간접자료를 활용하는 것도 지나친 평가 자료 수집의 부담을 줄이면서 사업을 여러 측면에서 평가할 수 있게 해준다.

② 자료분석 단계

수집된 평가 자료를 가지고 설정된 목적에 얼마나 가깝게 도달했는지, 도달하지 못했다면 왜 못했는지를 구분하는 과정이다. 보건사업을 실시한 후 보건사업에 대한 평가서를 주고 자료를 회수하는 과정을 수집이라고 한다면, 분석은 그 결과가 유익하고 완전히 이해되었으며 목적에 완전히 도달된 대상자는 얼마나 있는지 그렇지 못한 이유는 무엇인지를 분류하는 과정이라고 할 수 있다.

(3) 평가활용 단계

지역보건사업의 평가가 요식행위에 머무르는 경우가 많다. 보건사업에 있어 사업비를 지원한 기관의 요구 등으로 인해 요식행위로서 형식적 평가를 수행하고 다음의 사업은 이러한 평가와 무관하게 관행적으로 반복되는 경우가 많다. 이를 지양하고 그 결과가 적극적으로 활용되기 위해서는 다음 사항을 염두에 두어야 한다.

- 평가에 처음부터 주요 이해당사자를 참여시켜야 한다.
- 사업결과를 여러 양식으로 제시하고 다양한 경로를 통해 많은 사람에게 알리도록 한다. 사업보고서 배포 외에도 주요 의사결정자나 주민에 대한 구두보고회, 사업

소식지의 발행, 대중매체 보도, 사업 비디오 제작 등을 통해 홍보하여야 한다.

- 사업이 성취한 내용을 강조해야 한다. 사업을 통해 이룩한 성과를 일목요연하게 제시함으로써 다른 사람들로 하여금 사업에 대한 관심을 높여야 한다.
- 보고서를 짜임새 있게 작성해야 한다. 보고서는 간단명료하고 이해하기 쉬운 보고서여야 한다. 일방적 홍보가 아닌 건설적 비판의 수용 등의 내용을 포함하여 보고서의 객관성과 신뢰성을 높여야 한다.
- 보건사업 평가가 활용되게 하기 위해서는 앞의 사항들도 필요하지만 무엇보다도 새로운 보건사업의 기획시 기존사업결과를 반드시 참고하도록 하여야 한다.

2) 사업평가의 한계와 개선방안

(1) 평가의 한계

① 방법론의 차이

사업평가에 있어 방법론상의 서로 다른 접근법을 사용하게 되면 성과의 평가에 영향을 미치게 된다.

② 평가자의 인식차이

평가자가 학자인 경우 실질적인 문제에 대한 답변보다는 전문직업적인 성격과 학문적인 것에 더 치우쳐 실제 사업수행자와의 인식차이로 인해 중대한 사업평가의 차질을 가져 올 수 있다.

③ 공식적인 저항

일반적으로 조직은 변화에 대해 저항적이다. 보건사업조직내의 관료들은 자신의 지위유지를 위해 평가연구를 기피하고 자료의 접근을 원천적으로 봉쇄할 수 있다.

④ 사업목표의 불확실성

보건사업의 목표가 애매모호한 경우 사업목표를 객관적으로 파악하기 어려운 경우가 있다.

⑤ 사업영향의 확산

사업에 따른 결과는 구체적으로 지정된 대상 집단 외에 다른 집단에도 영향을 미쳐 상호관련성이 존재함으로써 사업의 효과를 정확히 판단하기가 곤란한 점이 있다.

⑥ 사업평가에 필요한 인적 · 물적 자원의 부족

사업은 사업효과의 원인과 결과간의 인과성을 밝히기가 어려우며 실제로 평가에 필요한 정보, 예산, 인원의 부족으로 평가가 어려운 경우가 많다.

(2) 평가결과 활용을 위한 개선방안

평가결과는 최대한으로 이용되어야 한다. 단순히 평가를 위한 평가가 되어서는 안된다. 따라서 평가결과를 최대한 활용되기 위해서 고려되어야 할 사항을 정리하면 다음과 같다.

① 평가자는 의사결정자에 대한 충분한 정보를 가지고 있어야 한다

예를 들면, 복잡한 분석결과를 이해할 능력이 없거나 또는 그러한 자료를 이해하고자 하지 않는 의사결정자에게 평가결과를 그대로 보고하는 것은 무의미하다. 보고시에도 의사결정자를 쉽게 납득 시킬 수 있는 적절한 방법으로 변형하여 보고할 필요가 있다.

② 평가결과는 필요한 때에 적시에 사용할 수 있어야 한다

흔히 평가연구자들은 정교한 모형을 사용하여 과학적 절차에 따라 연구하고자 하는 경향을 띠게 되는데 이러한 절차에 따른 연구는 대개 더 많은 시간을 요하게 된다. 그럴 경우 실제 의사결정과정에 활용할 수 없을 수도 있다. 이런 점을 감안하여 평가결과를 이용하고자 하는 이용자는 미리 충분한 시간을 주어 평가자가 평가계획의 수립에서부터 고려하도록 배려해야 한다.

③ 평가는 사업에 대한 이해관계 당사자들이 사업에 대해 관여하는 것을 존중해야 한다

평가는 대부분 특정한 개인들과 조직들의 집합체에 대하여 수행하는 것이다. 그러므로 평가결과의 유용성은 이해관계 당사자들의 이익을 최대한 반영하도록 하기 위해 평가의 설계과정에 이들을 참여시킴으로써 상호 신뢰성을 높이도록 해야 한다.

④ 활용과 배포계획은 평가설계의 일부분이 되도록 해야 한다

평가결과 발견된 사실들을 통합하여 자료를 간략하게 표현하는 방법과 양식 등 의사결정자들에게 내용을 효과적으로 전달할 수 있는 활용계획을 세우고, 연구의 강점과 약점 등에 관한 정보를 미래의 활용자들에게 제공함으로써 활용자가 평가결과를 유용하게 사용할 수 있도록 하는 방안들은 평가를 계획하는 단계에서부터 마련하도록 해야 한다.

⑤ 평가는 평가결과의 활용에 대한 사정(査定)을 포함하도록 하여야 한다

평가자와 의사결정자는 평가연구가 수행되는 목적에 대하여 공동으로 이해하여야 할 뿐만 아니라, 평가결과에 대한 성공적인 활용의 정도를 평가할 기준들에 대해서도 의견의 일치를 보아야 한다.

제 15 장

보건사업의 실제

보건사업이란 지역주민의 건강문제를 해결하기 위하여 목표를 설정하고 이를 달성하는 효과적이고 효율성이 높은 수단들을 검토하여 이 가운데 실행 가능한 수단을 선택, 동원하는 체계적인 건강관리체계를 의미한다. 결국 보건사업을 수행하는 목적은 집단(국민, 지역주민)의 사망률과 유병률을 낮추는 것과 동시에 건강수준을 높여 건강수명 연장 및 삶의 질을 향상시키는 것이다. 이러한 역할을 수행하는 주체는 국가, 지방자치단체, 지역사회, 가족 또는 개인 등이 될 것이다. 전국적인 사업 규모와 예산, 포괄성, 사업의 효과성이 높은 사업은 국가단위에서 시행하는 것부터 시작해서 각자 개인수준에서의 건강관리에 이르기까지 다양하다. 보건사업을 어떻게 정의하느냐에 따라 다양하게 제시될 수 있지만, 여기서는 보건사업의 분류를 질환중심의 보건사업과 대상자 중심의 보건사업의 실제를 중심으로 간략하게 언급하고자 한다.

Ⅰ 질환중심 보건사업

1. 감염병관리사업

1) 개요

20세기 이후 경제성장, 치료기술의 발달 및 위생 향상 등에 힘입어 감염병 발생율이 큰 폭으로 감소하였으나, 최근 지구온난화 · 국제교류증가 · 식품수출입 증가 및 생활습관 변화 등의 요인으로 감염병의 발생 가능성이 증대되고 발생 양상이 다양화되고 있다. 과거 유행하던 세균성 이질 · 말라리아 · 홍역 · 결핵 등 재출현감염병은 물론, 사스 · 조류 인플루엔자 등 신종감염병 및 생물테러감염병의 위협이 증가되고 있는 추세이다.

20세기에 들어서 감염병으로 인한 사망은 급속히 감소하였다. 폐렴, 결핵, 설사 및 장염, 디프테리아 같은 감염병에 의한 5세 미만의 영유아 사망이 줄면서 전체적인 사망이 감소하였기 때문이다. 19세기 질병발생의 주요 원인이었던 결핵, 콜레라균 등의 미생물이 발견되면서 이들 병균에 대한 통제수단이 확보되었기 때문이다.

하지만 21세기 들어 새로운 어려움에 직면하고 있다. 에이즈와 같은 감염병의 등장, 약제내성 결핵균 및 황색포도구균으로 인한 사망의 증가, 조류인플루엔자, 식품매개감염병의 유행 증가, 생물테러질병의 발생, 사스의 국제적 전파 등 인류를 새로운 감염병의 위험에 처하도록 하고 있다. 이러한 상황은 전 세계적으로 새로운 질병의 유행에 대한 체계적인 대응 및 협조체계를 요구하고 있다. 이에 대한 대처방안의 하나로 우리나라는 2004년 질병관리본부(CDC)를 발족시켜 체계적인 관리를 도모하고 있으며, 2020년 질병관리청으로 승격 및 개편되었다.

2) 법정감염병관리 및 감염병감시체계

세계보건기구(WHO)는 질병감시를 질병관리의 계획, 집행 그리고 평가를 위한 역학적 정보의 체계적 수집과 사용, 즉 조치를 위한 정보(information for action)'라고 하였으며, 미국 질병예방센터(CDC, 1988년)는 '공공보건정책을 기획 · 실행 · 평가하기 위해 기본적인 자료들을 지속적 · 체계적으로 수집 · 분석하여 필요로 하는 사람들에게 적시에 배포하고, 이를 질병의 예방과 방역에 사용하는 것'이라고 하였다. 감염병 감시자료 수집을 위한 감염병 감시체계는 감염병의 지역별 · 계절별 발생양상을 신속 정확히 파악하고 분석하여 질병의 발생 및 유행을 조기 감지함으로써 감염병 발생에 신속히 대응, 유행 확산을 방지하는데 필수적인 역할을 하고 있다.

우리나라 감염병에 대한 체계적 감시는 1954년 「전염병예방법」이 제정되면서 이루어지기 시작되었고, 그간 14차례에 걸쳐 법정 감염병의 종류를 재구성하여 왔다. 2010년에는 그간 감염병 발생 및 유행의 국내 · 외 현황 등을 고려하여 「전염병예방법」을 「감염병의 예방 및 관리에 관한 법률」('10.12.30 시행)로 전면 개정하였다. 2024년 1월 현행 법령에서는 감염병을 1급~4급감염병으로 구분(89종)하고 있으며, 기타감염병으로 기생충감염병(7종), 세계보건기구감시대상감염병(9종), 생물테러감염병(8종), 성매개감

감염병의 구분

- "감염병"이란 제1급감염병, 제2급감염병, 제3급감염병, 제4급감염병, 기생충감염병, 세계보건기구 감시대상 감염병, 생물테러감염병, 성매개감염병, 인수(人獸)공통감염병 및 의료관련감염병을 말한다.
- "제1급감염병"이란 생물테러감염병 또는 치명률이 높거나 집단 발생의 우려가 커서 발생 또는 유행 즉시 신고하여야 하고, 음압격리와 같은 높은 수준의 격리가 필요한 감염병으로서 다음 각 목의 감염병을 말한다. 다만, 갑작스러운 국내 유입 또는 유행이 예견되어 긴급한 예방 · 관리가 필요하여 질병관리청장이 보건복지부장관과 협의하여 지정하는 감염병을 포함한다.
- "제2급감염병"이란 전파가능성을 고려하여 발생 또는 유행 시 24시간 이내에 신고하여야 하고, 격리가 필요한 다음 각 목의 감염병을 말한다. 다만, 갑작스러운 국내 유입 또는 유행이 예견되어 긴급한 예방 · 관리가 필요하여 질병관리청장이 보건복지부장관과 협의하여 지정하는 감염병을 포함한다.
- "제3급감염병"이란 그 발생을 계속 감시할 필요가 있어 발생 또는 유행 시 24시간 이내에 신고하여야 하는 다음 각 목의 감염병을 말한다. 다만, 갑작스러운 국내 유입 또는 유행이 예견되어 긴급한 예방 · 관리가 필요하여 질병관리청장이 보건복지부장관과 협의하여 지정하는 감염병을 포함한다.
- "제4급감염병"이란 제1급감염병부터 제3급감염병까지의 감염병 외에 유행 여부를 조사하기 위하여 표본감시 활동이 필요한 다음 각 목의 감염병을 말한다. 다만, 질병관리청장이 지정하는 감염병을 포함한다.
- "기생충감염병"이란 기생충에 감염되어 발생하는 감염병 중 질병관리청장이 고시하는 감염병을 말한다.
- "세계보건기구 감시대상 감염병"이란 세계보건기구가 국제공중보건의 비상사태에 대비하기 위하여 감시대상으로 정한 질환으로서 질병관리청장이 고시하는 감염병을 말한다.
- "생물테러감염병"이란 고의 또는 테러 등을 목적으로 이용된 병원체에 의하여 발생된 감염병 중 질병관리청장이 고시하는 감염병을 말한다.
- "성매개감염병"이란 성 접촉을 통하여 전파되는 감염병 중 질병관리청장이 고시하는 감염병을 말한다.
- "인수공통감염병"이란 동물과 사람 간에 서로 전파되는 병원체에 의하여 발생되는 감염병 중 질병관리청장이 고시하는 감염병을 말한다.
- "의료관련감염병"이란 환자나 임산부 등이 의료행위를 적용받는 과정에서 발생한 감염병으로서 감시활동이 필요하여 질병관리청장이 고시하는 감염병을 말한다.

표 15-1

법정감염병 분류 및 종류(2024.1.1. 기준)

구분	제1급 감염병	제2급 감염병	제3급 감염병	제4급 감염병
특성	생물테러감염병 또는 치명률이 높거나 집단 발생의 우려가 커서 발생 또는 유행 즉시 신고, 음압격리와 같은 높은 수준의 격리가 필요한 감염병 (17종)	전파가능성을 고려하여 발생 또는 유행 시 24시간 이내에 신고, 격리가 필요한 감염병 (21종)	발생을 계속 감시할 필요가 있어 발생 또는 유행 시 24시간 이내 신고하여야 하는 감염병 (28종)	유행 여부를 조사하기 위하여 표본감시 활동이 필요한 감염병 (23종)
종류	1. 에볼라바이러스병 2. 마버그열 3. 라싸열 4. 크리미안콩고출혈열 5. 남아메리카출혈열 6. 리프트밸리열 7. 두창 8. 페스트 9. 탄저 10. 보툴리눔독소증 11. 야토병 12. 신종감염병증후군1) 13. 중증급성호흡기증후군(SARS) 14. 중동호흡기증후군(MERS) 15. 동물인플루엔자 인체감염증 16. 신종인플루엔자 17. 디프테리아	1. 결핵 2. 수두 3. 홍역 4. 콜레라 5. 장티푸스 6. 파라티푸스 7. 세균성이질 8. 장출혈성대장균감염증 9. A형간염 10. 백일해 11. 유행성이하선염 12. 풍진 13. 폴리오 14. 수막구균 감염증 15. b형 헤모필루스인플루엔자 16. 폐렴구균 감염증 17. 한센병 18. 성홍열 19. 반코마이신내성황색포도알균(VRSA) 감염증 20. 카바페넴내성장내세균속균종(CRE) 감염증 21. E형간염	1. 파상풍 2. B형간염 3. 일본뇌염 4. C형간염 5. 말라리아 6. 레지오넬라증 7. 비브리오패혈증 8. 발진티푸스 9. 발진열 10. 쯔쯔가무시증 11. 렙토스피라증 12. 브루셀라증 13. 공수병 14. 신증후군출혈열 15. 후천성면역결핍증(AIDS) 16. 크로이츠펠트-야콥병(CJD) 및 변종크로이츠펠트-야콥병(vCJD) 17. 황열 18. 뎅기열 19. 큐열 20. 웨스트나일열 21. 라임병 22. 진드기매개뇌염 23. 유비저 24. 치쿤구니야열 25. 중증열성혈소판감소증후군(SFTS) 26. 지카바이러스 감염증 27. 엠폭스 28. 매독(1기/2기/3기/선천성/잠복)	1. 코로나바이러스감염증-19 2. 회충증 3. 편충증 4. 요충증 5. 간흡충증 6. 폐흡충증 7. 장흡충증 8. 수족구병 9. 임질 10. 클라미디아감염증 11. 연성하감 12. 성기단순포진 13. 첨규콘딜롬 14. 사람유두종바이러스감염증 15. 반코마이신내성장알균(VRE) 감염증 16. 메티실린내성황색포도알균(MRSA) 감염증 17. 다제내성녹농균(MRPA) 감염증 18. 다제내성아시네토박터바우마니균(MRAB) 감염증 19. 장관감염증2) 20. 급성호흡기감염증3) 21. 인플루엔자 22. 해외유입기생충감염증4) 23. 엔테로바이러스감염증
신고주기	즉시	24시간 이내	24시간 이내	7일 이내

염병(7종), 인수공통감염병(11종), 의료관련감염병(6종)을 지정하고 있다.

2001년 이후 시기별 주요 감염병은 2001년 홍역, 2001년 이후 현재까지 쯔쯔가무시증, 유행성이하선염, 말라리아를 들 수 있다. 2005년부터 수두가 감시대상에 포함되면서 유의미한 발생양상을 나타냈으며, 2009~2010년에 유행한 인플루엔자 A(H1N1) pdm09, 2012년 신고대상으로 포함된 성홍열, 2017년 전수감시로 전환된 C형간염과 CRE 감염증의 발생이 두드러진다. 2020년 1월부터 코로나19의 전세계적인 대유행이 있었다.

법정감염병 신고 및 보고체계는 그림 15-1과 같다. 신고는 의사, 치과의사, 한의사, 의료기관의 장이 관할 보건소로 신고한다. 보고는 보건소장 → 특별자치도지사 또는 시장 · 군수 · 구청장 → 질병관리청(특별자치시장 · 특별자치도지사), 질병관리청장 및 시 · 도지사(시장 · 군수 · 구청장)에게 각각 보고한다.

그림 15-1

법정감염병 보고 및 신고체계

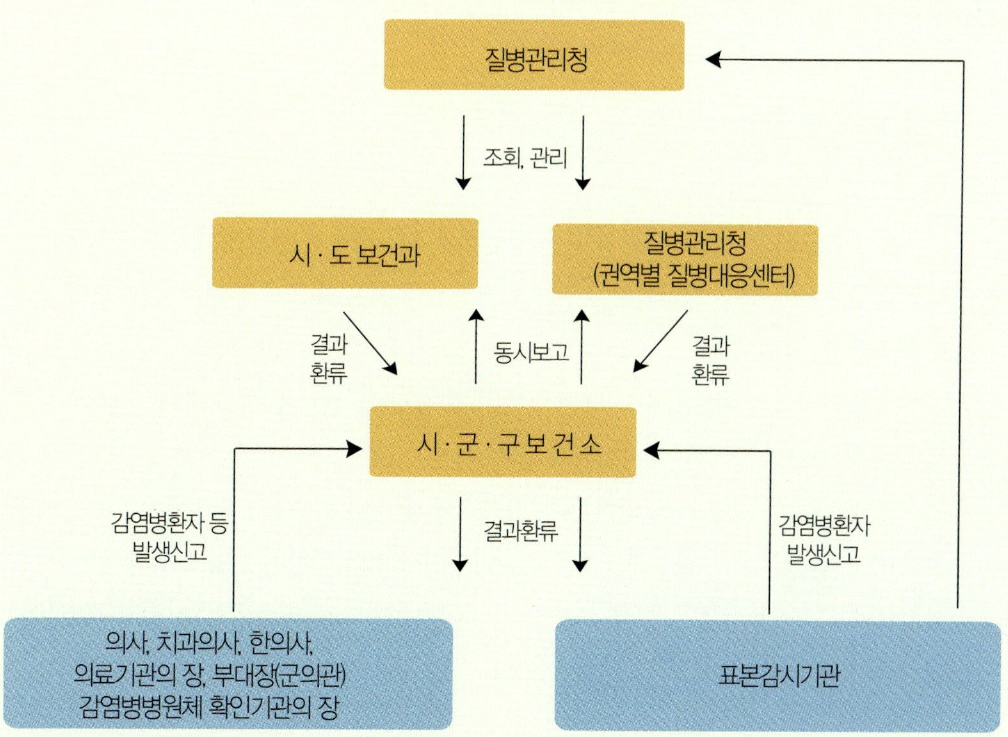

* 결핵 : 의료기관 등 → 보건소 → 시도 → 권역별 질병대응센터

** 에이즈 : 의료기관 등 → 보건소 → 시도 → 질병관리청

그림 15-2 연도별 감염병 발생 추이

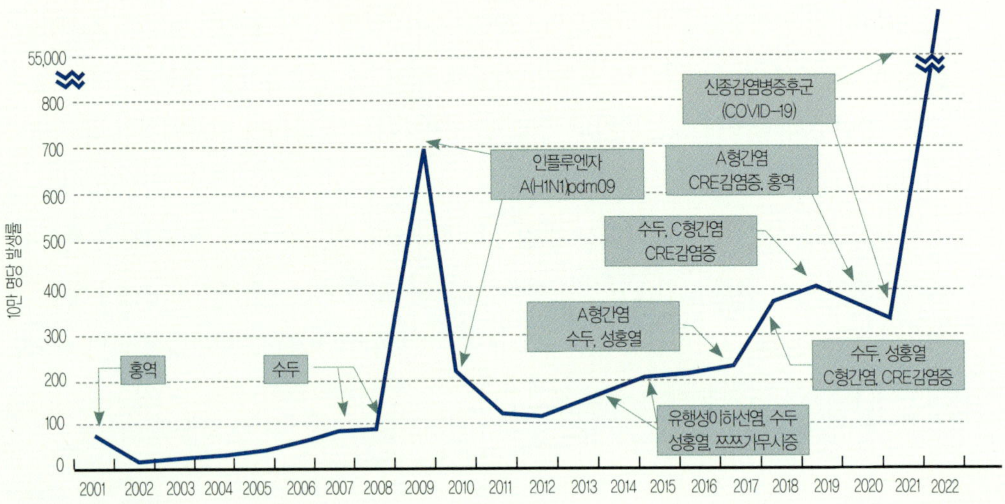

※ 표본감시대상감염병 제외
자료 : 질병관리청(2024)

3) 예방접종 관리

(1) 개요

예방접종은 바이러스와 세균과 같은 병원체로부터 추출한 항원에 대해 인공능동면역 형성을 유도하여 각종 감염병으로부터 인간을 보호하는 대표적 수단으로 비용-효과성이 매우 높은 방법이다.

현재 우리나라의 예방접종 관리는 「감염병의 예방 및 관리에 관한 법률」에 따라 예방접종 대상 감염병 중 특별자치도지사 또는 시장 · 군수 · 구청장이 관할 보건소를 통해 필수적으로 예방접종을 시행해야 하는 감염병에 대한 예방접종인 필수예방접종을 지정하고 있으며, 정부에서 필수예방접종으로 시행해야 하는 예방접종 중 접종대상, 백신을 지정하여 국가예방접종을 통해 예방접종비용을 지원하여 감염병에 대한 경제적 부담 경감과 함께 감염병 퇴치에 기여하고 있다.

표 15-2

최근 10년간 법정감염병 신고 현황(2012~2022)

구분		2012년	2013년	2014년	2015년	2016년	2017년	2018년	2019년	2020년	2021년	2022년
제1급	에볼라바이러스병	–	–	–	–	–	–	–	–	0	0	0
	마버그열	–	–	–	–	–	–	–	–	0	0	0
	라싸열	–	–	–	–	–	–	–	–	0	0	0
	크리미안콩고출혈열	–	–	–	–	–	–	–	–	0	0	0
	남아메리카출혈열	–	–	–	–	–	–	–	–	0	0	0
	리프트밸리열	–	–	–	–	–	–	–	–	0	0	0
	두창	0	0	0	0	0	0	0	0	0	0	0
	페스트	0	0	0	0	0	0	0	0	0	0	0
	탄저	0	0	0	0	0	0	0	0	0	0	0
	보툴리눔독소증	0	0	1	0	0	0	0	1	1	0	0
	야토병	–	–	–	–	–	–	–	–	0	0	0
	신종감염병증후군	0	0	0	0	0	0	0	0	60,726	570,072	0
	중증급성호흡기증후군 (SARS)	0	0	0	0	0	0	0	0	0	0	0
	중동호흡기증후군(MERS)	–	–	–	185	0	0	1	0	0	0	0
	동물인플루엔자 인체감염증	0	0	0	0	0	0	0	0	0	0	0
	신종인플루엔자	0	0	0	0	0	0	0	0	0	0	0
	디프테리아	0	0	0	0	0	0	0	0	0	0	0
제2급	결핵	39,545	36,089	34,869	32,181	30,892	28,161	26,433	23,821	19,933	18,335	16,264
	수두	27,763	37,361	44,450	46,330	54,060	80,092	96,467	82,868	31,430	20,929	18,547
	홍역	3	107	442	7	18	7	15	194	6	0	0
	콜레라	0	3	0	0	4	5	2	1	0	0	0
	장티푸스	129	156	251	121	121	128	213	94	39	61	38
	파라티푸스	58	54	37	44	56	73	47	55	58	29	31
	세균성이질	90	294	110	88	113	112	191	151	29	18	31
	장출혈성대장균감염증	58	61	111	71	104	138	121	146	270	165	211
	A형간염	1,197	867	1,307	1,804	4,679	4,419	2,437	17,598	3,989	6,583	1,890
	백일해	230	36	88	205	129	318	980	496	123	21	31
	백일해	230	36	88	205	129	318	980	496	123	21	31
	유행성이하선염	7,492	17,024	25,286	23,448	17,057	16,924	19,237	15,967	9,922	9,708	6,358
	풍진	28	18	11	11	11	7	0	8	2	0	0
	폴리오	0	0	0	0	0	0	0	0	0	0	0
	수막구균 감염증	4	6	5	6	6	17	14	16	5	2	3
	b형헤모필루스인플루엔자	–	0	0	0	0	3	2	0	1	1	1
	폐렴구균 감염증	–	–	36	228	441	523	670	526	345	269	339
	한센병	5	7	6	2	4	3	6	4	3	5	2
	성홍열	968	3,678	5,809	7,002	11,911	22,838	15,777	7,562	2,300	678	505
	반코마이신내성황색포도알균(VRSA)감염증	–	–	–	–	–	0	0	3	9	2	1
	카바페넴내성장내세균속균종(CRE)감염증	–	–	–	–	–	5,717	11,954	15,369	18,113	23,311	30,548
	E형간염	–	–	–	–	–	–	–	–	191	494	528
	코로나바이러스감염증-19	–	–	–	–	–	–	–	–	–	–	28,424,635
	엠폭스	–	–	–	–	–	–	–	–	–	–	4

구분		2012년	2013년	2014년	2015년	2016년	2017년	2018년	2019년	2020년	2021년	2022년
제3급	파상풍	17	22	23	22	24	34	31	31	30	21	23
	급B형간염(급성)	289	117	173	155	359	391	392	389	382	453	332
	급일본뇌염	20	14	26	40	28	9	17	34	7	23	11
	급C형간염	–	–	–	–	–	6,396	10,811	9,810	11,849	10,115	8,308
	급말라리아	542	445	638	699	673	515	576	559	385	294	420
	급레지오넬라증	25	21	30	45	128	198	305	501	368	383	415
	급비브리오패혈증	64	56	61	37	56	46	47	42	70	52	46
	급발진티푸스	0	0	0	0	0	0	0	0	0	0	0
	급발진열	41	19	9	15	18	18	16	14	1	9	4
	엠폭스	–	–	–	–	–	–	–	–	–	–	4
	파상풍	17	22	23	22	24	34	31	31	30	21	23
	급B형간염(급성)	289	117	173	155	359	391	392	389	382	453	332
	급일본뇌염	20	14	26	40	28	9	17	34	7	23	11
	급C형간염	–	–	–	–	–	6,396	10,811	9,810	11,849	10,115	8,308
	급말라리아	542	445	638	699	673	515	576	559	385	294	420
	급레지오넬라증	25	21	30	45	128	198	305	501	368	383	415
	급비브리오패혈증	64	56	61	37	56	46	47	42	70	52	46
	급발진티푸스	0	0	0	0	0	0	0	0	0	0	0
	급발진열	41	19	9	15	18	18	16	14	1	9	4
	급쯔쯔가무시증	8,604	10,365	8,130	9,513	11,105	10,528	6,668	4,005	4,479	5,915	6,235
	급렙토스피라증	28	50	58	104	117	103	118	138	114	144	125
	급브루셀라증	17	16	8	5	4	6	5	1	8	4	5
	급공수병	0	0	0	0	0	0	0	0	0	0	0
	급신증후군출혈열	364	527	344	384	575	531	433	399	270	310	302
	급후천성면역결핍증(AIDS)	868	1,013	1,081	1,018	1,060	1,008	989	1,006	818	773	825
	급크로이츠펠트-야콥병(CJD) 및 변종크로이츠펠트-야콥병 (vCJD)	45	34	65	33	43	38	54	53	64	68	61
	급황열	0	0	0	0	0	0	0	0	0	0	0
	급뎅기열	149	252	165	255	313	171	159	273	43	3	103
	급큐열	10	11	8	27	81	96	163	162	69	46	56
	급웨스트나일열	1	0	0	0	0	0	0	0	0	0	0
	급라임병	3	11	13	9	27	31	23	23	18	8	22
	급진드기매개뇌염	0	0	0	0	0	0	0	0	0	0	0
	급유비저	0	2	2	4	4	2	2	8	1	2	2
	급치쿤구니야열	0	2	1	2	10	5	3	16	1	0	8
	급중증열성혈소판감소증후군	–	36	55	79	165	272	259	223	243	172	193
	급지카바이러스감염증	–	–	–	–	16	11	3	3	1	0	3

1) 2011년 이후 사망 신고가 있는 감염병에 한해 작성함
2) 0: 사망 신고건이 없는 경우 : 신고 · 보고 대상이 아닌 경우(법정감염병으로 지정되기 이전)
3) 표본감시체계를 통하여 보고된 자료는 제외
4) 감염병 사망은 해당 감염병으로 인한 사망으로 진단한 경우 신고함(단, 제2급 CRE 감염증 사망은 혈액에서 CRE가 분리된 사람이 검체 채취 후 30일 이내에 사망한 경우 신고함)
5) 결핵 사망현황은 익년 9월 말 통계청에서 공표하는 '사망원인통계'를 따름
7) 후천성면역결핍증(AIDS) 사망은 「후천성면역결핍증 예방법」 제5조제1항 · 제3항에 따라 HIV 감염인이 후천성면역결핍증으로 인하여 사망하거나 그 외의 사인으로 사망한 경우를 모두 포함하여 집계
8) 2020, 2021년 제1급 신종감염병증후군은 코로나19로 신고 · 보고된 건수이며, 코로나19는 '감염병의 진단기준 고시 개정(2022.4.5.)'에 따라 2022년부터 제2급으로 신고하도록 변경됨

자료 : 질병관리청(2024)

(2) 주요내용

① 만 12세 이하 어린이 국가예방접종 지원사업 운영

저출산 시대에 예방접종비용으로 인한 육아부담을 경감하고, 감염병 퇴치를 위한 예방접종률 향상을 위하여 국가예방접종의 보장 범위를 보건소뿐 아니라 의료기관 이용자로 확대하여 국가예방접종비용 전액을 국가에서 지원하고 있다.

예방접종 국가지원의 효율적 관리를 위하여 예방접종통합관리시스템을 구축 · 운영하고 보건소와 의료기관을 대상으로 전문교육실시 등 국가예방접종 관리 · 지원체계 확립을 위한 노력을 지속해왔으며 현재 17종의 백신에 대한 접종비용을 지원하고 있다(표15-3).

표 15-3 국가예방접종 지원사업 대상 백신(17종)

2022년 국가예방접종 지원사업 대상백신
결핵(BCG 피내용), B형간염, 디프테리아/파상풍/백일해(DTaP), 파상풍/디프테리아(Td), 파상풍/디프테리아/백일해(Tdap), 폴리오(IPV), 디프테리아/파상풍/백일해/폴리오(DTaP-IPV), 디프테리아/파상풍/백일해/폴리오/b형헤모필루스인플루엔자(DTaP-IPV/Hib), b형헤모필루스인플루엔자(Hib), 폐렴구균(PCV), 홍역/유행성이하선염/풍진(MMR), 수두, 일본뇌염 불활성화 백신, 일본뇌염 약독화생백신, A형간염, 사람유두종바이러스(HPV) 감염증, 인플루엔자(IIV)

② 초 · 중학교 입학생 예방접종 확인사업

초 · 중학교 입학 시 예방접종 완료 여부를 확인하는 것은 우리나라와 같이 학교에서 집단생활하는 시간이 많은 학생들의 건강 보호 및 감염병 예방, 관리의 효과적인 방법으로 여겨진다. 이에, '국가홍역퇴치 5개년 계획'의 일환으로 2001년부터 초등학교 입학생을 대상으로 홍역 2차 예방접종(홍역은 생후 12개월~15개월에 1차 접종, 만 4세~ 6세에 2차 접종을 권장함) 완료 여부를 확인한 것이 취학아동 예방접종 확인 사업의 시초가 되었다.

이후, 집단생활 하는 학생들에 대한 감염병 관리 강화를 위하여 2012년부터 초등학교 입학생의 확인사업 대상 백신을 만 4~6세에 접종을 완료하여야 하는 예방접종 4종(DTaP 5차, IPV 4차, MMR 2차, 일본뇌염 불활성화 백신 4차(또는 약독화 생백신 2차))으로 확대하였다. 2018년에는 중학교 입학생 대상으로도 확대하여 만 11~12세 추가예방접종 2종(Tdap(또는 Td)), HPV)을 확인하였고, 2020년은 중학생 대상으로 일본뇌염을 추가하여 예방접종 완료여부를 확인하였다.

표 15-4 최근 3년간 12세 이하 어린이 국가예방접종 보고 실적

구분	2020		2021		2022	
	보건소	병 · 의원	보건소	병 · 의원	보건소	병 · 의원
BCG 피내	30,095	115,181	14,537	125,740	15,076	115,738
HepB	27,938	859,414	14,096	825,351	13,596	779,685
DTaP	7,109	426,799	4,019	361,937	3,563	309,297
Td	1,160	19,757	237	21,007	266	44,857
Tdap	24,110	391,694	12,334	384,674	13,456	284,667
IPV	2,118	127,649	486	84,927	1,080	63,644
DTap-IPV	10,650	361,260	4,795	328,394	4,082	330,954
DTap-IPV/Hib	22,287	792,132	14,893	751,463	12,708	668,887
MMR	15,098	704,289	8,559	627,311	7,901	561,985
IJEV	35,352	1,338,777	19,139	1,316,784	19,411	1,211,250
LJEV	7,024	102,026	4,083	76,765	3,828	59,557
VAR	7,051	305,876	4,281	274,373	3,920	261,887
HIb	10,359	357,542	4,889	312,225	4,037	337,082
PCV	31,900	1,151,795	19,692	1,065,535	16,253	1,005514
HepA	13,327	660,388	8,060	590,620	6,812	525,327
합계	245,578	7,714,579	134,100	7,147,106	125,989	6,561,331

자료 : 예방접종통합관리시스템에 등록된 자료로 변동가능한 잠정 통계임(2022. 12. 31. 기준)

③ B형간염 주산기감염 예방사업

B형간염의 주요 감염 경로는 주산기(임신 28주에서 생후 1주까지) 감염, 오염된 혈액이나 체액에 의한 피부 및 점막을 통한 감염, 성 접촉 등이 있다. 우리나라에서 가장 중요한 감염경로는 B형간염 항원(HBsAg)이 양성인 산모에게서 태어난 신생아의 주산기감염이고, 국내 영유아의 B형간염 백신접종률은 96~98%이다. B형간염의 주산기감염 예방을 위하여 일반적으로 B형간염 전파 위험성이 높은 HBsAg 양성 산모에서 태어난 신생아에게 B형간염 백신을 단독 접종하는 방법과 B형간염 백신 접종과 면역글로불린을 동시에 투여하는 방법이 시행되고 있으며, 그 예방 효과는 각각 70 95%, 85 95%

로 알려져 있다. B형간염 주산기감염 예방을 위하여 2002년 7월부터 B형간염 표면항원 양성 산모에게서 태어난 신생아에게 예방접종 및 면역글로불린 투여 비용 및 항원·항체 검사비용을 지원하는 'B형간염 주산기감염 예방사업'을 실시하고 있다.

④ 건강여성 첫걸음 클리닉 사업

사람유두종바이러스(HPV)는 자궁경부암의 주된 요인으로 성생활을 시작한 여성 4명 중 2~3명은 평생 적어도 한 번 이상 HPV에 감염될 수 있을 정도로 흔한 성매개 감염 질환 중 하나이다. 또한 15~34세 여성에게 발생하는 암 가운데 자궁경부암이 3번째로 높은 발생률을 보이며, 매년 3,300여 명의 자궁경부암 환자가 발생하고 800명이 사망한다. 자궁경부암의 경우 HPV 예방접종으로 HPV바이러스에 의한 암을 90% 이상 예방할 수 있어 예방접종으로 질병 부담 효과가 크게 경감된다. HPV 감염 예방을 위해 2016년 6월부터 만 12세 여성 청소년대상으로 예방접종 및 건강상담을 제공하고 있으며, 2022년 3월부터는 지원대상을 만 13~17세 여성청소년 및 만18~26세 저소득층 여성까지 확대하여 HPV 예방접종 기회를 높였다.

⑤ 어르신 폐렴구균 예방접종사업

폐렴구균은 수막염, 균혈증, 폐렴 등 다양한 침습성 및 비침습성 질환을 유발하는 병원체로, 65세 이상 어르신에서 폐렴구균에 의한 침습성 감염질환 발생 빈도가 높은 것으로 알려져 있다. 65세 이상 어르신에서 폐렴구균으로 인한 균혈증, 수막염 등의 침습성 질환이 발생할 경우 사망률은 60%~80%에 이른다. 침습성 질환 예방을 위해서는 예방접종이 가장 효과적이지만 국내 성인의 폐렴구균 예방접종률은 15~23% 수준으로 낮다.

이에 2013년 5월부터 어르신의 침습성 폐렴구균 감염증 예방 및 질병부담 감소를 위해 전국 보건소에서 65세 이상 어르신을 대상으로 폐렴구균 23가 다당 백신(PPSV23) 무료 예방접종을 지원하였고, 2020년은 코로나19 감염 예방 및 접근성 제고 등을 위해 보건소 중심에서 민간의료기관으로 접종기관을 확대하여(2020. 6. 22.~) 사업을 시행하고 있다.

⑥ 인플루엔자 국가예방접종 지원사업

인플루엔자는 인플루엔자바이러스에 의해 발생하는 질환으로 38℃ 이상의 갑작스러운 발열, 두통, 근육통, 피로감 등 전신 증상과 인두통, 기침, 객담 등 호흡기 증상을 나타낸다. 주로 12월~4월까지 유행하며, 모든 연령에서 발생할 수 있지만 소아에서 발생률이 가장 높고, 합병증, 입원, 사망의 위험은 65세 이상 어르신, 소아, 만성질환자에서 높은 것으로 알려져 있다. 집단생활을 하는 소아청소년의 경우 긴밀한 접촉으로 인해 전파 속도가 빠르고 지역사회 유행 확산의 주요 원인이 되어 지역사회 인플루엔자 전파 방지를 목적으로 인플루엔자 우선접종 권장 대상에 생후 60개월~18세 소아청소년을 2017년 지정하였다.

우리나라는 1997년 인플루엔자 표본 감시가 도입되면서 65세 이상 어르신을 대상으로 보건소에서 무료 예방접종을 시작하였고 2002년 예방접종의 실시기준 및 방법 (보건복지부장관 고시)내 우선접종권장 대상자로 지정하였다. 그러나 보건소 접종은 단기간 내 많은 인원이 집중되면서 어르신들이 장시간 대기하는 불편함과 안전사고 및 이상 반응 발생에 대한 우려가 커져 2015년부터 65세 이상 어르신 대상 무료 접종을 민간의료기관까지 확대하였고 지원 백신도 기존 3가 백신에서 2020년부터 4가 백신으로 변경하였다.

어린이 인플루엔자 예방접종은 2016년부터 생후 6개월~12개월 미만 영아 대상의 지원시작으로 2017년은 생후 6개월~59개월 이하, 2018년부터 생후 6개월~12세, 2020년에는 생후 6개월~13세 어린이까지 대상자를 확대하여 실시하였다.

또한, 임신부는 인플루엔자에 걸릴 경우 폐렴 합병증 발생 등의 위험이 크고, 태아 건강보호 및 출생 후 6개월 미만 영아 보호를 위해 2019년부터 임신부까지 지원을 확대하였다. 또한 2020년에는 코로나바이러스감염증-19와 인플루엔자 동시 유행을 대비하기 위해 지원 대상을 만 62~64세 어르신, 만 13~18세 청소년, 만 19 61세 장애인 연금 · 수당, 의료급여 수급권자를 대상으로 한시적으로 인플루엔자 예방접종을 실시하였다.

⑦ 국가예방접종 교육

국가예방접종 지원사업은 민관의 협력체계 구축과 보건의료인들의 적극적인 참여가 요구되며, 원활한 사업운영을 위해 시 · 군 · 구 예방접종 담당자와 민간의료기관 의료인은 사업에 대한 이해도가 필요하였다. 이에 사업에 대한 이해도는 높이고, 필요한 정보를 제공하기 위해 대상별 전문교육과정을 운영하였고 코로나바이러스-19 유행상황에 맞춰 비대면 온라인 교육과 집합교육을 병행하였다.

⑧ 예방접종 후 이상 반응 감시 및 국가피해 보상제도 운영

예방접종 후 이상 반응은 백신의 생물학적 특성 및 백신에 대한 개인적 특성상 불가피하게 발생 될 수 있다. 예방접종률이 증가하면서 예방접종 후 이상반응도 자연히 늘어날 수 있는데, 예방접종 후 이상반응이 증가할수록 일반인은 물론 의료기관에서도 예방접종에 대한 불신감이 형성되어 예방접종률이 하락하게 될 우려가 있다.

불가피하게 발생 되는 예방접종 후 이상반응을 해결하고 예방 접종사업을 안정화시키기 위해서는 첫째, 잘 조식된 예방접종 후 이상반응 감시체계를 운영하고, 둘째, 예방접종 후 이상반응 발생 시 철저하고 신속한 역학조사를 시행하여 분명한 원인을 밝히며, 셋째, 이상반응 조사 결과에 따라 예방접종피해 발생 시 적정한 국가보상을 하여야 한다. 따라서 안전한 백신의 공급과 접종의 보장, 접종 후 이상반응에 대한 감시와 원인규명, 접종 피해에 대한 국가 보상 등 예방접종의 안전성과 관련된 요소들을 포괄적이고 체계적으로 관리하기 위해서 국가안전관리 틀을 마련하였다.

4) 결핵관리사업

(1) 개요

결핵은 2021년 기준 전 세계적으로 1,060만 명의 결핵환자가 발생하고, 160만명이 결핵으로 사망하는 등 전 세계적으로 질병부담이 매우 높은 질병이다. 우리나라는 일제 식민지 시대, 한국 전쟁기에 기아, 밀집거주, 영양 부족, 관리체계 부재라는 환경적 특성과, 한번 감염되면 평생 잠복감염 상태가 되어 수십 년 후에도 발병하는 결핵의 특성이 더해져 높은 결핵발생률을 보이고 있다. WHO 국제통계에 따른 우리나라 결핵발생률은 2015년 인구 10만 명당 79명에서 2021년 44명으로 감소하였고, 결핵사망률은 2015년 인구 10만 명당 5.3명에서 2021년 3.8명으로 감소하였다. 하지만 우리나라는 OECD 가입국 중 결핵발생률은 여전히 1위이며, 결핵사망률은 콜롬비아(5.0명), 리투아니아(4.6명)에 이어 멕시코와 함께 3위(3.8명)를 기록하였다. 결핵환자는 감소 추세에 있으나, 2030년 결핵퇴치 단계 진입(인구 10만 명당 10명 이하 발생) 목표 달성을 위해서는 결핵관리 전 주기(예방 진단 치료)에 대한 강화된 정책 추진이 지속적으로 필요하다.

(2) 사업내용

① 결핵 감시체계 운용

「결핵예방법」 제8조에 따라 의사 및 그 밖의 의료기관 종사자 등은 결핵 환자 및 결핵 의사환자를 진단 · 치료한 경우 또는 결핵환자 등이 사망하였거나 그 사체를 검안한 경우 24시간 이내 관할 보건소에 신고해야 한다. 질병관리청은 결핵 발생을 신속 · 정확하게 파악 · 대처하고 효율적인 결핵관리를 위해 국가결핵 감시체계를 운용하고 있다. 또한, 신고 · 보고된 결핵 환자 및 결핵 의사환자 자료를 상시 감시 및 매주 분석하고 있으며, 매년 「결핵환자 신고현황 연보」를 발간하고 있다.

② 결핵환자 조기발견

결핵환자 발생 시, 지자체와 협력하여 결핵환자의 가족과 집단시설(학교, 사업장, 사회복지시설 등)의 접촉자를 대상으로 신속한 역학조사를 시행하고 있다. 접촉자 중 추가 결핵환자 발견 시 즉시 격리하여 치료하는 것은 결핵의 전파 차단을 위해 매우 중요하다. 또한 결핵환자를 조기에 발견하고 결핵 발병을 예방하기 위해 접촉자 중 잠복결핵감염으로 진단된 대상자는 철저하게 관리하고 있다.

아울러, 환자 발견 및 치료의 수준을 넘어 잠복결핵감염 단계부터 발병 전 치료를 위해 「결핵예방법」 개정(2016. 8.~)을 통해 잠복결핵감염 검진 의무대상자(산후조리원 등 집단시설 추가)를 확대하고 제도정착을 위해 2017~2019년 집단시설 종사자 등에 대한 잠복결핵감염 검진 및 치료를 지원하였다. 또한, 결핵 예방사업의 일환으로 결핵 발생률 · 사망률이 높은 65세 이상 노인, 노숙인 등 취약계층 대상으로 찾아가는 결핵검진사업을 추진 중이다.

③ 철저한 환자관리 및 지원

2011년부터 철저한 환자관리를 위해 민간과 공공이 협력하여 결핵관리사업을 수행하는 '민간 · 공공협력(Public-Private mix; PPM) 결핵관리사업'을 추진하고 있으며 사업 참여의료기관 및 결핵전담 인력을 지속적으로 확대 중이다. 또한 2020년에는 다제내성결핵 전문의료기관을 지정하고 치료 자문 및 상담체계 마련 등 다제내성결핵 컨소시엄'을 구축 · 운영함으로써 다제내성결핵환자의 철저한 관리를 도모하고 있다.

국가결핵관리 사업을 수행 중에 관리의 사각지대가 발생하지 않도록 2014년부터 취약계층 결핵환자 에게 통합서비스를 제공하는 '결핵안심벨트 지원사업'의 참여의료기관을 지속 확대 중이며, 2022년부터 '결핵환자 맞춤형 사례관리' 사업을 통해 치료를 중단하지 않고 끝까지 완료할 수 있도록 환자에게 필요한 지역의 보건복지 자원 및 서비스 연계 체계를 확립하여 추진 중이다.

표 15-5

결핵 신고 신환자 추이

(단위 : 명, 명/10만 명)

구분		2011	2012	2013	2014	2015	2016	2017	2018	2019	2020	2021	2022
전체	신환자수	39,557	39,545	36,089	34,869	32,181	30,892	28,161	26,433	23,821	19,933	18,335	16,264
	신환자율	(78.9)	(78.5)	(71.4)	(68.7)	(63.2)	(60.4)	(55.0)	(51.5)	(46.4)	(38.8)	(35.7)	(31.7)
폐결핵	신환자수	30,100	31,075	28,720	27,906	25,550	24,696	22,314	20,883	18,765	15,221	14,100	12,406
	신환자율	(60.1)	(61.7)	(56.8)	(55.0)	(50.1)	(48.3)	(43.6)	(40.7)	(36.6)	(29.6)	(27.5)	(24.2)
(도말양성)	신환자수	11,714	12,137	11,100	10,446	9,309	8,812	7,701	7,330	6,497	5,379	5,170	4,669
	신환자율	(23.4)	(24.1)	(22.0)	(20.6)	(18.3)	(17.2)	(15.0)	(14.3)	(12.7)	(10.5)	(10.1)	(9.1)
폐외결핵	신환자수	9,457	8,470	7,369	6,963	6,631	6,196	5,847	5,550	5,056	4,712	4,235	3,858
	신환자율	(18.9)	(16.8)	(14.6)	(13.7)	(13.0)	(12.1)	(11.4)	(10.8)	(9.8)	(9.2)	(8.3)	(7.5)

자료 : 질병관리청(2023)

5) HIV/AIDS

(1) 개요

국가 HIV/AIDS 관리는 관련 정책의 개발 및 실행, 에이즈(AIDS) 예방, HIV 감염인 인권 보호 증진 등을 기본방향으로 하고 있다. 에이즈를 퇴치하기 위해서는 사전 예방 조기 발간 치료지원 측면의 보다 강화된 대책이 필요한 시점이며, 현재의 검진 활성화 방안을 검토하고 개선 가능한 방안을 모색하고자 여러 형태의 검진 활성화 모델(안)을 고려하고 있다. 우리나라는 1985년 첫 HIV 감염인이 보고된 이후 점차 감염인 발생이 증가하였고 최근에는 그 증가 추세가 둔화되었다. 2021년 한 해 773명의 HIV 감염 내국인이 새로 보고되었고 전년 대비 45명(5.5%) 감소하였다. 신규 HIV 감염 내국인 중 남자는 742명(96.0%), 여자 31명(4.0%)으로 24:1의 성비를 보였다(표15-6).

표 15-6

HIV 감염 내국인 보고현황

(단위 : 명, %)

구분	2003	2004	2005	2006	2007	2008	2009	2010	2011	2012	2013	2014	2015	2016	2017	2018	2019	2020	2021
계	533	610	680	749	740	797	768	773	888	868	1,013	1,081	1,018	1,060	1,008	989	1,006	818	773
남자	502	557	640	687	698	743	710	723	827	808	946	1,016	974	1,000	958	945	953	790	742
여자	31	3	40	62	42	54	58	50	61	60	67	85	44	60	50	44	53	28	31
전년 대비	34.3	14.4	11.5	10.1	-1.2	7.7	-3.6	0.7	14.9	-2.3	16.7	6.7	-5.8	4.1	-4.9	-1.9	1.7	-18.7	-5.5

자료 : 질병관리청(2023)

(2) 사업내용

① 에이즈 예방관리 및 치료지원

질병관리청에서는 보건소 및 에이즈예방센터의 HIV 선별검사, 익명검진 지원 및 관리, 성매개감염병 검사비 지원 등으로 에이즈와 성매개감염병의 조기진단을 향상시키기 위한 정책적인 관리를 지속하고 있다. 또한, 감염내과가 있는 의료기관을 대상으로 의료기관 감염인 상담사업을 지속 확대 운영하고 있고, HIV 감염인 진료비 지원사업 운영, 쉼터 · 장기요양 지원 등 감염인의 꾸준한 치료를 유도하여 삶의 질 향상을 도모하고 있다. 아울러, HIV 국가 표준 실험실 및 HIV 조기진단 검사체계 운영 등 실험실 진단체계에 대한 개선을 수행 중이다. 또한 HIV 검진 접근성 확보와 검진 활성화를 위하여 2022년 HIV 익명검진 매뉴얼(보건소용)을 제작하고 지자체에 배포하여 수검자의 익명성을 보장하고 보다 체계적인 HIV 감염관리를 수행 중이다.

② 에이즈 인식개선 사업

에이즈 교육 홍보 방향은 질환에 대한 올바른 지식을 전달하는 데에 중점을 두고 있다. 에이즈에 대한 공포심을 줄이고 에이즈 환자와 질환에 대한 낙인을 감소시키기 위해 국민을 대상으로 관련 지식 전달 및 예방법 홍보 등을 진행하고 있다.

6) 성매개 감염병

(1) 개요

국가 성매개감염병 관리는 성매개감염병의 발생을 예방하고 감염인에 대한 치료를 강화함으로써 개인의 건강과 접촉자가 되는 국민의 건강을 유지 · 보호함을 목적으로 한다. 성매개감염병은 조기에 치료받지 않을 경우 불임 · 난임, 사산 등의 합병증을 겪을 수 있어 저출산시대에 그 중요성이 더욱 강조되고 있다. 성매개감염병 발생 현황은 20~30대, 60대 이상에서 증가하고 있으므로 이에 대한 지속적인 예방관리 대책이 필요하다. 이에 2022년부터는 「성매개감염병 예방관리대책」을 수립 · 시행하여 성인 매독과 선천성 매독의 퇴치, 사람유두종바이러스 예방접종 및 검진확대, 성매개감염병 인식개선 및 의료접근성 향상을 목표로 다양한 전략을 추진하고 있다.

성매개감염병은 4급 감염병으로 매독, 임질, 클라미디아 감염증, 연성하감, 성기단순포진, 첨규콘딜롬, 사람유두종바이러스 감염증에 대해서 표본감시를 실시하고 있다. 2022년 한해 35,757건이 보고되어 2021년(34,355건) 대비 4.1% 증가하였다.

(2) 사업내용

보건소를 통해 성매개감염병 검사 제공 및 검사비 지원 등으로 성매개감염병의 조기진단을 향상시키기 위한 정책적인 관리를 지속하는 한편, 질환에 대한 올바른 지식 전달 및 낙인 해소를 위한 홍보 · 교육 활동도 진행하고 있다. 또한 감염 규모, 변동양상을 파악하고 사업전략 및 정책 수립의 기초 자료로 활용하기 위해 표본감시체계를 운영 중이며, 표본감시기관으로 지정된 전국 보건소 및 의료기관(총 574개소)으로부터 성매개감염병을 신고 · 보고받고 있다.

2. 만성병(만성퇴행성질환) 관리사업

1) 만성병의 개념

(1) 정의

우리나라에서 만성병은 1970년대 이래 증가하기 시작하여 현재 전체사망이나 유병의 60~80%를 웃도는, 국민보건상 가장 중요한 보건문제로 대두되었다. 만성질환은 성인병, 인조병(man-made disease), 생활습관병, 비감염성질환 등 다양한 용어로 표현하고 있다. 결핵, AIDS, 임신성 고혈압이나 임신성 당뇨 등은 이환기간이 3개월 이상이고 만성질환과 유사한 특성도 있으나 만성질환의 범위에 포함하지는 않는다. 역학과 질병관리 분야의 발전에 따라 이들 만성질환에 대한 사망과 불능의 많은 부분은 금연, 식생활 개선, 신체적 운동의 증강 등을 통한 위험요인의 수정, 조기발견사업의 확대, 각종 환경정화를 위한 법령제정과 집행 등 광범위한 노력으로 예방이 가능하다는 것이 확인되었다. 미국, 일본 등은 지난 30여 년간의 노력으로 뇌혈관질환, 허혈성심질환, 위암, 자동차사고 등 주요사망원인에 의한 사망을 40~50% 감축시켰다.

만성병을 정의하면 '만성병이란 불명확한 원인, 유전적 소인 및 생활양식과 관련된 환경요인 등 여러 가지 복합적 요인에 의해 발생되며 장기간의 잠재기와 이환기간을 거쳐 완전치유는 어렵고 결국 기능장애나 불능으로 진행하는 퇴행성질환군을 총괄한다'라고 정의할 수 있다.

즉 위의 정의를 중심으로 만성질환의 특징을 분류하면 다음과 같다.

① 원인이 불명확하고 여러 가지 요인이 복합적으로 작용하여 발생된다.

② 잠재기가 길며 일단 발생하면 3개월 이상 오랜 기간의 경과를 취한다.

③ 호전과 악화를 반복하면서 악화가 거듭될 때마다 병리적 변화는 커지고, 생리적 상태로의 복귀는 적어 결국 기능장애와 불능으로 진행되며 완치는 어렵다.

④ 퇴행성이란 어휘가 의미하듯이 대부분의 만성퇴행성 질환은 연령증가와 비례적으로 그 유병률이 증가한다.

(2) 만성질환의 위험요인

만성질환의 원인은 불명으로 남아있지만 여러 만성병과 관련된 위험요인들은 많은 학자들에 의해 밝혀졌다. 표 15-7은 잘 알려진 만성질환별 위험요인들, 특히 우리의 노력과 건강행태를 통해 변화시킬 수 있는 위험요인들이다. 이 표를 보면 한 질환에 여러 위험요인이 관여하고 있을 뿐 아니라 한 위험요인이 여러 종류의 만성질환에 관여하고 있음을 알 수 있다.

현대 사회에서 감염성 질환이 전반적으로 감소하고 있는데 비하여 만성질환은 지속적으로 증가하고 있다. 만성질환이 증가하고 있는 이유는 대략 4가지를 들고 있다. ① 평균수명의 증가, ② 생활양식의 변화, ③ 산업기술의 발달로 건강에 대한 위해 요소의 증가, ④ 진단기술의 발전이다.

고령화 되어가는 고도 산업사회의 도시중심 생활환경 가운데서 늘어가고 있는 공해 및 식생활의 가공식품화와 함께 만연하고 있는 스트레스와 운동부족과 같은 각자의 생활습관에 그 원인이 있다는 것이다. 특히 서구가 200년에 걸쳐 감염병의 감소와 만성질환의 증가를 경험했다면 우리는 약 50년 정도의 매우 짧은 시간에 이러한 질병발생의 변천을 겪고 있다.

표 15-7

만성질환별 변화시킬 수 있는 위험요인

위험요인	심혈관계 질환	암	만성 폐질환	당뇨병	간경화증	근골격계 질환	신경계 질환
흡연	+	+	+	−	−	+	?
음주	?	+	−	−	+	+	+
고콜레스트롤	+	−	−	−	−	−	−
고혈압	+	−	−	−	−	−	−
식이	+	+	?	?	−	+	?
운동부족	+	+	−	+	−	+	−
비만	+	+	−	+	−	+	+
스트레스	?	?	−	−	−	−	−
간접흡연	?	+	+	−	−	−	−
직업	−	+	+	−	?	+	?
환경오염	−	+	+	−	−	−	+
저소득	+	+	+	+	+	+	−

+ : 확정된 위험요인, ? : 가능성 있는 위험요인, − : 아직 모르는 상태

자료 : 김정순(2001b) 재인용

만성퇴행성 질환은 자각증상이 없이 진행되어 질환의 조기발견이 어렵고, 의료기관을 찾았을 때에는 대부분 치료효과를 기대할 수 없는 단계에 이르는 특성이 있으므로 예방이 무엇보다도 중요하다. 특히 만성질환 중 심·뇌혈관질환은 치명적인 사망을 초래하면서 동시에 장기간의 장애를 가져와 국민적 부담이 매우 크다. 반면 주요 위험요인을 제거 또는 감소시킴으로써 실질적인 예방을 할 수 있어 정책적으로 중요한 만성질환이라고 할 수 있다.

2) 심·뇌혈관질환 관리

심뇌혈관질환은 우리나라 사망의 주요 원인으로 2021년 전체 사망원인의 4개(심장 질환, 뇌혈관질환, 당뇨병, 고혈압성 질환) 질환이 모두 심뇌혈관질환이며, 이를 합치면 1위인 암사망률 26%와 유사한 수준이다.

고령인구 증가와 청장년 인구의 심뇌혈관질환 위험요인 악화로 심뇌혈관질환의 사회적 부담은 지속 증가할 전망이며, 생존률, 사망률, 적정치료를 위한 인프라 구축에 있어 여전히 지역격차가 존재하고 있어 심뇌혈관질환 발생의 추세와 국가적 부담을 볼 때 이들 질환에 대한 체계적인 예방과 관리대책이 요구되고 있다.

그간 심뇌혈관질환 관리는 개별사업 위주로 수행되어 왔으나, 2016년에 심뇌혈관질환 관리 정책을 종합적·체계적으로 수행할 수 있도록 심뇌혈관질환의 예방 및 관리에 관한 법률(심뇌혈관질환법)이 제정(2016년 5월)되었고, 1년간 하위법령(시행령·시행규칙) 제정 등 준비를 거쳐 2017년 5월부터 동 법률이 시행되었다.

심뇌혈관질환법의 주요 내용은 심뇌혈관질환의 정의를 규정하고, 보건복지부장관이 심뇌혈관질환관리 종합계획을 수립하도록 하였다. 또한, 심뇌혈관질환의 연구사업, 심뇌혈관질환조사통계사업, 심뇌혈관질환예방관리사업, 역학조사, 심뇌혈관질환센터 지정 등을 규정하여 심뇌혈관질환의 예방 및 관리에 관한 정책 수립·시행을 위한 법적 근거를 명확히 하고 있다. 2019년 12월 심뇌혈관질환의 유병력자 관리를 위해 심뇌혈관질환관리종합계획에 유병력자의 재발방지 방안에 관한 사항을 포함하고, 심뇌혈관질환조사통계사업시 유병력자의 재활 및 후유 장애현황도 조사하도록 하는 내용으로 법률이 개정되었으며, 이듬해 3월에는 심뇌혈관질환의 정의에 이상지질혈증이 추가되었다.

(1) 허혈성심장질환 현황

허혈성 심장질환 사망률('21)은 인구 10만 명당 27.5명 으로 14,115명이 사망하였다. 국민건강영양조사 결과에 따르면 30세 이상의 협심증 또는 심근경색증의 유병률은 전체 2.0%, 남자 2.5%, 여자 1.6%였으며, 남녀 모두 연령이 높을수록 유병률이 증가하였다.

표 15-8

성별 허혈성심질환 사망률

(단위 : 인구 10만 명당)

구분	남	여	계
계	31.0	24.1	27.5

표 15-9

성별 협심증 또는 신근경색증 유병률[1)]

(단위 : %)

구분	남	여	계
전체(30세 이상)	2.5	1.6	2.0
전체(65세 이상)	9.4	8.0	8.6

주 : 1) 의사로부터 협심증 또는 심근경색증 진단을 받은 분율
자료 : 2021 국민건강통계(국민건강영양조사)

(2) 뇌졸중 현황

뇌혈관질환 사망률('21)은 인구 10만 명당 44명으로 22,607명이 사망하였다. 국민건강영양조사 결과에 따르면 30세 이상의 뇌졸중 유병률은 전체 2.1%, 남자 2.6%, 여자 1.8%였으며, 남녀 모두 연령이 높을수록 유병률이 증가하였다.

표 15-10

성별 뇌혈관질환 사망률

(단위 : 인구 10만 명당)

구분	남	여	계
계	43.4	44.7	44.0

표 15-11

성별 뇌졸중 유병률[1)]

(단위 : %)

구분	남	여	계
전체(30세 이상)	2.6	1.8	2.1
전체(65세 이상)	7.8	3.7	5.5

주 : 1) 의사로부터 뇌졸중을 진단받은 적이 있는 분율
자료 : 2021 국민건강통계(국민건강영양조사)

(3) 고혈압 현황

고혈압성 질환 사망률('21)은 인구 10만 명당 12.1명으로 6,223명이 사망하였다. 국민건강영양조사(2021) 결과에 따르면 30세 이상 고혈압 유병률은 전체 26.8%, 남자 31.5%, 여자 21.7%였으며, 남자와 여자 모두 연령이 높을수록 유병률이 증가하였다.

표 15-12

성별 고혈압성 질환 사망률

(단위 : 인구 10만 명당)

구분	남	여	계
계	9.3	15.9	12.1

표 15-13

성별 · 연령별 고혈압 유병률[1]

(단위 : %)

구분	남	여	계
전체(30세 이상)	31.5	21.7	26.8
30~39세	17.3	2.0	10.0
40~49세	25.7	13.4	19.7
50~59세	35.8	26.5	31.2
60~69세	50.6	45.5	48.0
70세 이상	61.4	69.9	66.4

주 : 1) 수축기 혈압이 140mHg 이상이거나 이완기 혈압이 90mmHg 이상 또는 고혈압 약물을 복용한 분율
자료 : 2021 국민건강통계(국민건강영양조사)

(4) 당뇨병 현황

당뇨병 사망률('21)은 인구 10만 명당 17.5명으로 8,961명이 사망하였다. 30세 이상 당뇨병 유병률은 전체 13.2%, 남자 16.5%, 여자 9.9%였으며, 전체 유병률은 연령이 높을수록 증가하였다.

표 15-14

성별 당뇨병 사망률

(단위 : 인구 10만 명당)

구분	남	여	계
계	18.3	16.6	17.5

표 15-15

성별 · 연령별 당뇨병 유병률[1]

(단위 : %)

구분	남	여	계
전체(30세 이상)	16.5	9.9	13.2
30~39세	5.0	2.0	3.6
40~49세	14.3	6.8	10.6
50~59세	21.7	10.1	15.9
60~69세	28.8	20.9	24.8
70세 이상	33.8	30.4	31.8

주 : 1) 공복 혈당이 126mHg/dl 이상이거나 의사 진단을 받았거나 혈당강하제 복용 또는 인슐린 주사를 투여받고 있는 분율
자료 : 2021 국민건강통계(국민건강영양조사)

3) 주요 사업 추진 현황

(1) 심뇌혈관질환센터 인프라 구축

심뇌혈관질환의 골든타임(3시간) 내 전문치료 및 수도권-지방간 의료 불균형 해소를 위해 2008년부터 지방대학교병원 중심으로 12개 시도(강원, 경북, 제주, 경남, 전남, 충북, 부산, 전남, 충남, 경기, 인천, 울산)에 14개 권역심뇌혈관질환센터를 지정하여 운영하고 있다. 센터는 포괄적이고 전문적인 집중진료기반(24시간 전문진료팀)을 구축하고, 지역사회 병원 간 진료네트워크 구축, 심뇌혈관질환 입퇴원환자 등을 대상으로 심뇌혈관질환 예방관리 역할을 수행하고 있다.

한편, 심뇌혈관질환의 정책개발 및 심뇌혈관질환센터 기술지원 등의 역할을 수행 할 중앙단위지원기구가 요구되어 제1차 심뇌혈관질환관리 종합계획에 따라 2019년 12월 공모를 통해 심뇌혈관질환관리 중앙지원단을 지정('20. 1.)하였으며, 심뇌혈관질환센터의 기술지원과 평가, 환자 등록관리시스템 운영 등을 수행하고 있다.

또한, 권역심뇌혈관질환센터 운영에도 지역간 건강격차 등 전국단위 심뇌혈관질환 대응에는 여전히 한계가 있어, 지역의료 강화 대책('19. 11.)과 연계하여 권역센터로 즉각 이송이 어려운 환자의 1차 대응을 위한 지역단위 심뇌혈관질환센터 구축을 통해 촘촘한 심뇌혈관질환관리 안전망을 구축해나갈 계획이다.

(2) 심뇌혈관질환 예방관리 홍보 사업

심뇌혈관질환의 예방 및 관리에 관한 법률 시행 및 제1차 심뇌혈관질환관리 종합계획('18.~'22.)이 수립('18. 9.)됨에 따라 국민인식 개선사업 일환으로 심뇌혈관질환의 예방관리 방법을 알리고 적극적으로 실천할 수 있는 계기 마련을 위해 9월 첫 주에 전국 지자체와 다양한 민간기관의 참여하에 '레드서클(Red Circle)' 캠페인을 추진하고 있다. 이는 본인의 혈압, 혈당, 콜레스테롤의 수치를 측정하여 측정 결과를 통해 스스로 생활습관을 개선하고, 심뇌혈관질환을 예방하고자 '자기혈관 숫자 알기' 메시지를 활용하여 특히 건강관리에 취약한 30 40대 직장인을 대상으로 홍보부스 운영 및 소셜미디어 및 라디오 방송 등을 활용한 매체 홍보 실시 등을 하고 있다.

(3) 지역사회 기반 고혈압 · 당뇨병 등록관리사업

심뇌혈관 선행질환(고혈압 · 당뇨병)의 지속치료율 향상을 위해 2007년 9월 대구광역시 시범사범을 시작으로 지역사회 중심의 민관협력 모형인 '고혈압 · 당뇨병 등록관리사업'을 추진하고 있으며, 현재 31개 보건소(국비 지원대상 25개 보건소, 자체 예산 참여 6개 보건소)가 참여하고 있다. 사업 추진결과 누적등록자수는 2012년 20만 명에서 2021년 63만 명으로 증가하였고, 재등록률도 80% 수준을 유지하고 있다. 또한 등록환자의 혈압 · 혈당 조절률은 지속적으로 향상하는 양상으로 2021년 혈압조절률은 92.9%, 혈당조절률은 55.0%로 나타났다.

2021년 사업 추진결과 31개 지자체(보건소 기준)에서 일차의료기관 1,540개, 약국 2,297개가 참여하였다. 타 지역으로 이전, 사망 등 불참처리자를 제외한 약 36만명이 지역 '고혈압 · 당뇨병등록교육센터'에서 제공하는 치료일정 및 누락치료 알림서비스와 동기부여 상담, 질환 및 영양 교육 등을 제공 받았다

(4) 일차의료 만성질환관리 시범사업

일차의료기관을 중심으로 고혈압 · 당뇨병 등 만성질환을 효과적이고 지속적으로 관리하는 체계를 구축하기 위하여 '지역사회 일차의료 시범사업'과 '만성질환관리 수가 시범사업'을 통합하여 동네의원 중심 '일차의료 만성질환관리 시범사업'을 실시하고 있다('19. 1.~).

2018년 12월부터 2022년 12월까지 5차례 참여지역 공모결과, 2022년 12월 기준 총 109개 지역(시·군·구) 3,722개 의원이 참여하였고, 고혈압 · 당뇨병 환자 약 55.7만 명이 등록되어, 케어플랜을 수립하고, 질환 및 생활습관 교육 · 상담을 받는 등 주기적으로 환자관리가 이루어지고 있다.

(5) 기타 사업

심뇌혈관질환 예방관리를 위해 일차의료용 심뇌혈관질환 관리 임상진료지침을 개발하여 보급(고혈압, 당뇨병, 이상지질혈증)하고 있으며, 조사통계 사업으로 1998년부터 실시하고 있는 국민건강영양조사와 건강행태 및 만성질환, 손상, 의료이용 등의 조사하는 지역사회건강조사('08.~), 급성심장정지조사('08.~), 뇌졸중 코호트 조사('12.~) 등이 실시되고 있다. 2021년에는 심근경색증과 뇌졸중 발생률 산출을 위한 방법론 및 타당도 검증을 위한 의무기록조사 등 국가차원의 심뇌혈관질환조사통계 생산을 위한 시범사업을 추진하였다.

Ⅱ 대상자 중심 보건사업

1. 학교보건사업

1) 개념

(1) 정의

학교보건사업은 학생과 교직원의 건강보호와 유지 · 증진을 목적으로 하는 사업이다. 학교보건사업의 목적은 학생 및 교직원의 건강을 보호 · 증진케 함으로써 학교교육의 능률화를 기하며 졸업 후까지도 건강한 생활을 할 수 있게 하고 미래의 사회를 짊어지고 나갈 수 있는 튼튼한 심신을 갖도록 하는데 목적이 있다.

(2) 학교보건사업의 중요성

① 학생인구가 전 인구의 25%를 차지하고 있다. 초등학교부터 대학교까지의 수가 전 인구의 1/4이나 되므로 우리나라 전체 인구의 보건문제를 해결하기 위해서는 반드시 학교보건 문제의 해결이 우선되어야 한다.

② 학교보건사업의 주요 대상이 되는 학생은 성장과 발육과정에 있기 때문에 각 연령층에 따라 육체적, 정신적으로 새로운 보건문제가 발생하며, 질병이나 외부자극에 대한 저항력이 미숙하므로 질병의 발생이나 확산이 용이하기 때문이다.

③ 학교는 여러 가지 측면에서 지역사회의 중심적인 역할을 한다. 그러므로 지역사회 문제를 다룰 때 그 중심이 되는 학교의 보건문제를 먼저 해결하여야 한다.

④ 학생들은 보건교육의 대상자로서 가장 효과적이다. 그들을 통해서 가정에까지 보건지식을 전파할 수 있다. 또한 학생들은 교육열이 왕성하여 교육효과가 빨리 나타나면 일찍부터 보건에 관한 지식을 습득하여 생활하도록 유도할 수 있다.

⑤ 학교는 교육을 목적으로 하는 곳이므로 학생들의 건강한 성장 · 발육에 필요한 효과적이며 효율적인 교육이 가능하다.

2) 학교보건 사업의 내용

교육기본법 제27조에는 '국가와 지방자치단체는 학생과 교직원의 건강 및 복지를 증진하기 위하여 필요한 시책을 수립 · 실시하여야 한다'라고 규정하고 있다. 아마도 학교보건사업과 가장 직접적인 관계가 있는 법률은 학교보건법으로서 학교의 보건관리에 필요한 사항을 규정하여 학생 및 교직원의 건강을 보호 · 증진하게 함을 목적으로 한다. 학교보건법에서 국가와 지방자치단체는 학생과 교직원의 건강을 보호 · 증진하기 위한 기본계획을 수립 · 시행하고, 이에 필요한 시책을 마련하도록 하고 있다. 구체적으로 보건실 설치, 학교의 환경위생 및 식품위생, 학생과 교직원 건강검사, 학생건강증진계획 수립, 학생의 신체발달 및 체력증진, 보건교육 및 학생 보건관리(질병치료와 예방, 음주 · 흡연과 약물 오 · 남용 예방, 성교육, 정신건강증진 등), 학생과 교직원을 대상으로 한 심폐소생술 등 응급처치에 관한 교육, 예방접종, 학생안전관리, 교직원 보건관리, 감염병 예방대책 수립 및 매뉴얼 작성, 보건교사, 학교보건위원회 등에 관한 사항을 규정하고 있다.

(1) 학교보건서비스

① 학교건강검사

학교의 건강검사는 신체의 발달상황, 신체의 능력, 건강조사, 정신건강 상태 검사 및 건강검진으로 구분하여 실시하고 있다(학교건강검사규칙).

- 신체의 발달상황 : 키와 몸무게를 측정하는 것이다.
- 신체능력검사 : 체력요소를 평가하여 신체의 능력등급을 판정하는 필수평가와 신체활동에 대한 인식정도 및 필수평가에 대한 심층평가를 하는 선택평가로 구분한다. 신체능력검사의 대상은 초등학교 제5학년 및 제6학년 학생, 중학교 및 고등학교 학생이 그 대상이다. 필수평가의 요소로는 왕복오래 달리기, 오래달리기-걷기, 스텝검사, 앉아윗몸앞으로굽히기, 종합유연성검사, 팔굽혀펴기(남), 무릎대고팔굽혀펴기(여), 윗몸말아올리기, 악력, 50미터 달리기, 제자리 멀리뛰기, 체질량지수(BMI), 체지방률 등이며 선택평가요소는 심폐지구력정밀평가, 비만평가, 자기신체평가, 자세평가 등이 있다.
- 건강조사 : 예방접종 및 병력, 식생활 및 비만, 위생관리, 신체활동, 학교생활 및 가정생활, 텔레비전 · 인터넷 및 음란물의 이용, 안전의식, 학교폭력, 흡연 · 음주 및 약물의 사용, 성 의식, 사회성 및 정신건강, 건강상담 등에 대하여 실시한다.
- 건강검진은 근 · 골격 및 척추, 눈 · 귀, 콧병 · 목병 · 피부병, 구강, 기관능력, 병리검사 등에 대하여 검사 또는 진단하는 것을 말한다.

교직원에 대한 건강검사는 국민건강보험법 규정에 따라 2년마다 실시하는 건강검진으로 갈음할 수 있다.

② 감염성 질환관리

학교는 학생들이 밀집해서 공동생활을 하므로 한번 감염병이 발생하면 급속도로 전파되기 때문에 감염성 질환관리에 각별히 신경을 써야 한다. 학교보건대상 인구에 대한 면역증진 및 감염병 예방 보건교육, 적정기간에 예방접종 실시, 감염성질환의 조기발견, 신고 및 학생조치 등을 효과적으로 관리 · 유지함으로써 감염성질환의 예방에 일차적 관심을 가져야 한다.

③ 학교내 환자관리

학교보건실을 설치하고 이에 맞는 시설 및 기구를 갖춰 학생 및 교직원의 응급처치 등에 대처한다. 대부분 가벼운 증상의 환자들이 대부분이지만 동시에 학생이 넘어지거나 다수의 외상성 압좌성 질식환자, 계단사고 등 안전사고가 증가하고 있어 신속한 응급처치 및 후송체계를 충분히 습득하고 활용하여야 한다.

(2) 보건교육 및 상담

학교의 보건교육은 건강의 가치를 인식시키고 건전한 건강행태를 유지하도록 하는 매우 중요한 역할을 담당한다. 학교보건교육은 학생들이 가지고 있는 잘못된 지식, 태도, 행동 등에 교육이라는 방법을 가하여 올바른 양상으로 이끌어 가는 활동으로 학교보건사업에서 가장 중요한 부분이다.

건강관련 위험행동 감소를 위한 동기유발과 지원을 위해서는 이에 대한 지식의 전달뿐만 아니라 태도변화와 실천으로의 연계가 중요하며 이를 위해서는 기술습득도 병행되어야 한다.

학교보건교육의 내용으로는 개인, 가족 및 지역사회 보건, 환경과 건강, 성교육, 정서 및 정신보건, 상해예방 및 안전, 영양, 신체활동, 질병의 예방과 관리, 흡연, 음주, 약물 오·남용 등이 있다.

(3) 학교환경위생관리

학교의 교육효과를 높이기 위해서는 또한 학생들이 건전하고 안전하며 명랑하게 생활할 수 있는 생활환경이 매우 중요하다. 학교환경은 학교의 교실 및 의자·책상, 운동장, 교사(校舍) 뿐만 아니라 주변 환경까지도 포함하는 의미이므로 물리적, 사회적, 심리적, 문화적 환경까지 고려되어야 한다.

물리적 환경은 건강에 위협이 되는 생물학적 혹은 화학적 인자 및 온도, 소음, 채광과 조명, 냉·난방, 먹는 물, 화장실 및 오물 처리 등이 포함 된다. 사회심리적 환경은 학생과 교직원의 안녕에 영향을 줄 수 있는 신체적, 정서적, 사회적 요건이 모두 포함된다.

(4) 학교급식

학교급식은 학생들의 바람직한 식생활을 확립하고 학생들의 영양상태 개선, 체위향상, 건강증진을 도모하는 것이며, 나아가 국민식생활 수준 향상에 기여하고자 하는 집단 급식이다. 청소년들의 식습관 교육은 학교에서 실시하는 것이 가장 효과적이라는 연구결과가 있다. 급식을 통한 생활교육은 미래의 건전한 식습관 형성에 도움을 준다.

학교 급식을 통해 얻을 수 있는 보건교육적 효과를 보면 성장기 어린이 및 청소년의 발육과 심신발달, 건강증진, 올바른 식생활습관 형성, 식생활 예절교육, 편식교정, 질서의식과 협동심 함양, 영양에 대한 지식, 학력향상 등을 가져올 수 있다.

2. 모자보건사업

1) 개념

(1) 정의

모자보건이란 모성보건(maternal health)과 영유아보건(infant and child health)으로 나누지만 실제적으로는 모자가 밀접한 관계를 갖고 있어 보건문제에서도 모성보건과 영유아보건을 서로 분리될 수는 없다. 따라서 모자보건사업이란 임산부와 영유아(출생후 6년 미만의 자)의 신체적, 정신적, 사회적 건강을 유지하며 나아가 건강을 증진시키기 위해 실시되는 조직적이고 지속적인 지원체계를 말한다.

모성의 범위를 광의로 보면 보통 15~49세의 가임기의 모든 여성을 말하며, 협의로는 임신, 분만, 산욕기, 또는 수유중인 여성을 말한다. 우리나라 모자보건법에서는 모자보건사업을 임산부와 영유아를 사업대상으로 보았으며 임산부를 '임신중에 있거나 분만 후 6개월 미만의 여자'로 정의함으로써 우리나라는 협의 모성개념과 거의 동일하게 보고 있다.

(2) 중요성

모자보건사업이 중요한 이유로는 다음과 같이 구분할 수 있다.

① 모자보건의 대상인구가 매우 광범위하다.

② 모자보건사업은 제한된 자원의 투입으로 영구적이고 확실한 효과를 거둘 수 있어

투자효과가 크다.

③ 모성은 임신, 분만 및 수유, 영 · 유아는 성장과 발육에 따른 생리적 욕구가 크며, 이로 인해 건강상의 취약성을 가지고 있어 포괄적인 사업이 가능하다.

④ 임산부와 어린이의 질병을 방치하면 사망률도 높고 치유된 후에도 기형 및 불구의 후유증이 지속될 가능성이 높아 사회경제적 부담이 크다.

⑤ 임산부와 어린이의 질병은 관리 여하에 따라 예방이 가능하다.

(3) 모자보건사업의 목적

모자보건의 사업목표는 WHO에 의하면 첫째, 모든 임산부들로 하여금 건강을 유지 · 증진케 하고 영유아보건에 대한 지식을 습득시키며 정상분만 및 건강한 어린이를 출산토록 한다. 둘째, 모든 어린이로 하여금 가정내의 건전한 환경에서 사랑과 보호를 받으며 성장하게 하고 적당한 영양과 건강지도 및 효과적인 의료봉사를 제공해주며 생활태도를 길러주는 것이라고 정의했다.

이외에도 미국 간호협회(1974)는 ① 개인이나 가족에 대한 최적의 건강유지 및 증진, ② 가족연대감의 증진 및 지지, ③ 취약가정의 조기발견 및 처치, ④ 영유아의 발달적 장애요인을 극복하도록 가족구성원을 돕는 것이라고 했다.

2) 모자보건사업 내용

(1) 모성보건사업

모성보건사업의 주요 내용으로는 산전관리, 분만관리, 산후관리, 수유관리로 나눌 수 있다.

① 산전관리

산전관리는 임신중의 모성을 대상으로 건강관리를 하는 것으로 모성, 태아 및 새로 태어날 신생아의 건강을 보호하고 유지 · 증진하기 위해 여러 가지 지도와 진찰, 검사를 정기적으로 받는 것이다. 임신초기에 시작된 건강관리는 흔히 임신중에 발병할 수 있는 합병증을 방지하는 좋은 방법이 된다.

산전관리는 시기적으로 구분해서 임신전 관리, 임신초기(임신 2~3개월), 임신중기(임신 4~7개월), 임신말기(임신 8개월~분만)로 구분하여 관리하여야 한다. 산전관리에는 임신진행과 상태의 관찰과 진단을 통한 이상임신 및 임신합병증의 조기진단과 처치, 임신섭생에 대한 지도, 교육 등이 포함된다.

산전관리는 무엇보다 임신후 일찍 시작하는 것이 좋으며 산전관리는 7개월까지는 매 4주에 1회씩, 그 후에는 2주에 1회, 임신말기는 매주 방문토록 한다. 물론 합병증이 있는 경우에는 더 자주 산전관리를 받도록 해야 한다.

② 분만관리

분만이란 자궁 내에 있던 태아와 그 부속물이 만출 기전에 따라 산도(産道, passage)를 지나 모체 밖으로 배출되는 현상이다. 분만과정은 특히 짧은 시간 내에 위험한 과정이 진행되므로 분만 전에 철저한 준비와 관리가 요구된다.

분만 전에는 어디에서 분만을 할 것인지 정해 놓아야 하며, 초산부, 고령임산부, 합병증, 사산 경험이 있는 임신부 등은 반드시 의료기관에서 분만하는 것이 좋다.

분만 시 관리를 위해서 분만시간을 아는 방법 교육, 의사나 간호사를 부르는 시간, 병원에 가는 시간 등의 지도, 직접분만개조 및 분만을 개조하러 온 의사나 조산사와의 협력 등이 뒤따라야 한다.

분만직후 관리는 산후출혈, 제대처리, 아기의 상태 등을 포함한 산모와 아기의 증상 관찰, 영양섭취 및 휴식, 위생관리, 심리적 안정유도 등이 뒤따라야 한다.

③ 산후관리

임신 및 분만에 의해 생긴 모체의 해부학적, 기능적 변화가 임신이전의 상태로 회복될 때까지의 기간을 산욕기(産褥期)라고 하는데, 약 6주 내외며 일반적으로 분만후 6주까지를 산욕기로 본다.

분만 후 처음 1시간 사이는 산모에게 출혈이 잘 일어나는 시기이므로 관찰을 요하며 분만 직후 잠을 자게해서 피로가 회복되게 해야 한다. 산욕기 이상으로 가장 흔히 나타나는 것이 산욕열이다. 산욕열은 근래에 와서는 항생제의 사용과 위생적 분만으로 많이 감소되고 있으며 선진국이나 도시에서는 그 발생률이 낮다.

산욕기 중에는 신생아와 산모를 격리시키지 말아야 하며 산후에는 통상적인 가정 일을 도와줄 사람이 있어야 한다.

④ 모유수유 관리

분만 2~3일 후부터 모유가 분비되기 시작하는데 이때 처음 분비되는 모유를 초유라 한다. 이 초유는 반드시 먹이도록 한다. 인공수유가 불가피한 경우를 제외하고는 모유수유를 실시하는 것이 좋다. 모유수유는 산모에게나 아기에게나 유익한 점이 많다. 다음과 같은 장점들이 있기 때문이다.

- 모유에는 항체를 지니고 있어 각종 감염으로부터 장을 보호하고 설사를 예방하는 효과가 있다.
- 배란을 억제하며 임신을 예방하는 효과가 있으며 대개 5~8개월간 지속된다.
- 아이가 정서적으로 안정감을 느낀다.
- 모유는 살아 있는 액체로서 항상 신선하고 완전 무균상태이므로 각종 감염이나 부패, 변질될 우려가 없다.
- 소화가 잘되고 먹기에 알맞은 온도이다.
- 경제적이고 먹이기 간편해서 시간이 단축된다.
- 자궁수축이 잘 되어서 산욕기가 단축된다.
- 모유수유로 인하여 산후 비만증 발생을 억제해 주는 효과가 있다.

(2) 영유아보건

영유아는 영아와 유아로 구분하여 출생 후 28일 미만을 신생아, 1년 미만, 즉 0세 인구를 영아(infant), 초등학교 취학 전인 6세 미만을 유아라 한다.

영유아기는 신체적, 정신적 성장이 급속도로 이루어지므로 특별한 관심과 보호가 요구된다. 영유아기는 특히 질병에 대한 저항력이 매우 낮은데 이는 성인은 선천면역과 후천적으로 얻은 면역이 함께 작용하지만 영아는 선천적인 면역만이 작용하기 때문이다.

이 시기는 영양관리가 중요하며, 위생관리 및 예방접종 실시, 조산아, 기형아 등에 대한 특별한 의학적 관리가 필요하다.

영유아기의 건강관리에서 가장 기본적인 사항은 예방접종이다. 예방접종은 기본접종, 추가접종 등이 있으며, 예방접종으로 인한 피해에 대해서는 국가가 보상할 수 있는 제도적 장치가 마련되어 있다.

3. 노인보건사업

1) 개념

(1) 노인의 정의

노인이란 생리적, 신체적 기능의 쇠퇴와 더불어 심리적인 변화가 일어나서 자기유지 기능과 사회적 역할기능이 약화되고 있는 사람으로 정의하고 있다. 우리나라에서 노인의 연령기준은 노인복지법에서 정한 65세를 일반적으로 사용하고 있다.

오늘날 노인인구는 구성비가 증가하고 있지만 가족생활이나 문화가 서구화됨에 따라 노인부양문제, 경제적 소득보장, 보건의료문제, 노인복지문제 등이 심각하여 한 가정의 문제가 아닌 국가 전체적인 대비책으로 전환되고 있다.

(2) 노인보건사업이 중요한 이유

① 노인인구의 급속한 증가이다.

노인이 인구가 평균수명의 연장으로 현저하게 증가하고 있다. 우리나라의 65세 이상 노인인구의 추계는 2000년 7.2%, 2018년 14.3%, 2026년 20.8%로 추정하고 있다.

② 과학적 또는 학문적 이유이다.

노인인구가 증가함에 따라 노화(aging)에 관하여 노화의 기전이나 유전적 조절 등에 대한 관심이 증가하고 있다.

③ 역학적인 이유이다.

노인인구의 급증에 따라 질병과 장애의 유병률과 발생률이 높아져 '소리 없는 유행병(silent epidemics)'이라 불리는 질병들이 급격하게 증가하였다. 미국의 경우 알츠하이머병(alzheimer's disease)이 사망원인 중 4번째를 차지하고 있다.

④ 의료비의 지속적인 증가이다.

노인성질환은 단기치료로 끝나는 것이 아니기 때문에 국민의료비의 측면에서 볼 때 노인성질환에 대한 예방이나 비용이 적게 들면서 치료할 수 있는 체계가 마련되어야 한다.

노년기에 잘 나타나는 만성병 중 의료비부담이 높고 생명에 영향을 미치는 대표적인 질환으로는 동맥경화, 고혈압, 뇌졸중, 악성신생물, 심장질환, 호흡기질환, 빈혈, 골관절질환, 감각기질환, 치아질환, 정신장애 등이 있으며 이러한 질환에 대한 관리체계가 선진화되어야 한다.

(3) 노인보건의료의 특성

노인보건의 목적은 가능한 노화의 진행을 억제하며, 노인들의 건강을 유지시키고 질병을 감소하게 하여 수명을 연장시키는 역할은 물론, 노인이 지역사회에서 의미 있는 삶을 영위할 수 있도록 하는데 있다. 하지만 노인들이 필요로 하는 보건상의 다음과 같은 특성 때문에 애로점이 있다.

① 노인의 질병이나 장애는 만성적이고 복잡하여 장기간의 관리가 필요하다. 또한 여러 가지 질병을 복합적으로 갖고 있는 경우가 많다.

② 노인의 보건요구는 다른 연령층에 비해 높으나 노인의 의료비부담은 일반적으로 낮아 의료이용에 제한을 가져다 줄 수 있으며, 의료이용시 가족에게 부담을 주게 된다.

③ 노인을 포함하여 그 가족에게는 임종을 대비한 관리가 필요하다.

④ 노인환자는 젊은 연령층에 비해 현저히 많은 양의 수발을 필요로 한다.

2) 노인보건사업 내용

노화는 누구나 경험하는 공통적 과정으로 노년기를 건강하게 보내기 위해서는 노화가 진행되기 시작하는 40대 이전에 올바른 건강습관을 실천하는 것이 무엇보다 중요하다. 우리나라의 노인문제는 유래 없는 급속한 고령화로 정부정책이 고령화 속도에 따라가지 못하고 있다. 또한 노인을 복지수혜의 대상으로 인식하는 면이 강해 경로연금 등 소득보장 측면에 편중되어 왔다. 노인에게 있어 소득보다는 오히려 건강문제가 더 심각하고 중요한 요인이다.

노년기를 더욱 건강하게 보내도록 하기 위해서는 식사, 배설, 수면 등의 일상생활 활동을 적절히 하도록 유도하고 이를 실천할 수 있는 지원체계 마련, 정보제공 등이 마련되어야 한다. 현재 수행하고 있는 노인보건관련 서비스 내용과 노년기 건강관리를 위한 몇 가지 방안을 제시하고자 한다.

(1) 노인복지시설

우리나라에서 현재 제공하고 있는 노인복지시설로는 노인주거복지시설(양로시설, 노인공동생활가정, 유료노인복지주택), 노인의료복지시설(노인요양시설, 노인요양공동생활가정), 노인여가복지시설(노인복지관, 경로당, 노인교실), 재가노인복지시설(방문요양서비스, 주·야간보호서비스, 단기보호서비스, 방문 목욕서비스, 방문 간호서비스 등을 제공하는 시설), 노인보호전문기관, 노인일자리지원기관 등이 있다.

(2) 노인건강관리

① 생활습관

인간의 생리적 리듬과 생활리듬을 조화시키는 것은 노년기 건강유지에 가장 필요한 조건이다. 환경조건은 될 수 있는 한 일정하게 유지하고 일상생활도 규칙적으로 체력에 맞추어 무리하지 않게 하고 생리적 리듬을 깨뜨리지 않도록 해야한다.

② 식사

영양섭취가 부족하면 곧 영양장애를 일으키고 지나치게 많으면 각종 장애를 일으킨다. 노인의 하루 소요열량은 성인의 20%를 감량시켜 약 2,000cal, 단백질은 신체조직을 형성하는데 사용되므로 노인의 경우는 1일 65~70g, 체중 1kg당 1.0~1.5g이 필요하다. 그 외에 칼슘이 부족하지 않도록 하여야 하는데 칼슘이 부족하게 되면 뼈가 부러지기 쉬우며 비타민도 부족되기 쉽다. 세끼에 걸쳐 골고루 섭취하는 것이 좋다.

③ 술과 담배

건강과 술과의 평가는 다양하나, WHO에서는 술은 건강에 이익이 되지 않으며 건강에 좋을 정도의 술의 양은 없다고 발표하였다. 폐암과의 연관성을 연구한 결과 흡연의 폐해를 심각하게 경고하고 있다. 또한 지난 20년간 수행된 연구들을 보면 금연이 노인을 포함한 모든 연령대의 사람들에게 즉각적이거나 장기간에 걸친 건강상의 이득을 이끌어 낸다고 명확하게 밝히고 있다.

④ 수면과 운동

노년기에는 낮 동안의 활동량이 적어 적절한 피로가 없으며, 낮잠 등으로 야간에 숙

면이 잘 안되며 또한 야간 비뇨 등으로 수면이 중단되기 쉽다. 낮 시간의 활동과 수면과는 하나의 리듬을 가지므로 낮 시간은 되도록 자지 않도록 하며, 몸을 움직여서 가볍게 피로를 느끼는 것이 야간에 깊은 수면을 취할 수 있다.

노년기의 운동은 피로하지 않을 정도로 매일 규칙적으로 적당하게 행하는 것이 바람직하다. 개인에게 알맞은 적절한 운동을 선택하여 실시하고 운동도중 휴식을 하거나 운동 후는 충분한 휴식을 취하도록 해야 한다. 실외에서 운동할 때는 겨울과 여름에 특히 날씨에 유의하고 겨울에는 하루 중 따뜻한 시간에 실시하고 여름에는 아침과 저녁의 서늘한 때 실시한다.

⑤ 목욕과 배설

목욕은 피부의 땀과 때를 씻어냄과 동시에 혈액순환과 피부의 탄력 및 청결을 위해서도 필요하다. 노인들은 너무 더운물을 사용하면 혈압이 올라 뇌졸중을 일으킬 수 있으므로 40도를 넘지 않는 선에서 온욕을 한다.

노년기에는 소화가 잘되는 부드러운 것만을 섭취하면 분변량이 줄어 변비를 일으키는 원인이 된다. 그러므로 너무 부드러운 것만을 섭취하지 말고 소화에 지장이 없을 정도로 섬유질이 있는 음식을 섭취하여야 한다.

⑥ 질병예방 및 정기검진

노인의 질병예방에는 1차예방, 2차예방, 3차예방이 있다. 1차예방은 상담, 예방접종 및 화학적 예방이 있다. 상담은 행동의 변화를 얻기 위한 것으로 흡연, 신체적 비활동, 영양, 음주 및 사고예방, 구강검진, 우울증 등에 대하여 실시한다. 예방접종은 B형간염, 인플루엔자 등이 있고 화학적 예방에는 뇌졸중에 대한 예방으로 저용량의 아스피린 요법 등이 있다.

2차예방은 선별과 치료가 주된 요소이다. 선별은 문진에 의한 확인, 이학적 검사에 의한 확인 및 선별 검사에 의한 확인이 있다.

3차예방은 노인들에게 특히 강조된다. 노인재활의 가장 중요한 목적은 일상생활활동에 있어 잃었던 독립성을 재획득하는 것이다.

4. 정신보건사업

1) 개념

세계보건기구에서도 건강을 정의하면서 육체적 요소와 더불어 정신적, 사회적 안녕 상태를 포함하는 개념으로 접근하고 있다. 정신건강은 인간존재의 전 영역에 지대한 영향을 끼치고 있으며 정신건강은 또한 단지 정신질환이 없는 상태가 아니다. 프로이트는 '일을 열심히 할 수 있는 사람 그리고 사랑을 할 줄 아는 사람이 건강한 사람이다'라고 하였다. 더 나아가 정신건강은 개인과 상호 집단 간 또는 주어진 환경과 효과적으로 관계를 맺도록 해주는 영역이며, 개인 또는 집단의 주요 자원이라 할 수 있다.

정신보건이란 개인 뿐만 아니라 집단 · 사회전체의 정신건강을 보다 적극적인 방법으로 취급하는 분야라 할 수 있다. 즉 정신보건은 지역사회의 대중을 대상으로 정신불건강의 원인이 되는 사회적 제 요인을 추적하고 이것을 제거하여 정신건강을 추구하는데 중점을 두고 있다.

정신보건의 관리목적은 모든 국민들이 정신질환을 예방하고 건전한 정신기능을 유지 · 증진하는데 있기 때문에 정신보건사업은 정신장애의 예방, 건전한 정신기능의 유지 · 증진, 정신병의 조기발견, 치료자의 재활 및 사회복귀 등이 주요한 목표라 할 수 있다.

지역사회 내에서 정신질환자를 조기에 발견하여 상담, 치료, 재활 및 사회복귀를 지원하는 등 그동안 사회로부터 소외되어 왔던 정신질환자에게 필요한 정신보건서비스를 효율적으로 제공하고 이들에 대한 사회적 지지체계를 구축하기 위해 정책적 관심과 재정적 지원을 늘려왔다. 그동안 우리사회에 뿌리 깊게 박혀 있는 정신질환에 대한 편견을 해소하고 정신질환자의 인권을 보호하는 한편, 정신보건센터, 사회복귀시설 확충 등을 통해 지역사회 정신보건사업 수행을 위한 전달체계를 마련하고 있다. 아울러, 정신질환자가 적정한 치료 · 요양 및 재활서비스를 받을 수 있도록 정신보건시설에 대한 정부의 지원을 확대하고 지도 · 감독을 강화해 왔다.

이밖에도 2001년과 2006년에는 전국 규모의 정신질환실태 역학조사를 실시하여 정신 보건정책의 기초 자료를 수집하였고, 2008년에는 「정신보건법」을 개정하여 정신질환자 인권보호제도를 강화하고, 퇴원 및 처우개선 심사청구제도를 개선하는 등 정신보건서비스 향상을 위한 제도적 기반을 마련하였다. 2009년 3월에는 개정 「정신보건법」의 시행을 위하여 하위법령인 시행령 및 부령의 개정을 완료하였다. 2010년 12월에는 정신질환자의 면허 · 자격취득 기회를 확대하기 위하여 '기능저하 정신질환자' 개념을 도입하고, 정신의료기관 및 정신요양시설 입 · 퇴원 기간 및 절차를 합리적으로 개선하는 등 현행 제도의 운영상 나타난 일부 미비점을 개선 보완하기 위해 「정신보건법」 전부개정법률안을 마련하여 국회에 제출하였다. 2011년은 지역사회 정신건강증진사업에 필요한 물적, 인적 자원을 보다 확충하였고, 「자살예방 및 생명존중문화 조성을 위한 법률」을 제정하여 자살예방정책 강화를 위한 법적 기반을 마련하였다. 2016년에는 관계부처 합동으로 국민 정신건강의 증진, 중증 정신질환자의 지역사회 통합, 중독으로 인한 사회적 폐해 최소화 및 자살률 감소를 주요 내용으로 하는 「정신건강종합대책」을 발표하고, 1995년 법 제정 이후 21년 만에 「정신보건법」을 「정신건강증진 및 정신질환자 복지서비스 지원에 관한 법률」로 전부 개정되고 2017년 5월 시행됨으로써 정신질환자 등의 비자의 입원제도를 대폭 개선하고, 정신질환의 조기발견과 치료, 정신질환자 지역사회 복귀를 지원하는 제도 마련에 박차를 기하였다. 그리고, 2020년 9월에는 정신건강 문제로 인한 경제적 · 사회적 비용의 지속적 증가에 적극적으로 대응하기 위해, 정신건강 정책을 전담하는 '정신건강정책관'을 신설하였다. 이는 정신건강 사회적 인프라 확충, 인식 개선 및 서비스 접근성 확보를 위해 정부가 선제적으로 대응하겠다는 의미로서, 국민의 마음 건강을 지키기 위해 국가적 차원의 적극적 투자 확대가 시급하다는 사회적 요구에 부응한 결과이다. 또한, 2021년 1월에는 관계부처 합동으로 전 국민 정신건강 증진, 정신의료서비스 및 지역사회 내 자립 지원 서비스 개선, 중독 등 이용장애 대응 강화와 자살률 감소를 주요 내용으로 하는 '제2차 정신건강복지기본계획'(2021~2025)을 수립 · 발표하였다.

2) 정신질환의 분류

(1) 원인

정신질환의 원인은 아직 밝혀지지 않고 있으나 유전적 요인, 심리적 요인, 사회문화적 요인, 신체적 요인, 이들의 복합적 요인 등이 있다. 즉 정신장애는 특정한 원인 하나보다는 특정한 중심적 원인에 몇 가지 보조적 원인이 복합적으로 작용하여 발생하는 경우가 많다.

① 정신질환의 유전적 요인에 대해서는 많은 의문이 있으나 정신분열증, 양극성장애, 공황장애, 알코올중독증, 정신지체, 간질 등은 유전적 경향이 있다고 알려진 정신과 영역의 질환이다.

하지만 이들은 유전 하나로만 발병이 결정되지는 않는데, 이는 병이 유전되기보다 그 병에 걸릴 소질이 유전되는 수가 많기 때문이다.

② 심리적 요인은 개인의 본능적 충동과 그와 관련된 감정은 정신장애의 원인이 된다. 그리고 대인관계 특히 어린 시절의 모자관계, 아버지와의 관계는 장래의 정신건강에 큰 영향을 미친다. 과잉보호나 거절은 의존적이고도 미숙한 사람으로 만들어 정신건강이 병적으로 될 소지를 만든다.

그 밖에 생물학적 본능과 사회문화적 요구사이의 갈등, 사랑의 상실, 자존심의 상실, 의존의 상실, 이별 등은 절망, 미움, 분노와 억압이 합병하여 여러 가지 정신장애를 일으킬 수 있다.

③ 사회문화적 요소들이 정신질환의 양상이나 크기를 결정한다. 가정의 파탄, 사회적 불안정이 정신질환과 관계되는 것은 잘 알려진 사실이다. 사회문화요소의 하나인 사회계층간에 정신질환의 양상이나 분포가 다르다. 미국의 연구결과에 의하면 사회계급(직업, 교육, 주택을 고려했음)에 따라 정신질환의 차이가 있음을 보았다. 즉 정신질환은 사회계급이 낮을수록 많았다. 정신분열증은 사회계급이 낮을수록 많고 사회계급이 높을수록 신경증강박장애, 공포불안장애와 성격장애가 많다. 히스테리는 사회계급이 낮은 층에 많다. 그 외 결혼, 독신, 이혼 등도 정신장애와 관계가 있는 것으로 알려져 있다.

④ 신체적 요인은 뇌조직의 손상, 독물에 의한 중독증, 외상, 종양 등과 노인성 정신병 및 임신중독 등에 의한 정신장애가 있다.

(2) 종류

정신질환의 종류는 여러 가지 증상이나 상태에 따라 많은 종류가 있으나 몇 가지만 살펴보면 다음과 같다.

① **정신분열증**(schizophrenia)

정신분열증은 정신병환자 중에서 가장 많으며 대개는 청년기에 발생하여 만성적으로 진행되는데, 20~40세 인구에 다발하는 정신질환이다. 주 증상은 사고장애로서 망상, 사고의 두절, 사고연상의 장애 등이 있고 정동장애(情動障碍, 기분장애)로서 불합리한 감정표현, 비현실적인 감정, 기괴한 감정반응, 무감동 등이 있다. 환청이나 환각, 환시 등을 경험하고 현실과의 접촉을 피하고 대인관계를 피하고 판단능력을 상실한다. 양친 중의 한쪽에 정신분열증이 있으면 자녀의 9~10%가 발병되고 30~40%가 본증과 유사한 병적인격자로 발현된다는 보고가 있다.

② 조울병(manic depressive psychosis)

조증기(manic phase)와 우울기(depressive phase)가 교대로 나타나든가 또는 한가지 증상이 반복적으로 나타난다. 조증기에는 기분이 들뜨고 과대망상을 하며 쉬지 않고 많은 활동을 한다. 그러나 결과가 생산적이지 못하고 자신이나 사회에 손해되는 경우가 많다. 우울기에는 반대로 우울한 기분과 무력감, 절망감으로 의욕을 잃고 삶을 포기하기도 한다.

주기적으로 발병하기 때문에 계속적인 병원치료가 필요하다. 발병원인은 복합적인데 양친 중 어느 한쪽이 조울병일 경우 자녀의 30% 전후에서 발병되며 양친이 모두 증상을 가진 경우 60% 가까이 발병한다는 보고가 있다.

③ 진성간질(essential epilepsy)

진성간질은 원인이 정확하지 않으나, 주로 경련발작, 정신발작, 불쾌증을 나타내는 정신질환인데 간질은 알코올 중독, 뇌막염, 매독 감염 등에 의한 외적 요인도 있다. 양친 중 한쪽이 진성간질이면 자녀의 10% 정도 발병한다는 보고가 있다.

④ 정신박약(mental deficiency)

정신박약의 정도는 3등급으로 나누는데, 성인의 6세 또는 IQ25이하의 상태를 백치(idiocy)라고 하며, 7~12세 이하 정도를 치매(imbecility), 13~14세 정도를 노둔(debility)이라 한다. 정신박약의 원인은 유전적 요인 및 후천적 요인으로 발병하는 것으로 알려져 있다.

⑤ **신경증(neurosis)**

신경증은 노이로제증, 불안신경증, 우울신경증이라고도 하는데 히스테리, 강박신경증, 신경쇠약증 등을 총칭하는 증후군으로 최근에는 불안장애 증후군으로 분류하기도 한다. 신경증은 현실 판단이나 행동이 사회적으로 이해되는 범위이지만 공포증, 강박증, 건강염려증 등이 심한 증후군이다.

⑥ **인격장애**

타인에 대한 의심이 강하고 책임전가를 잘하며 타인에 대해 무관심하고 사회적 관계 형성 능력의 결함을 보인다. 폭력적이며 지나친 우월감이나 유아독존적이며 이기심이 강하지만 자신의 의무에는 충실하지 못하다. 특히 반사회적 인격장애를 갖고 있는 경우 가정과 사회에 큰 불편과 물의를 일으키며 타인의 권익을 침해하는 반사회적 행동을 반복한다.

3) 정신보건 관리

(1) 발육단계에 따른 정신보건관리

발육단계를 좀 더 세분화하여, 영·유아기, 초기아동기, 학동기, 사춘기, 청년기, 중년기, 노년기 등 7단계로 구분하여 제시하기도 하지만 여기서는 주로 언급되는 4가지 단계로 살펴보고자 한다.

① **영유아기(0~6세)**

영유아기는 정신보건에 있어 가장 중요한 시기로서, 특히 어머니의 영향을 받아 장래의 인격형성에 기초가 성립되는 시기이다. 수유하는 일, 배설의 훈련, 식사의 태도와 습관, 친구 사귀기 등에 많은 관심을 가지고 관찰하여 영유아의 불만요소들을 사전에 제거하는 일이 중요하다.

② **학령기(학동기(7~11세))**

학령기의 어린이의 생활권은 그들이 초등학교에 입학함과 동시에 현저하게 확대되며, 초등학교에서 기초교육을 받음으로써 풍부한 지식을 얻고 친구관계 안에서 인생경험을 쌓아간다. 학령기에는 부모의 과보호나 과도한 간섭적인 상태가 일어나기 쉬운데 이를 탈피하여 자율적인 건강한 상태에 도달할 수 있도록 지도하여야 한다.

③ 청년기(12~22세)

청년기는 인생에 있어 격동의 시기이다. 지금까지 경험 못한 신체의 외관상 변화나 성적 성숙에 눈을 뜨게 되어 불안해지고 신체에 대한 고민이나 열등감을 가지기 쉽다.

또한 청년기는 지능의 발달이 최고로 되어 사고력의 발달도 현저해지며, 기성세대에 대한 반항의식이 생기기도 한다. 청년기는 사회적으로나 심리적으로 욕구저해 상황에 놓이기 쉬운 시기이다. 따라서 물리적이고 억압적인 것보다는 논리적인 이해를 돕도록 해야 한다.

④ 장 · 노년기(23세~)

장년기는 신체나 정신의 발달이 끝나고 신체적으로나 정신적으로 성숙 안정단계에 이른 시기이다. 반면에 노년기는 쇠퇴의 시기로서 신체적으로나 심리적으로 활력과 기능이 쇠퇴하여 여러 가지 기능이 원활하게 되지 못하며 생산적인 활동이 어렵게 된다.

장년기에서 노년기로 넘어가는 초로기(初老期)에 심한 갈등을 겪기 쉬우며, 노년기에도 심리적 갈등이 있게 된다. 노년기에는 일거리 및 가족내의 대화의 참여 등의 기회를 갖도록 본인이나 가족의 배려가 필요하다.

(2) 지역사회 정신보건 및 예방

① 지역사회정신보건

처음으로 Pinel이 정신질환자를 족쇄에서 해방한 것을 정신의학사의 1차 혁명, Freud의 정신분석학이 2차 혁명, 1950년대의 향정신성약물의 개발을 3차 혁명이라고 한다면 지역사회정신보건사업을 4차 혁명이라고 할 수 있다.

정신보건의 지역사회화는 정신보건의 문제가 개인의 문제라기보다는 지역사회전체의 문제라는 인식에서 비롯된다. 그러므로 지역사회정신보건은 예방과 조기발견, 조기치료 및 사회복귀이다. 이를 위해 미국에서는 1963년 케네디 대통령 당시 공포된 지역사회정신보건법(Community Mental Health Act)을 분기점으로 정신질환자들의 치료를 전통적으로 병원을 중심으로 한 입원치료방법에서 입원보다는 외래치료로, 병원치료보다는 보건소 수준 또는 이외의 시설로서 하향조정을 시행하였다. 이 법에 의해 지역사회

정신건강센터(mental health center)가 설립되고 운영되기 시작하였다.

② 예방정신보건

정신보건의 예방은 정신질환의 발생률과 유병률을 감소시키는데 있다. 이에는 1차 예방, 2차 예방, 3차 예방으로 나뉜다.

1차 예방은 새로운 환자의 발생을 감소시키는 예방으로 생체기술적 방법과 심리사회적 방법이 있다. 예를 들어, 펠라그라를 방지하는 식이요법이나 3기 매독을 감소시킨 혈청검사와 페니실린 치료, 비타민 보충, 혈액검사, 독성물질의 제거, 신체적 조정 등이 전자에 속하며, 후자는 개인습관의 변화, 생활방식의 변화, 집단조정, 가족조정 및 지역사회 지원체계의 발전 등이 포함된다.

2차 예방은 효과적인 조기조정을 통해 장애의 기간을 줄여준다. 조기에 치료함으로써 질환으로부터 올 수 있는 위험도, 합병증, 불쾌도 및 이병기간을 감소시키고 정신장애의 유병률을 가장 효과적으로 떨어뜨린다.

3차 예방은 합병증을 방지하고 만성 정신질환의 합병증을 감소시키는데 그 주된 목적이 있다.

제 16 장

건강증진사업

1990년대를 전후하여 우리나라의 국민생활수준이 높아지면서 국민의 건강수준도 높아지고 평균수명과 건강수명도 획기적으로 개선되었다. 따라서 질병발생 및 관리도 과거의 치료위주의 건강관리와는 확연히 다른 양상으로 전개되고 있는데, 무엇보다 인구고령화, 생활양식의 변화, 만성퇴행성질환의 증가 등으로 인해 이를 해결하기 위한 방법도 달라질 수 밖에 없게 되었다. 즉 치료중심의 정책보다는 환경 및 생활양식의 개선 등 일차적 예방에 초점을 둔 보건교육적, 예방의학적, 환경보건학적인 종합적인 접근이 필요하게 되었다. 이러한 접근에 가장 유용한 정책이 건강증진이라는 대안으로 떠오르게 되었다. 한마디로 건강증진은 사람들이 각자 스스로의 건강을 관리하고 건강유지 능력을 높여주는 과정이라고 할 수 있다.

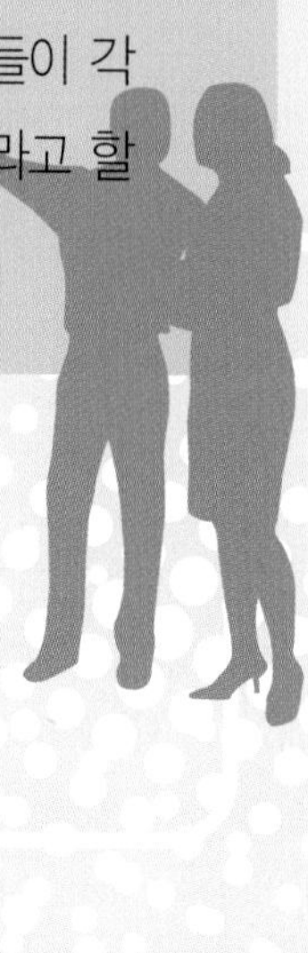

I 건강증진 의의

1. 성립배경

건강증진이란 용어는 1980년대 이후부터 특히 보건 분야에서 유행하고 있는 개념이라고 할 수 있다. 건강증진이란 용어가 널리 사용되고는 있지만 건강증진이 무엇이고, 건강증진전문가들이 무엇을 해야 하는지, 성공한 결과는 무엇인지에 대한 일치된 의견은 없다.

즉 건강에 좋다거나 개념이 모호할 때는 건강증진이란 용어를 선택하는 경향이 강하다는 것이다. 본격적인 건강증진에 대한 용어와 개념은 캐나다 보건부장관이었던 래런드(Lalonde, 1976) 보고서부터라고 할 수 있다.

그는 죽음과 건강의 원인 4가지요소를 규명하였는데 생활양식, 환경, 보건의료체계, 인간생물학 등이었다. 주요 연구결과는 행태와 환경의 개선으로 질병과 조기사망을 유의하게 감소시킬 수 있다는 것이었는데, 이는 공공정책 측면에서 매우 중요한 의미를 가지게 되었다.

이 연구는 캐나다의 보건정책을 건강증진정책으로 이동하는 결과를 가져왔으며 세계보건기구의 주도적인 역할을 촉발하게 되었다. 세계보건기구는 1978년 알마아타(Alma-Ata)선언을 발표하게 되었다.

이 선언의 주제인 Health For All 2000전략에는 건강증진이라는 새로운 전망이 생활양식과 구조적 접근법을 결합하는 형태로 나타났다. WHO(1984)는 건강증진을 사람들이 자신의 건강을 더욱 잘 관리할 수 있도록 하고 개선할 수 있도록 하는 과정이라고 정의하였다.

2. 세계보건기구의 건강증진 발전과정

세계보건기구는 건강증진의 광범위한 협약을 제안하는데 주요한 역할을 담당하였는데 1978년 알마아타 선언(Health For All 2000)에서 세계인류는 사회 · 경제적으로 생산적인 삶을 영위할 수 있는 건강수준을 달성하여야 한다고 선포하였다. 이를 위한 다섯 가지 주요 원칙을 제시하였다.

첫째, 건강증진은 특정질환에 위험이 있는 인구집단에 중점을 두기보다는 전체 인구집단을 포함한다.

둘째, 건강증진은 건강의 결정요인이 개인차원을 넘어선 전체적인 환경을 보장하는 것에 초점을 두어야 한다.

셋째, 건강증진은 의사소통, 교육, 입법, 재정, 조직변화 및 지역사회의 자발적 활동과 같은 다양한 방법론으로 구성된다.

넷째, 건강증진은 자조운동의 원칙을 지지하고 지역사회주민 스스로가 지역사회의 건강을 관리하는 방법을 찾도록 격려하는 효과적인 대중참여를 목표로 한다.

다섯째, 건강증진은 건강과 사회분야에서의 기본적인 활동이다. 의료서비스가 아닌 보건전문가들은 건강증진을 양성하고 가능하게 하는 중요한 역할을 담당하고 있다.

세계보건기구는 1984년 건강증진을 위한 프로그램에 착수하였는데 Ottawa(1986, 제1차), Adelaide(1988, 제2차), Sundsvall(1991, 제3차), Jakarta(1997, 제4차), Mexico-City(2001, 제5차), Bangkok(2005, 제6차), Nairobi(2009, 제7차), Helsinki(2013, 제8차), Shanghai(2016, 제9차), Geneva(2021, 제10차)에서 개최된 건강증진국제회의에서 행동지침을 세우고 있다.

건강증진의 원칙은 제1차 건강증진국제대회인 캐나다 오타와(Ottawa) 헌장에서 발전되었다. 중요 원칙은 다음과 같다.

① 건강에 좋은 공공정책 수립
② 지지적인 환경조성
③ 정보와 대처전략을 포함한 개인의 기술함양
④ 사회적 지지와 네트워크를 포함한 지역사회 행동강화
⑤ 치료와 간호로부터 떨어져서 의료서비스를 재인식하고 의료서비스의 접근성을 향상

또한 오타와 헌장은 3가지의 과정적 방법론도 포함하고 있는데 조정(mediation), 옹호(advocacy), 가능성(enablement)의 과정은 건강을 증진시킬 수 있는 방법으로 규명되었다.

1988년 호주의 애들레이드(Adelaid)에서 건전한 공공정책의 수립(build healthy public policy)에 초점을 맞춘 제2차 건강증진국제회의를 개최하였다. 즉 건강한 공공정책수립이 건강증진의 수단으로서 매우 강조되었고 특정한 우선순위를 갖는 정책이 윤곽 지어졌다. 그 정책들은 여성보건을 지원하는 정책, 영양정책. 알코올 · 금연정책, 환경과 관련된 정책들이었다.

1991년 6월 스웨덴의 썬즈볼(Sundsvall)에서 제3차 건강증진국제회의가 열려 오타와와 애들레이드에서의 합의사항을 재확인함과 동시에 그 실현을 위해 건강을 위한 지지적 환경 구축을 강조하였고, 모든 국가들로 하여금 이를 보다 적극적으로 행동할 것을 촉구하였다. 건강과 물리적인 환경간의 필수적인 관계를 조명하였으며 6개분야에 초점을 맞추었는데, 교육, 식품과 영양, 가정과 이웃, 업무, 운송, 사회적 지지와 돌봄이었다.

1997년 인도네시아 자카르타(Jakarta)에서 열린 제4차 건강증진국제회의는 건강을 위한 사회 · 경제발전의 중요성을 강조하였다. 즉 건강에 영향을 미치는 결정요인들에 대한 인식 높이기, 건강개발에 필요한 관계 구축과 협력개발 지원하기, 건강증진을 위해 자원동원하기, 실천을 위한 지식 축적하기, 지식을 전달하는 학습하기, 단결하여 행동하기, 건강증진에 대한 대중의 책임과 투명성 높이기 등이다.

2000년에는 멕시코의 멕시코시티(Mexico-City)에서 제5차 건강증진국제회의가 열렸다. 본 회의에서는 건강을 위한 사회적 책임감의 증진, 건강증진 및 개발을 위한 투자의 증대, 지역사회의 역량과 개인의 능력 향상, 건강증진을 위한 과학적 근거의 강화, 보건조직과 서비스의 재구성 등에 대한 발표 및 토의가 있었다.

2005년 8월 태국의 방콕(Bangkok)에서 제6차 건강증진국제회의가 개최되었다(디지털청년의사, 2005). 동 회의에서 글로벌 시대의 건강증진을 위한 전략으로는 ① 인권에 기초한 건강에 대한 지지, ② 건강 결정요소에 지속적으로 대처하기 위한 정책, 조치, 기간산업에 대한 투자, ③ 정책개발, 리더십, 건강증진 실천, 지식의 전이 및 연구, 그리고 건강에 대한 인식 고양 등을 위한 능력 신장, ④ 위험으로부터 최상의 보호를 보장하고, 모든 사람들에게 건강과 안녕에 대한 동등한 기회를 제공하는 규제와 정책 입안, ⑤ 지속 가능한 활동을 위한 공적기관, 사적기관, 비정부기관(NGO) 그리고 시민사회와의 파트너십 및 연대 형성을 강조하였다. 그리고 모든 사람들의 건강을 위한 노력으로, ① 건강증진을 전 세계적인 발전 안건의 핵심이 되도록 한다. ② 건강증진을 정부의 각 부처가 책임져야 할 핵심 사안으로 만든다. ③ 건강증진을 지역사회와 시민 사회의 주요 초점으로 삼도록 한다. ④ 건강증진을 훌륭한 기업 활동의 필요조건으로 만들어야 한다는 등의 내용을 천명하였다.

2009년 10월 케냐의 나이로비(Nairobi)에서 제7차 건강증진국제회의가 개최되었다. 역대 가장 큰 규모로 개최되었으며 '건강증진과 개발-수행역량 격차해소'라는 슬로건 아래 다섯 주제, 즉 지역사회 권능부여, 건강지식 및 건강행동, 보건시스템 강화, 파트너십 및 부분간 활동, 건강증진 역량 구축 등의 논의와 토의가 있었다(고성진 등, 2010).

2013년 핀란드의 헬싱키(Helsinki)에서 제8차 건강증진국제회의가 개최되었다. 본 회의에서는 '모든 정책에서 건강'이라는 주제 아래 논의된 내용을 보면, ① 모든 정책에서 건강을 위한 효과적인 구조와 기전에 대한 가이드라인 제공 및 기존경험과 교훈 교환, ② 모든 정책에서 건강을 위한 장애의 해결과 역량개발에 대한 접근 방법 검토, ③ 모든 정책에서 건강의 사회적 결정요인 위원회의 권고사항을 해결하기 위한 기회 파악, ④ 모든 정책에서 건강을 위한 경제, 개발, 사회적 사례 확립, ⑤ 일차의료의 개혁과 재정립에서 건강증진에 대한 역할 조명, ⑥ 오타와 헌장 이후 건강증진에 대한 진척, 성과, 영향 파악이 주된 내용이었다.

2016년 11월 중국의 상하이(Shanghai)에서 제9차 건강증진국제회의가 개최되었다. 오타와 회의 30주년기념으로 열리는 회의로서 슬로건은 '모든 사람에게 건강을, 모든 것은 건강을 위해(Health for All and All for Health)'였다.

2021년 12월에는 스위스 제네바에서 제10차 건강증진국제회의가 온라인으로 개최되었는데 제네바 선언의 주제는 '웰빙(well-being)사회'였다. 이를 위한 주요 권장사항은 ① 인간 개발에 기여하는 평등한 경제를 설계, ② 공익을 위한 공공정책 수립, ③ 보편적 건강보장 달성, ④ 피해 및 권한 박탈에 대응하고 이익을 강화하기 위한 디지털 혁신 처리, ⑤ 지구를 소중히 여기고 보존할 것 등이다.

건강증진을 요약하자면 건강증진은 개인 · 가족 · 지역사회가 보다 나은 건강수준을 영위할 수 있도록 불건강과 질병을 예방하고 더 나은 생활양식을 교육하고, 건강에 영향을 미치는 광범위한 사회적, 환경적 요인을 지원하는 것으로 볼 수 있다. 따라서 건강증진활동에는 질병의 치료활동 및 예방관리활동(1차, 2차, 3차) 뿐만 아니라 건강과 관련된 모든 행위를 긍정적으로 변화시키기 위한 건강교육 및 조직적, 정책적, 환경적 지원이 포함된다.

건강증진의 특성을 보면 건강증진은 질병이나 특정건강문제 중심이 아니며, 질병예방이 회피성 행위인데 반해 건강증진은 접근성 행위라는 점, 질병예방이나 건강보호가 건강과 안녕에 대한 병리적 발생을 위축시키는 것에 비해 건강증진은 건강에 대한 긍정적 잠재성을 확대하는 특징을 가지고 있다. 한마디로 건강증진은 질병의 확대를 회피하는 소극적 행위라기 보다는 건강을 지향하는 긍정적이고 역동적인 과정이라고 할 수 있다.

3. 건강증진활동 영역

건강증진사업의 효과성은 매우 다양하다. 그러나 건강증진사업의 성공은 사업을 실행하기 이전단계인 기획에 달려있다. 주로 기획과정을 통하여 잘 계획된 사업이 가장 성공적이 될 수 있다.

실제로 건강증진활동이 어떤 특정 환경에서 실시될 경우에는 특정 환경에 속해 있는 개인이나 집단을 대상으로 그 개인이나 집단의 특성에 따라 적절한 목표와 목적을 달성할 수 있도록 시행되어야 한다.

예를 들면, 건강증진의 중요한 장은 학교, 직장, 보건의료조직, 그리고 지역사회조직이라 할 수 있다. 이러한 장소는 물리적인 특성 뿐만 아니라 참여형태도 각자 다르다. 학교와 직장에서는 건강증진 프로그램 대상자는 어느 정도 강제적 참여의 형태를 취하는 편이나 보건의료조직이나 지역사회에서는 자발적 관심이나 참여를 중요시한다. 물론 대상자들의 건강문제와 건강요구도 다르다.

건강증진의 주요 활동영역인 학교, 직장, 병원 등에 대한 일차적인 미션과 대상자들에 대한 비교를 요약하면 다음과 같다.

표 16-1 건강증진서비스의 미션(mission)과 대상자

장 소	일차적인 미션(mission)	대 상 자
– 학교	• 교육	• 어린이, 청소년
– 사업장	• 수익성 있는 제품생산과 서비스 제공	• 제품 및 서비스 소비자
– 병원	• 질병과 장애 치료	• 환자
– 지역사회	• 상병과 장애 예방, 발견 및 관리	• 환자
– 보건담당 부처	• 만성 및 전염성질환 예방 및 관리	• 국민
– 보건관련기관	• 질환 예방 및 관리	• 국민

Ⅱ 보건교육과 건강증진

1. 보건교육

보건교육을 가장 간단한 말로 표현하면 건강에 대해 사람들을 교육하는 과정이라고 할 수 있다. 하지만 보건교육에 대해 종종 인용되고 있는 2가지 공식적인 정의를 보면 다음과 같다.

첫째는 보건교육용어합동위원회(Joint Committee on Health Education Termino-logy, 1991) 보고서에서의 정의인데, 이 위원회에서 보건교육과정을 개인과 사회구성원들로 하여금 건강향상을 위해 자발적인 의사결정, 행동변화, 사회상황들을 변화시킬 수 있는 지속적인 학습과정으로 정의하였다.

두 번째 정의는 Green 등(1980)에 의해 정의된 것으로서 보건교육을 건강에 도움이 되는 행동을 자발적으로 채택하도록 촉진하기 위해 계획된 학습경험의 조합이라고 정의하였다. Green은 다른 정의가 언급치 않은 몇가지 중요한 것을 포함하고 있다. 즉 행동과 관련된 다양한 결정인자들과 잘 어울리는 다양한 학습경험 혹은 중재의 중요성을 강조하였다. 사소하고 우발적인 학습을 배제하고 계획된 것이 되도록 함으로써 학습경험의 복잡성에 대한 필요성을 인정하였다. 또한 계획된 학습이란 보건교육이 체계적으로 계획된 활동으로 우연적인 학습경험과 구별됨을 강조하고 있다. 이 정의에서 사용된 촉진(facilitate)이라는 것은 보건교육가와 학습대상자간의 관계를 묘사하는 것으로서 교육가의 전통적인 역할인 가르침과 더불어 교육가가 도와주고 보조하며 지지하는 역할을 포함하고 있다.

이러한 촉진은 강제성 없이 의도하는 건강효과를 성취하기 위해서 개인이나 지역사회나 집단에 의해서 취해야 되는 행동의 목적에 대한 충분한 이해와 수용성을 자발적으로 이끌어 낼 것임을 가정하고 있다. 또한 이 정의는 학습대상자의 자발적인 참여 상황을 명시함으로써 행동에 영향을 미치는 조작적인 형태와 교육사이의 선을 명확히 하고 있으며 모든 활동의 목표결과로서 건강행동을 중요시하고 있다.

2. 건강증진과 보건교육

보건교육과 건강증진 용어는 종종 혼용되어서 사용되는데, 건강증진은 보건교육보다 좀 더 광범위한 용어이다. 건강증진에 대한 초창기 용어 정의 중의 하나는 건강증진이 건강을 개선하거나 건강을 보호할 수 있는 행위 및 환경적 적응을 촉진하기 위해 계획된 조직적, 정치적, 경제적 중재(intervention)와 보건교육의 조합이라는 것이다(USDHHS, 1980). 이 정의에서 중재(intervention)는 체계적으로 계획된 건강증진사업들을 의미한다.

Green과 Kreuter가 제시한 최근의 건강증진개념을 보면 초기 건강증진개념을 단순화 시켰는데 건강증진을 건강에 도움이 되는 행동에 대한 교육적, 환경적 지원의 조합이라고 정의하였다. 이 정의에서 교육적이라는 용어는 보건교육을 의미하고, 환경적이라는 용어는 건강에 대한 사회, 정치, 조직, 정책, 경제 및 규제환경을 의미한다.

그림 16-1 보건교육과 건강증진과의 관계

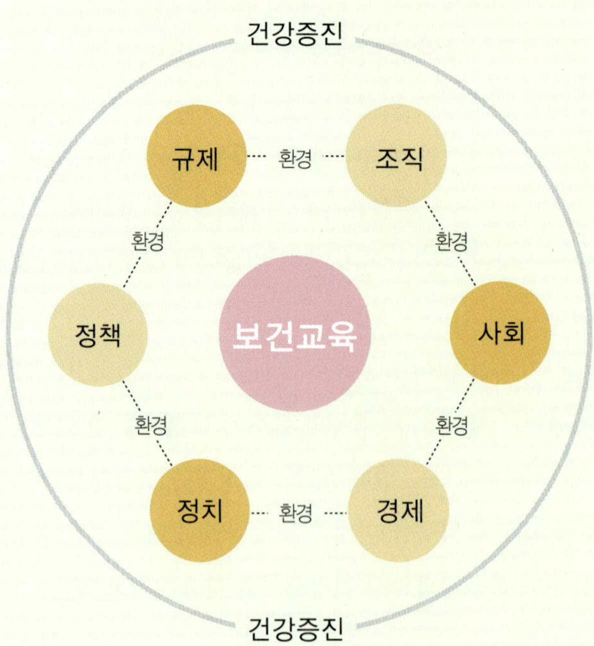

보건교육용어합동위원회는 건강증진과 질병예방을 행태변화전략, 보건교육, 건강보호측정, 위험요인 발견, 건강향상 및 유지 등 전략들의 조합을 통하여 개인 및 공중보건을 향상시키기 위해 계획된 의미 있는 모든 활동의 총합이라고 정의하였다.

위에서 살펴본 3가지 건강증진을 통해 우리는 보건교육이 건강증진의 매우 중요한 요소이며 건강증진의 개념속에 깊숙이 내포되어 있다는 것을 알 수 있다(그림 16-1 참조). 다시 말해 보건교육은 건강을 증진시키는데 사용될 수 있는 몇 가지 다른 중재활동의 하나로 볼 수 있다. 만약 보건교육이 없다면 건강증진은 아마 허상에 불과 할 것이다.

앞서 언급한 바와 같이 보건교육과 건강증진은 상호보완적인 속성을 지니고 있으며 보건교육은 개인의 행위변화를 통한 자기건강능력 개발을 통해 대상주민의 건강을 유지 · 증진하려는데 있다면, 건강증진은 이러한 개인들이 건강에 유익한 행동을 실생활에서 보다 쉽게 실천하며 살 수 있게 하는데 필요한 법 제도의 도입(국민건강증진법의 금연구역 설정 등), 각 부처가 동의한 포괄적인 정책수립, 기금마련 등을 통해 국민의 건강을 최상으로 유지 · 증진시키기 위해 추가된 개념이며 그 내용은 그림 16-2와 같다.

즉 건강증진은 다양한 수단을 동원하여 주민들이 건강생활을 실천하게 하는 것이며 보건교육은 이 목적을 가능케 하는데 주요수단이 된다.

그림 16-2

보건교육과 건강증진과의 차이

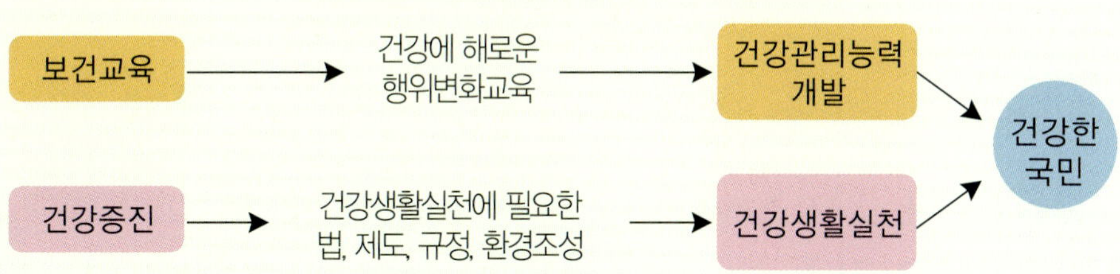

그림 16-3

건강증진실천영역과 보건교육과의 관계

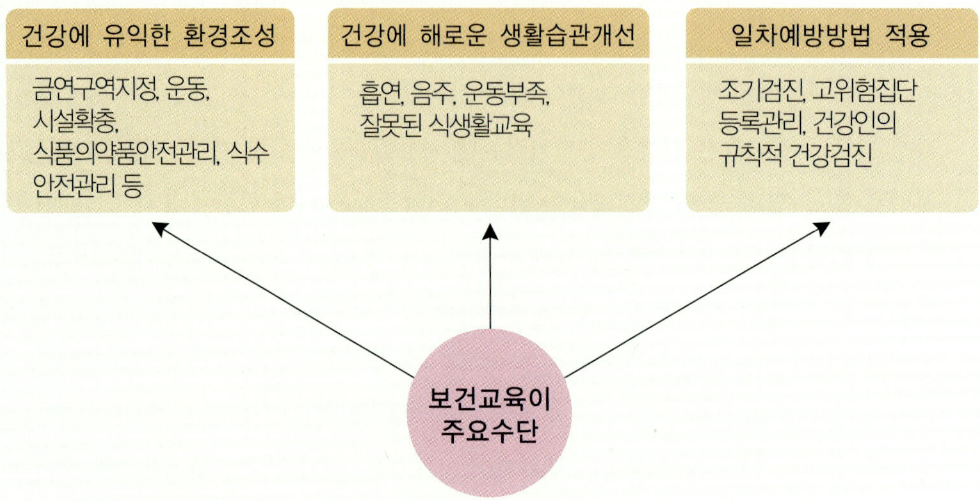

Ⅲ 건강증진 실천요인

1. 개요

인간의 건강은 앞에서 살펴본 바와 같이 유전적 요인, 환경적 요인, 보건의료적 요소, 개인행태 등으로 구분할 수 있는데 이 중 개인의 행태가 건강에 가장 강력한 요소라는 것을 살펴보았다. 개인을 둘러싸고 있는 외부환경은 개인이 통제할 수 있는 것도 있고 없는 것도 있다. 그런데 어떤 사람들은 자신을 둘러싼 외부환경의 영향을 잘 극복하면서 건강을 유지시키지만 외부환경의 영향이나 장애요소를 극복하거나 이용하지 못하여 불건강한 상태를 겪게 되기도 한다. 따라서 건강을 유지하는 데에는 개인의 생활태도, 신념, 지식, 경험에 따라 여러 가지 다양한 방법이 있다고 할 수 있다.

질병이나 불건강한 상태에 도달하지 않기 위해 개인이나 사회가 하는 활동들이 예방적인 활동이라 할 수 있다. 그러나 질병이나 불건강한 상태를 예방하는 것은 소극적인 건강생활 태도라고 할 수 있다. 건강생활의 적극적인 형태는 바로 건강증진의 생활이라고 할 수 있는데 건강의 잠재력을 키우는 모든 활동을 일컫는다. 즉 일상생활에서 적당한 영양섭취, 운동과 휴식, 스트레스 관리 등은 긍정적이고 적극적인 건강생활이라고 할 수 있다. 반면 흡연이나 음주, 약물남용 등은 부정적인 건강생활습관이며 장차 질병이나 건강장해를 유발할 위험요인이 내포된 행동이라고 할 수 있다.

건강은 국가의 책임이기도 하지만 개인의 책임이 더욱 크다고 할 수 있다. 건강에 대한 개인적인 책임은 개인의 생활 속에서 바꿀 수 있는 행동을 바꿈으로써 실천할 수 있다. 예를 들어서 흡연을 하지 않거나, 과도한 음주를 하지 않고 적당한 식사를 함으로써 건강을 유지하는 것이 책임이라고 할 수 있다.

건강에 대한 책임을 수행하기 위해서 건강을 위한 지식과 기술이 필요하다. 건강에 대한 지식이란 건강에 영향을 주는 생활 습관들을 알고, 자신의 건강을 증진하기 위해서 좋은 선택을 할 수 있도록 하는 정보이다. 우리나라 국민의 주요 사망원인인 심장병, 암, 뇌졸중, 사고 등은 생활습관을 적절히 함으로써 예방할 수 있다. 만성질환이나 사고는 흡연, 음주, 체중관리, 영양, 스트레스, 운동 등 생활습관과 밀접한 관련이 있다.

한 예로 미국인의 경우 사망의 50%가 비건강행위로 인하여 초래되며, 따라서 담배를 끊고, 식생활패턴을 향상시키고, 하루에 30분씩 걸으며, 부주의하게 음주하지 않는다면 매년 120만명의 사망을 예방할 수 있을 것으로 보고되고 있다. 따라서 만성질환의 부담을 실질적으로 감소시킬 수 있는 효과적인 예방방법이 건강행위의 변화임을 밝혔는데, 지역사회 심혈관관리사업, 유방 및 자궁경부암 조기발견을 위한 검진사업, 금연사업, 당뇨병 관리사업 등을 통한 건강행위의 변화로 인하여 암 사망의 28%, 심혈관질환사망의 45%, 당뇨병부작용의 50%이상을 예방할 수 있었다.

따라서 여기서는 우리가 건강증진을 위해 할 수 있는 대표적인 건강증진 실천전략으로서 거론되고 있는 식생활관리, 운동, 금연, 스트레스 관리, 체중조절, 음주 등에 대해 살펴보고자 한다. 또한 각 건강행위에 대한 세부적인 사업내용 및 전략을 나열하기보다는 건강증진을 위한 건강행위 요소들에 대한 중요성, 건강에 미치는 영향 등을 중심으로 서술하고자 한다.

2. 식생활 관리

식습관은 여러 가지 유병률에 심각한 정도로 영향을 미친다. 따라서 생활양식의 가장 중요한 부분이라고 할 수 있다. 정기적으로 적당한 영양을 섭취한다는 것은 건강을 유지하는데 필수적인 조건이 된다. 우리나라에서는 영양과 관련된 질병의 이환률 및 사망률이 증가하고 있으며 과거에는 영양부족이나 영양불량이 문제가 되었지만 최근에는 영양과다에 의한 문제가 늘어나고 있다.

영양과 관련된 질병으로는 비만, 당뇨병, 고혈압, 고지혈증 등 일반적으로 성인병으로 알려진 대부분들이 그에 속하고 일부 암, 즉 위암, 대장암, 유방암, 전립선 암도 거론되고 있으며 치료의 일부분으로 식이요법을 해야 되는 질병 또한 다수에 속한다. 특히 노인집단에서 불규칙적인 식사 혹은 과식은 고지혈증, 당뇨병, 혈중콜레스트롤치의 증가 및 심장병 등과 관계가 있으며, 젊은 층에서는 식사 빈도의 변화와 연관되어 신진대사의 변화가 일어남이 보고되고 있다.

뇌혈관 질환이 한국인 사망원인에서 상위를 차지하고 있고 관상동맥질환의 유병률이 늘어나면서 그로 인한 사망률이 증가하는 것도 식이 섭취와의 관련이 많다고 하겠다. 우리나라 식습관의 경우 2022년도 국민건강영양조사통계에 의하면 남자의 35.2%, 여자의 32.8%가 아침식사를 결식하고 있었다. 특히 젊은 연령층인 19~29세가 매우 높아(남자 55.4%, 여자 63.3%) 이들이 향후 고령화될수록 영양문제가 심각해질 수 있다는 것을 의미한다.

3. 운동

운동이 도움이 되는 질병은 관상동맥질환, 고혈압, 당뇨병, 골다공증, 비만, 심리적 질환 등이다. 운동의 생리적 효과를 보면 심장기능을 향상시키고, 산소섭취능력을 향상시키며 혈압을 감소시킨다. 또한 신진대사율을 증가시키고 수명을 연장하며 질병에 대한 면역력을 증대시킨다.

운동의 심리적 효과를 보면 스트레스를 극복하는 능력과 함께 자아존중이 향상되며 만성적 우울증을 해소할 수 있다고 한다. 다시 말해 규칙적인 운동은 평균수명을 증가시키고 노년층에게는 기능적으로 독립성을 유지할 수 있도록 해주며 모든 연령층에게 삶의 질을 향상시켜 준다. 규칙적인 운동은 대장암과 뇌졸중을 예방시켜주고 척추손상 가능성을 감소시켜 주며 고혈압, 당뇨병, 골다공증 그리고 비만을 예방하고 관리하는데 도움을 준다. 동시에 정서적으로 우울감이나 불안감을 감소시켜 주며 자아 존중감을 높여 주는 효과가 있다. 또한 한 연구에 의하면 신체활동이 적은 군은 활발한 군에 비해 순환기 질환이 두 배로 많고 고혈압 발생위험이 35~52% 증가한다고 한 바 있다.

4. 금연

흡연은 암의 확실한 원인으로 모든 암의 30%가 담배 때문에 생긴다. 담배연기와 직접 접촉되는 장기(구강, 식도, 폐, 기관지)들의 암 중 90% 정도가 흡연에 의해 생기며 담배연기와 직접 접촉하지 않는 장기도 비흡연자에 비해 1.5~3배 정도 높다. 1986년 미국보건성의 공식보고서에 의하면 흡연하는 배우자를 가진 사람은 폐암발생률이 30%, 심장병발생률이 40%가 더 높으며, 부모가 흡연하는 가정의 어린이는 천식, 중이염 등의 발현율이 6배나 더 높으며 폐기능은 전반적으로 낮아지고 있다. 그 외의 천식, 기침, 중이염 등의 발병률도 부모가 담배를 피우는 어린이에게서 6배나 높고 폐기능도 전반적으로 낮다.

흡연은 고혈압, 고지혈증과 함께 뇌혈관 질환, 관상동맥질환, 복부대동맥류, 말초혈관질환과 같은 죽상경화 질환의 대표적 인자이다. 금연은 질병과 사망을 예방할 수 있는 가장 중요한 결정요인이며 따라서 흡연으로부터 피해를 최소화하기 위해서는 국가보건목표에서 가장 중요한 우선순위로 주어져야 한다고 강조하고 있다.

따라서 흡연자가 금연하는 경우에는 각종 건강문제의 발생위험이 크게 감소한다고 보고되고 있는데 현재 흡연자가 금연할 경우 모든 암으로부터의 발생위험이 21%정도 감소할 것이며, 폐암에서는 85%, 구강암에서는 46%의 암 발생 위험이 감소한다고 한다.

5. 스트레스 관리

모든 인간의 활동은 스트레스와 함께하며 현대사회에서 어느 누구도 스트레스로부터 자유로워질 수는 없다. 과도한 스트레스는 여러 가지 스트레스 반응을 보이며 신체적, 정신적 질병으로 이어지게 된다. 스트레스를 받으면 어떤 사람은 명쾌하고 맑은 정신을 갖고 긍정적인 반응을 하는 반면, 또 어떤 사람들은 짜증을 내거나 질병을 일으키는 등 부정적인 반응을 보이기도 한다.

대부분의 사람들은 스트레스 상황에 직면하게 되면 여러 가지 대처전략을 적용하여 특정상황에 대처하지만 스트레스 상황이 자기가 가지고 있는 능력을 넘어서거나 자기의 대처상황이 별 효과가 없는 경우 혹은 스트레스가 장기적으로 지속되면 특정한 형태의 질병에 걸리게 된다. 즉 스트레스를 자주 경험하게 되면 혈압이 증가하거나 땀이 나고 위장계의 기능이 낮아지고 신진대사가 증가되는 등 신체적으로 부담이 되는 반응이 나타나게 되고 이는 궁극적으로 신체적 질병을 갖게 된다.

스트레스는 환경적이고 사회적이며 신체적일 뿐만 아니라 정신적인 것이다. 따라서 어느 한가지 기법으로 스트레스가 조절되거나 통제 혹은 감소되는 것은 아니다. 따라서 다양한 접근이 필요하다. 스트레스 관리에 주로 사용되는 방법으로는 호흡법, 점진적 근육이완법, 바이오피드백, Benson의 명상이완법, 심상법 등이 있다.

6. 체중조절

과체중과 비만은 고혈압, 당뇨병, 관절염, 지질성 간, 유방암 및 대장암 등 많은 만성병의 위험요인으로 알려져 있다. 비만의 위험은 흔히 5D(disfigurement, discomfort, disability, disease, death)로 표현되는데 그 자체보다도 여러 가지 합병증을 동반하고 그로 인한 사망률을 증가시키기 때문에 예방하고 치료하여야 한다. 또한 고도비만(BMI≥35kg/㎡)은 전체 사망률에 있어 정상인보다 2배정도 위험이 높으며 급사의 위험이 40배정도 높다는 보고가 있다. 미국과 캐나다의 1935~53년 기간의 500만명의 생명보험가입자를 대상으로 분석한 결과 비만은 높은 사망력과 연관됨이 제시되었다.

체중이 10% 높아지면 사망률은 남자는 13%, 여자는 9%높아지고 체중이 30% 증가하면 사망률은 남자가 42%, 여자가 30% 더 높아졌다. 이렇게 높아지는 사망률은 주로 심장과 순환기계 질환에 의하여 야기되었다. 또한 과소 체중과 건강과의 관계도 과다체중과 건강수준과의 관계만큼 유의하게 만성질환 이환과 관련이 있는 것으로 나타나고 있다.

7. 음주 관리

소량의 음주는 혈중 고밀도지질을 증가시켜 동맥경화증에 예방적 효과가 있다는 보고가 있으나 우리나라의 음주문화는 높은 지질성 간(fatty liver)의 유병률을 유발하고 있다. 음주는 신체의 거의 모든 부분에 영향을 미쳐 과음은 간질환, 위염, 고혈압, 중풍, 식도염, 당뇨병, 그리고 심장병 등 많은 질환을 일으킨다.

문제성 음주와 정신 심리적인 증상인 불안, 우울, 적대감, 강박증, 공포증 등의 문제와 밀접한 관계가 있음이 많은 연구에서 보여주고 있다. 이미 외국에서는 1990년대에는 알코올 문제가 있는 대상자에게 이중 진단(dual diagnosis)의 교육을 하고 있어 알코올 남용 예방 및 회복에 정신 심리적인 증상 해결이 중요시되고 있다. 또한 음주는 교통사고 등 각종 사고의 원인이 되며, 사회 및 가정문제의 주요 원인이 되고 있다

위에서 살펴본 여러 생활양식과 행동에 따라 걸릴 수 있는 질병을 정리하면 표 16-2와 같다.

표 16-2 생활양식의 특성으로 나타나는 행동요인과 이에 관련된 질병

행동요인	내 용	질 병
① 담배	- 니코틴중독	- 암, 만성기관지염, 폐기종, 동맥경화증, 심근경색증, 위산과다증, 위궤양, 유산, 태아발육부진, 치은염
② 술	- 알코올중독	- 위궤양, 간경변증, 정신질환, 자살
③ 운동	- 운동부족	- 심장병, 뇌혈관질환, 당뇨병, 근육위축, 암
④ 스트레스	- 좌절, 과도경쟁	- 심장병, 뇌혈관질환, 위궤양, 안전사고, 암, 자살, 정신건강문제
⑤ 식습관	- 편식, 동물성고단백질 식품의 과다섭취, 과도한 자극성 음식	- 심장병, 암, 위궤양, 당뇨병
⑥ 체중	- 과체중	- 심장병, 고혈압, 당뇨병, 동맥경화증
⑦ 신체검사	- 혈당, 혈압, 오줌, 콜레스트롤, 유방 및 자궁경검사, 간기능	- 당뇨병, 심장병, 암, 동맥경화증, 간장질병
⑧ 의약품사용	- 오 · 남용	- 중독, 정신건강장애, 범죄
⑨ 안전사고예방	- 자동차 안전벨트, 무기보관, 건물구조, 시설관리 미비	- 사망, 화상, 골절
⑩ 성생활	- 비윤리적인 성관계	- 각종 성병, 후천성면역결핍증(AIDS)

자료 : 김영임 등(1997) 재인용

Ⅳ 우리나라 주요 건강증진사업

1. 개요

우리나라 대부분의 건강문제는 환경위생이나 감염성질환보다는 국민의 생활양식 변화 및 급속한 고령화로 인한 만성퇴행성 질환이나 사고 등이 대부분을 차지하고 있다. 또한 이들 질병은 조기사망의 원인이 될 뿐만 아니라 난치성이 높아 긴 기간의 투병을 요구함으로써 삶의 질을 저해하고 의료비를 증가시키는 요인이 되고 있다. 우리나라 국

민의 건강수명(DALE)은 통계청에 따르면 2022년 현재 65.8세로 나타났다. 건강 수명은 평균 수명에서 질병이나 장애 등으로 인해 정상적인 활동을 하지 못하는 기간을 뺀 것이다.

따라서 우리나라 건강증진사업의 주무부처인 보건복지부는 질병이 발생한 후의 사후관리에 치중하던 종래의 보건의료정책에서 질병의 예방 · 발견 치료와 안전사고 예방에 초점을 두는 적극적인 건강증진 정책을 추진하고 있다.

국민건강증진정책의 기본방향은 건강생활 실천을 통한 건강의 향상 및 질병예방, 질병발생시의 조기치료, 치료 후의 신속한 재활 등 일련의 과정이 밀접하게 연계되는 평생건강관리체계의 기반구축을 지향하고 있다.

이러한 관점에서 사업추진의 가장 중요한 기본정책방향은 우선적으로 국민들에게 건강생활 실천의 중요성을 인식할 수 있는 기회를 제공함과 동시에 건강과 관련된 정보의 홍수속에서 정확한 건강정보를 가지고 건강생활에 필요한 실천행동을 할 수 있도록 올바른 건강정보를 다양한 방법으로 제공할 수 있는 기반을 조성하는 것이다.

보건복지부의 건강증진정책 주요 사업내용은 국민건강증진종합계획 수립 및 집행, 국민건강교육 및 홍보사업, 금연사업, 보건소건강증진사업, 국민영양개선사업, 모자보건사업 등을 중심으로 설명하고자 한다.

그러나 건강증진사업에서 가장 중요하면서도 주된 관심사는 건강생활실천을 통한 건강증진사업이라고 할 수 있다. 따라서 최근 정부에서 국민건강증진에 대해 포괄적으로 수립한 「제5차 국민건강증진종합계획 : Health Plan 2030」 수립 내용을 살펴보고 정부단위 또는 민간단체 등에서 이루어지고 있는 건강생활실천위주의 건강증진사업 중 대표적인 사업내용을 살펴보고자 한다. 보건복지부의 건강증진종합계획은 확정적인 의미라기 보다는 환경변화, 정책방향, 국민들의 요구도 등에 따라 조금씩 수정 · 보완되면서 진행되는 것이 원칙이다.

2. 국민건강증진종합계획 수립 및 집행

최근의 건강문제는 주로 잘못된 생활습관에 의한 것이므로 과거의 사후 치료중심의 보건의료체계로는 그 대응에 한계가 있으며 보다 적극적인 차원의 사전예방적 건강증진정책의 추진이 요구되고 있다. 즉 지난날에는 개인의 흡연, 운동부족 등에 의한 질병이 전적으로 개인의 책임이었으나 최근에는 단순한 개인만의 책임이 아닌 국가 차원의 흡연예방, 절주, 운동보급 등 건강생활실천 지원사업이 요구되고 있는 것이다. 이러한 요구와 추세에 발맞추어 만성질환을 사전에 예방하고, 우리나라 보건의료인프라를 새롭게 정비함으로써 우리 국민들의 건강수준을 제고하고자 2002년 제1차 국민건강증진종합계획('02~'05), 2005년 제2차 계획('05~'10), 2011년 제3차 계획(2011~2020년), 2015년 제4차 계획(2016~2020년)을 수립하고 2021년에 제5차 국민건강증진종합계획(Health Plan 2030, '21~'30년)을 수립하여 추진해 오고 있다. 이미 세계 각국은 80년대부터 국가 보건의료정책의 틀을 사전예방적 건강증진사업으로 전환하기 위해 구체적인 목표를 설정하고 장기적인 건강증진사업 비전과 추진계획을 제시하기 위해 장기계획을 수립하여 이를 시행하고 있다. 즉 미국의 「Healthy People 2000」, 「Healthy People 2010」, 일본의 「국민건강가꾸기 운동(1978~1987년)」, 「활력있는 인생 80 건강계획(1988~1997년)」, 「건강일본 21(1998~2010년)」 등이 그것이다.

제5차 국민건강증진종합계획은 "모든 사람이 평생 건강을 누리는 사회"를 만든다는 목표(비전) 아래, 건강수명의 연장과 소득별, 지역별 건강 격차를 낮추는 건강 형평성 제고를 총괄 목표로 정했다.

제5차 종합계획부터 건강수명의 자료원을 기존 세계보건기구(WHO) 건강수명에서 국내 연구로 변경하고 2018년 기준 70.4세인 건강수명을 2030년까지 73.3세로 연장하는 것을 목표로 추진한다. 또한 종합계획은 총 6개 분과에 걸친 28개 중점 과제를 마련하였다. 더불어 400개의 성과지표를 설정하고, 그 중 건강수명과 건강형평성에 핵심적으로 기여하는 64개 지표를 대표지표로 선정했다.

건강수명의 소득간, 지역간 형평성 확보를 위해 소득수준 상위 20%와 하위 20%의 건강수명 격차를 2030년까지 7.6세 이하로 낮추고('18년 기준 8.1세), 증가 추세인 지역간 격차도 2030년까지 2.9세 수준으로 관리함을 목표로 한다('18년 기준 2.7세). 또한, 평가시점 기준 과거 10년간 상위 20%의 건강수명 증가분을 상회하는 수준으로 하위 20%의 건강수명을 상향시켜 하위 20%의 건강수명 수준 향상과 격차 감소를 동시에 달성하는 것을 목표로하고 있다.

1) 제5차 국민건강증진종합계획 기본 구조

그림 16-4 제5차 국민건강증진종합계획(HP'20~'30) 기본 틀

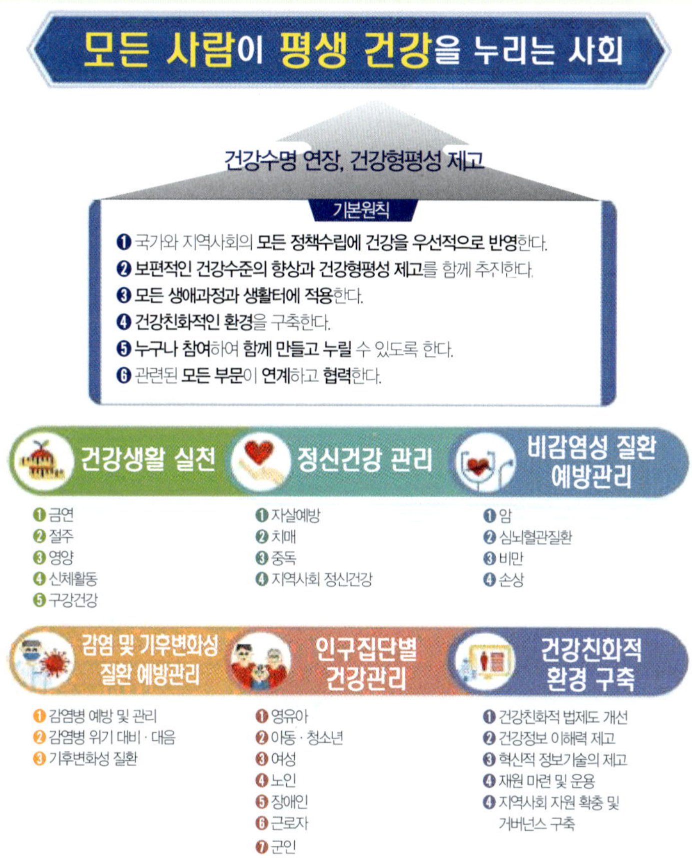

2) 제5차 종합계획 분과별 중점과제

표 16-3 제5차 종합계획 분과별 중점과제

분과	중점과제	개요
건강 생활 실천	금연	• 부담금 인상, 광고 없는 담뱃갑 도입 등 규제강화 • 미래흡연 고위험군 흡연예방
	절주	• 주류광고 규제 대상 확대 • 공공장소 음주규제 입법화
	영양	• 영양플러스 확대 • 간편식 영양표시 의무화
	신체활동	• 건강친화기업 인증제 • 건강인센티브제 도입
	구강건강	• 아동 · 장애인 치과주치의 • 생활터별 구강위생 강화
정신 건강 관리	자살예방	• 고위험군 발굴관리
	치매	• 치매안심센터 기능강화 등 치매 친화적 환경조성
	중독	• 조기개입 및 지원강화로 정신건강 서비스이용률 제고
	지역사회 정신건강	• 일차의료기관과 정신과 연계 • 권역 트라우마센터 확대
비감염성 질환 예방 관리	암	• 검진항목 주기 등 국가 암 검진 개선 • 타 만성질환과 연계 협력 강화
	심뇌혈관 질환	• 일차의료 만성질환관리 내실화 • 지역심뇌혈관질환센터 지침
	비만	• 대상자별 비만 예방 • 학교 · 학원주변 비만 유발 환경개선
	손상	• 손상감시체계 통합 시스템 • 손상예방관리법 제정

분과	중점과제	개요
감염 및 기후 변화성 질환 예방 관리	감염병 예방	• 결핵 아동 검진 • 에이즈 검진 강화
	감염병 대응	• 전자검역체계 구축 • 국가예방접종지원 질 강황
	기후변화성 질환	• 기후보건영향평가
인구 집단별 건강 관리	영유아	• 고위험 산모 신생아 의료체계 개선 • 영유아 검진 확대
	아동청소년	• 맞춤형 건강증진 교육
	여성	• 임신고민 여성 지원 • 취약 여성 건강보호
	노인	• 방문건강관리사업 고도화 • 방문진료 활성화
	장애인	• 장애친화 검진기관 확대 • 장애친화 활성화
	근로자	• 과로사 고위험군 지원
	군인	• 군 특성별 건강서비스 • 군 내 감염병 대응 강화
건강 친화적 환경 구축	건강 친화적 법 · 제도 개선	• 건강영향평가 도입
	건강정보 이해력제고	• 건강정보이해력 실태조사 • 건강정보 종합 포털
	혁신적 정보기술 적용	• 스마트 건강관리서비스 • 건강관리서비스 인증제
	재원 운용 등	• 건강증진부담금 재정건전성 확보
	지역사회 자원확충 등	• 주민건강센터 확충

3) 10년후 달라지는 대표지표

표 16-4

10년후 달라지는 대표지표

중점과제	대표지표			형평성 지표		
	지표명	'18	'30	지표명	'18	'30
금연	성인남성 현재흡연율 (연령표준화)	36.7%	25.0%	소득 1~5분위 성인남성 현재 흡연율 격차(연령표준화]	9.1%p	8.0%p
	성인여성 현재흡연율 (연령표준화)	7.5%	4.0%	소득 1~5분위 성인여성 현재 흡연율 격차(연령표준화)	7.5%p	5.0%p
절주	성인남성 고위험음주율 (연령표준화)	20.8%	17.8%	소득 1~5분위 성인남성 고위험음주율 격차(연령표준화]	1.8%p	0.7%p
	성인여성 고위험음주율 (연령표준화)	8.4%	7.3%	소득 1~5분위 성인여성 고위험음주율 격차(연령표준화)	2.3%p	1.2%p
영양	식품 안정성 확보 가구분율	96.9%	97.0%	소득 1~5분위 식품 안정성 확보 가구율 격차	11.4%p	7.0%p
신체활동	성인남성 유산소 신체활동 실천율 (연령표준화)	51.0%	56.5%	소득 1~5분위 성인남성 유산소 신체활동 실천율 격차(연령표준화)	9.2%p	7.0%p
	성인여성 유산소 신체활동 실천율 (연령표준화)	44.0%	49.3%	소득 1~5분위 성인여성 유산소 신체활동 실천율 격차(연령표준화)	5.9%p	3.7%p
구강건강	영구치(12세) 우식 경험률 (연령표준화)	56.4%	45.0%	–		
자살예방	자살사망률(인구 10만명당)	26.6명	17.0명	지역 상–하위 20%의 남성 자살사망률 격차(인구 10만명당)	19.1명	12.2명
	남성 자살사망률(인구 10만명당)	38.5명	27.5명			
	여성 자살사망률(인구 10만명당)	14.8명	12.8명	지역 상–하위 20%의 여성 자살사망률 격차(인구 10만명당)	8.9명	5.7명
치매	치매안심센터의 치매환자 등록 · 관리율 (전국 평균)	51.5% ('19)	82.0%	지역 상–하위 20%의 치매안심센터의 치매환자 등록 · 관리율 격차	52.2%p ('19)	35.0%p
중독	알코올 사용장애 정신건강 서비스 이용률	12.1% ('16)	25.0%	–		
지역사회 정신건강	정신건강 서비스이용률	22.2% ('16)	35.0%	–		
암	성인남성(20~74세) 암 발생률 (인구 10만명당, 연령 표준화)	338.0명 ('17)	313.9명	지역 상–하위 20%의 성인남성 암 발생률 격차(인구 10만명당, 연령표준화)	78.3명 ('19)	62.6명
	성인여성(20~74세) 암 발생률 (인구 10만명당, 연령 표준화)	358.5명 ('17)	330.0명	지역 상–하위 20%의 성인여성 암 발생률 격차(인구 10만명당, 연령표준화)	97.3명 ('17)	70.4명
심뇌혈관 질환	성인남성 고혈압 유병률 (연령 표준화)	33.2%	32.2%	소득 1~5분위 성인남성 고혈압 유병률 격차(연령표준화)	5.4%p	4.4%p
	성인여성 고혈압 유병률 (연령 표준화)	23.1%	22.1%	소득 1~5분위 성인여성 고혈압 유병률 격차(연령표준화)	8.5%p	7.5%p

중점 과제	대표지표			형평성 지표		
	지표명	'18	'30	지표명	'18	'30
심뇌혈관 질환	성인남성 당뇨병 유병률 (연령 표준화)	12.9%	11.9%	소득 1~5분위 성인남성 당뇨병 유병률 격차(연령표준화)	4.4%p	3.4%p
	성인여성 당뇨병 유병률 (연령 표준화)	7.9%	50.4%	소득 1~5분위 성인여성 당뇨병 유병률 격차(연령표준화)	5.4%p	4.4%p
	급성 심근경색증 환자의 발병 후 3시간 미만 응급실 도착 비율	45.2%	50.4%	급성 심근경색증 환자의 발병 후 3시간 미만 응급실 도착 비율의 최고-최저 시도간 격차	23.0%p	17.5%p
비만	성인남성 비만 유병률 (연령 표준화)	42.8%	≤42.8%	소득 1~5분위 성인남성 비만 유병률 격차(연령표준화)	-1.1%p	0.0%p
	성인여성 비만 유병률 (연령 표준화)	25.5%	≤25.5%	소득 1~5분위 성인여성 비만 유병률 격차(연령표준화)	15.6%p	4.6%p
손상	손상사망률(인구 10만명당)	54.7%	38.0명	-		
감염병 예방 및 관리	신고 결핵 신환자율 (인구 10만명당)	51.5명	10.0명	-		
감염병 위기대비 대응	MMR 완전접종률	94.7% ('19)	≥95.0%	-		
기후 변화성 질환	기후보건영향평가 평가체계 구축 운영	-	구축완료	-		
영유아	영아사망률 (출생아 1천명당)	2.8명	2.3명	영아사망률 최고-최저 시도간 격차 (출생아 1천명당)	2.4명	1.2명
아동·청소년	고등학교 남학생 현재 흡연율	14.1%	13.2%	-		
	고등학교 여학생 현재 흡연율	5.1%	4.2%			
여성	모성사망비(출생아 10만명당)	11.3명	7.0명	-		
노인	노인 남성의 주관적 건강인지율	28.7%	34.7%	소득 1~5분위 노인남성의 주관적 건강인지율 격차	15.6%p	13.2%p
	노인 여성의 주관적 건강인지율	17.6%	23.6%	소득 1~5분위 노인여성의 주관적 건강인지율 격차	5.9%p	3.5%p
장애인	성인 장애인 건강검진 수검률	64.9명 ('17)	69.9%	성인 남성 장애인 건강검진 수검률	66.6%p ('17)	71.6 %
				성인 여성 장애인 건강검진 수검률	62.5%p ('17)	67.5 %
근로자	연간 평균 노동시간	1,993 시간	1,750 시간	-		
군인	군 장병 노동시간	40.7% ('19)	33.0%	-		
건강정보 이해력 제고	성인남성 적절한 건강정보이해능력 수준	-	70.0%	소득 1~5분위 성인남성 적절한 건강정보이해능력 수준 격차	-	6.0 %p
	성인여성 적절한 건강정보이해능력 수준	-	70.0%	소득 1~5분위 성인여성 적절한 건강정보이해능력 수준 격차	-	10.0 %p

3. 지역사회 통합건강증진사업

1) 개요

지역사회 통합건강증진사업은 지자체가 지역사회 주민을 대상으로 실시하는 건강 생활 실천 및 만성질환 예방, 취약계층 건강 관리를 목적으로 하는 사업을 통합하여 지역 특성 및 주민 수요에 맞게 기획 · 추진하는 사업이다. 지역사회 주민의 건강 수준 향상을 위한 사업을 지자체가 주도적으로 발굴하여 추진함으로써 지역주민의 건강증진사업 체감도 향상을 목적으로 한다. 또한, 지역별 다양한 특성과 수요에 부합하는 차별적인 건강증진사업 개발 및 제5차 국민 건강증진종합계획 목표 달성을 위하여 중앙정부와 지방정부가 협력하여 사업을 기획 · 운영한다.

그림 16-5

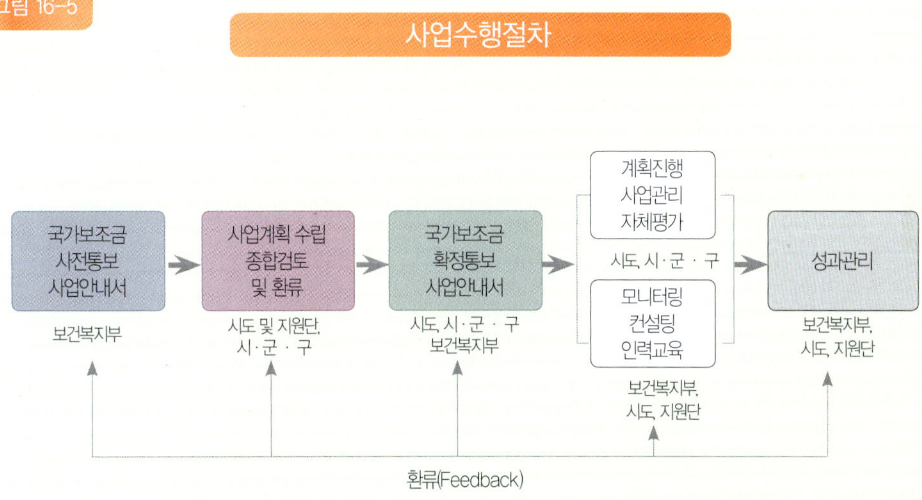

2) 사업 내용

전국 보건소에서는 지역사회 건강 문제를 분석하여 재원 배분의 우선순위를 설정하고, 지역사회건강 수준 향상을 위한 다양한 유형의 건강증진서비스를 실시한다. 건강 영역, 서비스 전달 방법, 대상군 등의 다양한 사업 구성 요소를 기반으로 지역 여건과 특성 및 주민 수요에 부합하는 사업을 자체적으로 기획하고 성과를 관리하면서 지역사회 건강 증진 및 건강증진사업 체감도 향상을 도모한다.

또한, 보건복지부는 지자체의 전년도 사업 시행 결과를 토대로 우수 지자체 선정 및 포상을 통해 환류하고 우수사례를 발굴하여 지자체가 활용할 수 있도록 전파해 나가고 있다. 보건소에서 스마트폰을 통해 만성질환 위험군을 대상으로 맞춤형 건강관리를 제공하는 '보건소모바일 헬스케어' 사업을 2016년 10개 보건소 1천 명을 대상으로 시범 실시하여, 2022년에는 180개 보건소에서 2만4천여 명을 대상으로 서비스를 제공하였다. 이는 보건소를 방문하기 어려운 청 · 장년층을 대상으로 건강관리서비스를 제공하여 보건소 건강증진사업의 외연을 확대하고 다양한 건강관리 수요에 효과적으로 대응할 수 있는 체계를 마련한 것으로, 향후 지속적으로 확대 실시하여 국민 건강증진에 기여할 것으로 기대된다.

표 16-5 지역사회 통합건강증진사업 분야

사업 분야명	사업 유형	담당 사업부서
금연	• 흡연 예방 • 흡연자 금연 촉진 • 건강증진과 간접흡연 없는 환경(Smoke-free) 조성	건강증진과
절주	• 교육 및 홍보 • 조기선별 및 상담	건강증진과
신체활동	• 생애주기별 교육 및 프로그램 제공 • 만성질환 예방을 위한 개인별 서비스 • 홍보 및 캠페인 • 환경 조성 • 지역사회 지원및 연계 강화	건강증진과
영양	• 대국민 홍보 환경 조성 • 생애주기별 영양 관리(영양 플러스 포함)	건강증진과

사업 분야명	사업 유형	담당 사업부서
비만	• 정보제공 및 홍보 캠페인 • 만성질환 예방 및 비만 관리 • 생애주기별 주민 교육 • 취약계층 비만 예방 프로그램	건강증진과
구강보건	• 구강 건강 증진 • 구강병 예방진료 • 구강 건강 증진 및 구강병 예방 진료	구강정책과
심·뇌혈관질환 예방관리	• 심·뇌혈관질환 홍보 • 만성질환 예방 관리	질병관리청(만성질환예방과) 건강정책과
한의약건강증진	• 질환별 한의약건강증진 • 생애주기별 한의약건강증진	한의약정책과
아토피·천식 예방 관리	• 아토피·천식 안심학교 운영 • 취약계층 아토피·천식환자 지원 • 아토피·천식 교육 • 아토피·천식홍보	질병관리청 (만성질환예방과)
여성·어린이 특화	• 임산부 등록 관리 • 산모건강관리 • 가임기여성 건강 증진 • 다문화가정 여성·어린이 건강 증진 • 영·유아 건강 증진	출산정책과
치매 관리	• 치매노인사례관리 • 치매검진	치매정책과
지역사회 중심 재활	• 장애인재활 • 장애인 사회 참여 • 2차 장애 발생 예방	장애인건강과 국립재활원(공공재활의료자원과)
방문건강관리	• 건강 행태개선 • 만성질환관리 및 합병증 예방 • 임산부·신생아 및 영·유아 관리 • 노인 허약 예방 • 다문화가족 및 북한이탈주민 관리 • 장애인재활관리	건강정책과

4. 국가 금연지원서비스 확대 및 담배규제정책 강화

1) 현황

흡연은 암, 심 · 뇌혈관질환 등 만성질환의 주요 원인으로서 대표적 건강 위험 요인이며, 개인과 사회에 심각한 부담을 초래하고 있다. 세계보건기구(WHO) 발표에 따르면 전체 암 발생의 30%, 폐암의 90%가 흡연에 의해 발생하고, 35~69세 흡연 남성들 중 절반이 조기사망 한다고 한다. 2019년 국민건강보험공단의 연구 결과에 따르면 흡연으로 인한 진료 비용 등 사회적 비용만 한 해 12조 원이 넘는다. 그럼에도 불구하고 2021년 경제협력개발기구(OECD) 헬스데이터 기준('22년 발표, '20년 기준) 한국의 15세 이상 남성 흡연율은 27.8%로, OECD 회원국 중 6번째로 높은 수준(OECD 평균 20.2%)이나, 담배 가격은 OECD 회원국 중 6번째로 낮은 수준이다. 2004년 담뱃값 인상 이후 대폭 감소한 흡연율은 2008년부터 정체 상태에 있다가 2015년 담뱃값 인상 등 금연정책의 대대적 강화를 통해 새로운 전환기를 맞고 있다.

표 16-6

15세 이상 인구의 흡연율 국제 비교

('20. 기준 단위 : %)

국가	남성	여성	전체
미국	10.3	8.6	9.4
캐나다	11.3	7.6	9.4
오스트레일리아('19)	12.4	10.0	11.2
영국	15.3	13.7	14.5
OECD 평균	20.2	12.4	16.1
이탈리아	22.5	15.4	18.8
일본('19)	27.1	7.6	16.7
한국	27.8	3.9	15.9

자료 : OECD, 『OECD Health Data 2022』

2) 세부 추진 내용

(1) 담배규제정책 강화

담배제조 및 판매에 대한 규제는 「국민건강증진법」, 「담배사업법」, 「청소년보호법」 등에 따라 포괄적으로 진행되고 있다. 담배회사의 광고, 후원, 판촉 금지에 대한 사항은 물론 담배 성분 표기 및 흡연 경고문구 게재를 의무화하고 있으며, 담배회사의 마케팅 전략에 대한 지속적인 모니터링을 통해 위반 여부를 파악, 법적인 제재 조치를 취하고 있다. 또한, 미성년자의 담배 구매를 막기 위해 담배 소매인에게 신분증 확인의 의무를 부여하고 있으며, 담배자동판매기에 대한 성인인증장치 부착 역시 제도화하여 운영하고 있다.

(2) 생애주기별 국가 금연지원서비스 확대

2015년 담배 가격 인상 후 늘어난 재원을 금연사업에 투입하여 국가금연지원서비스 예산이 대폭 확대되었다('14. 112억 원 → '19. 1,055억 원). 이전까지 보건소 금연클리닉과 금연상담 전화에 기반한 공급자 중심의 단순 서비스가 제공되었다면, 2015년부터는 지역별 거점병원을 지역금연지원센터로 지정, 서비스 사각지대에 있었던 위기청소년, 대학생, 장애인, 여성, 소규모사업장의 흡연자 등에 대해서도 수요자 중심 서비스를 제공하고 있다.

또한, 전국 모든 초 · 중 · 고등학교에 의무적으로 흡연예방프로그램을 실시하도록 하는 등 유아부터 군입대까지 생애주기별 금연 지원을 대폭 강화하였다.

표 16-7 금연사업 예산 현황

(단위 : 억 원)

구분	금연 홍보	금연 상담전화	보건소 금연 지원	학교 흡연 예방	군 · 의경 금연사업	찾아가는 서비스 금연캠프	금연 치료
2014	65	12	통합증진	24	8	–	–
2022	241	25	334	221	38	174	60

자료 : 금연치료사업은 건강보험사업 예산으로 424억 원을 별도 편성하고, 의료급여수급권자 및 건강보험료 하위 20% 이하 대상자들은 저소득층의 본인부담 경감을 위해 국비 60억 원을 통해 직접 지원('22년)

(3) 적극적 금연캠페인 전개 홍보 실시

금연 홍보 및 캠페인 예산을 큰 폭으로 확대 편성('14. 65억 원 → '22. 241억 원)하여 대대적인 금연 캠페인을 전개. 우리 사회의 금연문화 확산 및 흡연에 대한 인식 개선에 힘쓰고 있다. 특히, 2019년부터는 금연캠페인의 패러다임을 바꾸어 흡연의 폐해와 어두운 분위기, 흡연자의 부정적 이미지를 강조하던 기존 방식에서 금연의 긍정적인 효과를 전달하여 금연의 가치와 자발적 금연 참여를 강조하는 방식으로 전개하였다. 대국민 금연정책 홍보도 강화하여 신종담배의 이슈에 대응하는 전자담배의 유해성 전달, 다양한 국가금연지원서비스를 소개하는 방향의 금연캠페인 전개를 지속하면서 흡연자의 금연을 독려하였다.

최근에는 금연캠페인의 범위를 "담배 끊기"에서 "담배 시작하지 않기"로 확장하는 청소년 흡연예방 메시지를 전개하였다. 이에 2020년에는 "담배는 노답(No答), 나는 노담(No담배)"을 주제로 청소년 스스로 비흡연을 선택한 주체라는 인식을 부여하는 메시지를 전달하였다. 그리고 2021년에는 한 발 더 나아가 "노담이면 좋겠어. #진심 #노담"을 주제로 노담을 친구에게도 권유하는 문화를 만들고 노담에 대한 청소년들의 세대 공감 및 연대감을 형성하고 확산하고자 하였다. 2022년에는 "노담♥MEMBERS"를 주제로 이미 청소년들 사이에 확산된 노담문화를 공고히 하는 한편, 계속해서 자발적으로 노담을 다짐하고 또래집단끼리 서로 공유할 수 있도록 독려하였다.

5. 음주폐해 예방관리

1) 현황

알코올은 중독물질이며 1군 발암물질로 각종 질병과 암 발생의 원인이 되며, 개인과 사회에 심각한 부담을 초래하고 있다. 세계보건기구(WHO) 발표에 따르면 2016년 기준 전 세계 사망의 5.3%, 즉 300만 명이 음주와 관련하여 사망한다. 2021년 국민건강보험공단의 연구에 의하면 음주로 인한 사회경제적 비용은 2019년 기준 15조 806억 원으로, 2013년 기준 9조 4,524억 원에서 크게 증가하였다. 또한, 음주는 사용자뿐만 아니라 음주운전, 주취폭력 등 타인에게 큰 폐해를 미치고 있다. 도로교통공단과 대검찰청 자료에 따르면, 2020년 기준 우리나라 교통사고 사상자의 약 9.2%는 음주운전이 원인이며, 전체 강력범죄(흉악)의 약 26.1%는 주취상태에서 발생한다. 2019년 우리나라 15세 이상 1인당 알코올 소비량은 8.3L로 OECD 평균(8.8L)보다 다소 낮은 수준을 보이고 있다. 2020년 성인의 월간음주율은 전체 58.9%, 고위험음주율은 14.1%를 기록하고 있으며, 청소년 현재음주율은 2021년 기준 10.7%이지만, 현재 음주자 2명 중 1명 정도가 위험음주자이다. 기존에는 알코올 중독자에 대한 관리에 정책의 초점이 맞추어져 있었으나, 2020년부터 예방적 건강관리의 측면에서 알코올 정책을 접근하고 있다.

표 16-8

성인 음주통계(2012~2020)

(단위 : %)

음주 \ 연도		2012	2013	2014	2015	2016	2017	2018	2019	2020
월간음주율[1)]	전체	57.9	60.2	60.6	60.6	61.9	62.1	60.6	60.8	58.9
	남자	73.6	75.3	74.4	75.2	75.3	74.0	70.5	73.4	40.2
	여자	42.9	45.7	46.4	46.5	48.9	50.5	51.2	48.4	47.8
고위험음주율[2)]	전체	13.9	12.6	13.5	13.3	13.8	14.7	14.7	12.6	14.1
	남자	21.9	19.7	20.7	20.8	21.2	21.0	20.8	18.6	21.6
	여자	6.0	5.5	6.6	5.8	6.3	7.2	8.4	6.5	6.3
월간폭음율[3)]	전체	33.0	37.4	37.5	38.7	39.3	39.0	38.9	38.7	38.4
	남자	53.4	53.2	53.1	54.2	53.5	52.7	50.8	52.6	51.9
	여자	22.9	21.9	22.5	23.3	25.0	25.0	26.9	24.7	24.7

주 : 1) 월간음주율 : 최근 1년 동안 한 달에 1회 이상 음주한 분율
2) 고위험음주율 : 1회 평균 음주량이 7잔(여자 5잔) 이상이며, 주 2회 이상 음주하는 분율
3) 월간폭음률: 최근 1년 동안 월 1회 이상 한 번의 술자리에서 남자의 경우 7잔(또는 맥주 5캔) 이상, 여자의 경우 5잔(또는 맥주 3캔 이상 음주한 분율)

자료 : 질병관리청(2022). 2020 국민건강통계

표 16-9

청소년 음주통계(2014~2021)

(단위 : %, 세)

음주 \ 연도		2014	2015	2016	2017	2018	2019	2020	2021
현재음주율[1]	전체	16.7	16.7	15.0	16.1	16.9	15.0	10.7	10.7
	남자	20.5	20.0	17.2	18.2	18.7	16.9	12.1	12.4
	여자	12.6	13.1	12.5	13.7	14.9	13.0	9.1	8.9
현재음주자의 위험음주율[2]	전체	47.5	50.2	50.4	51.3	525.	52.2	49.0	45.5
	남자	46.1	48.2	49.1	48.5	48.9	48.4	46.2	42.5
	여자	49.9	53.6	52.3	55.4	57.3	57.4	52.9	49.8
처음 음주 경험 연령[3]	전체	12.9	13.1	13.2	13.2	13.3	13.2	13.4	13.2
	남자	12.8	12.9	13.0	12.9	13.0	12.9	13.2	13.0
	여자	13.1	13.3	13.5	13.5	13.7	13.5	13.7	13.6
구매 시도자의 주류 구매 용이성[4]	전체	77.1	80.4	72.4	67.2	75.4	66.2	63.5	71.3
	남자	77.0	79.7	71.8	66.6	75.1	66.6	64.1	69.4
	여자	77.5	81.8	73.3	68.0	72.9	65.7	62.4	74.8

주 : 1) 현재음주율 : 최근 30일 동안 1잔 이상 술을 마신 적이 있는 사람의 분율
2) 현재음주자의 위험음주율 : 현재 음주자 중에서 최근 30일 동안 1회 평균 음주량이 중등도 이상(남자 : 소주 5잔 이상, 여자 : 소주 3잔 이상)인 사람의 분율
3) 처음 음주 경험 연령: 평생 음주 경험자 중에서 처음으로 1잔 이상 술을 마신 연령 평균
4) 구매 시도자의 주류 구매 용이성 : 구매 시도자 중에서 최근 30일 동안 편의점이나 가게 등에서 술을 사려고 했을 때 '많이 노력', '조금만 노력', 또는 '노력 없이도 쉽게' 살 수 있었던 사람의 분율

자료 : 질병관리청(2022). 2021년 청소년건강행태온라인조사

2) 세부 추진내용

(1) 음주조장환경 개선을 위한 제도 마련

2018년 세계보건기구(WHO)는 음주폐해예방 및 감소를 위한 실행전략(SAFER)을 수립하여 각 국가에서 시행해야 하는 전략을 제시하였다. 주요 내용은 주류의 이용가능성 제한 강화, 음주운전 방지를 위한 수단 강화, 음주 문제 선별 및 치료 접근성 확대, 주류광고 · 후원에 대한 금지 혹은 제한 강화, 세금 및 가격정책을 이용한 주류가격 인상 등이다.

우리나라의 주류관련 규제는 국민건강증진법 , 도로교통법 , 청소년 보호법 등에 의해 진행되고 있다. 주류광고 준수사항을 규정하고 주류광고에 대한 모니터링을 통해 위반 여부를 파악하고 있다. 또한, 주류광고와 주류용기에 경고문구 표기를 의무화하고 있다. 음주운전 금지나 청소년 판매금지 등을 제도화하고 있으며, 지자체 금주구역을 지정하고 운영할 수 있다.

2016년에는 음주로 인한 건강 위해성을 알리기 위해 주류용기에 표기하는 과음경고 문구를 강화하였다. 2018년에는 음주폐해예방 실행계획 을 수립하여 4개 분야 12개 과제를 도출하였다. 특히, 음주조장 환경 개선을 위한 제도 마련 과제를 제시하여 공공장소 금주구역 지정 등 주류접근성 제한, 광고 환경 변화에 따른 주류광고 규제 개선 등의 목표를 수립하였다.

이에 따라 2020년 국민건강증진법 이 개정되어 지자체 조례로 관할구역 내 금주구역을 지정할 수 있도록 규정하였으며, 시행령에서 규정하고 있던 주류광고의 기준의 일부를 법률로 상향하고 주류 광고 시정명령 미이행 시 벌칙 기준을 상향하였다(100만 원 이하의 벌금 → 1년 이하의 징역 또는 1천만 원 이하의 벌금). 이후, 2021년 국민건강증진법 시행령 을 개정하여, 주류광고 시간대 제한(07~22시 광고 금지) 매체, 주류광고를 게시 · 송출할 수 없는 교통수단 및 시설을 확대하는 등 주류광고 매체에 대한 규제를 강화하였다.

표 16-10

국민건강증진법 주요 개정 사항 ('21. 6. 30 시행)

구분	주요 내용
주류광조 제한 · 금지 특례	• 주류광고의 의무 주체 명시(주류제조면허나 주류 판매업 면허를 받은 자 및 주류를 수입하는 자) • 주류 광고 또는 그에 사용되는 광고물의 준수사항 법률 상향 * 법 제8도제4항에 따른 경고문구의 광고표시 등 • 보건복지부장관의 사정 요구 및 금지 명령 조항 위반 시 벌칙 강화 (100만 원 이하의 벌금 → 1년 이하의 징역 또는 1천만 원 이하의 벌금)
금주구역 지정	• 지자체 조례로 금주구역 지정 · 운영 권한 부여 • 금주구역 내 음주 금지 및 위반 시 과태료(10만 원 이하) 부과
절주문화 조성 및 알코올 남용 · 의존 관리	• 절주문화 조성을 위한 정책 수립 등의 자문을 위한 음주폐해예방위원회 설치 • 5년 주기로 알코올 남용 · 의존 실태조사 실시

(2) 절주캠페인 홍보 실시

관대한 음주문화에 대한 사회적 인식 개선을 위해 대국민 절주캠페인 홍보 및 교육을 실시하고 있다. 특히 2020년~2021년에는 "이젠 뒤집잔! 술과 거리두기 #즐거움이 더 가까워집니다."라는 주제 하에 TV 공익광고를 제작하였다. 사회적 거리두기로 혼술과 홈술이 증가하는 상황에서 음주 대신 요리나 운동 등 다양한 활동을 통해 즐겁고 건강하게 개인 여가시간을 보내자는 메시지를 전달함으로써 자발적인 절주를 유도하였다. 대학과 지역사회의 절주문화 확산에 기여하기 위해 대학생 절주서포터즈를 운영하고 있다. 2021년 절주서포터즈는 전국 42개 대학, 50팀 650여 명이 선발되어 활동하였으며, 지역사회 유관기관과의 연계 캠페인 활동 수행, 공공장소 주류광고 또는 미디어 음주장면 모니터링, 카드뉴스, 포스터 등 SNS 홍보 등 캠퍼스 및 지역사회 중심 절주캠페인을 전개하였다.

연말연시 음주로 인한 사건 · 사고가 증가함에 따라 이를 사전에 대응하기 위해 2008년부터 매년 11월을 음주폐해예방의 달로 지정하여 활동하고 있다. 매년 11월에는 홍보 캠페인과 연계하여 음주폐해 예방의 달이 운영되고 있으며, 지역사회 정신건강복지센터, 중독관리통합지원센터, 보건복지부 절주 서포터즈 등과 연계하여 캠페인을 추진하고 있다.

6. 국민영양관리

1) 제3차 국민영양관리기본계획

(1) 추진 배경

국민영양관리법('10. 3. 제정, '10. 9. 시행) 제7조에 따라 체계적인 영양정책의 추진을 위하여 건강정책의 주무부처인 보건복지부가 주관하고 부처 간 협력을 통해 5년마다 국민의 영양관리를 위해 필요한 계획과 대책 등을 종합한 국민영양관리기본계획을 수립하여, 5년간 우리나라 영양관리 목표와 정책방향을 설정하고 이를 달성하기 위한 범정부적 정책 및 사업을 시행하게 되었다.

제1차 국민영양관리기본계획('12.~'16.), 제2차 국민영양관리기본계획('17.~'21.)이 종료됨에 따라 성과와 과제를 점검하고, 고령인구 증가, 영양불균형, 영양 · 식생활 환경 변화, 비만 및 만성질환의 증가 등 정책 여건 등을 고려하여 제3차 국민영양관리

기본계획('22.~'26.)을 수립하였다

그림 16-6

국민영양관리기본계획 수립절차

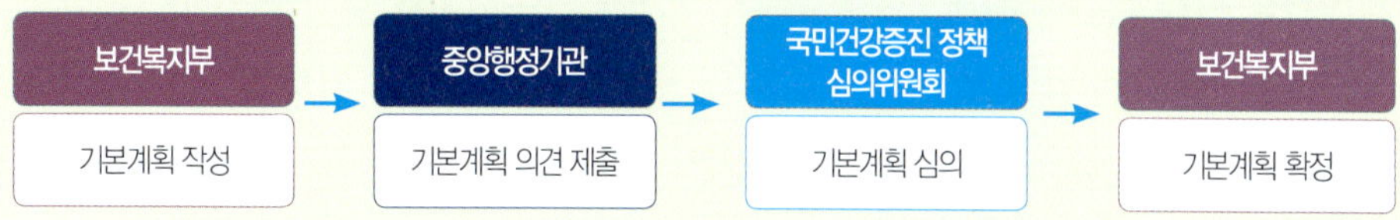

(2) 주요 내용

제3차 국민영양관리기본계획('22.~'26.)의 비전은 '모든 국민의 건강한 식생활 실천이 가능한 사회'이며, 이에 대한 목표로는 '건강식생활 실천 인구 증가'로 설정하였다

4대 추진 전략은 '국민의 식생활 변화 인식제고 추진', '건강한 식생활 선택을 위한 환경 조성', '생활밀착형 영양관리 맞춤 서비스 강화', '영양관리 기반 내실화를 위한 근거강화 및 인프라 확충'으로 정하였다.

그림 16-7

제3차 국민영양관리 기본계획('22~'26)

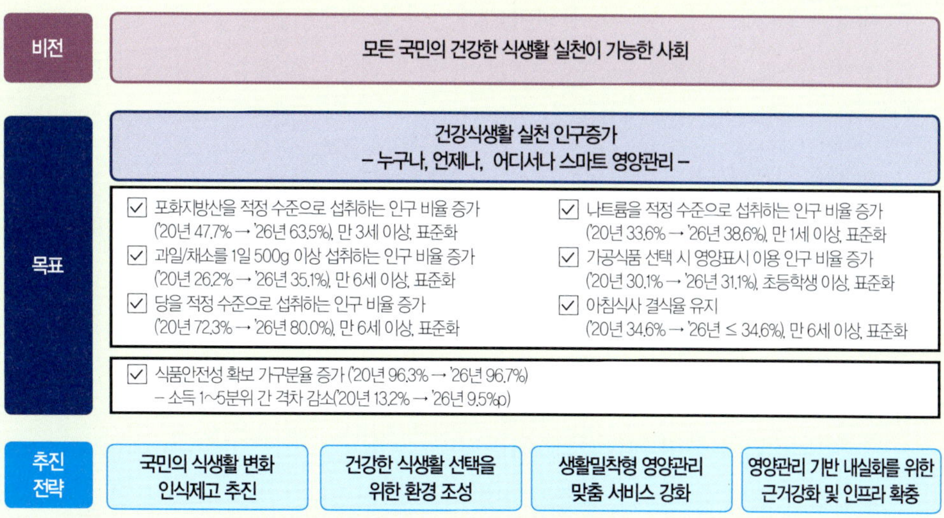

2) 영양플러스사업

(1) 추진 배경

영양플러스사업은 저출산 · 고령화 시대에 그 중요도가 더욱 높아지고 있는 태아 및 영유아의 미래 건강을 위해, 영양 상태가 상대적으로 취약한 임산부(임신부, 출산부, 수유부) 및 영유아에게 일정 기간 영양교육 및 보충식품을 제공해 영양 상태를 개선하고 건강 증진을 위해 실시하는 공공보건 향상을 위한 사업이다. 이는 국민의 건강을 태아의 단계부터 관리하여 전 생애에 걸쳐 건강할 권리를 보장하기 위한 평생건강관리형 국가 영양지원사업이다.

(2) 사업 대상

- 대상 분류 : 만 6세(72개월) 미만의 영유아, 임신부, 출산 · 수유부
- 소득 수준 : 가구 규모별 기준 중위소득의 80% 이하
- 영양 위험 요인 : 빈혈, 저체중, 성장 부진, 영양 섭취 상태 불량 중 한 가지 이상의 영양 위험요인 보유자

(3) 사업 내용

① 영양교육 및 상담 서비스

대상자 영양교육 및 상담을 통하여 개개인의 영양 문제를 해소하고, 장기적으로는 대상자가 스스로 식생활을 관리할 수 있는 능력을 키우도록 돕는 것을 목표로 하였다.

② 보충식품 공급

일상적인 식사에서 부족하기 쉬운 영양소를 보충하는 데 도움을 주기 위해 일부 식품을 공급하고, 여러 다양한 식품들을 함께 활용하여 영양적으로 균형 있게 섭취하는 방법을 교육한다.

③ 영양 평가를 통한 영양 상태 점검

정기적인 영양 평가를 통해 현재 영양 상태를 점검하고 평가 결과에 따라 맞춤형 영

양교육을 제공한다.

- 영양 평가 내용 : 신체 계측, 생화학적 검사(혈중 헤모글로빈), 영양 섭취 상태 조사
- 그 외 대상자의 영양 지식, 태도 조사 및 사업 만족도 조사 실시

7. 모성과 영유아 건강증진

모자보건사업은 임신 및 출산 지원, 임산부 및 영유아 건강관리, 미숙아 및 선천성 이상아의 장애발생 예방 및 모유수유율 제고 등을 통하여 영유아의 사망 및 장애를 사전에 예방하고 모성건강을 증진시키며, 난임 및 산전 · 후 우울증을 겪는 부부의 심리 · 정서적 지원을 통해 임신 출산지원 정책을 강화하려는 사업이다.

그림 16-8 여성과 어린이 건강증진 체계

비전	모성과 영유아가 건강한 사회			
정책목표	• 임산부 · 가임기 여성의 신체적 · 정신적 · 사회적 건강 증진 도모 • 건강에 대한 사전 예방적 투자로 차세대 건강한 인적자원 확보 • 임산 · 출산 · 양육에 대한 사회적 환경조성 • 가족건강사업의 지원 및 전달체계 구축			
추진전략	가임기 여성 생식건강증진	모성 건강지원	사전 예방적 아동건강 지원	임신 · 출산 · 양육의 사회책임 및 제도 강화
주요과제	• 가임기 여성 생식 건강 지원 • 인공임신중절 예방 홍보 • 임산 · 출산 상담체계 구축	• 임산부 · 아동 건강관리 – 철분제 지원 – 엽산제 지원 – 표준모자보건수첩 발급 – 임산부 배려 엠블럼 보급 • 모유수유클리닉 • 산후조리원관리 강화	• 미숙아 · 선천성 이상아 의료비 지원 • 선천성대상이상 검사 및 환아관리 • 선천성 난청 검사 및 보청기 지원 • 취학전아동 실명 예방	• 난임부부 지원 강화 • 청소년산모 지원 • 임산부의 날 • 임산부 배려 캠페인 • 모자보건법령 개정 • 고위험 임산부의료비 지원 • 저소득층 기저귀 조제분유 지원 – 첫만남이용권 지원

1) 영유아 장애예방 및 미숙아 관리체계 강화

(1) 선천성대사이상 검사 및 환아 관리

1991년부터 선천성대사이상 검사 및 환아 지원 사업을 추진해 왔는데, 이는 선천성 대사이상질환의 조기 발견 및 치료를 통해 영유아의 장애를 예방하기 위한 것이다. 특히, 2018년 10월부터는 한국인에게 발생 빈도가 높은 6종의 선천성 대사이상 질환(페닐케톤뇨증, 갑상선기능저하증, 호모시스틴뇨증, 단풍당뇨증, 갈락토스혈증, 선천성부신과형성증)을 포함하여 50여종에 대한 '광범위 대사이상 선별검사'의 건강보험 적용에 따라 광범위 대사이상 검사 50여종 외래검사 시 법정 본인부담금을 기준 중위소득 180% 이하 가구의 신생아(2명 이상의 다자녀 가구에서 출생한 신생아는 소득수준 관계없이 지원)에게 지원하고 대사이상으로 확진된 환아에게 특수식이(특수조제분유, 저단백햇반) 및 의료비(선천성 갑상선기능저하증)를 지원하고 있다.

(2) 선천성 난청 검사 및 보청기 지원

선천성 난청으로 인한 언어 발달 장애 및 사회 부적응 등의 후유증을 최소화하기 위해 2007년~2008년 시범사업으로 신생아 청각선별검사를 실시하였다. 2007년에는 전국 16개 지역에서 실시하였고, 2008년에는 32개 지역으로 확대하여 추진하였다. 외래 청각선별검사비 및 확진검사비 중 법정 본인부담금을 지원하고, 인공달팽이관 수술 등 재활치료와의 연계를 도모하였다.

2년 간의 시범사업을 통해 난청 조기발견을 위한 정부지원사업의 타당성 조사를 거쳐 합리적인 사업 체계를 구축하여 2009년에는 전국 차상위계층(최저생계비 120% 이하)을 대상으로 사업을 실시하였다. 이후 대상자 범위를 2015년에는 월평균 소득 60% 이하, 2016년에는 기준 중위소득 72%로 확대하였고, 2018년 10월부터는 난청선별검사 2종(자동이음향방사검사, 자동청성뇌간반응검사)의 건강보험 적용으로 기준 중위소득 180% 이하 가구의 신생아 외래 선별검사 시 발생하는 법정 본인 부담금을 지원하고, 2019년부터는 난청 선별검사 및 확진검사 결과 난청(40~59dB)으로 확진받은 만 3세 미만 영유아에게 보청기를 지원하고 있다.

(3) 미숙아 및 선천성이상아 등록 관리 및 의료비 지원

미숙아(임신 37주 미만 출생 조산아 또는 출생시 2.5kg 미만인 저체중아) 및 선천성이상아(선천성 기형 또는 변형이 있거나 염색체에 이상이 있는 영유아)의 집중 치료에 따른 과다한 의료비 지출로 인한 치료 포기, 치료 시기 지연 등으로 발생하는 장애 및 영아사망을 예방하기 위하여, 2000년부터 미숙아나 선천성이상아로 출생하는 신생아에게 의료비를 지원해 왔다. 기준 중위소득 180% 이하 가정 미숙아의 경우 체중별로 300~1,000만 원까지, 선천성이상아의 경우 최대 500만 원까지 의료비를 지원하고 있다.

선천성이상아 의료비 지원 대상은 출생 후 28일 이내 질병코드가 Q로 시작되는 선천성이상으로 진단받은 환아로 출생 후 6개월 이내 선천성이상질환 치료를 위해 입원하여 수술한 경우에 의료비를 지원해 오다, 불필요한 입원이나 수술을 지양하고 적절한 의료서비스를 받게 하는 등 사업 내실화를 위해 2020년 9월부터 출생후 1년 이내 선천성이상으로 진단받고 치료를 위해 입원하여 수술한 경우로 지원요건을 완화하였고, 2023년 1월부터는 진단 및 수술요건을 출생후 1년 4개월 이내로 더욱 완화하였다.

2) 가임기 여성 건강증진 지원

(1) 임신 · 출산 · 육아 종합정보 제공

여성의 경제활동 증가와 만혼 및 고령출산이 늘면서 여성의 생식건강 및 영유아 건강증진에 대한 필요성이 커지게 되었다. 이에 따라 임신 · 출산 · 양육과 관련하여 자신의 건강을 스스로 관리할 수 있도록 정보 접근 기회 확대 및 건강관리능력 제고를 위하여 정부지원사업으로 2005년 7월, 포털사이트 '아가사랑'(www.aga-love.org)을 구축(인구보건복지협회)하였다.

(2) 인공임신중절 예방 등

2018년에는 2010년 이후 8년 만에 인공임신중절 실태조사 연구 용역을 실시하여 국내 인공임신중절의 현황을 파악하였다. 우리나라 인공임신중절 추정 건수는 2005년 34만여 건('05. 고려대실태조사), 2010년 17만여 건('11. 연세대 실태조사), 2017년 5만여 건('18. 한국보건사회연구원), 2020년 3만여 건('21. 한국보건사회연구원)으로 감소추세인 것으로 나타났다. 이는 피임 실천율의 증가, 인공임신중절 경험자의 평균 인공임신중절 횟수 감소, 만 15~44세 여성의 지속적 감소 등을 고려해 볼 수 있다.

임산부 · 모유수유부 대상 약물 부작용 상담 및 안전한 약물복용에 대한 정보를 제공하는 위기임신전문상담센터를 2010년부터 운영하여 2022년에는 총 24,758건의 상담을 제공하였으며, 의료인(의사, 간호사, 약사) 대상 약물상담전문가 양성교육, 임산부 대상 찾아가는 교육을 실시하였다.

계획임신 및 피임실천율 제고를 위해 학교 및 학교밖 청소년과 대학생, 직장인, 장애인 등 성인을 대상으로 찾아가는 성 · 피임교육을 실시하고, 러브플랜 홈페이지(www.loveplan.kr)를 통해 피임, 월경, 성매개감염병 등 의학적인 정보를 제공하고 있으며, 지역별 인식개선 캠페인과 피임실천 토크콘서트를 개최하는 등 계획 임신(피임실천) 홍보 등을 지속적으로 추진하였다.

(3) 청소년산모 임신 · 출산 의료비 지원

청소년산모는 사회적 노출 기피, 부모와의 관계 단절 등으로 임신출산에 대한 산전관리가 미흡한 실정에 처해 있다. 청소년산모와 태아의 건강증진을 위해 2011년에는 청소년산모 임신 출산 의료비지원 신규사업을 마련하여 미혼모자시설에 입소한 만 18세 이하 청소년산모를 대상으로 산전검사비 및 출산비용을 1인당 120만 원 이내에서 지원하였다. 2012년부터는 지원 대상을 확대하여 시설 입소자뿐 아니라 만 18세 이하 모든 산모가 이용할 수 있도록 하였으며, 수기로 직접 신청하던 것을 '맘편한카드'를 신규 도입하여 온라인으로 의료비를 지원하였다. 2015년 5월부터 국가바우처 통합카드(국민행복카드)를 도입하여 사용자의 편의성을 제고하였다. 2019년 1월부터는 임산부 뿐만 아니라 1년 이내 영아의 의료비로도 이용할 수 있게 하고, 분만예정일 이후 1년까지로 사용기간을 확대하였으며 2020년도 7월부터는 임산부의 임신 · 출산과 관련한 의료비 외에 처방에 의한 약제 치료재료 구입비용 중 본인부담비용에 대해서도 지원을 확대 하였다. 2021년 1월부터 기존 만 18세 이하에서 만 19세 이하로 연령기준을 확대하였다. 2022년 1월부터는 임산부 및 출생아를 대상으로 임신출산 의료비 이외의 모든 의료비 및 약제 · 치료재료 구입비도 사용할 수 있도록 사용 범위를 확대하고 최대 2년까지 사용할 수 있도록 지원기간을 연장하였다.

3) 모성건강지원 강화

(1) 임산부 철분제 · 엽산제 지원

임신 중기의 임산부 건강 및 태아의 성장 증진을 도모하기 위하여 2008년부터 보건소에 등록된 임신 16주 이상 임산부에게 분만 전까지 철분제를 지원하고 있다. 엽산제의 경우, 2012년부터 유 · 사산 또는 선천성기형아 출산을 예방하기 위하여 35세 이상 임산부에게 우선적으로 지원하였다. 2013년부터는 연령 제한 없이 보건소에 등록된 모든 임산부에게 임신일로부터 3개월까지 지원하여 계획 임신 및 건강한 아기 출산을 장려하였으며, 2020년부터는 임신 전 · 후 3개월까지(1인 기준 최대 3개월분, 단 지자체 여건에 따라 추가 수량 지급 가능) 엽산제를 지원하고 있다.

(2) 표준모자보건수첩 지원

임신부터 영유아기까지의 각종 검사 및 건강관리에 대한 안내, 예방 접종, 검진 등 의무기록 유지 등 필수 · 객관적 정보를 제공하고자 2008년부터 임산부 및 어린이건강수첩을 제작 · 배포하고 있다. 2011년부터 다문화가정의 임산부 및 어린이를 위한 다국어 번역수첩을, 2014년에는 시각장애인을 위한 점자산모수첩을, 2015년에는 다문화가정의 캄보디아어 번역 수첩을 추가로 제작 · 배포하여 이용자 편의를 제고하였다. 그 결과 2021년에는 20만 7천 권, 2022년에는 22만 7천여 권의 표준모자보건수첩을 전국 시 · 군 · 구 보건소 및 의료기관에 배포하였다.

(3) 임산부의 날 행사 개최 및 임산부배려 캠페인 실시

임신과 출산의 중요성을 고취하고 모성친화적 사회 분위기 조성을 통한 저출산 문제의 극복을 위하여 10월 10일을 임산부의 날로 정하였다(「모자보건법」제3조의2, '05. 12. 개정). 2006년부터 매년 임산부의 날 행사를 개최('22. 제17회)하여 임산부배려문화 확산에 기여한 유공자 포상을 실시하고 있다.

(4) 고위험임산부 의료비 지원

결혼에 대한 가치관 변화와 여성의 사회활동 증가, 만혼 및 늦은 출산의 경향으로 임신 연령대가 높아지고 모체의 건강이상 등으로 조기진통, 분만 출혈 등 고위험임산부가 매년 늘어났다. 따라서 선천성기형 · 합병증을 동반한 조기분만 위험성이 높은 고위험 임산부에 대한 적극적인 치료의 필요성이 제기되었다. 이에 2015년 7월부터 고위험 임신의 적정 치료 · 관리에 필요한 진료비를 지원하는 고위험임산부 의료비 지원사업을 시행하였다.

지원 대상은 기준 중위소득 180% 이하의 19대 고위험 임신 질환으로 진단받고 입원치료받은 임산부로서, 지원대상 질환은 2015년 사업 시행 당시에는 조기진통 등 3종 질환에 대하여 지원하다, 2018년에는 양막 조기파열 등 2종을 추가하여 5종으로, 2019년에는 절박유산, 고혈압 등 12종을 추가하여 현재와 같은 19종으로 확대되었다. 지원범위는 입원치료비의 급여 중 전액 본인부담금 및 비급여 진료비에 대하여 300만 원까지 지원하였다.

4) 난임부부 지원사업

초혼연령 상승, 환경오염 등 사회적 요인에 의해 난임률이 증가하면서 난임이 개별의 가정문제가 아닌 사회 현상으로 간주되어 국가적 책무 이행이 요구 되었다. 이에 따라 난임부부가 자녀를 가질 수 있도록 체외수정 및 인공수정 시술비 일부를 지원하는 출산지원시책을 실시하고 있다. 2006년 시작된 난임부부 지원사업은 난임부부에게 체외수정 시술비의 일부를 지원, 경제적 부담을 줄여주고 임신 · 출산에 따른 사회 · 의료적 장애를 제거하여 출산 기회를 제공하고 있다.

참고문헌

강명근 등(2017), 보건관리, 보문각

강성철 등(2018), 새인사행정론, 대영문화사

강성철 · 김판석 · 이종수 · 최근열 · 하태권(2008), 새인사행정론, 대영문화사

강신규, 이기돈, 이철호, 추헌(2005), 조직행동론, 형설출판사

강신익 등(2009), 의학오딧세이 : 인간의 몸 과학을 만나다, 역사비평사

건강보험심사평가원(www.hira.or.kr)

고성진 등(2010), 보건행정학, 수문사

교육부(www.moe.go.kr)

구성회(2023), 공중보건학, 고문사

국민건강보험공단(www.nhic.or.kr)

국민건강보험공단(2004), 건강보험제도 개요(건강보험제도 교육용 교재)

국회보건복지위원회(2003), 공공성부여를 통한 중소병원 육성지원 연구

국회예산정책처(2004), 2024 대한민국 재정

기획재정부(http ://www.mosf.go.kr/)

김기훈 등(2021), 보건행정학(제3판), 계축문화사

김광호 · 남철현 등(1998), 예방의학과 보건학, 계축문화사

김동석 등(2011), 공중보건학, 수문사

김병섭 · 박광국 · 조경호(2008), 휴먼조직론, 대영문화사

김병환 등(2015), 공중보건학, 지구문화사

김영란(1997), 건강증진/보건교육, 정담

김영임(1991), 생활양식, 체중과 건강수준의 상관성 분석, 대한간호학회지, 5(1)

김영임 · 이시백 · 정연강(1997), 보건교육, 한국방송통신대학교

김영임 · 이시백 · 정연강 · 이규성(1994), 보건교육, 한국방송통신대학교

김정순(2001a), 한국인의 건강과 질병양상(Ⅰ. 한국인의 건강수준 및 질병양상의 개관, Ⅱ. 감염병), 신광출판사

김정순(2001b), 한국인의 건강과 질병양상(Ⅲ. 만성병과 손상 및 중독), 신광출판사

김정순 등(1996), 역학과 지역사회 보건관리, 서울대학교출판부
김종오 등(2018), 공중보건학, 청구문화사
김태성 · 김진수(2014), 사회보장론, 청목출판사
김호섭 · 김판석 · 강제상 · 유홍림 · 박통희(2004), 조직행태의 이해, 대영문화사
김화중(2005), 2003~2004년 한국 보건복지정책론, 수문사
노인철 · 서문희 · 김영래(1997), 음주의 경제사회적 비용과 정책과제, 한국보건사회연구원
노화준(2015), 정책평가론, 법문사
대한가정의학회(1995), 한국인의 평생건강관리, 고려의학
대한가정의학회(1996), 한국인의 건강증진, 고려의학
대한가정의학회(1997), 가정의학, 계축문화사
대한가정의학회(2004), 한국인의 건강증진, 계축문화사
대한민국 국회(www.assembly.go.kr)
대한병원협회(www.kha.or.kr)
대한예방의학회(2021), 예방의학과 공중보건학, 계축문화사
디지털청년의사(www.fromdoctor.com)
류지성(2019), 정책학, 대영문화사
류황건 등(2012), 건강과 웰빙, 계축문화사
문성기 등(2019), 공중보건학, 정문각
문옥륜 등(2004), 건강보장론, 신광출판사
문재우(2013), 보건정책론, 계축문화사
문재우 등(2023), 보건행정학, 계축문화사
문재우 등(2023), 보건행정학(제8판), 계축문화사
문창진(1997), 보건의료사회학, 신광출판사
민진(2018), 조직관리론, 대영문화사
박남영(1993), 보건행정학, 고문사
박내회(2006), 조직행동론, 박영사
박노례(2012), 보건교육, 수문사
박동서(2001), 인사행정론, 법문사

박동서(2004), 한국행정론, 법문사
박석돈(2016), 사회보장론, 양서원
박수영 등(2004), 현대사회와 행정, 대영문화사
박웅섭 엮음(2009), 보건관리, 보문각
박재갑 · 강윤구(2004), 보건복지정책 : 과제와 전망, 국립암센터
박형종 · 김공현 · 김광기(1997), 보건교육, 신광출판사
박형종 · 임재은 · 김대희(1997), 보건교육원리, 신광출판사
배상수(2015), 보건사업기획, 계축문화사
백기복(2014), 조직행동연구, 창민사
백승기(2016), 정책학원론, 대영문화사
법제처(www.moleg.go.kr)
병원경영통계(2006), 한국병원경영연구원
보건복지부 통계포털(http ://stat.mohw.go.kr/)
보건복지부(2023), 2022 보건복지백서
보건복지부(2023), 보건복지통계연보
보건복지부(2024), 의료급여사업안내
보건복지부(2023), 주요업무 참고자료
보건복지부(www.mohw.go.kr)
보건복지부(2023), 국민건강통계(2022 국민건강영양조사)
보건복지부 · 한국보건사회연구원(2022), OECD Health Data 2022
보건복지부(2001), 국민건강증진사업 편람
보건복지부(2022), 국민건강증진종합계획 : Health Plan 2030
보건복지부 · 한국보건사회연구원(2000), 우리가족 행복지킴이 건강소백과
보건행정학교재편찬위원회(2018), 보건행정학, 에듀팩토리
서문자 · 박영임 · 유재순 · 김인자(2000), 건강증진과 건강교육, 수문사
서울대학교병원 역사문화센터(2009), 사진과 함께보는 한국근현대의료문화사, 웅진지식하우스
서울대학교 의과대학 의료관리학교실 옮김(1993), 보그단 M 클레츠코프스키, 밀턴 I 로머, 알베르트 반 데르 베르프 지음, 인류모두의 건강을 위한 국가보건의료체계

의 방향 재설정(세계보건기구), 한울

서울대학교 의과대학 의료관리학교실 옮김(1994), B.M.클레츠코프스키, R.H.엘링, D.L.스미스 지음, 일차보건의료를 위한 국가보건의료체계의 지원(세계보건기구), 한울

서울대학교 의과대학 의료관리학교실 옮김(1996), H.V. Vuori 지음, 의료의 질-개념과 방법론(세계보건기구), 한울

서울대학교 의과대학 의료관리학교실 옮김(1997), 지역사회진단을 위한 역학조사의 실제(세계보건기구), 한울

송건용 · 남정자 · 최정수(1993), 1992년도 국민건강 및 보건의식행태조사, 한국보건사회연구원

신복기(2019), 사회복지행정론, 공동체

신영수 · 김용익(2017), 의료관리, 서울대학교 출판문화원

신유근(2011), 경영학원론-시스템적 접근-, 다산출판사

신유근(2005), 인간존중경영 : 조직행위론적 접근, 다산출판사

양봉민(2015), 보건경제학, 나남출판사

엄영진(2015), 건강과 의료의 경제학, 계축문화사

원석조(2019), 사회복지개론, 양서원

유승흠 등(1998), 보건행정학강의, 수문사

유승흠 엮음(2006), 양재모의 보건학, 계축문화사

유승흠(1993), 양질의 의료관리, 수문사

유승흠(1995), 보건기획과 관리, 수문사

유승흠 · 이윤환(2018), 노인보건학, 계축문화사

유승흠 · 양재모(1994), 의료총론, 수문사

유종해(2015), 현대조직관리, 박영사

윤병준 · 이준협(2022), 보건행정, 한국방송통신대학교출판부문화원

윤순녕 등(2000), 건강증진, 수문사,

윤영진(2014), 새재무행정학, 대영문화사

이규식(2013), 의료보장과 의료체계, 계축문화사

이동모(1993), 보건정책의 결정과정, 대한의학협회 제27차 종합학술대회

이두호 · 차흥봉 · 엄영진 · 배상수 · 오근식(1992), 국민의료보장론, 나남

이미형(1998), 음주운전 교육 프로그램에 참여한 대상자의 알코올성 장애와 정신건강, 정신간호학회지, 제7권 2호, 1998.

이시백 등(1998), 보건학개론, 서울대학교출판부

이정렬 · 박신애 등(2004), 역학과 건강증진, 수문사

이종수 · 윤영진 등(2014), 새행정학, 대영문화사

이주열(2021), 보건행정학(제2판), 계축문화사

이준구 · 이창용(2005), 경제학원론, 법문사

이준협 등(2018), 에센스 보건행정학, 메디시언

이창원 · 명승환 · 임영제(2005), 정보사회와 현대조직, 대영문화사

이창원 · 최창현(2012), 새조직론, 대영문화사

이학종 · 박헌준(2006), 조직행동론, 법문사

임창희(2018), 조직행동, 비앤엠북스

정상혁(2005), 중소병원 경영위기 타개를 위한 정책방향, 중소병원전국대회

정용덕(2014), 현대국가의 행정학, 법문사

정정길 등(2017), 정책학원론, 대명출판사

정정길 등(2004), 정책평가 : 이론과 적용, 법영사

제니 나이두 제인윌스 저(2001), 지역보건연구회 역, 건강증진 이론과 실제, 계축문화사

조계표(2004), 신행정학, 대영문화사

조원정 · 김진순 · 권윤정 · 유명란 · 이영자 · 권인숙(2003), 건강관리론, 현문사

주재현(2016), 정책과정론, 대영문화사

중앙공무원교육원(2002), 초급관리자과정 교육교재(Ⅰ Ⅱ)

지역보건연구회 역(2004), 건강증진 · 보건교육 · 질병예방 프로그램 평가, 계축문화사

지역보건연구회 역 · 엔드류 그린 저(2002), 보건의료기획 : 이론과 실제, 계축문화사

질병관리청(www.kdca.go.kr)

통계청(2001), 장래인구추계

통계청(2023), 사망원인통계연보

한국보건사회연구원(www.kihasa.re.kr)

한국보건산업진흥원(www.khidi.or.kr)

한국의학원(2002), 21세기 한국보건의료정책 개혁방향, 한국의학원총서

허만형(2012), 사회복지행정론, 법문사

허정 옮김(1972), 보건행정의 제원리, 문교부

허정(1998), 보건행정학원론, 신광출판사

황윤원(2019), 큐브행정학원론, 형설출판사

Barnard CI. Organizations and Management, Harvard University Press, 1949

Blake R & Mouton J(1964), The managerial grid, Houston, TX : Gulf

Cottel, Girvan, Mckenzie, Principles and Foundation of Health Promotion and Education

Deykin EY, Levy JC, Wells V(1987), Adolescent depression, alcohol and drug abuse, American Journal of Public Health, 77(2).

Dowine, Tannahill etc(1996), Health Promotion : models and values

Gochman(1997), Handbook of health Behavior Research(Vol. Ⅳ : Relevance for professionals and Issue for the future), Plenum Press, Newyork and London.

Green, Kreuter(1999), Health Promotion Planning : An educational and ecological approach

Joint committee on Health Education Terminology, Report of the 1990 joint committee on Health Education Terminology, Journal of Health Education, 22(2), 97-108

Kushner MG, Sher KJ, Beutman BD(1990), 'The relation between alcohol problem the anxiety disorder', American Journal of Psychiatry, Vol.147.

Lalonde MA(1976), A new perspective on the health of Canadians, Ottawa.

Mckenzie, Smeltzer(1997), Planning, Implementing and Evaluating Health Promotion Programs

O,Donnell M(1999), Health promotion : An emerging strategy for health enhancement and business cost savings in Korea(Unpublished)

OECD, OECD Health Data, 2012

Seedhouse D(1995), Reforming Health Care : The Philosophy and Practice of International Health Reform, John Wiley & Sons.

Simons-Morton etc(1995), Introduction to Health Education and Health Promotion

Stogdill R & Coons A(1957), Leader Behavior : Its description and measurement(Research Monograph No. 88). Columbus : Ohio State University, Bureau of Business Research.

U.S. Department of Health and Human Services(USDHHS, 1980), Promoting health/preventing disease : Objectives for the nation

US DHHS(1990), Healthy people 2000. National Health Promotion and Disease Prevention Objectives, Washington, DC : Public Health Services.

Walt G(1994), Health Policy : An introduction to process and power, Witwaterand University Press.

1차 (보건)의료 서비스 77
1차 (보건)의료 서비스 98
1차 보건소 591
1 차 예방 서비스 97
2요인 이론 243
2차 (보건)의료 서비스 98
2차 보건소 59
2차 예방 서비스 97
3차 (보건)의료 서비스 99
3차 예방 서비스 98
5D 530
5대악 391

ㄱ

가예산 360
가치재 120
간접 제공 방법 409
간호관계 인력 135
갈등관리 능력 231
갈등의 기능 232
갈등의 유형 233
갈등의 정의 232
감독자훈련 340
감수성 훈련 342
감염병관리사업 474
강요형 235
강의 341
개발도상국형 82
개방형 모집 336
개인간 갈등 원인 234
개인간 갈등의 해결 234
개인행태 93
거래적 리더십 225
거버넌스 33, 34
건강도시 451
건강보험심사평가원 115
건강유지조직 409
건강의 결정요인 92
건강의 세차원 90
건강의 정의 88
건강의 통합적 개념 90
건강증진 518
건강증진과 보건교육 524
건강증진국제대회 519
검역 52
결과 측면의 접근 108
결과평가 282, 465
결산 370
겸임 338
경력직 공무원 323
경제기획 300
경제적 합리성 101
계급제 324, 332
계몽주의 55
계속비 369
계속성 101
계층제의 원리 165
계획 292
고객만족도 조사 109
고대 보건의료 50
고위공무원단 334
고전적 조직이론 168

공개성(publicity)의 원칙 352
공공부조 387, 401
공공성 40
공급의 법적 독점 120
공동의 목표 155
공동적의 설정 238
공봉복사 63
공봉의사 63
공식 조직 173
공식의제 263
공적부조형 83
공중보건법 57
공중보건의사 206
공직의 분류 322
공평성 42
과정적 접근 107
과정평가 282, 464
과학성 41
과학적 관리론 169
관리격자 222
관리과정 46
관리자훈련 340
교육성 41
교육훈련 335, 339
구빈법 388
구성원 155
구성정책 258
구조적 요인 개편 239
구조적 접근 105
구조평가 464
국가보건서비스 59
국가보건서비스 방식 403, 404
국가부조법 59 , 389
국고채무부담행위의 통제 367
국립망향의 동산 관리소 200
국립재활원 200
국립중앙의료원 199
국민건강증진종합계획 533
국민보건서비스형 84
국민에 대한 정보제공자로서의 역할 124
국민의 만족도 284
국의 63
권위형 226
권한체계 156
규제 80
규제정책 258
균일한 생계급여의 원칙 395
균일한 기여의 원칙 395
그랜트 55
그레샴 법칙 307
근본적 방법 275
금연 529
급여 적절성의 원칙 395
급여제공 방법 409
기금 358
기대이론 247
기술성 41
기초훈련 339
기획 292
기획과정 47
김무약방 63
김옥균 66

ㄴ

내공봉의사 63
내부 및 외부평가 107
내부임용 338
내부접근형 265

내의원 65
노인보건사업 506
능률성 .... 43 , 284

ㄷ

다우슨 59
다원화 방식 424
단기기획 300
단일성(unity)의 원칙 353
대면 237
대안의 선택 268
대안의 작성 및 평가 267
대안의 작성 및 평가 305
대응성 .... 45 , 284
대의감 64
대통령 271
도나베디안 104
도덕적 해이 118
동기부여 이론 239
동기요인 244
동남아시아 지역 211
동료심사위원회 108
동서대비원 64, 65
동원형 265
동의보감 65
동지중해 지역 211
등급 325, 327

ㄹ

라마찌니 54
라인스탭 조직 179
라인조직 178
래런드 518
로머 81, 84
리더십 .... 79 , 216
리더십의 수준 228
리더십의 유형 226

ㅁ

마슬로우 240
만성병(만성퇴행성질환) 관리사업 490
만족모형 274
매몰비용 273
매트릭스 조직 183
맥그리그 242
면허제도 106
명령통일의 원리 167
명료성(clarity)의 원칙 353
모의실험 342
모자보건사업 502
모집 335
문제의 사회적 쟁점화 263
문제의 인지 267
물리적 기획 300
물자 .... 76 , 145
물적자원기획 298
미래예측 및 목표설정 304
미성숙—성숙이론 246
미시간(Michigan) 대학의 연구 219
민간보험방식 406
민주성 45
민주형 227
민츠버그 161

ㅂ

배분정책 258
배치 335, 338, 343
버크 58

범미주지역 211
법탕 63
베르누이 57
베버리지 방식 404
베버리지(W. Beveridge)의 원칙 394
별정직공무원 324
병원신임위원회 106
병원신임평가 110
병원자체의 질 관리 사업 116
보건관리 37
보건교육 501
보건교육기획 298
보건기획과정 303
보건기획의 원칙 302
보건기획의 유형 298
보건기획의 특성 295
보건복지부 188
보건사업 452
보건사업 평가 457
보건사업 평가 기준 및 유형 461
보건소 201, 202
보건의료 95
보건의료공급자에 대한 규제자로서의 역할 123
보건의료관리 79
보건의료서비스 93
보건의료서비스 제공 78
보건의료서비스 제공자로서의 역할 124
보건의료서비스의 사회경제적 특징 117
보건의료서비스의 종류 97
보건의료시설 76
보건의료시설의 범위 138
보건의료의 확립기 58
보건의료인력 75
보건의료인력의 범위 128
보건의료자원 75
보건의료장비 76
보건의료재정 78
보건의료조직 76
보건의료지식 .... 76 , 150
보건의료체계의 구성요소 74
보건의료체계의 유형 81
보건정책과정 262
보건진료 전담공무원 207
보건진료소 207, 450
보건학 32
보건학의 영역 33
보건행정의 범위 38
보건행정의 성격 40
보건행정의 중요성 37
보건행정조직의 특성 156
보건행정학 35
보건행정학 영역 38
보수교육 108
보험급여 429
보험자로서의 역할 125
복지국가형 82
본예산 358
봉급제 419
봉사성 41
봉사적 리더십 226
분임연구 342
브룸 247
블라우 159
비공식 조직 173
비스마르크 386
비스마르크 방식 405
비용편익분석 461
비용효과분석 461

ㅅ

사례연구 340, 341
사업계획 293
사업기획 301
사업량의 충족성 462
사업에 의한 부수적 효과 462
사업의 적합성 462
사업의 효과성 462
사전승인(prior authorization)의 원칙 354
사회기획 300
사회문제의 인지 263
사회보장법 386, 391
사회보장의 개념 386
사회보장의 기능 393
사회보험 399
사회보험방식 403, 405
사회서비스 401
사회성 40
사회욕구 241
사회적 연대 기능 394
사회주의국형 83
상식국 64
상약국 64
상위목표의 제시 237
상환제 410, 411
상황론 223
상황이론 172
새턱 58
생리욕구 241
생태학적 고찰 48
서번트 리더십 226
서태평양 지역 211
선발 335, 336
선택 305
성과(performance) 평가 463
성과의 충족량(adequacy of performance) 평가 463
성매개감염병 489
세계보건기구 210
세대간 재분배 393
세부사업계획 293
세이의 법칙 117
셈멜바이스 56
소극적인 건강 88, 91
소득재분배 기능 393
소비자의 무지 117
소속감과 애정욕구 241
수요의 불확실성 119
수용형 235
수정론 227
수정예산 358
수직적 재분배 393
수행과정 47
스노우 58
스마일리 56
스코트 159
스트레스 관리 530
승의 63
승진 338
시간연구와 동작연구 169
시드넘 54
시보임용 337
시의 63
시장실패 122
식생활 관리 528
신경증 514
신고전적 조직이론 169
신구빈법 389
신임제도 106

실적주의 315
심사평가제도 115

ㅇ

아지리스 246
아프리카 지역 211
안전욕구 241
알마타 선언 444
액션러닝 343
약부 63
약전 63
양질의 보건의료서비스 요건 99
업무량/노력(effort) 평가 463
업무의 분업 155
업무진행과정(process) 평가 464
에치오니 159
엘리자베스 구빈법 388
여론과 시민단체 271
역선택 125
역학적 기초 48
역할연기 342
연속성 101
엽관주의 312
영유아보건 505
영향평가 282
예방접종 관리 478
예비비 369
예산 346
예산순기 361
예산의 기능 350
예산의 배정 366
예산의 심의 364
예산의 원칙 352
예산의 재배정 367
예산의 종류 355
예산의 집행 366
예산주기 361
예산편성 362
오하이오(Ohio)주립대 연구 221
완전성(comprehensiveness)의 원칙 353
외부주도형 264
외부효과 121
욕구단계이론 240
우두신설 66
우두종법 66
우량재 120
운동 528
운영기획 301
위생요인 244
윈슬로우 59
유럽지역 211
유전적 요인 92
음주 관리 531
의관 63
의료 95
의료급여 434
의료기관 인증제도 111
의료기사 128, 136
의료기술의 복잡성에 따른 분류 98
의료보장의 개념 403
의료보장제도의 유형 403
의료보험조직 77
의료보험형 84
의료서비스 평가 109
의료서비스급여 범위 408
의료이용도 조사 108
의료장비 145
의박사 63

의사결정 266, 294
의사결정과정 46
의학적 기초 48
이용 368
이월 369
이익집단 270
이체 368
인간관계론 169
인격장애 514
인두제 418
인적자원기획 297
인클로저(enclosure)운동 388
일반직공무원 323
일반회계 355
일원화 방식 423
일차보건의료 444, 445
일차진료 445
임상진료지침 108
임용 335, 337
임용추천 337

ㅈ

자격증 107
자발적 민간단체 77
자아실현욕구 241
자연기획 300
자원기준상대가치 422
자원의 확대 238
자유기업형 81
자유방임형 227
자질론 219
자혜의원 70
잠정예산 360
장기기획 298
장기설 50
재분배정책 258
재원조달 412
재정의 의의 346
재정지원자로서의 역할 124
재직자훈련 340
쟁점의 공중의제화 263
쟁점의 정부의제화 263
저개발국형 82
적극적인 건강 88, 91
적응훈련 339
적절성 284
적합성 284
전문가 269
전문의 132
전문화 · 분업의 원리 163
전보 338
전용 368
전의감 65
전인적 의료 101
전직 338
점증모형 275
접근성 44
접근용이성 100
정급 329
정당 · 국회 269
정무직 공무원 271
정보의 비대칭성 117
정보의 수집 및 분석 267
정보의 수집 · 분석 305
정부개입의 필요성 122
정부의 역할 123
정신박약 513
정신보건사업 510

정신분열증 512
정실주의 312
정책결정 266
정책결정과정 267
정책결정과정의 참여자 268
정책결정의 이론 모형 271
정책기획 301
정책대상집단 257
정책목표 257
정책수단 257
정책의 구성요소 257
정책의 유형 257
정책의 의의 256
정책의제 형성과정 262
정책집행 279
정책평가 281
정책평가 기준 283
정책형성 262
정확성(엄밀성) 354
제3자 지불제도 410
제너 57
제도적 의제 263
제생원 65
제위보 64
제한된 합리성 274
조사 및 연구기획 298
조세방식 404
조오지형 사회보험 390
조울병 513
조장성 41
조정 · 통합의 원리 164
조직의 개념 154
조직의 원리 162
조직의 유형 159
조직이론의 전개과정 168
조직화과정 47
조합방식 424
존경욕구 241
주금사 63
준예산 360
중간관리층 리더십 230
중기기획 299
중상주의 시대 보건의료 53
중세 보건의료 51
중앙정부 76
지방보건서비스 404
지석영 66
지속성 101
지속적인 질 향상 104
지역사회 진단 454
지역사회정신보건 515
지엽적 방법 275
직군 323
직급 327
직급명세서(class specification) 작성 329
직렬 327
직무기술서 작성 326
직무대리 339
직무분석 327
직무조사 326
직무평가 327
직업공무원제 318
직위 327
직위분류제 324
직장훈련 340
직접 제공 방법 409
진료결과 평가 109
진료비 본인부담 414

진료비 지불방법 417
진료비 지불제도 416
진료행위별 수가제 417
진성간질 513
질 관리 104
질 보장 104
질병관리청 189, 198
질병예방적 관점에서의 분류 97
질적 적정성 100
집단간 갈등의 원인 237
집단간 갈등의 해결 237

ㅊ

참여성 45
채드윅 57
채약사 63
채용후보자 명부에 기재 337
체제이론 170
체중조절 530
초합리성 277
총괄평가 282
총액계약제 422
최고관리층 리더십 229
최저생활보장 기능 393
최적모형 277
추가경정예산 358
치과의사 133
치도약론 66
치료의 불확실성 119

ㅋ

카리스마적 리더십 225
커뮤니케이션의 활성화 238
코흐 58

ㅌ

타협형 222, 236
태스크포스 181
테리스 83
테일러리즘 169
토론 341
통솔 범위의 원리 166
통일성(non-affection)의 원칙 354
통제과정 47
통합방식 423
특별회계 356
특성이론 219
특수경력직 공무원 324
특수질환 관련 병원 200
특정직공무원 323

ㅍ

파견 339
파스퇴르 58
파슨스 160
패널 341
페스트 52
펜들튼법 315
평가유형 464
폐쇄형 공무원제 318
폐쇄형 모집 336
포괄성의 원칙 396
포괄수가제 420
포괄적 보건의료 445
프라카스트로 53
프로젝트 조직 181
프로젝트 팀 181
피넬 55
피보험자의 분류의 원칙 396

ㅎ

학교보건사업 498
한센병 52
한의사 134
한정성(definition)의 원칙 353
합리모형 272
행위별 수가제 434
행정관료 268
행정기획 301
행정부 사업계획의 원칙 355
행정부 재량(executive discretion)의 원칙 355
행정부 책임(executive responsibility)의 원칙 ...355
행정의 연구 33
행정책임 통합의 원칙 395
행정학 33, 35
행태론 219
허즈버그 243
헤로도투스 50
혁명시대 보건의료 55
혁신적 리더십 226
현금배상형 410, 411
현대적 리더십 225
현대적 예산의 원칙 355
현대조직이론 170
현장훈련 340
협조형 236
형성평가 282
형평성 .... 42 , 284
혜민국 64
혜민서 65
호오손 공장실험 169
호움즈 56
혼합(주사)모형 276
환경기획 298
환경보건학적인 기초 48
환경요인 92
환경적응 171
활용 343
회계검사 370
회원증제도 107
회피형 236
효과성 .... 44 , 283
효율성 101
효율성(efficiency) 평가 463
히포크라테스 50

A

accessibility 100
accessibility 44
accommodating 235
accreditation 106
action learning 343
adequacy of benefit 395
administrative planning 298
adverse selection 125
Africa Region 211
allocation 329
Alma-ata declaration 444
appointment 335
appropriateness 284
Argyris 246
avoiding 236

B

behavioral theory 219
belongingness and love needs 241
benefit 429
Bernoulli 57

Blake 219
Blau 159
Blue Cross 391
Blue Shield 391
bounded rationality 274
branch method 275
Buck 58
budget 348
budget cycle 361

C

capitation 418
career system 318
case study 341
case-payment system 420
CDC 198
certification 107
Chadwick 57
charismatic leadership 225
CHP 450
class 327
classification 396
closed career system 336
closed system 318
Cobb 264
collaborating 236
collecting of job information 326
common enemy 238
community health practitioner 450
comprehensive health care 445
comprehensive quality assurance system 104
comprehensiveness 396
compromising 236
confrontation 237
constitutional policy 258
consumer sovereignty model 406
contingency theory 172
continuity 101
continuous quality improvement 104
controlling process 47
cost-benefit analysis 462
cost-effectiveness analysis 461
CT 146

D

discussion 341
disease 530
disfigurement 530
distributive policy 258
Donabedian 99, 104
Dror 266, 277
dual factor theory 243

E

Eastern Mediterranean Region 211
effectiveness 44
efficiency 101, 284
efficiency 43
Elizabethan poor law 388
environmental planning 298
equity .... 42 , 284
essential epilepsy 513
esteem needs 241
Etzioni 159, 276
European Region 211
executing process 47
executive training 340
expansion of resources 238

expectancy 249
expectancy theory 247
external effect 121
extra-rationality 277

F

fairness 42
fee for service 417
Fee For Services 434
FFS 434
financing 124
flat rate of contribution 395
flat rate of subsistence benefit 395
forcing 235
formal agenda 263
formative evaluation 282
Forsthoff 33
Fracastro 53

G

global budget 422
governance 34
governmental agenda 263
grade 327
Graicunas 166
Graunt 55
Green 523
Gresham 307
group 327
Gulick .... 46 , 168

H

health service 96
healthy cities 451
Herodotus 50
Hezberg 243
Hippocrates 50
Homes 56
horizontal redistribution 393
human relations 169
hygiene 244

I

ILO(국제노동기구)의 원칙 397
immaturity-maturity theory 246
impact evaluation 282
incremental model 275
inside access model 265
institutional agenda 263
instrumental 249
interest aggregation 270
intergeneration redistribution 393

J

Jackson 313
JCAHO 106
Jenner 57
job analysis 327
job evaluation 327
Jones 103

K

Koch 58

L

Lalonde 518
leadership .... 79 , 218
lecture 341

Lee 103
Lee & Jones 99
licensure 106
Lindblom 275
line organization 178
line staff organization 179
Lowi 257

M

management process 46
managerial grid 219
manic depressive psychosis 513
manpower resource planning 297
March 274
market failure 122
Maslow 240
matrix organization 183
Matrix 분류 84
Mayo 169
McGregor 242
medical care 96
medical service 96
mental deficiency 513
merit goods 120
merit system 315
miasma 50
Mintzberg 161
mixed-scanning model 276
mobilization model 265
Mooney 164
moral hazard 118
motivation 244
Mouton 219
MRI 146

N

national assistance act 59
national health insurance 405
national health service 59
national health services 404
needs hierarchy 240
negative health 88
neurosis 514
NGO 77
NHI 405
NHS 404
NMC 199
non-government organization 77
NRC 200

O

off the job training 340
Off-JT 340
OJT 340
on the job training 340
open career system 336
optimal model 277
organizer or provider of insurance mechanism. 125
organizing process 47
orientation 335, 339
outcome evaluation 282
outcome evaluation 465
outside initiative model 264

P

PAHO/Pan American Health Organization ... 211
panel 341
Parsons 160
participation 45

Pasteur 58
patronage system 312
peer review organization 108
Pendleton Act 315
person-centered care 101
PHP 450
physical resource planning 298
physiological needs 241
Pinel 55
placement 335
plan 292
planning 292
planning process 47
policy evaluation 281
policy implementation 279
policy making 266
poor law reform 389
pork barrel 258
POSDCoRB 46
position 327
position classification 324
positive health 88, 91
primary health center 59
primary health post 450
primary medical care 445
PRO 108
process evaluation 282, 464
program 293
program adequacy 462
program appropriateness 462
program effectiveness 462
program efficiency 462
program side-effects 462
project 293
project organization 181
project team 181
provider of health service 124
public administration 33, 35
public agenda 263
public health 32
public health act 57
public health administration 35

Q

quality 100
quality assurance 104
quality management 103, 104
quarantine 52

R

Ramazzini 54
rank-in-person system 325
rational model 272
RBRVS 422
recruitment 335
redistributive policy 258
refresh and extension course 340
Region of the Americas 211
regional health service 404
registration 107
regulator 123
regulatory policy 258
reimbursement 410, 411
resource based relative value system 422
responsiveness ..... 45 , 284
RHS 404
Roemer 81, 84
role playing 342

root method 275

S

safety needs 241
salary 419
satisfaction 284
satisficing model 274
Say's Law 117
schizophrenia 512
scientific management 169
Scott 159
secondary health center 59
selection 335
self-actualization needs 241
Semmelweis 56
senior executive service 334
sensitivity training 342
series 327
servant leadership 226
SES 334
Shattuck 58
Simon 166
Simon 274
simulation 342
situation theory 223
Smellie 56
Snow 58
social insurance and allied services 394
social issue 263
social problem 263
social security act 386, 392
source of information 124
South-East Asia Region 211
spoils system 312
structure evaluation 464
Suchman 35, 463
summative evaluation 282
sunk cost 273
superordinate goal 237
supervisory training 340
survey and research planning 298
Sydenham 54
syndicate 342
system theory 170

T

task force 181
Taylor 168
Taylorism 169
Terris 83
theory X 242
third-party payment 410
time and motion study 169
total quality management 104
trait theory 219
transactional leadership 225
transformational leadership 226

U

unification of administrative responsibility 395
utilization 335
utilization review 108

V

valence 249
vertical redistribution 393
VIE 모형 247
Vroom 247

W

Weber 168
Western Pacific Region 211
WHO 211, 212
Wildavsky 275
Wilson 33
Winslow 32, 59
World Health Organization 210

X

XY이론 242

❖ 저자 약력

문 상 식

서울대학교 보건학박사
서울대학교 보건학석사
보건복지부 사무관(5급)
한국보건사회연구원 주임연구원
서울특별시 · 경기도 · 충청북도 · 충청남도 · 전라북도 ·
대구광역시 · 울산광역시 · 대전광역시 보건직공무원 시험위원
서울특별시교육청 · 경기도 교육청 · 전남교육청 보건직 시험위원
의무기록사시험 문항개발 위원, 병원행정사 · 의료보험사 시험위원
고려대학교, 한양대학교, 경원대학교, 삼육대학교 등 강의
보건교육건강증진학회, 한국알코올과학회 이사
저서 : 국민건강보험론, 병원경영학, 병원인적자원관리,
　　 의료서비스마케팅, 보건의사소통, 공중보건학 등 다수
논문 : 보건의료관련 국제저명학술지와 국내저명학술지 다수
현재 : 한양여자대학교 보건행정학과 교수, 기획처장, 혁신지원사업단장

최 만 규

서울대학교 보건학박사
서울대학교 보건학석사
서울대학교 보건대학원 조교
서울대학교 보건환경연구소 특별연구원
병원경영학회, 알코올과학회 이사 및 편집위원
저서 : 병원회계학, 병원경영학, 병원인사관리 등
논문 : 보건행정 및 의료경영 분야 국제저명학술지와 국내저명학술지 게재 논문 다수
강의 : 보건의료경영, 보건의료조직론, 보건의료인적자원관리, 의료회계학 등
현재 : 고려대학교 보건정책관리학부 교수
　　 (http://chs.korea.ac.kr/hm/)

소 재 진

경희대학교 졸업(학사)
경희대학교 대학원(행정학 석사)
경희대학교 대학원(행정학 박사)
한의학정책연구원 수석연구위원 역임
한국정책학회 연구위원 역임
한국보건경제정책학회 홍보이사 역임
반부패학회 학술이사 역임
한국취업진로학회 상임이사 역임
한방병원행정사 출제위원 역임
입법고등고시 출제위원 역임
강의 : 현) 경희대학교 후마니타스 외래교수
현) 두원공과대학교 보건의료행정과 교수/학과장
논문 : 고령인력 활용 정책 비교사례 연구
한국의 노인복지시설 관련 제도의 분석과 개선방안
우리나라 지역보건의료 복지정책의 활성화 방안
현재 : 보건의료정보교육협회 편집위원

정 상 진

조선대학교 보건학박사
한양대학교 행정학(병원행정)석사
조선대학교병원 인사 · 노무, 교육연구, 기획팀장
보건직공무원 시험위원
시도교육청공무원 시험위원
병원행정사, 건강보험사 시험위원
보건의료산업학회 이사 및 전략기획위원
한국보건행정학회 편집위원
NCS 학습모듈 집필진
한려대학교, 동아인재대학교 등 강의
저서 : 병원회계, 병원통계, 원무관리 등 다수
논문 : 병원행정 및 보건행정 관련 논문 다수
현재 : 광주보건대학교 보건행정과 교수

송 영 수

충남대학교 보건학박사
충남대학교 보건학석사
국민건강보험공단 본사 실장 및 지사장(1급)
한국보건산업진흥원 자문위원
충청북도(암역학조사반, 노인보호전문기관, 난임부부지원사업) 위원
대전, 충남 지역사회복지협의체 위원
국민건강보험공단 자문위원
저서: 알기쉬운 건강보험론
논문: 우리나라 고령자의 연령대별 신체적 정신적 및 건강수준과 관련 요인
노인장기요양보험 인정자의 정신적 건강상태 및 그의 관련 요인
현재: 우송정보대학교 보건의료행정과 교수/학과장